U0908433

西方现代临床按摩系列

Therapeutic Chair Massage

坐式按摩疗法

〔美〕 Ralph R. Stephens 编著
王效军 刘 钺 刘令仪 翻译

Lippincott Williams & Wilkins Inc. 授权
天津科技翻译出版公司出版

著作权合同登记号:图字:02-2006-50

图书在版编目(CIP)数据

坐式按摩疗法/(美)斯蒂芬斯(Stephens,R.R.)编著;王效军,刘钺,刘令仪译.—天津:天津科技翻译出版公司,2008.1

书名原文:Therapeutic Chair Massage

ISBN 978-7-5433-2102-1

Ⅰ.坐… Ⅱ.①斯… ②王… ③刘… ④刘… Ⅲ.保健-按摩 Ⅳ.R454.4

中国版本图书馆CIP数据核字(2007)第086386号

ISBN 0-7817-4234-X

授权单位:Lippincott Williams & Wilkins Inc.
出　　版:天津科技翻译出版公司
出 版 人:蔡 颢
地　　址:天津市南开区白堤路244号
邮政编码:300192
电　　话:022-87894896
传　　真:022-87895650
网　　址:www.tsttpc.com
印　　刷:山东新华印刷厂临沂厂
发　　行:全国新华书店
版本记录:889×1194　16开本　14.5印张　221千字
2008年1月第1版　2008年1月第1次印刷
定价:140.00元

中译文序

按摩是一门既古老又年轻的技术。说它古老，是因为按摩在我国和西方均有悠久的历史。在我国中医发展的漫长过程中，已经形成了正骨、推拿和按摩的技法，成为中医门类中的独立科目，在保健和治疗中起到重要的作用。说它年轻，是因为按摩技术和现代医学中的解剖学和生理功能研究相结合，使按摩的目的性更强。它可以针对某一特定的身体不适，经过按摩达到康复。

从3个月的胎儿开始胎动，直到生命结束，人体各肌肉和关节无时不在做各种各样程度不同的运动。"生命在于运动"，这是大家公认的道理。但是有运动就有因运动而受伤的可能。因为在运动中，特别是在紧急情况下，人们不可能时时遵循人体力学，更不可能时时考虑肌肉和关节解剖结构和生理的承受能力，所以难免在运动中受伤。即便是在肌肉和关节允许的范围内活动，同一个部位活动过于频繁，如弹钢琴和打字，或者长久地保持一个固定的姿势，同样也会造成某个部位的劳损。对这些外伤和劳损，按摩是最合适的康复方法。

本书是在人体解剖的基础上，针对运动功能的差异，指导读者进行有目的的按摩，达到缓解不适和康复。在介绍每一个部位的按摩时，先是介绍每一个部位的解剖概况，哪些肌肉和关节与哪些不适有关，哪样按摩效果最好。

本书的特点之一正如作者在前言所述，是从事按摩者的入门书。从坐式按摩的背景知识、基本技法、保护按摩师本人的技法以及与客人进行必要的交流，到创建自己的按摩事业的全过程，均有详细的论述。对欲从事按摩事业的人是一本基础书，也是发展按摩事业的指导书。

本书的另一特点是对按摩对象的个体化。显著的范例如：对运动员比赛前的按摩，需要应用兴奋手法，而对于比赛结束的运动员，则采用镇静手法。这样目的明确的按摩，一定会取得良好的效果，会有更多的人群接受按摩，这对发展按摩事业，是个巨大的推动。

总之，本书是一本既有按摩基础内容，又有实践操作经验；既有对适应证的阐述，也有对按摩禁忌证的警告；既是一本实用的入门书，也是提高按摩技能的参考书，更是有按摩需要人士的必读书。

我们本着介绍与推广按摩技术、提高国民身体健康水平的良好意愿，译成本书，奉献给读者。由于我们的水平有限，错误和不当之处，在所难免。尚请读者斧正。

刘令仪　王效军　刘钺

审校者名单

Diane Charmley, RN, BS, LMT
Virginia Mason Medical Center
Seattle, Washington

Sara Corkery, BA, EFA, LMT
Communications and Marketing
Chicago School of Massage Therapy

Mary Duquin, PhD
Associate Professor
Department of Health and Physical Activity
Pittsburgh, Pennsylvania

Richard M. Gold, PhD, LAc
Professor and Practitioner
Pacific College of Oriental Medicine
International Professional School of Bodywork
Certified Instructor of AOBTA(American Organization of Body Therapies of Asia)
San Diego, California

Richard Greely, BA, MEd
Assistant Professor
Columbus State Community College
Columbus, Ohio

Matthew Nolan, BSc, CPT, RMT,MTI
Owner/Director
The Center for Life Enrichment
Richardson, Texas

前言

当我开始着手撰写此书时，手边没有任何关于治疗性坐式按摩的教科书。一些学校的校董和参加我的"治疗性坐式按摩讲座"的听众都向我提出对这样一本书的需求。此外，我也渴望拥有一本这样的书，应用于治疗性坐式按摩继续教育讲座，并以此作为我"治疗性坐式按摩录像带系列"的补充资料。因此，我开始着手填补这一空白，即撰写一本教科书。这本书可以是简短的、入门级的治疗性坐式按摩教程，也可以是综合的高级教程。本书旨在提供坐式按摩的教学资料，从而吸引并激励初学者掌握此技能。同时也更加激励现已从业的按摩师不断钻研，发掘出他们所有的潜能。

目标

本书要实现三个基本目标。第一个，也是最重要的一个：为入门级学生的按摩培训课程提供核心知识点；而且有可能的话，也为希望进一步学习如何进行治疗性坐式按摩的非专职从业者提供更多的信息。

本书的写作风格易于读者阅读。同时本书中还为读者列述了与按摩相关的基础知识，如卫生学、人体力学及背部敲击法。这样使得本书非常便于初学者理解。如本书第9章中介绍的身体放松程序对于按摩初学者来讲掌握起来就很容易，也易于操作。

第二个目标：本书为治疗性按摩的专业人士、专业学校高年级学生、讲座举办者及家庭自学者提供进一步进修所需的更高程度的治疗性按摩技能知识。在第10至第12章中针对上半身的肌肉和骨骼不适及伤痛进行了综合论述。其中包括在治疗过程中常遇到的肩部僵硬、腕管综合征及网球肘和高尔夫球肘等。同时还用了一个章节介绍如何进行治疗性按摩业务的推广。这些都会很好地满足高年级学生和按摩从业者的需求。

第三个目标：对于筋膜按摩、人体力学、按摩中的敲击法及拉伸技法的神经学效用提供了有价值的补充资料。以上这些内容在很多初学者教科书中均未涉及。本书除可用于教授坐式按摩外，学校也可以将这些补充资料用于他们现有的教学课程，帮助教师为学生提供更加完整的教学课程。从业的治疗性按摩师会发现本书不仅对学习坐式及卧位按摩有帮助，同时本书的内容比起学校一直以来在教学中对初学者使用的标准资料而言，针对神经系统、筋膜及肌肉对于按摩和拉伸技法的反应，提供了更加完整的理解。在第6章及贯穿技法讲解的所有章节中不断强调的人体结构讲授，可以帮助初学者及高级按摩师避免出现与按摩相关的损伤。

本书结构

本书由4个递进的部分组成。第一部分中提供了按摩师在实施治疗性坐式按摩之前所需了解的背景知识。这一内容包括坐式按摩的历史和应用范围及按摩设备和技法、卫生学、安全保护、禁忌证、客人与按摩师之间的沟通方式、坐式按摩的评估方法，及如何制订治疗方案。

第二部分讲授具体的操作技法。首先用一个章节介绍人体结构，然后用两个独立章节的篇幅详细介绍了坐式按摩中所使用的按摩技法，一章介绍按摩敲击法，另一章介绍拉伸技法。

第三部分介绍基础的放松技法和高级治疗技法。讲授的方式易于读者掌握，且步骤完整。

第四部分深入地介绍建立及推广按摩业务的方法。这个部分可以帮助按摩师开展自己的按摩诊所业务，并成功地对外推广。这一章中的内容对坐式和卧位按摩的推广均适用。

本书内容特色介绍

本书内容上所表现出的特色是其按摩的程序；同时作者所展现给读者的理论对读者在知识性及操作

性上均有帮助。治疗性坐式按摩师不但需要了解如何操作坐式按摩，他们同时要明白做每一个步骤的原理，每一种技法如何作用于客人的神经系统，及如何在按摩过程中将按摩师自身受伤的可能性降到最低。即使最训练有素的按摩师如果不掌握业务推广技巧也不会成功。因此，作者专门辟出一个章节介绍营销技巧。营销的技巧也贯穿于本书的始终。

以下针对每一个特色进行详细的描述。

身体放松程序

多数按摩及健身运动入门课程只介绍坐式按摩中的基础放松步骤，通常仅用4~6小时讲解。本书的第9章“放松程序”就提供了完整的操作程序介绍。首先为学生讲授如何用10~15分钟进行有效的坐式按摩。这里所介绍的是完整的上半身按摩程序，其中也包括按摩胳膊。即使是初级的按摩师，这一步骤也能够得到预想中的明显的放松效果。这个程序需要使用4~6小时进行教授。学习放松程序可以帮助学生参与高难度的按摩治疗、运动赛事后的放松按摩、学生临床试验并做好坐式按摩的从业准备。这一教学内容为所有高级技法的讲授奠定了基础。

治疗程序

对于从业按摩师及即将完成学业的高年级学生，本书第10~12章具体介绍了坐式按摩治疗技法的操作：从身体放松，到身体恢复及达到理疗的效果。本书对操作技法进行了清晰的讲述，介绍了对于多数常见软组织不适的治疗，如背部、颈部、前臂、腕部、手部及肩部。结合第8章中介绍的拉伸技法，按摩师能够针对客人不同的情况，“创造”一个独特的按摩方案。这一做法可以极大地扩展坐式按摩除应用于缓解压力外的潜在市场，如避免受伤、加强体能表现、身体恢复及应用于身体复原。治疗性坐式按摩也可以应用于身体保健、临床恢复、运动医学、脊椎指压治疗及易发生身体上半部软组织损伤的工作场所。学习这些治疗方法可以帮助所有的按摩师提高治疗性按摩的“市场接受度”，并增加按摩师成功的机会。

按摩及敲击法的神经效用

在初级按摩教科书中，对于按摩的神经效用及拉伸皆缺乏完整的介绍。对于敲击法也缺乏清晰的、实用的、易懂并易于应用的资料。本书在第7和第8章中提供了这些资料，在此填补了这方面的空白。本书对于初级教材进行了富有价值的补充。对于初级及高级的技法教学都有帮助。

受伤预防

由于预防受伤对于成功的按摩操作非常关键，本书还涉及了人体力学、拉伸及力量加强。人体力学(手与操作姿势的正确运用)在第6章中进行了介绍，并在讲授技法的章节中进行了反复的强调。按摩师遵循人体力学原理进行按摩是尤其重要的。否则他们的职业生涯会由于受伤、疲劳及崩溃而夭折。本书也讲解了如何运用拉伸及力量加强来帮助按摩师避免由按摩导致的受伤。

业务推广

营销推广的能力在许多治疗性按摩师的培训及人生经验中都是缺乏的。按摩师很少能够单靠高超的按摩技巧而取得成功。成功的按摩理疗推广及能够做一位称职的理疗雇员对于理疗师今后的事业成功是很重要的。本书的终极目标是给予理疗师良好的培训，使他们有能力去帮助更多的人。理疗师能够通过有效的业务推广进行沟通与他们知道如何为病人按摩肩部一样重要。在第13章“业务推广方法”中，作者帮助学生通过进行自我及市场分析来确定发展业务的最佳方式。此后的内容介绍了被其他成功坐式按摩师证明有效的宣传各种专业坐式按摩理疗的方法。

本书的教学特色

本书除使用大量的彩图和图示外，还使用了一些有特色的方法帮助读者学习书中介绍的概念。

这些特色包括：

- **目标**：设立明确的目标，以保证学员对于书中内容的掌握。
- **实践练习**：通过动手操作练习，帮助学员对书中的内容进行深入的了解。动手操作可以使学员通过自身或其他学员伙伴获得人体结构或按摩技法的“感觉”。

- **实践经验：** 为学员提供实际应用及解决问题过程中的窍门，而这些窍门通常只有通过多年的临床实践才会获得。
- **禁忌证：** 识别坐式按摩技法中可能出现的常见的、具体的禁忌证。
- **特别内容：** 涵盖相关的及读者有兴趣的主题的附加内容。
- **案例学习：** 此部分通过对于关键问题及情景的思考，强调了对教授内容的实际应用，并帮助从业者将学到的知识和技法有针对性地应用于不同的病人。
- **章节总结：** 通过简述各章节中的主要知识点，对每一章节进行归纳总结。

综述

本书的编写宗旨是易懂、易用、寓教于乐。我在编写此书时，尽量使写作风格通俗、而且是对话式的。同时，对技法和解剖学的解释便于学生学习。此外，内容兼顾初学者对基础知识的学习，及有经验的从业者对高程度概念详细了解的需求。我希望，本书所提供的资料对治疗性坐式按摩教师和学生的需求都能够满足。尤为重要的是，我希望此书以治疗性坐式按摩为媒介，给予不断增长的人口以人性化的治疗。愿我们这一集体的力量可以使世界更加健康、更加和平。

谨以此书献给：

妈妈——感谢你养育我、鼓励我，并对我怀有坚定的信念。

Debra L. Brooks——你是这本书可以面世的催化剂。我非常珍视你的爱、你的帮助，并欣赏你的才华。

Aaron Mattes——感谢他为处于病痛中的人们所付出的无私的服务。他的辅导、支持、友谊、及鼓励我学习和分享他的工作的精神一直激励着我。

最后，献给我的读者：衷心希望这本书能帮助你去帮助更多的人。

目录

Therapeutic Chair Massage
坐式按摩疗法

第1章 坐式按摩简述

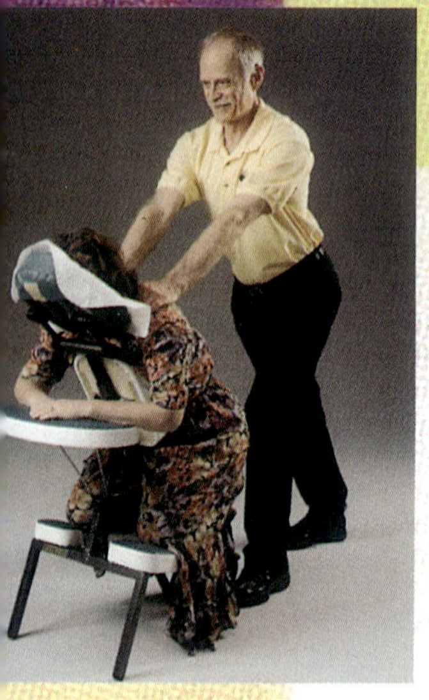

“坐式按摩的优点是：它可以让你在任何时间轻而易举地感受到按摩带给你的舒适。你不需要等到生病的时候，不需经过特别的指导，也不需拥有相当的财富，便可以感受按摩的益处。坐式按摩的确是一种属于大众的按摩方式。”

David Palmer

本章内容提要：

- “坐式按摩”的准确定义
- 简单总结坐式按摩的历史
- 坐式按摩相对于卧位按摩而言的独特益处
- 确定坐式按摩对身体产生最大效用的部位
- 确定坐式按摩能产生最大治疗效果的对应症状和条件
- 列举开展坐式按摩门诊的潜在地点，哪些职业能够得益于坐式按摩

关键词

人体力学：有效实施按摩时保持正确的身体姿势、动作和关节排列，从而将按摩师的压力和损伤降到最低。对于人体力学的正确使用可以减少按摩师的受伤机会，并提高被按摩者接受按摩的质量。也称作生物力学。

范例：某些事物的模式或模型。特别是形成方法论或理论体系的基础。

副交感神经系统反应：自律神经的副交感神经系统所发出的反应。自律神经系统保存身体的能量并使身体保持平静。通常与交感神经系统作用相反。

交感神经系统反应：自律神经的交感神经系统所发出的反应。自律神经系统消耗身体能量，使身体处于对于应急情况的预备反应状态。是对感知压力或威胁的"抵抗或逃脱"。

痉挛：一组或多组肌群的非自主性收缩。痉挛无法通过自主放松而停止。痉挛可以加剧紧张感，造成不适，并影响行动；有时会抽筋，导致疼痛及突发性行动失控或行动异常。

肌肉持续收缩：肌肉组织部分地持续收缩的一种状态。由于收缩的肌肉会保持收缩的形状、紧张，并随时准备着对刺激物做出反应，这种状态会带来正常的、持续的紧张。过渡收缩会导致不适、限制行动的范围，并消耗体能。

坐式按摩到底是什么？它与卧位按摩有哪些区别？能否不仅仅用于"放松"的目的？对于想将按摩作为自己的事业或补充目前所从事的行业的知识的学生或从业者来讲，他们可能都会提出这些问题。这一章的目的就是要回答这些问题，并对坐式按摩进行概述。

简而言之，坐式按摩是被按摩者直立而坐式接受按摩。被按摩者可以坐在地上，或坐在其他支撑物上，如椅子、凳子或专为坐式按摩设计的按摩椅。"按摩椅按摩"一词通常作为"坐式按摩"的代名词，以区分在床上进行的卧位按摩。在本书中，这两个词会交替使用，因为，无论坐式按摩是不是在椅子上进行，本书中所介绍的基本概念、原理和技法对各种坐式按摩都适用。

在此定义基础上，本章其他的部分介绍了坐式按摩的历史、与卧位按摩的区别、坐式按摩最有效用的部位、确定坐式按摩最有效的适应证，探索一套常用的按摩技法。

坐式按摩的历史

"历史有助于我们理解变化及我们现今社会的形成过程。没有过去就没有现在，当然也不会有将来。只有通过了解历史，我们才能掌握事物变化的规律；也只有通过了解历史，我们才能把握一个制度或是一个社会在变革的过程中所始终坚持的要素。"

—Peter N. Sterns，美国历史协会

起源

按摩已经在人类社会中存在了许多世纪。尽管在漫长的历史长河中，按摩已经演变出多种不同的风格，但是它固有的形式仍清晰可见。据史料记载，坐式按摩已留传数千年之久。可追溯到公元前2 500年，埃及象形文字中就显示埃及人坐在地上相互按摩脚和手。有几世纪历史的日本木版印刷品也显示日本人坐在矮凳上接受按摩。然而，坐式按摩在现代社会的发展则起源于20世纪。在20世纪70和80年代的美国（即按摩复兴时期），按摩师开展坐式按摩时，客人通常是坐在凳子上。

俄罗斯运动按摩理疗师长久以来便使用坐式按摩来治疗颈和肩的后部。运动员坐在椅子或凳子上，并将身体靠在放在床上的一个软垫上。日本的一些按摩方法，如Amma，要求在每个程序中，特别是在开始和结束时，都要求客人坐起来。

David Palmer及按摩椅的出现

现代坐式按摩的奠基人通常公认为是David Palmer。他本人是一位有远见的按摩理疗从业者，并拥有一所按摩学校。他受到别人的启发，吸收了Amma按摩的一些技法，自创出以针压法为基础的坐姿按摩程序。通过他的不懈努力，加之出色的市场推广，我们现今所知晓的坐式按摩便应运而生了。Palmer并不是坐式按摩的发明者。然而却是他将众人的目光吸引到对坐式按摩所具有的特色上。他的目标是使坐式按摩像理发一样被接受和理解。

David Palmer是在1982年首次教授坐式按摩的。当时,他担任位于加利福尼亚州洛杉矶市的日本传统Amma按摩学院的院长(见图1-1)。他意识到要想推广按摩技术,就要避免将其与成人的娱乐活动产生联系,而要使大众认识到按摩的便利、价格便宜、易于接受。由他发展并教授的坐式按摩理念完全实现了以上的目标。

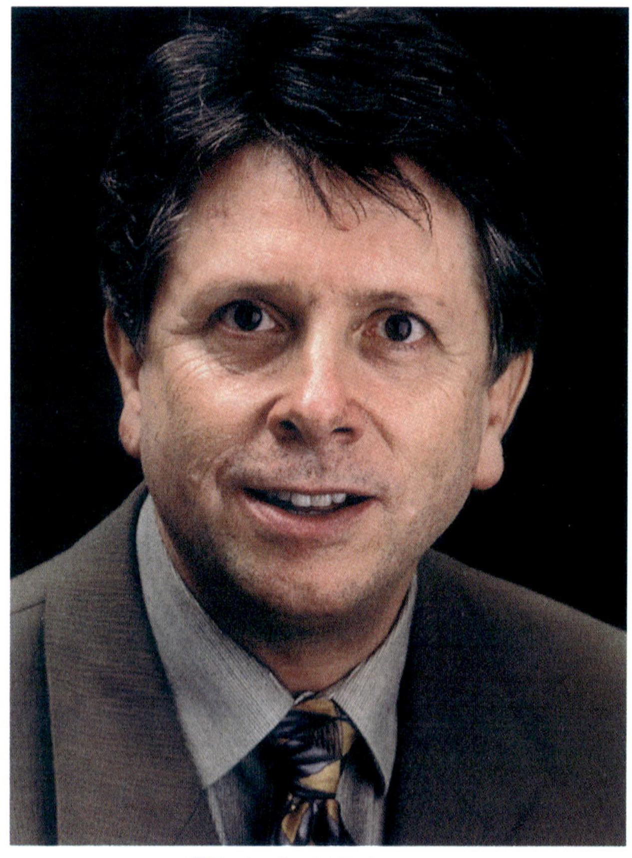

图1-1 David Palmer

在接下来的一年里,他和Stephen Pizzella开始开展自己的按摩业务,并雇用在他学校里接受过培训的学生。1984年Palmer和Pizzella签下了第一个大客户的订单:苹果电脑公司。后来发展到苹果公司支付7位按摩师的费用,每周为他们的350名员工提供坐式按摩服务。

同年,Palmer委托一家法国的衣柜制造商Serge Bouyssou设计一款可折叠的椅子。这款椅子可以舒适地支撑客人的身体,同时使按摩师工作起来更加方便。1986年大地工艺品公司推出首批Palmer-Bouyssou按摩椅。此款按摩椅重26磅,为纯实木材料。此款按摩椅的诞生给予坐式按摩全新的面貌,并成为后续各款按摩椅的样板(见图1-2)。

Palmer1986年成立了TouchPro学院,将坐式按摩作为继续教育进行教授。他创造了"坐式按摩"一词,

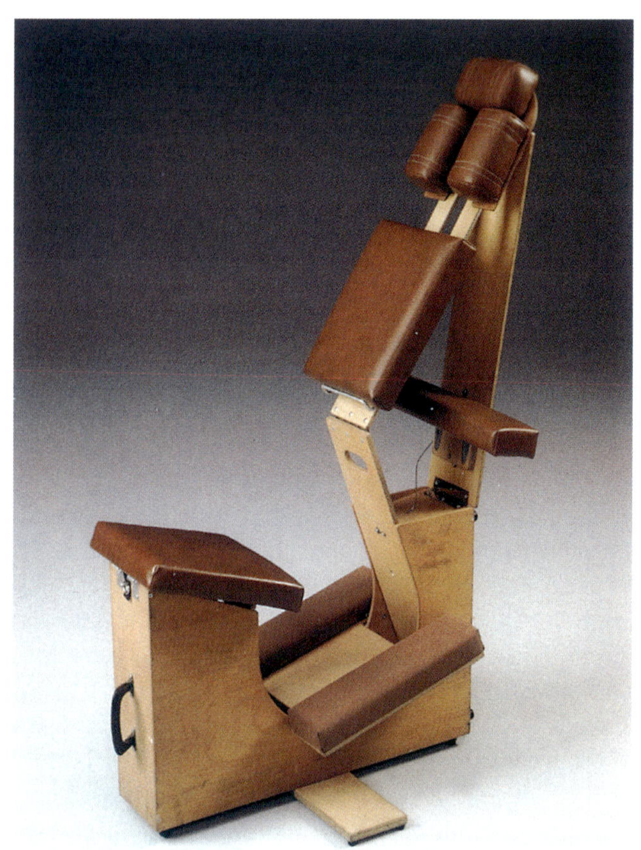

图1-2 **第一张商用按摩椅,1986年出品**。由David Palmer和Serge Bouyssou设计,大地工艺品公司制作并销售。

以描述使用特殊按摩椅所进行的按摩技术,以及描述上门为客人进行按摩的"现场按摩"一词。

1989年,Golden Ratio木制品公司推出Quicklite按摩椅。此按摩椅的概念出自Palmer的学生Scott Breyer,并由John Fauzzi开发成形。这是第一个金属框架,并具有快捷、功能调节简单的按摩椅(见图1-3)。重量很轻,仅有14磅。

运动按摩带来的影响

总体来说,运动按摩对于按摩理疗在大众中建立普遍的认识,或更具体地说,是使大众对按摩椅认识起到了重要的作用。在上世纪80年代早期,由运动按摩团队开展的运动项目按摩开始流行,并成为在那一时期按摩作为新型行业的主要推广工具。开展这一服务项目的第一个此类团队的组织者是Gayle Davidson,Steve Kitts和James Hackett,他们于1984年时为波士顿马拉松赛提供服务。然而这一早期的体育赛事按摩由于两个原因而受到限制。第一,需要庞大的组织机构和由许多志愿者按摩师组成一个团队来

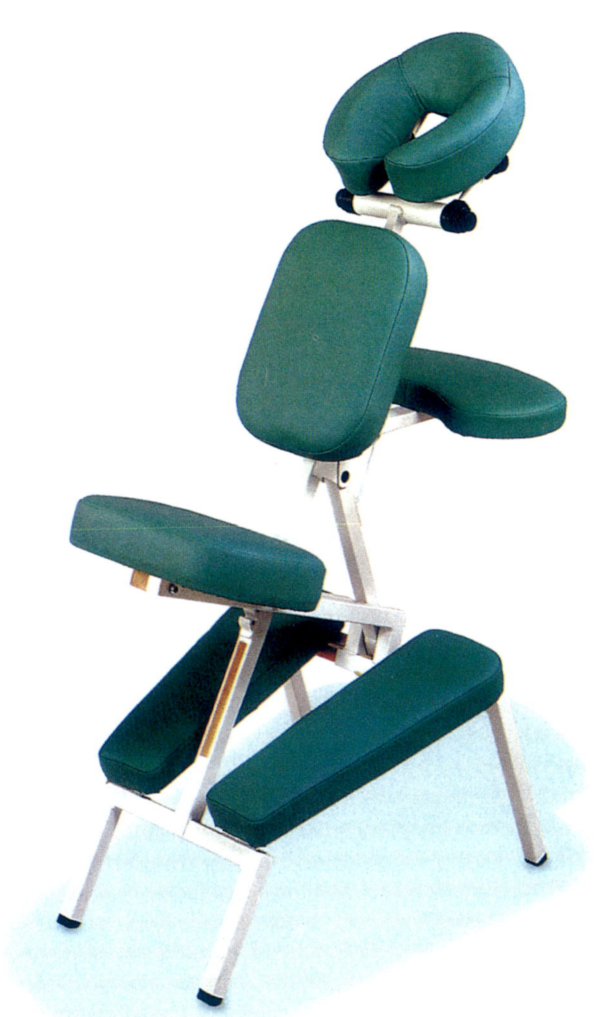

图1-3 Quicklite牌按摩椅，1989年出品。首张金属框架、轻巧型按摩坐椅。由Scott Breyer和John Fanuzzi设计，Golden Ratio木制品公司制作并销售。

为赛事提供服务。第二，多数社区举办的需要运动按摩团队的大型赛事数量有限。尽管如此，赛事按摩对于帮助按摩师带着他们的按摩床走出私人理疗室，来到户外去面对公众还是一个有效的途径。这样一来，公众可以在一个不受拘束的环境看到专业按摩，并观摩运动员如何排成队接受按摩。通过运动员的参与大大提高了公众对按摩的接受程度。同时，媒体也给予了大量正面的报道。

由此，体育赛事按摩成为坐式按摩发展的铺路基石。因此，当按摩椅在1986年出现时，公众对于接受这一新兴的按摩方式已有所准备。此外，按摩椅的使用也使得按摩业务更易于开展、按摩更加便利。这样一来，在按摩室以外的地方开展工作也不再像服务于赛事一样需要庞大的组织机构，大量协调工作和许多按摩师的参与。对按摩的关注也不再仅局限于运动员和对此爱好者。有了按摩椅，一位或多位理疗师可以很方便地到企业、公开场所或大型活动场所去展示他们的工作。也使得任何一位按摩师可以向公众中的任何一个人群介绍按摩技术。对于始于20世纪80年代后期的按摩行业的巨大发展，运动赛事按摩团队和按摩椅的出现功不可没的。赛事按摩和按摩椅直到现在仍是有效的推广手段。当然通过前面的论述，我们可以了解，这其中按摩椅得到了广泛的推广和应用。

理疗椅按摩的意义不仅限于放松

Palmer将坐式按摩解释为仅以放松为目的，而不是以“治疗”或“理疗”为目的。而随着坐式按摩被普遍地接受，这一按摩方式已不仅限于在放松时使用。1989年，Raymond Blaylock于AVEDA公司将香料按摩和水浴引入坐式按摩。1995年该作者使用某些按摩和拉伸技法解决常见的软组织损伤和不适的问题。坐式按摩的技法和设备必将进一步发展、演变，并随着按摩被更加普遍地接受，会被更多的特定人群使用。

科研人员也对坐式按摩的优点进行了记录。1996年，迈阿密医学院触觉研究所在院长Tiffany Field博士的指导下发布了一份研究报告。报告公布了他们的研究结果，即：“坐式按摩可以降低焦虑程度并增强脑电图的机敏指数及数学运算能力。”这一具有标志意义的双盲法研究证实坐式按摩这一项目在工作场所具有保证员工身心健康的价值。在接受坐式按摩的一组人群中，他们运算的速度和准确性均有所提高，同时焦虑程度、压抑和工作压力指数都得以降低[1]。

坐式按摩与卧位按摩的对比

如前所述，坐式按摩已形成独立的专业体系，在许多方面较之卧位按摩有其独特的优势。坐式按摩较之卧位按摩最大的优势为：方便、对空间的需求小，在工作场所即可实施。按摩椅，特别是新式的金属框架按摩椅便于携带，易于组装，占地面积远远小于按摩床。按摩椅已以更加实用、方便和有效的方式让按摩更贴近于大众。

不论在办公室、按摩诊室、沙龙或水疗馆，坐式按摩都不需要卧位按摩那么大的空间。在很多情况下，坐式按摩也不需要有单独的房间，如等候室、陈列区域、健身房等类似具有高可见度的地方。这样可以使更多潜在的客户观摩按摩的过程。

而坐式按摩较之于卧位按摩的最大优点是客人不需要脱衣。在坐式按摩中,客人采取坐姿,无需脱去衣服。因此,按摩与成人娱乐的联想便被全部打消。这样的按摩方式使人感觉安全。客人不会感觉到威胁或受到暧昧色彩的干扰,客人可以完全自行控制。如果客人感到不适,他随时可以立即起立,离开。这与卧位按摩情形不同。卧位按摩时,客人面部向下,至少需要脱去一部分衣服,且通常在单独的房间。而且由于省去了更衣时间,按摩师可以有更多的时间为更多的客人服务。

在坐式按摩时由于客人不脱去衣服,通常也不使用润滑剂,如按摩油、乳液、护肤霜等。这就对许多人产生了吸引力,特别是对皮肤敏感的人或不喜欢按摩后皮肤有油腻感的人。这也降低了按摩师的成本。

卧位按摩的两大障碍是时间和费用。卧位按摩一般都不少于30分钟,通常要达90分钟。每小时70美金的价格也并不鲜见。再加上去按摩诊所及按摩后回家或工作单位的时间,一次按摩要花上半天的时间。许多人都无法拿出那么多的时间,且经济能力也达不到。坐式按摩就消除了这一障碍。一次有效的坐式按摩只需10分钟就足够了。一次完整的坐式按摩也只需15~20分钟。客人通常在任何现场都可接受坐式按摩,可以在机场、购物广场或其他方便的场所。以本书所设计的坐式按摩,费用通常为每分钟1美元。多数人通常只需15~30分钟便可以完成这项对他们有益的按摩。拿出15美元对于多数人来讲不是一件困难的事。他们可以在午休的时间做一次按摩,之后仍有时间用于午餐。我们当今生活的时代,方便是多数产品及服务成功的要素。坐式按摩,特别是作为一项健康服务而言,可算是使大众能接触按摩的最方便、经济的方式了。

我们以上所展示的原因可以使坐式按摩像理发一样经济且普遍。这其中也融入了营销的概念。

当然,除此之外,坐式按摩也有一些其技术方面的优势。有一些客人,特别是那些背部有问题的人,他们爬上爬下按摩床就会有困难。而这样的客人使用按摩椅通常不会有问题。如果你掌握了将在第10章中讲授的按摩技法,你可以非常有效地解决客人背部疼痛的问题。采取坐式按摩,对于某些部位的肌肉也较之卧位按摩易于操作。客人采取坐姿时,比俯卧和仰卧时更易于按摩肩、颈等部位。当然,坐式按摩也有其局限性。客人采取坐姿时,有些部位不能得到有效按摩。在后面的章节中我们会讨论这些问题。

提示 1-1

请思考下列问题

我们通常是以身体直立的形态进行活动。多数人感到不适时,只要躺下一会儿,就会感觉舒适。如果我们让客人以卧姿接受按摩(即卧位按摩),我们可能会无法准确评估按摩的效果。当然,这种方法也会使他们感觉舒适些,那是因为他们接受按摩时,已经在舒适的环境中躺了30~90分钟。而在坐式按摩中,就没有这个因素。因此,如果客人在接受坐式按摩后感觉舒适,我们就有理由相信他是真的由于身体的不适得到了解决,而不仅仅是躺下来休息后的结果。

从这一点我们可以联想,是否我们的身体在坐姿时对按摩效能的接受程度(及由按摩带来的身体的变化)要好于躺卧的时候呢?

案例学习

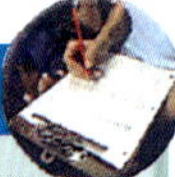

祖母应采用坐式按摩还是卧位按摩?

你接到一位70岁的老太太的女儿打来的电话。她母亲感觉右肩疼痛,行动受到限制。她甚至都无法抬起胳膊去拿碗橱里的茶杯。她的医生说她患了冻结肩,并给她开了一些肌肉松弛剂。女儿催促母亲去按摩,并从一位同事那里得到你的电话号码,那位同事是你的病人。女儿想知道你是否可以上门服务。她担心母亲不愿意脱衣接受按摩,问我是否有不需脱衣的按摩方法。现在,你既有便携式按摩床也有按摩椅。

1. 在此情况下,按摩椅和按摩床哪一种更适用?
2. 按摩床和按摩椅哪一个设施能使你更好地在老祖母的肩部操作拉伸及其他动作?
3. 哪一种设施对于上年纪的妇女使用更方便?
4. 哪一种设施更有可能帮助老祖母克服局限性的问题,并更有可能让她接受理疗?
5. 在这种情形下,使用按摩床会有哪些好处?

身体的哪些部位可以进行坐式按摩

坐式按摩设施,特别是一部好的按摩椅基本上可以使按摩师方便地按摩身体上的任何部位。当然,有些部位的操作还是效果不佳或是受到某种限制的。使用按摩椅对于解决上身的放松或理疗还都是非常实用的。按摩椅最适用之处是：理疗师可以很容易地在客人的整个背部、肩部、后颈、前臂、腕部及手部操作。虽然也可以操作到臀部及下肢，但并不是很实用。但客人采取坐姿时，臀部、胯部、双腿和双脚的位置都很低，要按摩这些部位，你的身体需要极度地迁就。例如：如果你需要保持骑马的姿势，你的双腿就要分开一段距离，这会使你很快觉得疲劳。如果你俯身按摩腰部，你要冒损伤后背的风险。如果你坐着或跪在地上按摩，你就要用你的背、肩和胳膊发力，这也会使你感觉疲劳，除非你接受过跪坐时用你的全身发力，就像坐在垫子上操作指压按摩那样。本书作者建议，当你为坐在按摩椅上的客人按摩时，应尽量避免对身体的下半部分过度按摩。如果客人确实需要下半身的按摩，则需要建议客人做卧位按摩或者和你或其他的理疗师做特别预约。如果你感觉在做放松按摩时有必要在身体下半部分操作，从而使全身放松，应该使用简短的，作用于身体表面的轻敲、摇摆和轻抚的方法。

此外，即使愿意冒自己受伤的风险来解决客人身体下半部分的问题，你也要了解这种按摩对客人来讲可能并不是最有效的方法。当客人呈坐姿时，客人的臀肌和股四头肌拉得很紧，有效按摩这两个部位很困难。此外，客人的衣服紧裹住臀部和膝盖，也增加了阻力。这些问题综合起来使得理疗师很难对肌肉组织实施有效的治疗，且有可能使自身受伤。尽管你可以要求客人拿掉膝垫或让客人在椅子上转过身来，以此将腿伸直，但这一姿势对于膝盖和大腿的治疗仍显笨拙且不是很有效。无论客人怎么坐，你都无法有效地触及客人的腘窝。由于客人是坐着的，对于臀部也很难有效地全面按摩。

如果你学过足部反射区知识，你可以让客人在椅子上转过身来面对你而坐，客人可以将脚放在你的腿上，这样你可以方便地为客人操作。但在多数的按摩椅上，反转身坐时间长了是不舒服的。此时也可以使用普通的椅子（特别是躺椅），效用至少不会比按摩椅差。

实践经验

可以为坐式按摩的客人辅以卧位按摩

如果你建议那些存在坐式按摩不能有效解决情况的客人推荐卧位按摩，应首先向其明确不用脱衣。此外由于仅对下肢进行按摩，如一侧的膝盖或脚踝，一次按摩仅需15～30分钟，其收费与坐式按摩相近。要将此情况和客人讲清楚。客人可能不愿意脱衣，或担心收费比以往多。当然，如果客人同意脱去衣服，也可以做60～90分钟的全身按摩。

其他的身体状况也可以进行治疗，这取决于按摩师的专业水平及创新能力。在第10~12章中对这些不同的状况会进行阐述。

如前所述，坐式按摩对治疗上半身的不适最为有效。上半身的治疗可以分为5个部分：腰椎部位（后背下方）、胸部（后背中部）、肩部、颈部（脖子）及上肢（臂、腕及手）。

上半身不易接受坐式按摩的部位有腹部、前胸及颈前。这些部位紧贴椅子，因此不易接触。尽管有些经验丰富的理疗师可以通过让客人反坐过来操作，而此时采用卧位按摩可能是更有效的方法。颈前和前胸的伸展按摩法将在第8章“坐式按摩中的伸展技法”中讲述。用坐式按摩可以解决的治疗问题在表1-1中有阐述。

在这些软组织不适中，有些已属于内科范畴。我们应明确一位按摩师的从业范围。对此问题，每一州的情况不尽相同。因此，首先要了解你所在州的法律条款。如果本书中给出的信息或技法与你所在地区的法律有冲突，请放弃本书提供的内容，而遵循法律。

现在，每个州都允许按摩理疗师从业。按摩业务包括用手活动肌肉组织并放松收缩的肌肉（痉挛）。伸展技法有史以来便被视作按摩理疗的一个组成部分，它可以帮助放松肌肉，限制正常活动时的肌肉痉挛。按摩适用于多数的轻度肌腱不适（“轻度”意指无需进行外科手术）。

因此，要准确评估客人的不适程度，以确定使用何种按摩和伸展技法对客人是安全和适度的。对收缩的肌肉组织使用中到强的力度可以使肌肉变柔软；然后继续按摩、拉伸，直到这部分肌肉恢复正常或至少好转。你会发现，如果你使肌肉复原，动作幅度恢复正常，并使客人感到放松，以上的肌肉痉挛均会有所改进或消失。你所进行的不是外科治疗，而仅是通过按摩和拉伸使痉挛的肌肉恢复正常。这样有控制的发力和动作是不是很神奇呢？

理疗的应用范围

按摩主要分为两类：放松性按摩和理疗性按摩。

表 1-1 适用于坐式按摩几种主要状况(以身体部位划分)

腰部	胸部	肩部	上肢	颈部
背部下方疼痛、紧张	痛感在两肩之间	肩关节囊损伤	腕管综合征	扭伤
背部下方紧张、扭伤	肩胛骨活动范围受限	肩部发硬,不灵活	肱骨外、内上髁炎(网球肘及高尔夫球肘)	头痛
与椎间盘损伤、上举时外伤、跌倒及其他外伤相关的肌肉痉挛	姿势变形	受冲击	紧张,疼痛,针刺样感及前臂、腕或手麻木	颈部活动不灵活
急性发作的下腰痛	深呼吸时有痛感	喙锁关节疼痛	活动不灵活	颈部僵硬及疼痛
缺少灵活性		劳损和扭伤,冻结肩,肩部疼痛	姿势变形,某些关节炎(要咨询医生),姿势变形,腕及手指疼痛,扭伤	运动损伤,姿势变形

两类按摩的目的都是使客人的神经系统产生放松的反应。放松性按摩在达到一般性的、系统的放松目的时没有具体的技法和操作程序。而理疗性按摩则使用特定肌群或部位的操作程序对某肌群进行局部放松,最终也可以达到整体的放松。使用理疗性按摩首先通过一般性技法使肌肉预热,变柔软。这一步和放松性按摩是相同的。随后,按摩会对肌肉进行相应的检查和处理,在特定的部位或区域产生明显的变化。放松式按摩则是找到柔软的部位来操作,但那不一定是需要处理的部位。通常放松性按摩的处理部位都是一般性的。而理疗类技师通常以一般性技法开始,然后使用特殊技法。仔细检查肌肉组织,确定需要解决的问题,并以特殊技法结束理疗操作。除需达到一般性放松的反应外,理疗类技师会尽量带来客人体内的变化,从而减少疼痛、改变姿势、扩大活动范围或满足一些特殊的治疗目的,通常是以客人的不适为治疗目标。

由David Palmer最初开发的坐式按摩操作程序类似舞蹈动作,仅以放松和缓解紧张为目的。坐式按摩不是以理疗和治疗为目的,仅仅是一项服务而已。它的操作程序都很普通,并不是要特别地去治疗不适、痛感或损伤。

学习放松操作程序是掌握坐式按摩的最佳途径,恰如掌握瑞士全身放松操作程序是学习卧位按摩的基础。放松操作程序是理疗技法的基础内容。非常有必要在尝试理疗技法之前先学习一般性的放松操作程序。放松是按摩最重要的效用。软组织的主要问题是肌肉痉挛,肌肉过于强直,即神经系统使肌肉中过多的纤维被留持或收缩。这一肌肉的高张性既可以是全身的,也可能是局部的。放松操作程序通过一套普通的放松动作来缓解周身的紧张。有时,也称作副交感神经反应。这一说法可能会受到置疑:使副交感神经产生全面反应是治愈的方法之一,即使算不上是最重要的方法。因为,在副交感神经产生反应时,人的免疫功能、消化功能和其他人体生理功能都被启动,这有助于康复的效果。而交感神经系统的反应是人对感到的任何威胁或压力的自然反应(即我们所说的人体"抵抗或逃脱"机能),导致肌肉紧张、心跳加快、呼吸急促、血压升高、排汗增加、肾上腺素升高、免疫力下降、消化功能减弱。痛感也是对神经系统的紧张性刺激,并会产生交感神经反应。当然,根据痛感的成因和程度不同,有时仅为局部反应。多处局部反应或一处的严重反应会造成周身反应。严重的背部下方疼痛会使整个身体都紧张,就像严重的头痛所带来的反应一样。多数痛感都是局部的,发生在某处肌肉或组织,甚至仅仅是某处肌肉的某个部分。

以放松性按摩操作程序来缓解周身性紧张通常对局部的紧张缓解作用有限。一旦客人在按摩结束后恢复活动,通常会再次感觉到局部的疼痛,继而,由于交感神经系统对疼痛的反应而再次引起周身紧张。如果局部紊乱的肌肉组织没有得以治愈和矫正,一般性放松按摩所带来的有益的副交感神经反应就会很快消失。遗憾的是,单纯缓解局部的紧张只能降低其造成周身紧张的程度。当周身交感神经系统产生了反应,也要对其导致的所有其他局部不适给予关注。因此，要使客人取得最佳理疗效果，周身和局部的紧张程度都要降低。缓解痛感带来的不适、改善姿势、增加行动能力及提高灵活性是降低紧张感并促使放松的最佳、最持久的方法。正因如此，我们建议的操作顺序是：从周身到局部，再到周身。通过治疗客人的局部不适来帮助缓解周身的紧张，伴以解决局部的问题，可以获得更有深度、更持久的副交感神经反应，即放松的反应。这是在坐式按摩中结合理疗按摩和拉伸技法的主要原因。

仅以坐式放松按摩为主要目的的按摩师通常会发现许多客人要求解决局部的疼痛。如果按摩师没有学习过按摩椅的按摩操作程序，他便无法满足客人的局部需求。当然，仅为客人提供周身放松并没有什么错误。许多按摩师也非常乐于操作放松按摩。这是他们能够提供给人们的一项重大的服务。

然而，许多按摩师不久就会生厌，为每一位客人每天重复同样的操作会使他们筋疲力尽。理疗技法永远不会令人生厌，而且非常具有挑战性，令人兴奋并有成就感。因为，每一次的按摩服务，对待每一位客人，都是不相同的。此外，固定的操作程序，即"千人一面"的操作方法只能用于放松。这就会暴露坐式按摩的缺陷，并限制它的潜在市场的开发，也同时限制了对潜在服务的开发。

多数人有局部的、特殊的痛感，他们所需要的不仅仅是放松。更多的人愿意花钱消除痛感和不适，而不仅仅是减缓压力和放松。花钱去放松是奢侈的。只有当有钱又有闲时，人们才会这么做。如果，人们知道你可以帮助他们摆脱疼痛，他们会拿出钱，并找时间来做这件事。消除疼痛是许多人所需要的。如果你可以做理疗，你会发现许多按摩业务的机会。许多需要局部软组织理疗的人，基于我们先前讨论过的意愿和资源的问题，不愿意在工作单位参与诊所按摩。他们更愿意以坐式按摩的方式，在他们有特别需要时来进行理疗。

本书第9章介绍普通放松按摩操作程序。此程序在以简单的放松为目的的理疗中还是非常有帮助的。如果你希望多学习一些，第8、10、11、12章中介绍了拉伸和理疗按摩技法。这些内容均以放松操作程序为基础，带你进入令你兴奋的治疗王国。在这一王国里，机会无限。因为受疼痛困扰的人难以计数。

从业准备工作

坐式按摩的优点在于其几乎随处都可以操作。基本上任何人都可以感受到坐式按摩的益处。只是很多人对坐式按摩尚缺乏了解而已。你首先要认识到这个机会，只要进行必要的推广，便能得到业务的发展。

提示1-2中列举出一些场所，你可以考虑从事这一业务，如沙龙、诊所或机场；还有一些地方可以做定时或不定时的现场上门服务，如会计事务所及工厂。表中还列出一些需要按摩服务的行业，如牙医、音乐家及销售人员。这些人可能会需要上门服务。当然，如果他们了解你所在的固定地点（如大型购物中心），也可以亲自来（见图1-4）。

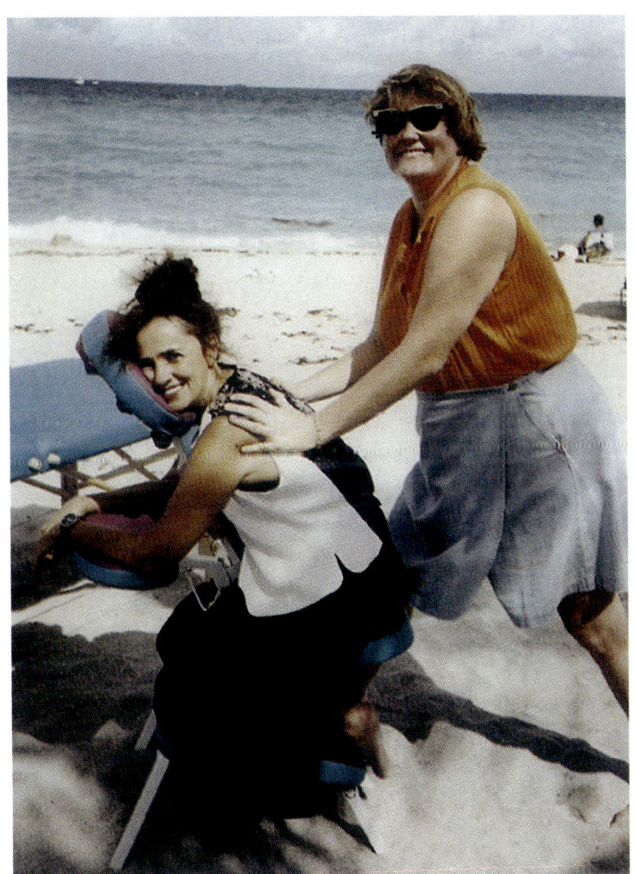

图1-4　在沙滩上进行坐式按摩

总结

坐式按摩是在客人身体直立状态下进行的按摩服务。客人或是站在地上，或是使用一些按摩设备，通

提示 1-2

潜在坐式按摩目标客户及从业准备工作全貌(以英文单词开头字母A－Z顺序排列)

以下是我们为你寻找坐式按摩的目标客人及做从业准备时,提供的建议。其中标有星号的建议意为传统上适用于现场坐式按摩。

A 机场*,会计事务所*,abstract office,针灸诊所,广告公司,疗养院,酒精戒瘾中心,游乐中心,游乐园,建筑师事务所,画廊及博物馆,协会办事处,运动员之家*,律师事务所*,会堂,汽车销售点

B 芭蕾舞团及工作室,舞厅,浴室,银行*,美发厅,海滩,美容院*,行为理疗诊所,游戏房,血液中心,植物园,保龄球馆,拳击馆

C 露营场所,旅行,赌场,宴会承包,持证会计师,托儿所,按摩室*,教会及教会活动,咨询师,大型活动,游船,大学

D 歌舞团,舞蹈演员,数据处理事务所,日间看护中心,牙医诊所,牙医,牙科技师,设计师,侦探,减肥中心,提供晚餐的剧院,驾驶员,医生,戒毒中心,鼓手,度假村

E 电子商务公司,教育服务公司,就业帮助中心*,工程师*,展览会

F 工厂*,露天市场,农夫市场,节庆活动,美甲沙龙,消防部门,健美中心*,跳蚤市场,漂流旅行,彩车游行

G 高尔夫球场,高尔夫商店,高尔夫练习场,高尔夫巡回赛,高尔夫球员,女孩儿俱乐部,推广活动及推广组织,副食商店,枪支俱乐部及练习场

H 艾滋病治疗中心,美发沙龙*,保健中心,保健俱乐部*,保健食品商店*,中草药医生办公室,中草药商店,登山器材商店,马球队,整体健康中心*,家庭,家庭上门服务,赛马场,马匹培训中心,医院,收容所,酒店,催眠理疗诊所

I 溜冰场,所得税服务中心*,不孕症治疗中心,交叉学科保健所*,投资事务所*

J 柔道中心

K 空手道中心,皮划艇俱乐部,售货亭,武术馆

L 实验室*,曲棍球俱乐部,园林设计事务所*,自助式洗衣店,图书馆,长期保健护理中心

M 大型购物广场,修脚及足疗沙龙,制造型企业*,按摩馆*,诊所,医生,会议厅或宴会厅*,精神健康中心,模特经纪公司,金融管理咨询师*,旅店,博物馆,乐队

N 指甲护理沙龙,绿色食品商店*,自然疗法办公室,社区中心,幼师学校,托儿所,养老院,营养专家办公室

O 办公大厦,专业理疗诊所,零售购物广场

P 画家,派对策划服务,儿科医生诊所,健身中心*,保健理疗中心,内科医生诊所,血液中心,警署,政治团体及候选人*

Q 质量控制咨询师

R 田径赛场,壁球俱乐部,电台,房地产事务所,接待大厅,康复服务中心,社区看护中心,候诊室,骑术学院,船只,牛仔竞技表演,橄榄球队

S 销售竞赛项目,学校,讲座,老年人中心,购物中心,睡眠紊乱诊所,滑雪俱乐部,滑水俱乐部,足球俱乐部和足球队,特殊活动,运动俱乐部,运动设施,购物狂帮助中心,支持者组织,外科医生办公室,交响乐团

T 电视台,跆拳道馆,太极馆,皮肤着色(光晒色)沙龙,电话推销中心,电话公司,网球俱乐部,工具和模具制造商,旅游景点,旅行团,贸易洽谈会,博览会,旅行社,汽车运输线,信托公司

U 大学,二手车经销商

V 度假景点,退伍老兵组织,退伍老兵医院,兽医诊所,排球场馆

W 互联网开发商,婚礼咨询师,婚礼聚会,保健中心,妇女协会

X X光诊室

Y 游艇俱乐部,游艇包租,青年会

Z 动物园

常是一把按摩椅。坐式按摩技术已经被人类运用了几个世纪。但是,当今使用的坐式按摩的操作程序是由Palmer David首创,并从1982年开始教授相关课程。在1986年,他发明的第一把按摩椅问世。Palmer认为,坐位按摩是一项用于放松和缓解压力的服务。他希望这一服务能够变得像理发一样普遍、方便、价格可为消费者接受。

按摩椅永远也不会替代按摩床。但是按摩椅的确能够以对客人来说更加方便、经济的方式来提供服务。坐式按摩的主要优点是:

1. 时间更短,平均仅需15分钟;
2. 花费少,平均每分钟费用为1美元;
3. 可以到客人所在的现场去操作,或是方便、固定的场所,如购物广场、活动现场、水疗馆、商店门前等;
4. 客人无需脱衣,按摩时无需使用润滑油;
5. 比按摩床所需的空间小;
6. 按摩椅比按摩床要轻、小,因此更加容易运输;
7. 不需要用单独的房间,通常可以在宽敞的场所进行,可以增加可视度。

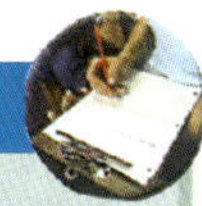

案例学习

确定你的服务目标人群

为了帮助你开阔坐式按摩服务的视野，请回答下列问题。写出并保留好你的答案。当你读到第11章，开始制订业务计划和营销策略时，看看你的答案会有什么改变。

1. 根据你所提供的按摩服务项目，你认为你只想提供放松服务，还是想同时提供治疗服务？

2. 写出你要提供坐式按摩的优选人群，至少要写出3种，但不要多于5种。(例如运动员、老年人、会计师)

3. 对你写出的每一种特定人群，写出你能接触到这类人群的3~5个地点、场所。

坐姿可以使按摩师接触到客人的所有部位。然而坐姿最适合对背部、颈后部、肩部、臂、腕和手的操作。下肢、腹部、胸和颈前部的按摩更适合在按摩床上进行。

按摩操作程序可以很容易地以坐姿进行，并且按摩师可以针对软组织不适进行理疗，例如后背下方疼痛、扭伤、头痛、冻结肩、肩关节囊扭伤、高尔夫肘、网球肘和腕管综合征等。多数人需要全身的放松，以缓解疼痛和轻度的肌腱不适。而学习过理疗按摩和拉伸技法的按摩师则可以帮助更多的客人。

坐式按摩可以用多种方式进行操作，既可以全职从业，也可以用来推广卧位按摩。基本上任何人都可以感受坐式按摩的好处。你所面临的最大挑战可能是如何向你的潜在客人推广坐式按摩的优点。具有丰富的创意，并有能力发现你所在社区的业务机会可以帮助你创立一份成功的按摩事业。

参考文献

1. Field T, Ironson J, Scafidi F, et al. Massage therapy reduces anxiety and enhances EEG pattern of alertness and math computations. *Int J Neurosci* 1996;86:197–205.

第 2 章
坐式按摩设备要求

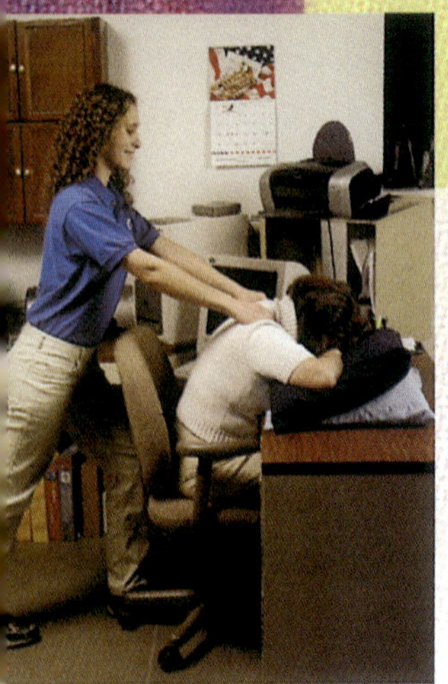

“按摩对每一个人都是需要去尝试的非常重要的经历。”

Ashley Montagu（1905-1999）

本章内容提要

- 列出适合专业使用的三种坐式按摩设备
- 描述最适合你的操作和你的客人的按摩设备
- 列举按摩椅的重要组成部分

关键词

软垫装置：支撑接受坐式按摩客人的胸部和面部的软支撑物。

台面装置：面部支架，固定在床或桌子边上，在坐式按摩过程中支撑面部；可能有也可能没有胸部支撑架。

按摩椅：是一把特殊设计的椅子。在坐式按摩过程中支撑客人的整个身体，同时又可以使按摩师接触到客人身体的多数部位。

胸垫：按摩椅上的附属部件，为胸部和腹部较大的妇女提供舒适的支撑。

旅行袋：一个织物箱，用于在旅行和存放时保护按摩设备。

坐式按摩业务的优势是设备上的投入相对较低。即使购买专业的设备，按摩椅的初始投资也要比按摩床低。坐式按摩可以给任何人使用。客人可以坐在椅子上、地上或任何稳定的平面上。按摩师所需的仅是一双手。如果仅是进行一般性的坐式按摩，完全无需额外设备的投资。然而，你不仅仅是偶尔提供简单的坐式按摩，我们建议你最好购买一些按摩支撑设备。这些设备可以增强你按摩的效果，并使你在工作时身体上感受的压力减小。本章介绍几种现有的设备，并为你提供如何选择设备的建议。市场上几种通用性的坐式按摩椅支撑设备分别为软垫系统、台面系统和按摩椅。

软垫装置

软垫系统可以简单到将几个枕头放在椅子上、柜台上或桌子上；也可以复杂如卧位按摩床的体垫为支撑系统。对于在家中操作的业余技师，或手边没有其他辅助设施时，使用枕头就够了。如果是在造访其他人的家或任何地方，碰到随时出现的需要按摩的机会，可以按任何方式使用枕头进行支撑，使客人舒适。依赖枕头的不利是，有时枕头的数量可能不够，尺寸可能不统一，也不方便清洗枕套。图2–1和2–2介绍了几种用枕头做支撑物的例子。

如果你要利用枕头在专业操作中做支撑物，你应该制作专业设计和包装的、类似卧位按摩床的体垫支撑系统。体垫是特殊设计的整形外科位置调节器，填充物是定型泡沫，外面为乙烯基面料。有可拆卸的面部支架、两个大的支撑身体的软垫，裁剪出胸部和腹部的形状，同时还有膝盖和脚踝的垫子。当在按摩床上使用时，要将软垫放平。一个软垫支撑上半身，另一个支撑下半身。客人俯卧时，用面部支架支撑脸，用垫子支撑脚踝；当客人仰卧时，用垫子支撑膝盖。当两个大垫子作为坐式按摩的支撑物时，要把垫子叠起来放在椅子背上，同时，上身软垫面对客人，留出腹部和胸部的位置。面部支架放在两个软垫的上部，使客人向前倾，将脸放在支架上（在坐姿时，脚踝和膝盖部的垫子用不到）。图2–3和2–4显示的是体垫系统的应用方法。

如果你仅是以简单的设施偶尔进行坐式按摩，或只是偶尔在特殊活动场所操作，单是软垫系统就能满足需要。使用软垫系统很快捷、简单且自身分量轻，也可以给客人足够的支撑。使用软垫的主要缺陷是有些客人坐在椅子的正面不容易保持平衡，且你的双臂由于没有支撑，对上肢的局部进行按摩时效果不佳。体

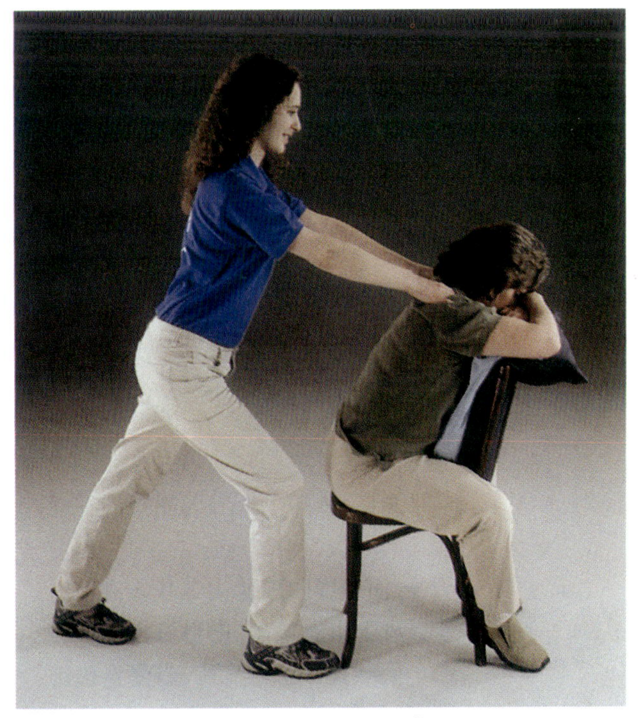

图 2–1　把枕头垫在椅背上。

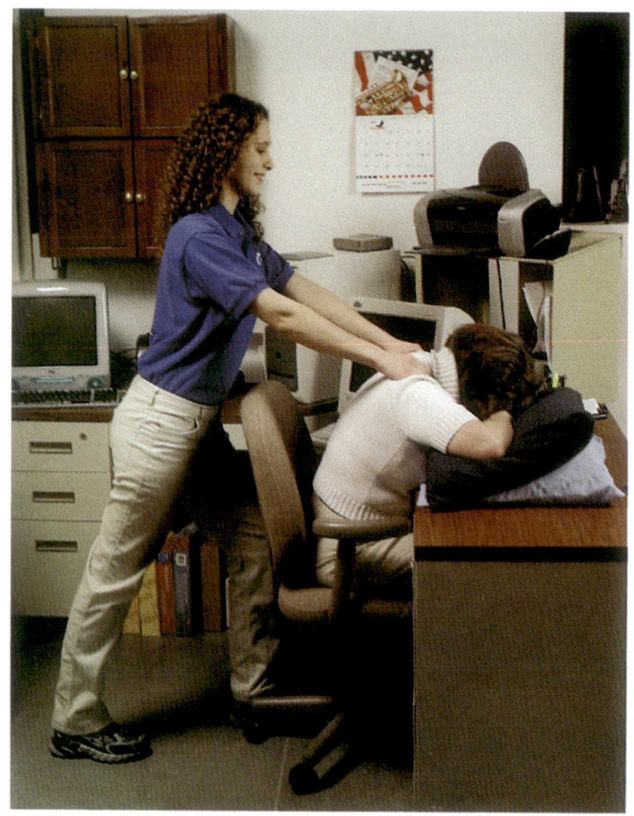

图2-2 将枕头放置在桌子上，用以支撑头和手臂。

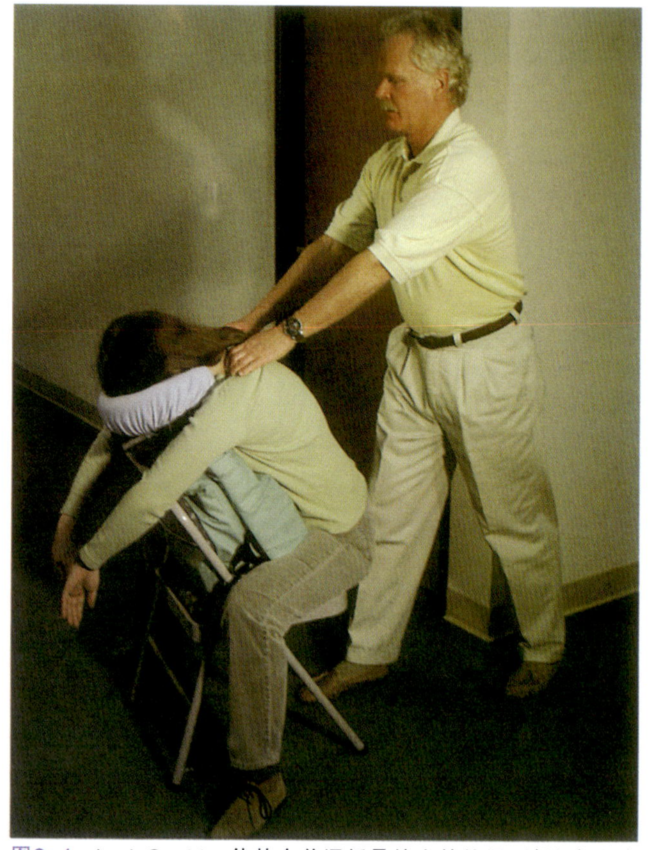

图2-4 bodyCushion体垫在普通折叠椅上的使用。请注意坐式按摩中面部支撑物的使用方法。

垫也可以用于卧位按摩。这是很有价值的、具有多用途的投资。

台面装置

台面装置，有时也称作桌面装置，是一个面部支撑装置，通过支架、夹子及底部装置将其安装在桌子、床、台子或架子上。多数台面装置和按摩椅是同一家制造商，并通常会配有与其按摩椅配套的相同设计的面部支架，用于安装在某个平面的边缘部位。

虽然台面装置对于按摩颈和肩非常有帮助，但是由于客人通常是坐在一张普通的椅子上，按摩背部下方时就会受到极大的限制。因为这样一来，椅背会挡在你和客人的背部之间。为了接触到客人背部的下方，你必须调整你的姿势。如果没有支撑，按摩手臂、手腕或手的效果也会打折扣。因为桌子、床或是架子的放置会使你无法站到客人的正面去为他们按摩。

台面装置相对于按摩椅来讲还是很便宜的。因为它本身的设计就很简单，也不是用来支撑客人整个身

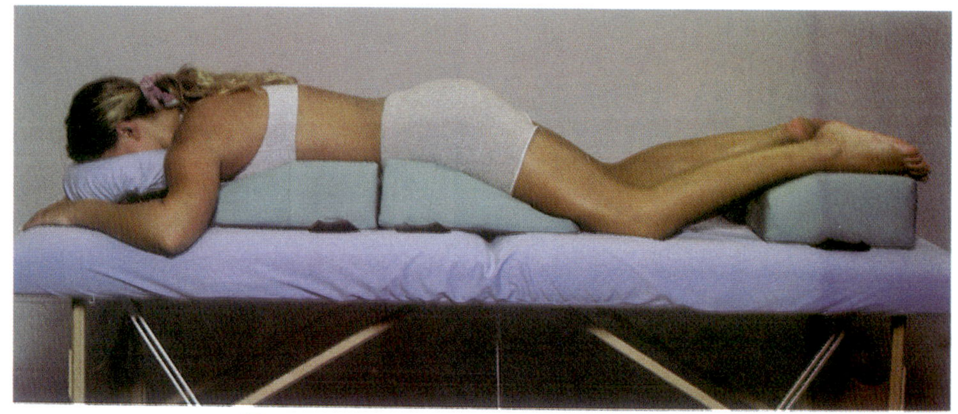

图2-3 在卧位按摩中使用的bodyCushion体垫。

体的。这套装置分量很轻，便于携带和储存。台面装置甚至比bodyCushion的产品还要便宜。因为台面装置不像bodyCushion那样有舒适的胸部支撑，面部支架也可以做更多的调节。同时客人在椅子上的空间也更大。

如果你只是偶尔提供坐式按摩或作为用于特殊客人(如乘坐轮椅的客人)的辅助工具的话，台面装置是很有效、很经济的投资。遗憾的是，台面装置也有许多限制。如果将坐式按摩作为你所提供的主要专业服务项目的话，则不是最上乘的选择。台面装置的使用方法在图2-5及2-6中介绍。

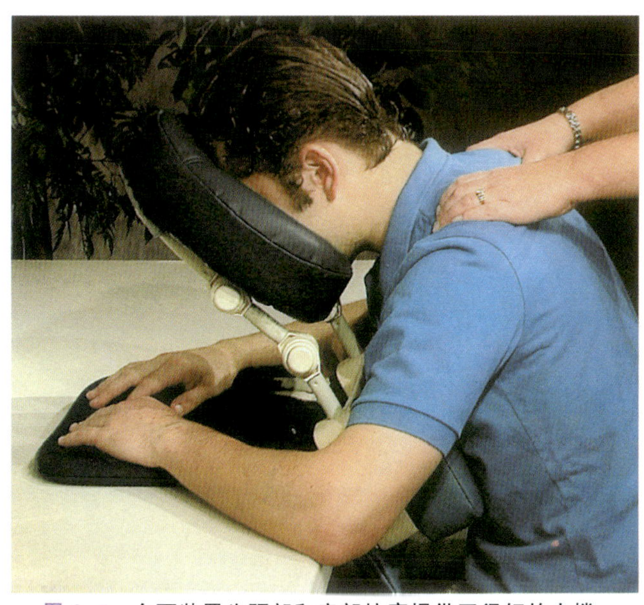

图 2-5　台面装置为颈部和肩部按摩提供了很好的支撑。

实践经验

坐轮椅的客人

台面装置的一个非常好的用途就是用于坐轮椅的客人（见图2-6）。

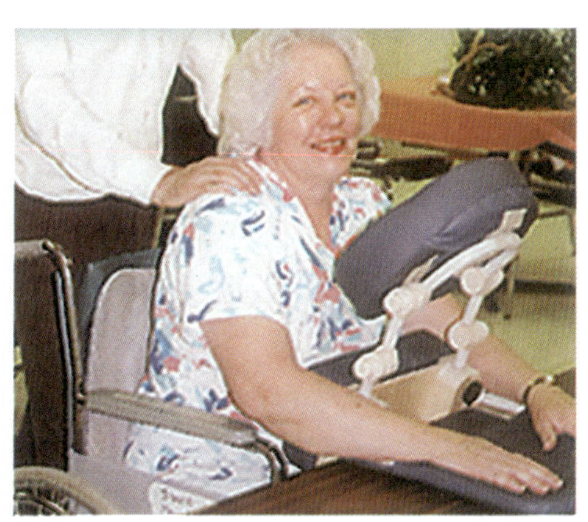

图2-6　使用台面装置来支撑坐轮椅的客人。

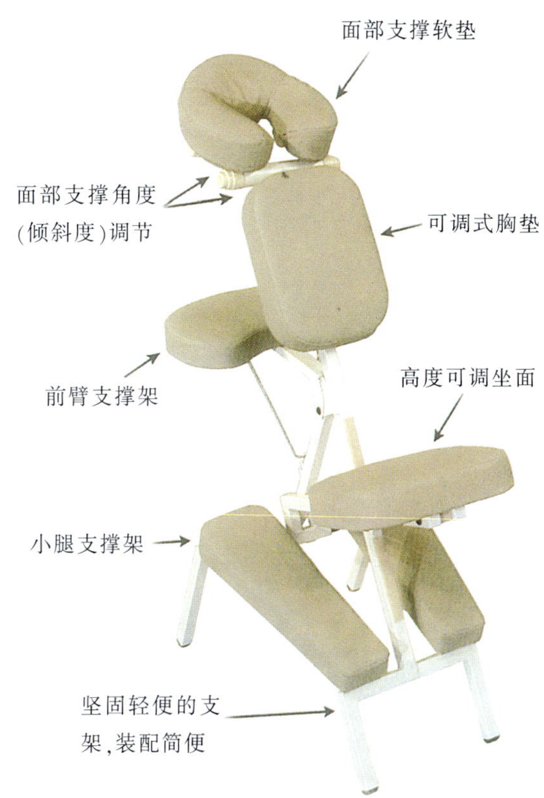

图2-7　**高品质按摩椅的图片**。按摩椅的每一个主要部位上都标有名称。

如果你决定选择一款台面装置，要找一款与高质量按摩椅面部支撑装置具有相同特性的那种。因此要考虑它是以何种方式放置或连接在桌子或床上的。安装是否简便快捷、是否安稳？最后，如果有的话，要看

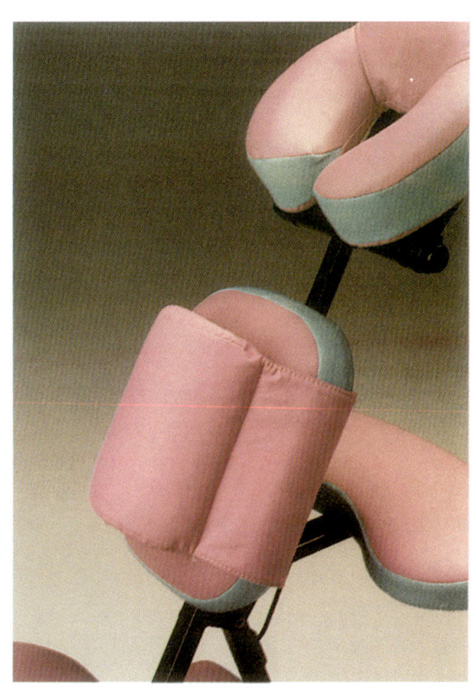

图2-8　带胸板垫的按摩椅。

清楚胸垫装置。实际上,胸垫也可以为客人起到支撑作用,并可以按客人的舒适要求进行调节。如果有旅行袋,也建议你购买。在你四处携带时,可以起保护作用,并在存放时保持清洁。

按摩椅

对于将坐式按摩作为日常专业服务项目的从业者来讲,按摩椅是最佳的支撑装置。图2-7中介绍的是一款高质量的按摩椅。按摩椅的每一个部件都进行了标注。市场上有各种不同款式的按摩椅,价位也因其性能和品质的不同有所差异。价格便宜的按摩椅通常质量稍差、功能较少,也不是很结实,不保证耐用,会损坏得比较快。这一类的按摩椅待日后转手时价值也低。高质量的、专业用按摩椅价格大致在同一范围。好的按摩椅可以用很多年,甚至一直都不用换。尤为重要的是,你的客人应该使用最好、最安全的设备。如果你要买按摩椅用于专业用途,一定要买高质量的。尽管在看到价格标签时,会受到"惊吓",但回过神来后,没有人会对买了最好的而后悔。

高质量按摩椅的性能

一款好的按摩椅会为你提供一个舒适而独立的环境,有助于你在纷杂的办公室、机场、购物广场、健身房、室外音乐会或任何你工作的地方感到放松。椅子必须非常安稳。因为客人坐在摇晃和吱吱作响的椅子上是无法放松的。他们会觉得椅子随时有可能散架。

由于我们要带着按摩椅四处去工作,还要在车里拿上拿下,因此椅子的分量一定要轻,还要方便安装和调节。用于安装和调节的时间越少,留给客人的时间就越多。

按摩椅的最大用途是让客人以舒适的姿势坐下,使他们的肌肉尽可能自然地放松。即使身体前倾,倚靠在胸垫、面部支撑物和臂部支撑物上,如果客人趴得太远,或"过分松弛",客人脊柱的竖直肌肉和颈部的伸肌都会由于神经系统的反应而紧张,使得客人向前方更远处倾下去。如果双臂摆放太向里、太向前或太过于居中,导致客人身体太向前伸,形成向内转的姿势。这样一来,菱状肌、斜方肌、背阔肌、冈下肌及其他外旋和外展的肌肉都会处于紧张状态。如果按摩椅不能使客人有正确的坐姿,会给你的按摩操作带来障碍。你也无法辨别肌肉是由于痉挛,还是坐姿不正确而紧张。购买按摩椅时,要认真评估客人是否可以以"泳姿"来坐。以"泳姿"来坐的标准是:脊柱极大地向前弯曲,肩部内旋,双臂下垂。就像客人在游泳一样。要找到力量、稳固性和重量、设施的安放及调整、可以接触到客人需理疗部位的最佳姿态等等的最佳结合点,并保持按摩师的正确体姿。

按摩椅附件

按摩椅所需的附件很少。最重要的一件是旅行袋。一般来讲,椅子放在旅行袋中便于四处携带。这种旅行袋有提手,也有肩带。袋子的尺寸足够你放入面部支撑物、清洁用品、日程表和收据等。

胸垫

胸垫通常是附着在胸板上的一个半圆形或三角形的小枕头。使用胸垫是为了给孕妇或胸部较大的妇女,或有大肚腩的人提供更舒适的支撑。图2-8中有胸垫的图示。

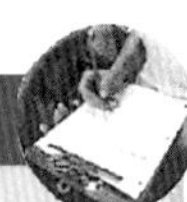

案例学习

如何选择最佳的坐式按摩装置

你现在已经开业6个月了,生意虽然增长慢,但很稳定。在一天上午,你去参加按摩理疗推广周活动。当为消防队员进行坐式按摩时,你所在社区的按摩师邀请你和他们一起进行坐式按摩业务。本地报社和电视台都承诺要对此活动进行报道。你自己没有坐式按摩设备。你也一直想买一部。但是这是第一次你有机会用到。你并不想专门从事坐式按摩,只是想一年有几次机会参与这个活动,为了建立关系网,提高知名度。

1. 你是应该买按摩椅,还是其他的坐式按摩装置,如台式或软垫装置,或仅用枕头参与这个活动?

2. 在没有活动的时候,什么样的设施可以使你也能够在自己的诊室充分利用?(提示:要仔细地考虑每一种选择:按摩椅可以在你的诊室用于短程的按摩,或用于不方便上下床的客人。)

3. 是否在不影响现金流通的情况下有这样一笔投资?

4. 如果你仅是一年中使用几次,投资按摩椅是否可以通过增加客人而带来相应的利润回报?

5. 你今年是否需要免税?

乙烯面料的选择

目前,许多按摩椅制造商使用的乙烯面料既舒适又耐用。而有些制造商选用高级乙烯面料。这种面料更柔软,摸起来质地更像皮制的。如果你开办的是高级诊所,需提供除好的理疗师以外的舒适卖点,或你需要更多的减税,你可以考虑这一增加额外成本的方式。当然,也并不是十分有必要。

按摩椅最好选择有品牌的、大型的,并长期生产按摩椅的制造商生产的。因为,这样可以预示他们不会很快消失,当你需要备件或维修时,还可以找到他们。提示2-1中为你总结了高质量按摩椅的一些特征。

提示 2-1

高品质按摩椅的特点

选择按摩椅时,要考虑如下特性:

1.可快捷、简易地安装和调节。

2.分量轻。

3.有强度且稳固。

4.具有内置调节机制的面部支撑装置。有露在外面的带齿的锁定凸轮杆会夹指甲和头发,也容易破损和打滑。在按摩过程中,客人或按摩师会不小心碰到锁杆,导致面托跌落。

5.托面的垫子要带缝隙,以减缓客人眼窝的所承受的压力。

6.放置双臂的装置要牢而稳,使得在操作中足以支撑对前臂、手腕和手的按摩操作。高度和宽度要刚好使客人的双臂和肩舒适地摆放。放置双臂的设施距离地面的高度也要适当,从而使按摩师有正确的体态。(要记住:有些人在工作中前臂、腕和手反复受伤。坐式按摩对这类客人会有帮助。)

7.坐式的高度也很重要。要便于按摩师对背部的下方进行操作,同时还可以保持正确的身体姿势。

8.按摩椅要能够简单、快捷地调整到位。不需要客人再从椅子上起来进行二次调整。

总结

按摩椅对于按摩师来讲是很有用的一笔投资。但是,只有当你有意将坐式按摩作为你主要的业务项目之一,或你需要通过坐式按摩定期推广你的业务时,这笔投资才是必需的。如果你只是偶尔为之,软垫或台面装置就足够了。

第3章

卫生设施、个人卫生要求及安全防护

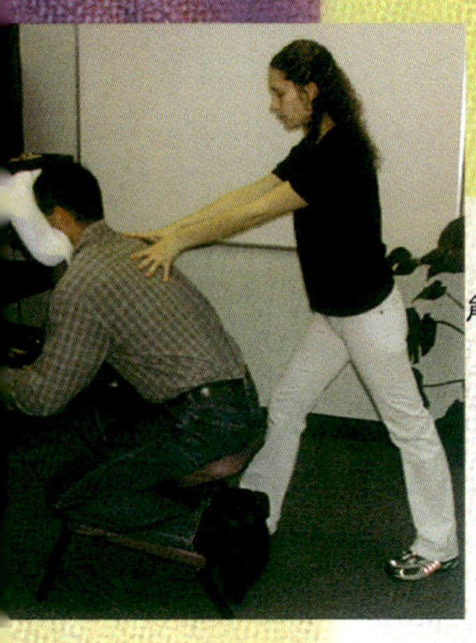

"有效的教育不是你能够记住多少，或者你了解多少。而是通过接受教育你有能力辨别什么是你了解的和什么是你不了解的。"

Anatole France（1844–1924）

本章内容提要

- 列出在进行坐式按摩时的三个需要防止细菌侵入的方面
- 列出在完成一位客人的按摩，接待下一位客人前，椅子的哪些部位需要清洁
- 辨别椅子和按摩师手的有效清洁用品
- 描述如何保证按摩师的皮肤安全，不受病菌和清洁剂中化学成分的侵害
- 描述在开始和结束每次按摩时，如果时间和设备不允许做正常的手部清洁情况下可以使用的其他方法
- 列出四种面部支撑装置罩，及每一种的优缺点
- 列出几种专业按摩师在保证个人卫生时的措施
- 学习8个坐式按摩在安全方面的考虑

关键词

抗菌：预防感染。

微生物：任何一种微小的生物体。包括显微镜和超显微镜观察到的生物体(如：螺旋菌、细菌、立克次体、病毒)。

OSHA：美国劳工部职业安全与健康协会，负责建立和推行企业安全和健康标准。

病原体：任何病毒、微生物，或其他导致疾病的物质。

卫生设施：采取特定的措施推广健康，预防疾病；创建和发展有利于健康的环境。

卫生处理：通过消毒和杀菌来达到彻底的清洁。

灭菌：消灭某件物品内或与此物品相关的所有微生物。

坐式按摩的从业人员历来对卫生设施都采取忽视的态度。事实上，由于客人衣着完整而给按摩师一个安全的错觉。尽管多数细菌不能在衣物上生长，而面托则与皮肤、唾液、鼻涕和呼气都有接触。手臂的支架则与前臂和手，细菌和病毒的主要携带部位有接触。这些部位都会带来传染性疾病，如感冒和流感。在天气温暖时客人可能会穿短裤，这样皮肤也会和椅子上放置腿部的装置接触。对于专业按摩师来讲，保持很高的卫生水平是非常重要的，不单保护客人，也保护按摩师自己。

为了防止细菌的传播，按摩师在每一位客人来之前和离开之后，要用热水和肥皂洗手。遗憾的是，在一些提供现场坐式按摩服务的地方，并不总是有洗手间。此外，由于在现场的每一次坐式按摩时间都很短，每次都洗手也不是很实际。每次按摩时间仅为10~15分钟，而要花上5~10分钟的时间洗两遍手，这是不合理的。幸好，现在市面上有几种产品供按摩专业人士在进行按摩时保证卫生。我们将在本章的第一个主要章节中对此进行介绍。

除卫生设施外，按摩师也要仔细地保持个人卫生并展示自己的专业素养。我们也将在本章的稍后部分对此进行介绍。按摩师有责任保证客人的安全。要达到良好的理疗效果，不单你的设备，你的整体环境都要保证安全。因为，客人的安全最为重要。在本章结尾处，我们将就此问题进行全面的讨论。

卫生设施

搞好卫生是为了减少物品上的微生物，从而使公众可以安全使用。按摩中清洁目标是降低微生物在按摩设施、你的手和前臂上的存有量，以防止疾病的传播。表3-1中列出疾病控制中的一些名词和控制水平。在从事坐式按摩时，三个方面需要有卫生设施的考虑：

1.椅子的表面；

2.按摩师，主要是手和前臂；

3.客人，主要是面部。

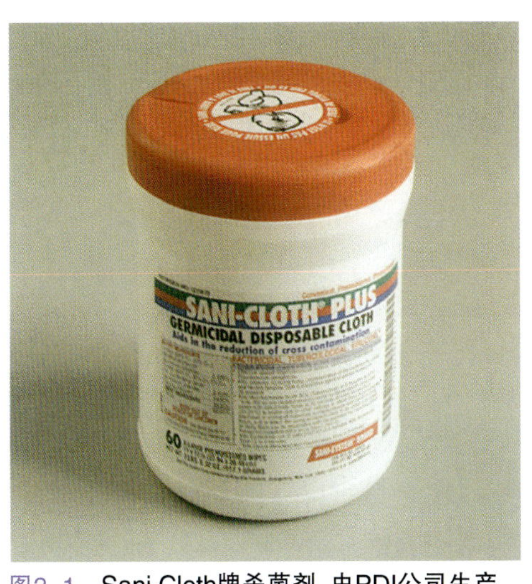

图3-1 Sani-Cloth牌杀菌剂，由PDI公司生产。

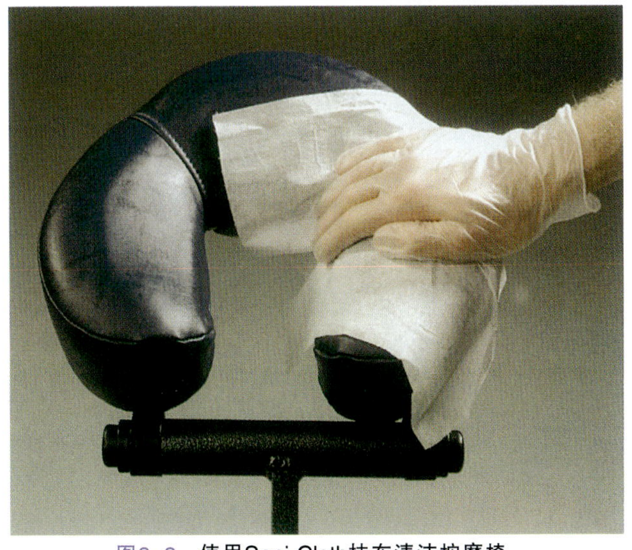

图3-2 使用Sani-Cloth抹布清洁按摩椅。

表 3-1 传染性疾病的术语

术语名称	定义	举例
抗菌	使用非毒性化学品来降低皮肤上的微生物数量	护士使用酒精棉擦拭感染部位
消毒	杀灭一件物品或某个表面上的多数或全部致病微生物的过程	例如你家中的餐具在洗碗机中消毒
卫生处理	将微生物的数量降低到符合公众健康的程度	餐馆中的餐具在洗碗机里清洗
灭菌	杀死物体或物体表面所有微生物和病毒的过程	在高压锅中蒸医疗器械

清洁椅子或支撑系统的表面

按摩椅上任何织物、金属、塑料和木头,凡是能和客人的皮肤或呼吸接触的部位,在每位客人离开后,都必须清洁。这一点对于台面装置和软垫装置都适用。许多不同的产品,如油、一般性家用清洁用品及许多其他产品都有效,但并不是所有的清洁产品都有实验室检测结果的支持。重要的是要使用临床证实可以有效抵抗病原体的产品,特别是在医疗保健场所使用的。

清洁产品也必须适用于坐式按摩设施。例如在做现场按摩时,携带浓度为10%的氯溶液就很不方便。

专业杀菌剂是目前最佳的清洁产品。这类产品在超市和商店是买不到的。普通的家用产品在对抗当今较为普遍的细菌时并不起作用,要使用在医疗用品商店买到的专用产品。你可以在黄页上"医用品"目录下找一个离你家近的商店去购买。

通常情况下,如果一种产品能够对杀死结核菌有效,它就极有可能对其他微生物也有效。结核菌由于可以比多数其他的细菌和病毒在物体上存活的时间长,而成为很好的"试验用细菌"。对于任何一种你要使用的清洁产品,看清楚上面关于杀灭结核菌的说明。然而,一些测试出对结核菌有效的产品,却没有证明对乙型肝炎病毒有效。同样,一些被证明对肝炎病毒有效的产品,却对结核菌无效。经过测试来证明一种产品针对某种病原体有效是非常昂贵和漫长的过程。购买时要仔细阅读标签,选择最适合你的客户群体的产品。

国际专业消耗品协会(PDI)推荐了一系列很有效的专业杀菌剂。图3-1中介绍的Sani-Cloth品牌杀菌剂产品有低酒精含量和不含酒精两种配方,同高酒精含量配方的产品相比与乙烯面料更具相容性。Sani-Cloth HB牌,不含酒精配方的产品对于乙肝病毒很有效。所有经PDI认证的杀菌剂都针对某种生物做过测试。这些生物的名称在产品标签上会有标注。所有经PDI认证的杀菌剂都已得到美国环境保护局(EPA)的批准,并符合美国劳工部职业安全和健康协会标准的要求。

多数杀菌产品都存在一个问题,那就是杀死微生物所使用的溶液会残留在皮肤上,并在一定程度上具有毒性。由于残留溶液会通过皮肤吸收,要限制对其的直接接触。作为专业的保健人员,按摩师使用杀菌剂时应戴手套,以避免杀菌剂直接与皮肤接触。作为普遍性的警示,OSHA指南建议所有保健人员在进行环境清洁时要戴手套[1]。

在送走每一位客人后,要戴手套来使用杀菌剂清洁面托、胸垫、臂托和腿托。同时也要清洁按摩椅上可能留有客人呼出气体的其他部位。像清洁按摩椅一样地来清洁台面装置或bodyCushion装置。如果用枕头来支撑,要更换枕套。也要清洗所有为保护手而使用的工具。也可以买到其他不需要戴手套来进行清洁的产品。其中一种是使用从葡萄籽中榨的汁制成的天然产品。此产品已经试验证明对多数常见的细菌和病毒有杀伤力。在我们编纂此书时,此产品仍在审批过程中。在此过程结束前,不可对其做任何杀菌效用方面的说明[2]。在考虑购买任何产品时,都要查看产品标签上关于抗细菌方面的信息。

你的客人会注意到你为保证安全而做的努力,也会欣赏你的做法。比起那些不采取公开可见的、正确的卫生措施的诊所,客人会经常造访你的诊所。图3-2展示的是如何清洁按摩椅。

如果在非诊室环境里提供坐式按摩服务,你要对相关禁忌和国际惯例引起重视,并认真遵守。如果美国人的整体健康水平像二战后那样持续下降,你会发现有越来越多的人会定期或不定期地需要这样的预防措施。因此,你为了你个人及所接待的客人的安全非常有必要采取这些预防措施。

要注意学习和遵守疾病控制中心(CDC)颁布并更新的国际惯例。在CDC的网站上可以获得这些信息。网址:www.cdc.gov。

实践经验

在何种情况下，按摩师需要戴手套?

通常坐式按摩师在工作时是不戴手套的。以下的情况可以指导你来决定何时应该戴手套。

1.处理任何形式的体液，如血液、鼻涕、尿液，呕吐物等。这些情况在坐式按摩中通常不大会出现。但是，人有时会发生意外，特别是在保健的环境中。

2.当客人有皮肤外伤、各种形式的皮炎、牛皮癣、湿疹时。

3. 当你或你的客人的手或臂有伤口或感染时。当这种情况仅出现在你的手指末梢时，戴指套即可，如被纸张划伤、表皮伤或是刺伤后的针眼。

4.当客人要求你戴手套。

5.如果你戴手套感觉更得心应手。

6.如果客人有传染性疾病。

7.如果你使用非防护皮肤的产品，而是医用级抗细菌抹布。

如果出现以上任何一种情况，提示你要戴双层手套，或等情况消失后重新预约。

经常准备几副手套是个好的做法。因为，你无法预知客人何时生病或呕吐，或你在去按摩现场时会出现划伤。要随时有所准备。

保护好你的手和前臂

我们强烈建议你使用有保护皮肤作用的抗菌产品。这些产品通常称为“皮肤保护剂”。这些产品是为需要长时间戴医用手套的医学专业人士开发的。他们可以预防手套中的接触性皮炎和粉末过敏。后来有了安全性较好的抗菌制剂和三氯生(triclosan)用以预防病原体的侵害。

第一个面世的此类产品为Pro Tec牌号。另一个出现较早的产品是Derma-Shield。Bio-Safe是一种乳液状的新产品。其他的皮肤保护剂有泡沫状、胶状和擦剂。所有这些产品都是将原料制成可以附着在皮肤上的液体形状，变干后在皮肤上形成保护性手套，帮助皮肤阻隔吸收，而皮肤仍可继续呼吸。当保护剂在皮肤上变干后，你不会感觉到皮肤上有任何东西。4、5个小时后，保护剂会随着皮肤表皮的正常脱落而自然消散。由于保护剂是可以抗菌的，它可以杀死接触中的大多数病原体。它们也可以保护你的皮肤不受酒精、其他的化学品，甚至有毒的橡木和常春藤的侵害。因此，它可以保护你和客人不发生交叉感染。下面的实践经验将介绍如何选择皮肤保护剂。图3-3中展示的是几种皮肤保护产品。

在使用皮肤保护剂之前，用肥皂和热水将手和前臂彻底清洗干净，并擦干。然后按照产品标签上的说明涂上皮肤保护产品，晾4、5分钟。晾干后，皮肤保护剂会形成一层看不到的保护层，可以在约4小时内使皮肤不进行吸收。在这期间，你可以洗手，也可以使用清洁及石化类产品，不必担心伤害皮肤或使皮肤干燥。这层聚合物保护膜会因为摩擦而受破坏。因此，洗手时不要用肥皂或带摩擦物的产品，如磨光石。4小时后，将手和前臂彻底清洗，再重新涂上保护剂。

要注意：保护剂不会帮助粘和开放性伤口、割伤、擦伤等。只要皮肤伤口无流出物或流血，保护剂也可以像在完好无损的皮肤上一样给予皮肤保护。当然，皮肤保护剂由于某些原因也有效果不好的时候。因

实践经验

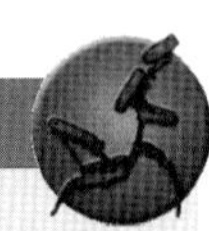

如何选择皮肤保护剂

如果你不知道什么样的皮肤保护剂会有好的效用，下面介绍好的产品应符合的标准：

1.应该在美国食品和药品管理局（FDA）进行注册登记。

2.应在有FDA认证的工厂生产，并应符合FDA的GMP（优秀的制造工艺）认证标准。

3.皮肤保护剂生产商应能够提供临床记录、试验室记录、实际使用测试记录，以证实厂商的效用声明，并根据消费者的要求将这些试验数据对消费者公开。

4.试验室测试应至少包括：

A.符合美国药典的抗菌试验，

B.对某种病原体的最小抑菌浓度，换言之，此类产品对什么病原体能提供有效的抵抗?

C.口服毒性，

D.Draize 试验，

E.双盲研究，

F.皮肤吸收效果测试数据，

G.分析证书。

5.每一批号都要进行测试以保证与产品说明内容的一致性。测试应该在独立的、在FDA进行过登记并有州政府颁布执照的试验室进行。同时，如果客人有要求，应该向他们提供测试数据。

皮肤保护剂产品的制造商、经销商或销售人员应该能够为你提供这些信息。如果他们提供不出来或不提供，你可能要去其他地方购买[3]。

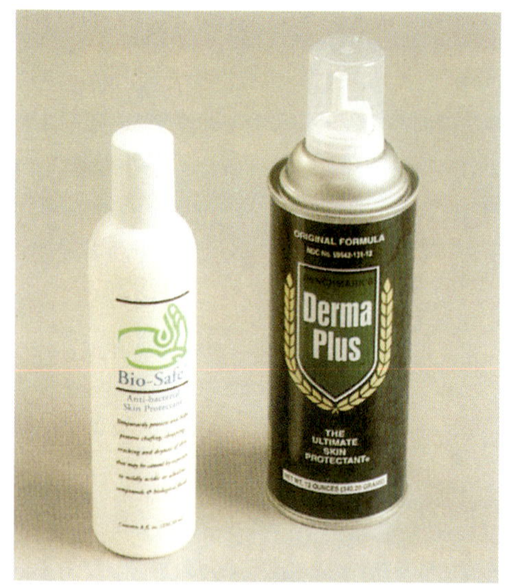

图3-3 几种皮肤保护产品。

此，在皮肤有问题时使用皮肤保护剂，最好配合使用手套或指套。保护剂并不是手套的替代品。因此当有需要时、或依据通常惯例，还要使用手套。在下面的实践经验中，我们将介绍惯例的内容。

皮肤保护剂在打扫办公室或家庭扫除时也可以使用，以保护你的皮肤不受清洗剂的伤害。同时还可以在你使用庭院用化学品、石化产品、汽油、油料、油漆稀释剂等产品时起到保护作用。这些产品要定期使用。(要仔细阅读产品标签，因为每一种产品之间都会有些差异。)

关于非水性手部杀菌剂：有些按摩师喜欢使用现在市场上可买到的非水性手部清洁剂。由于这些产品是用于抗菌的，因此也含有可被皮肤吸收的刺激性化学品。所以，按摩师在开始工作前，要涂上皮肤保护剂，然后在送走客人和接待新客人时再使用非水性手部杀菌剂。

实践经验

一般性预防措施

一般性预防措施在1987年由疾病预防控制中心(CDC)颁布，并随需要而更新。它提供了防止细菌和病毒感染扩散方面的指南和建议采取的措施。措施中与坐式按摩相关的部分是与皮肤、体液、身体排出的废物及呕吐物接触时的操作规定。几副手套和被证明有杀菌作用的抹布占空间小，而且分量轻。要记住：一般性预防措施的规定不单保护你的客人，对你也是一种保护。当按摩师患感冒或有皮肤感染等症状时，抵抗力低的客人很容易被传染。因此，要清楚了解你所接触的人，并采取适当的措施，保证与此工作相关的每一个人的身体健康。

每6个月都要更新一次消毒杀菌方面的信息。CDC有语音系统提供此方面信息。电话号码是：(404)332—4555。网址：www.cdc.gov。

保护客人的面部

在清洁了面部支托后，最好把它用东西盖上。用于清洁面部支托的清洁产品会刺激敏感性皮肤，在聚乙烯织物上皮肤也会感到不适。面托上的遮盖物可以使面托使用起来更柔软、更安全。遮盖物还能防止客人的化妆品留在面托上(化妆品一旦留在上面就很难擦掉，下一位客人会感觉很不好)。为每一位客人使用一块干净的遮盖物。下面几种材料是做遮盖物的好选择。

纸质面巾

纸质面巾是价格最低廉、供应最充足的面托遮盖物。撕下两张纸质面巾，从中间撕开一半，放在面托上，撕口朝下，见图3-4。

膨松帽

塑料膨松帽很适合做面托罩，看上去比纸面巾更专业，相对来讲也不贵。可以从医疗器材或美容器材商店买到。缺点是：不柔软，某些人使用会发痒。而且，要从中间掏洞，以使客人能够呼吸。但是，很少人能把洞撕得很规整。因此，整齐感较差。图3-5是面托上使用膨松帽的例图。

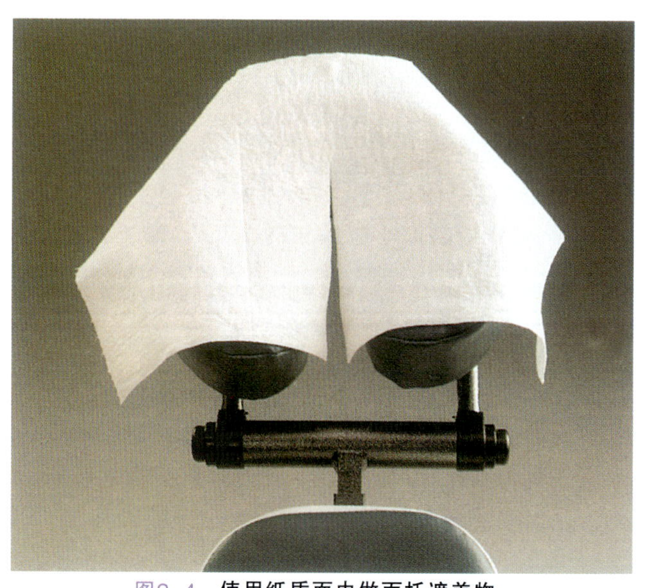

图3-4 使用纸质面巾做面托遮盖物。

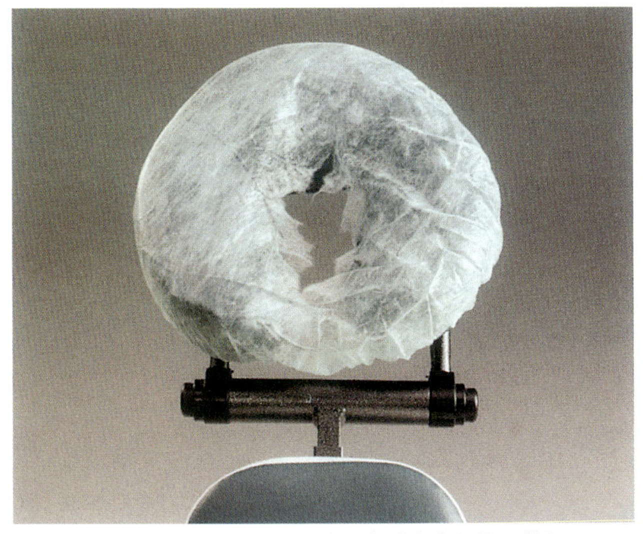

图3-5　作面托使用的蓬松帽，请看清中间撕开的洞。

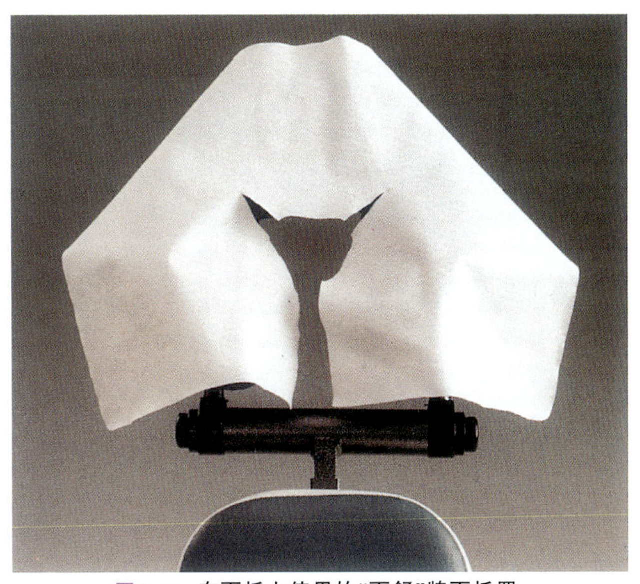

图3-7　在面托上使用的“面舒”牌面托罩。

可拆洗布罩

图3-6中展示的可拆洗布罩看上去舒适且整齐。可拆洗布罩通常为100%棉材料。周边有松紧带可使布罩与面托贴合。如果使用布罩，你需要购买的数量较多，至少要足够一天的使用量，而且要每天清洗。

布罩上留有的化妆品很难被洗掉。我们建议采取如下方法：在洗衣机中加入热水，倒入洗涤剂，再加入1/4的洗碗剂。将它们充分混合，然后放入布罩。以这种方法清洗单子上的油污也很有效。清洗唇膏和化妆品的方法是先将布罩浸湿，然后使用洗手剂，再挤压。放置一会儿，用前面介绍的方法放在热水中清洗。如果你愿意做清洗工作，使用布罩是最佳的选择。这种材料在按摩器材用品商店和按摩设备制造商那里都可以买到。可拆洗布罩看起来很整齐，使用方法简单，且客人使用舒适度高。

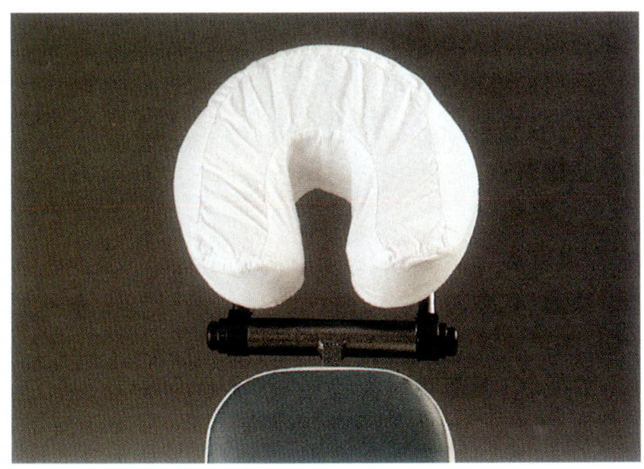

图3-6　按摩椅面托上使用的可拆洗布罩。

“面舒”牌面托罩

“面舒”牌面托罩是特别剪裁的、高品质纸质罩。“面舒”牌面托罩如图3-7中所示。尽管“面舒”牌面托罩比纸质面巾要贵，但它是比纸质面巾和膨松帽都要好用的面托罩。与普通的纸质面巾不同，“面舒”牌面托罩由一级纸制成，而且不起毛。因此看上去材质比实际要厚。“面舒”牌面托罩的厚度是0.014英寸。如果与双层的纸巾相比的话，双层纸巾的厚度是0.08英

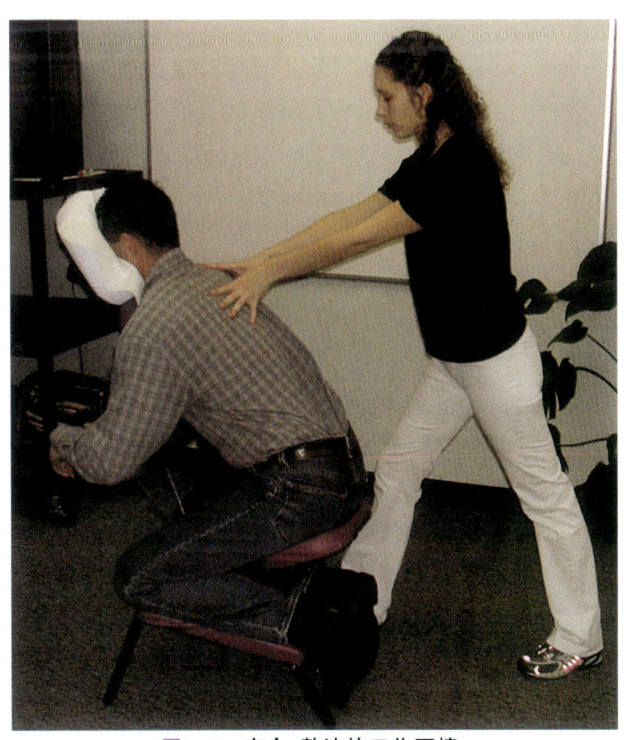

图3-8　安全、整洁的工作环境。

寸。这种预先剪裁好的、柔滑的、吸收性能良好的罩子适合各种类型的面托,看起来很专业,使用起来方便,客人也感觉舒适。

"面舒"牌面托罩和可拆洗的罩布是目前市面上可见到的最高质量面托罩。应该选择一种你喜欢并对客人来说是最好选择的面托罩。理想的情况是,你要为客人提供最好的设施,同时,客人也会对你的服务做出高质量的评价。

个人卫生和专业的作法

到目前为止,我们所讨论的都是一些比较机械的程序。除此之外,还有一个非常重要的因素需要考虑,那就是你本人。无论是坐式还是卧位的,无论是在现场,还是在诊所,按摩总归是属于保健的范畴。为了赢得客人的信赖,无论外表还是行为上,你都要符合专业保健师的标准。

客人在接受你的按摩时,无论是以放松为目的,还是要解决具体问题,客人都是把身体交给了你。你应该永远保持干净、整洁,并从外观上看起来专业。这就是说,你应留短发且梳理整齐,指甲干净。在前面我们讨论过,干净的双手是个人卫生的最基本的条件。你永远不能有体味、口臭,或使用气味很重的香水或剃须水,及其他的芳香剂。许多人对香水和芳香剂过敏,你事先不会知道谁有这样的敏感,一旦发生则悔之晚矣。

你的衣服也要干净、实用,且与你工作的环境相适宜。你的设备也应该干净、卫生、状况良好,且使用有序。

专业的行为是你在公众面前展示自己的方式。你的行为、举止和外貌表现你的性格。你应总是保持和善且专业的举止。要对每一位客人及他们的需求表示关心。要准时,并遵循全部所需的操作程序。迟到是对人极其不尊重的行为。第一印象可保持很久,且难以改变。无论你的知识多么丰富,在他们将自己的身体交给你之前,你必须要取得他们的信任和尊敬,特别是在你预约新客人的时候。尽可能地展示自己的专业形象是创造好的第一印象的最佳途径,而良好的第一印象是取得客人信任的基础。

安全性

按摩不是一项危险性的工作。然而,在实施现场坐式按摩时,几项重要的安全问题也要谨记在心。

检查按摩椅

定期检查按摩椅是否有损坏。不固定按摩地点对保持设备的良好状态是不容易的。要保持按摩椅一直处于良好状态。将按摩椅安置好后,在第一个客人到来之前,自己先试坐是检查按摩椅的好方法。这样可以了解按摩椅是否安装得正确且稳固。如果客人受伤,不单你要负责任,同时你的声誉也会受到影响。

安全移动设备

抬起和搬动按摩椅和其他设备时,要使用正确的姿势,以防自己受伤。如果要将设备搬至很远的地方,可考虑购买两轮推车,或使用带轮子的箱包。如果使用推车,要使用弹性绷带将按摩椅绑紧,这样在转弯或路面不平时,按摩椅不会翻落。

创造一个安全、洁净和舒适的工作环境

要将椅子放置在安全的环境中。要注意按摩椅的周围无杂物、无障碍,以保证你可以使用正确的按摩姿势,见图3-8。弓箭步姿势时,椅子的四周要有足够的空间(如果你身材较高大,你所需的空间则更大)。注意,你的物品要放置在不影响他人通过的地方。不要放在你工作的区域、靠近按摩椅的地方。

特别重要的是,在通往按摩椅的通道上不要摆放杂物,以避免客人由于被绊倒而受伤。你做每件事时,都要对客人的安全给予最高度的重视。如果客人意外受伤,你将负有责任,且可能被投诉。

要保证在按摩椅周围没有潜在发生意外事故的因素,如:弹性带、光滑的地板、障碍物或其他导致故障或问题的危险因素。如果你不能消除或避免这些危险物或危险状况,如光滑的地板,那么在客人进门时,要提醒他们注意,并在必要的情况下帮助他们预防事故的发生。

要避免将按摩椅放置在冷暖风的正对面。冷暖风

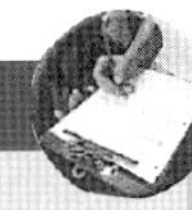

案例学习

在现场工作时的安全考虑

作为一个工作小组的一员，你去一家工厂为工人进行3小时的坐式按摩。这些工人由于工作过力，有背痛、头痛和手腕受伤的问题。然而，当你到达后，你发现你的工作地点在工厂一个昏暗的角落。在离这个地方几尺远的地方还有电线。空气质量也很糟。在这个环境中工作，你感觉很不安全。但是工人看到你和你带来的按摩椅还是非常高兴。

1.你这时应该怎么做?

2.你应该和谁讨论这些安全问题?（和工厂里带你来看这个地方的厂方代表？或你的老板？还是接受按摩的工人？）

3.你是应该存侥幸的心理安装起椅子开始3小时的按摩工作？还是让你的老板来应付这个情况？还是你应该拒绝在这个环境工作，立即离开？

正对着吹，客人和你自己都不舒服。如果客人在按摩椅上感觉冷或热，都无助于他们的放松。同样，按摩椅也不应该摆放在通风或是阳光可以直接照射到椅子的窗旁。阳光透过窗子直接照射在身上会不舒服。但当你必须在较冷的房间工作时，你要利用暖风或阳光，创造温暖舒适的感觉。

工作的房间尽可能保持干净是很重要的。如果有可能的话，你要尽可能早一点儿到场，在客人到达前，将房间打扫干净。如果你不得不在条件不够理想的地方工作（在现场按摩时，通常会碰到这种情况），要尽你所能，要有适应能力，保持良好的心情工作，并尽可能保证客人和你自己的安全。

总结

清洁、卫生和安全是专业坐式按摩中非常重要的因素。一般性预防措施指导我们如何防止疾病的传播。按摩师应该不断地去了解这些指南。

你应该使用专业的医疗级清洁产品来清洗设备和手。抗菌的皮肤保护剂可以保护你的手和前臂不受手套、清洁产品、病原体微生物和交叉感染的伤害。需要时应戴手套。

为了客人的舒适及保护面托不被化妆品弄脏，应使用遮盖物。在接待下一位客人之前应更换。较适用的遮盖物是纸质面巾、膨松帽、布罩和“面舒”牌纸罩。这种纸罩质量高、特殊剪裁，并为一次性使用。

你要以干净、整洁、适宜的着装和专业的仪表出现在客人面前。因为，在建立客人对你的信任时，第一印象是非常重要的。

创造干净和安全的工作环境，并根据不同的情况，尽你最大的能力保证客人和你本人的安全。记住：要尊重每一位客人，要以你自己希望别人对待你的方式来对待客人。

参考资料

1. Newman B. Product Manager, Healthcare, Professional Disposables International, Orangeburg, NY 10962-1376. *Personal communication*, 2004.
2. Perry R. General Manager, Bio/Chem Research, Lakeport, CA 95453. *Personal communication*, 2004.
3. Steward H. President, Bio-Safe Enterprises, Inc., Milwaukee, OR 97222. *Personal communication*, 2004.

第 4 章

坐式按摩的禁忌证

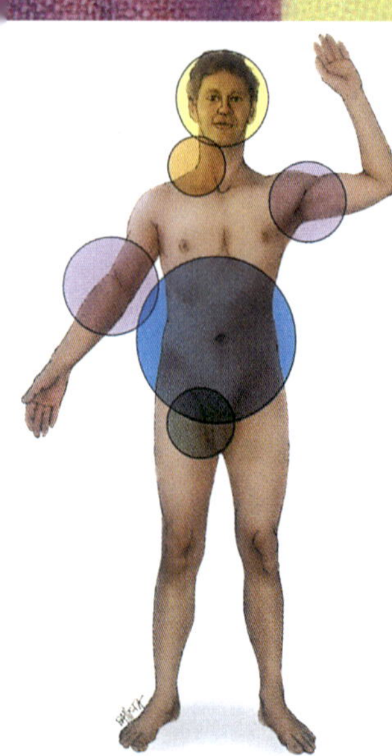

“如果一个医生无法给患者提供帮助，他必须保证对患者不造成伤害。有两桩事要养成好的习惯：给他人提供帮助；至少不伤害他人。生活很短暂，而技艺的学习无止境。”

希波克拉底（公元前**460–377**）

本章内容提要

- 评估客人的身体状况和不适的程度，决定是否适合接受按摩，或是否会有禁忌证出现
- 判断按摩对某客人是应完全禁忌，还是部分禁忌
- 介绍在何种情况下，应该建议客人去其他保健机构

关键词

绝对禁忌证：使任何方式的按摩都会对客人造成危害的疾病或情况。

禁忌证：出现的特殊症状和情况，导致放弃使用某种治疗方式，或通常由于有风险而不建议执行某种方法。

危害点：相对较小的、某些特定的部位，按摩这些部位可能会引起伤害。

机械性疼痛：与某些动作或某个具体姿势相关的疼痛。

非机械性疼痛：相对来讲持续的疼痛，并不主要由于动作或姿势所导致。

部分禁忌证：在某种条件或情况下按摩可以实施，但是在某一具体部位不可以，或是不可以使用某种技法。也称作局部禁忌证。

转诊：将某人转交给某人的做法。这里特指送客人去咨询医生。

按摩的根本目的是给人以帮助。希波克拉底，世界上伟大的按摩理疗师之一，指出：医生不应给他人带来伤害。每一位按摩理疗师都有职责判断按摩对某位客人是否适宜，从而保证按摩不会给客人造成伤害后果。按摩理疗对多数人有益，而禁忌证也确实存在。如果对某位客人是否适合接受按摩有任何疑虑，应咨询医生，由医生来操作或拿到医生的书面许可后再进行按摩。特别是对患有心脏病、癌症和糖尿病的客人更要如此。

坐式按摩的禁忌证包括各种会使病情加重或因按摩而导致伤害的特殊症状、疾病或损伤。在这种情况下实施按摩会给客人带来危险。与按摩相关的禁忌证对坐式按摩都适用，应仔细观察。请阅读一般的按摩教科书获得更多的具体信息及关于禁忌证的明细、一般性预防措施及危害点。

我们也不能因为禁忌证而投鼠忌器，但还是要小心谨慎，注重客人的身体健康。做按摩就如同演奏爵士乐。对于爵士乐来说不演奏的内容和演奏的内容同等重要。禁忌证帮助我们判断哪些操作是不能为某位客人做的，然后就能决定哪些是可以做的。本章的目的就是帮助你做出明智的选择。

转诊

转诊是某位卫生保健从业者，如按摩理疗师，建议客人去看另一位保健专业人士，去进行疾病、不适和损伤的诊断和治疗。例如，按摩师可以发现客人微妙的情绪变化，而建议他去看心理医生，并进行诊断。或者，某客人由于有病况或损伤来见按摩师，希望不用去看医生就能解决问题。而这位客人的问题却已经超越了按摩师的从业范围。按摩师有责任判断按摩(此处指坐式按摩)对此客人是否适宜。如果不适宜，理疗师有责任将其介绍给另外的保健医师，通常是医生或按摩师，也可能是体检医生、法律顾问、私人培训师、其他的按摩理疗师，或任何其他你认为合适的人。并在病人的病历中做好记录。如果客人是为了治疗按摩禁忌的疾病、重大损伤或其他状况而推荐到你这里来的，应该请介绍客人来的医生给出书面诊断，并注明注意事项及特别指示。并将书面报告也放入客人的病历中。需要转诊的具体状况如下：

- 严重疼痛：
  - 如果痛感持续，并在夜间加重(通常肿瘤、感染和严重的炎症会在夜间加重)；
  - 如果客人由于近期发生的严重外伤而导致的严重局部疼痛(如骨折或关节损伤)；
  - 如果客人无法舒适地坐在按摩椅上，最好在按摩前对其进行评估[1]；
  - 如果经过判断，你认为有重度疼痛的客人可以接受按摩，则要谨慎而保守地进行。
- 严重疲劳，
- 有炎症，
- 有肿块及组织变化，
- 皮疹及其他的皮肤病变，
- 水肿，
- 情绪问题(如紧张、焦虑、癔症)，
- 局部或全身的感染，
- 出血及淤血，
- 恶心、呕吐或腹泻，
- 高烧或低烧。

当出现上述状况，而又缺乏适合的解释时，最好建议他去看医生。也有例外的情况，例如经过长途旅行的客人会表现出疲劳。这时他需要按摩，而不是去看医生。身体某些特殊刺激点也会导致疼痛。这种情况最适于通过按摩来解决。在医生的关注下,坐式按摩也可以帮助客人缓解紧张。要有良好的感知能力。你应该关注如何改善每位客人的安全性和健康状况。

随着坐式按摩越来越被接受,在临床和医疗环境中会被越来越多地用于治疗多种严重疾病中的肌腱不适。在临床应用中,按摩师要非常了解各种按摩禁忌证,并与医生密切配合,特别是负责此病例的医生,从而为客人提供适宜的、安全的治疗,并观察所采取措施的应用范围。

绝对禁忌证

进行按摩通常会产生危害,而不建议按摩的身体状况称为绝对禁忌证(有时也称为全面禁忌证)。这意味着对此客人不可进行任何方式的按摩。很少会有医生建议这样的客人进行按摩,当然也会有例外的情况。有绝对禁忌证的人如果接受按摩,要有医生的书面许可。幸好,绝对禁忌的情况不常出现。我们在提示4-1中介绍了几种情况。

在按摩中有许多禁忌需要引起重视。医生的书面许可不只可以保护客人不受伤,同时也保护你不至引发诉讼。如果你给一位有明显禁忌证的客人做按摩,而他的状况在接下来的几周内恶化,那么这位客人、他的家属、他的治疗医生甚至政府都有可能以玩忽职守而起诉你,并确定所造成的损害。如果双方对簿公堂,这一诉讼案将对你不利,除非你可提供医生书面的诊断证明及医生同意进行按摩的意见。这样,你至少会受到部分保护。不要在担忧中开展工作,要有智慧地工作。

案例学习

客人患有静脉曲张

一位50岁的男性患者来找你做缓解压力的按摩。在客人填写的表格里注有:严重静脉曲张。当你询问他时,他卷起裤管,你看到许多严重的曲张血管。在这种情况下,你不知道该如何来为他的腿进行按摩。

1.既然他需要的是缓解压力的按摩,同时无痛感,建议坐式按摩对他是好的选择吗?

2.在这种情况下,是否有禁忌证?如果有,在什么部位?

部分禁忌证及危害点

多数的禁忌证为部分(或局部)禁忌。这需要按摩师谨慎处理。在有可能的情况下采取调整措施来保障客人的安全和舒适。多数情况下,禁忌证发生在局部,可以对其他部位实施按摩。相关的禁忌证在提示4-2中列出。

接受坐式按摩时,提示4-2中列出的情况都被衣服遮盖。如果客人在就诊时不向你说明情况,在进行按摩前,你无法得知。你会在进行按摩时由于感到肌肉组织的质地,或当你按摩到某个部位客人身体向回缩时才会发现。当此情况发生时,你要立即询问客人的反应和感觉。如果他的回答有以上某种情况,你要停止对那个部位的按摩,等到痊愈后再进行。提示4-3和4-4将为你比较影响肩和颈的状况的征兆和禁忌。

按摩危害点或部位通常在人体内容易引起损伤的表浅及相对没有保护的部位(见图4-1)。这些部位在按摩时需要格外谨慎。较典型的按摩危害点为:神经、血管、各类器官及骨性突起,以及腹部肿块、块状肌群、胎块或囊肿等异常表现。对这些部位的操作都要格外谨慎。对这些部位或其周围的部位进行按摩时,要轻、缓且当心。骨盆以上部位的按摩危害点包括:

背面:
- 肾区(后腰)的重度敲击
- 对于浮肋的重压或重度敲击
- 进行针刺
- 肘部的桡神经和尺神经
- 颈后三角区
- 臂丛神经
- 茎突
- 颈外静脉
- 锁骨下动脉

腹面:
- 颈前三角区
- 颈动脉
- 颈内静脉
- 腋窝(顶部):臂丛神经,动脉和静脉
- 腹部(此部位在坐式按摩中很少触及)

提示 4-1

绝对禁忌证

- 活动性感染状态（急性或加重）
- 急性皮肤病（水痘、麻疹、扩散性皮炎、癣菌、硬皮病、扩散性皮疹）
- 自体免疫性疾病或在恶化、加重期的急性炎性发作
- 未经医生许可的癌症
- 心脏停止跳动
- 未经医生许可的糖尿病（如情况严重）
- 血栓（中风）
- 发烧
- 全身急性感染和炎症过程
- 肝炎（急性期）
- 虱
- 发生不久的重伤（要等待72小时或获得医生的同意证明）
- 手术后不久（等待主治医师的批准或客人脱离医生的监护后）
- 类风湿性关节炎（在发作期内）
- 不同意告知病史或拒绝回答问题的客人
- 在有毒物作用下的客人
- 任何服用毒品而对按摩过程出现的不适无力给予反馈的客人[2]

主动脉

腰神经丛

剑突[2]

注意：在坐式按摩中，很少对下肢进行操作。但如有需要，应避免触及股三角区（内侧，最接近股骨的近端），及腘窝部（膝盖后部）。

提示 4-2

部分禁忌证举例

对于如下情况，应避开受影响的部位。如果病情扩散，很可能会成为绝对禁忌证而不能进行按摩（见提示4-1）。在这种情况下，应建议客人去看医生，在取得医生的批准后再进行。

- 非正常肿块
- 粉刺
- 皮肤水泡
- 皮肤淤伤（72小时之内）
- 囊肿
- 单纯疱疹发作
- 局部炎症
- 开放的伤口
- 带状疱疹发作
- 小范围的皮疹
- 脊柱裂
- 淋巴结肿大
- 尚未愈合的烫伤和擦伤
- 疣

提示 4-3

累及肩部的适应证和禁忌证

适应证	禁忌证
肩部疼痛	炎症
活动受限	黏液囊炎
亚急性损伤	急性损伤
姿势不良	严重淤伤
头痛	骨折
腕管综合征	关节脱位
手及臂疲劳[5]	

案例学习

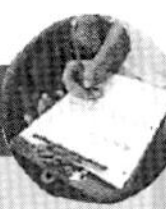

接待乳房切除的客人

你在机场提供坐式按摩服务。一位中年妇女前来询问。她所填写的表格中显示，两年前她的右侧乳房被切除。目前，癌症已得到控制。她的右臂酸痛，右肩活动时也受限制。提行李时也感觉疼痛。她想知道按摩是否会有所帮助。

1. 坐式按摩对这位客人适宜吗？
2. 她曾接受过的手术的哪些因素使她接受按摩的情况变得复杂？（提示：淋巴结是否已切除？）
3. 上半身的哪些主要部位也会受影响？
4. 如果你接受过"人体姿态分析"的培训，你会花时间为这位客人进行"人体姿态分析"吗？

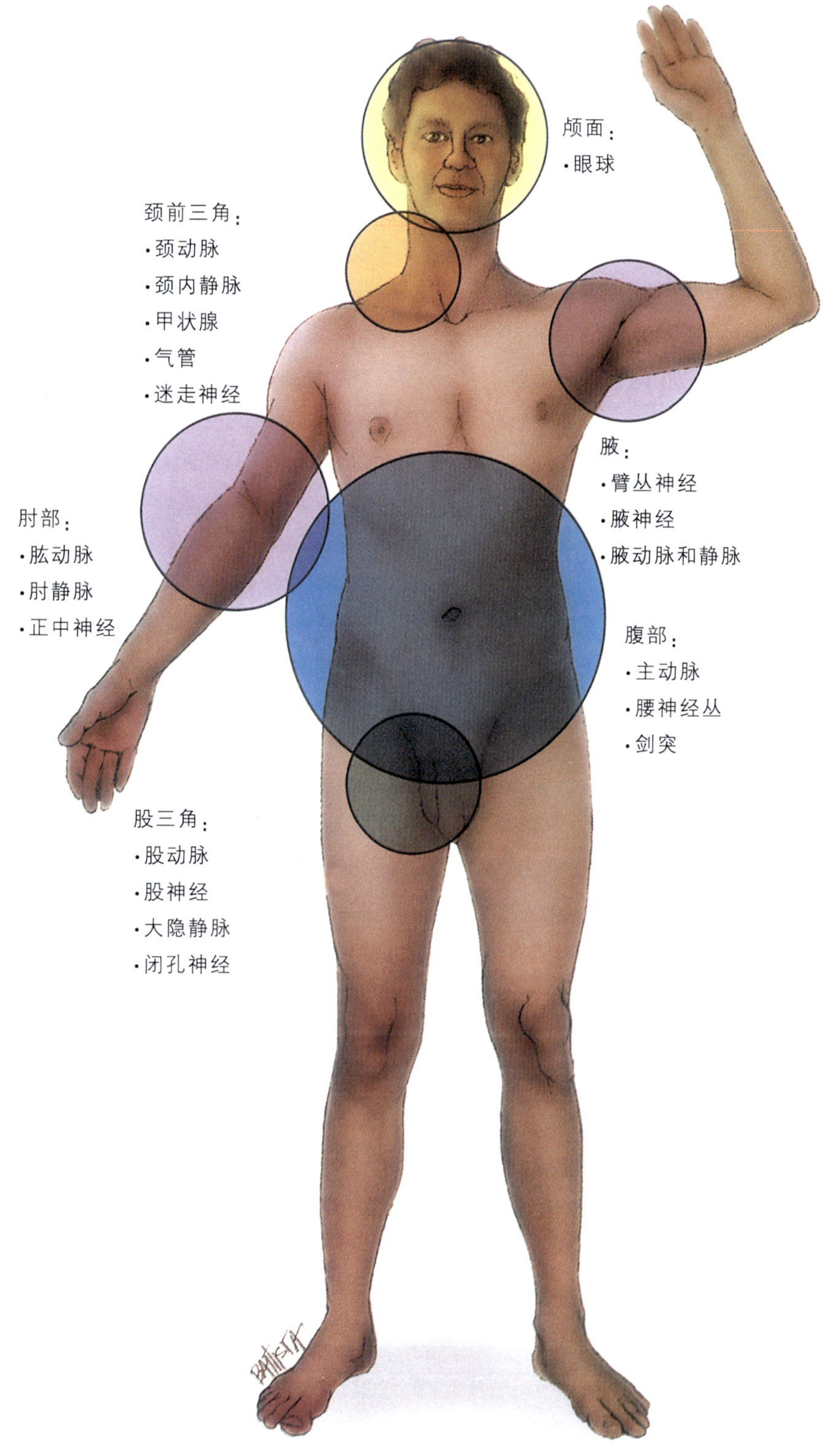

图 4-1 按摩危害点：(A)正面。

颈后三角：
·臂丛神经
·颈外静脉
·锁骨下动脉
·茎突
肘内侧：
·桡神经外侧到鹰嘴突
·正中神经内侧到鹰嘴突
下臀部：
·浮肋
·肾区
腘窝(后)：
·神经和血管
B

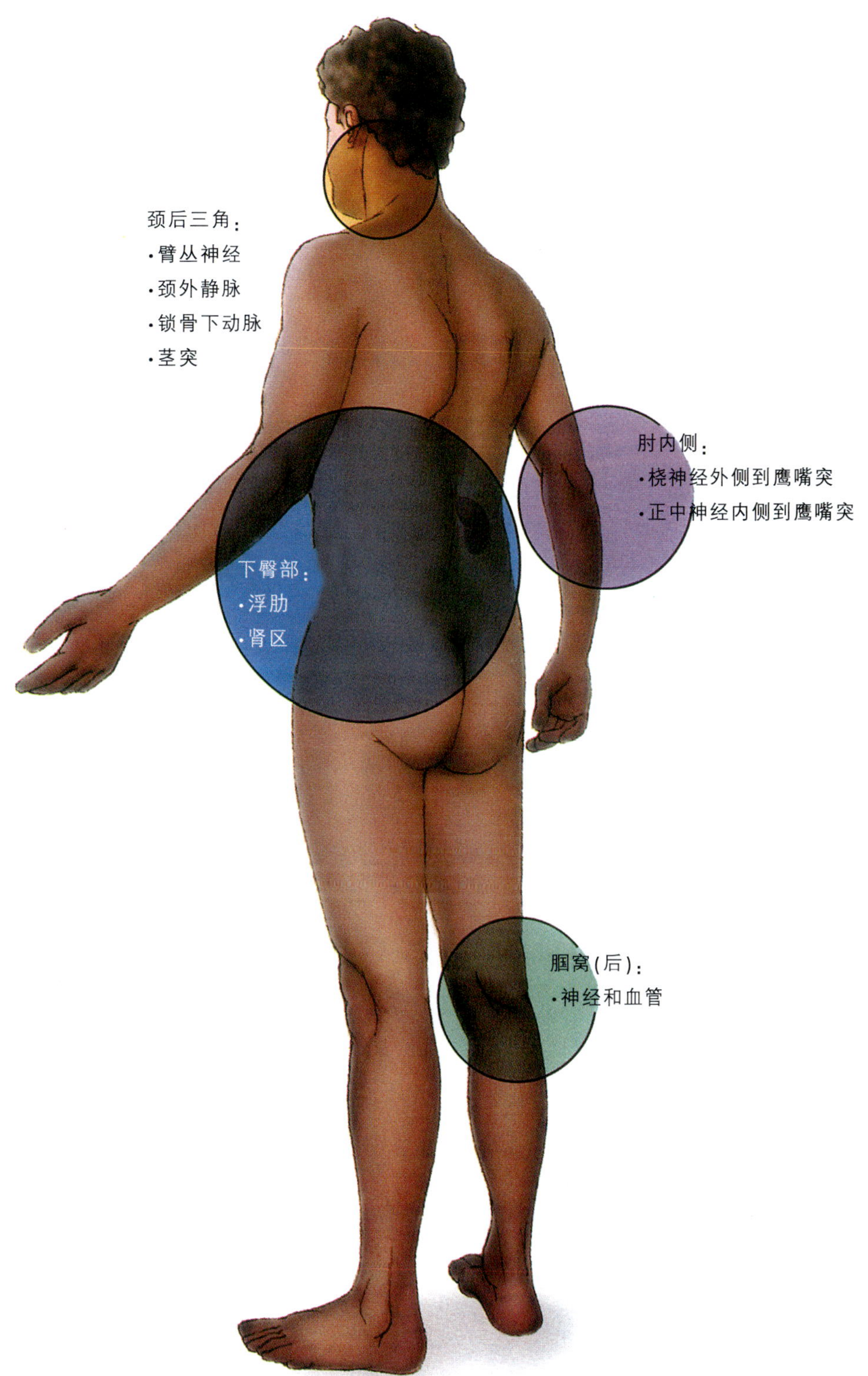

图 4-1　(续)(B)背面。

提示 4-4

累及颈部的适应证和禁忌证

适应证	禁忌证
颈部僵硬	严重外伤
上肢疼痛/麻木	发烧
颈部和肩部的疼痛	皮肤疾患
扭伤	近期受伤/手术
咽喉紧张	严重高血压
姿势不正确[5]	

在多数情况下，按摩禁忌证的主要原因与瑞典按摩的轻抚敲击技法的循环效用有关。而轻抚技法在坐式按摩中很少使用。即使在过去，轻抚技法也很少用于移动身体内的液体物质，而是用于减缓疼痛及镇静。轻抚技法的效用隔着衣服很难体现。而坐式按摩通常治疗的部位也都没有贴近皮肤表面的大型的血管。通常坐式按摩可以帮助的部位是背部、颈部、肩部和前臂。而对这些部位实施坐式按摩是安全的。因此，在和客人的医生咨询后，如果医生不建议进行卧位按摩的话，经其批准，也可以进行坐式按摩。

永远要尊重客人。要为有机会为他们提供服务而高兴。因此，在为他们服务时，要有高度的谨慎、关心和诚实。

有严重疼痛客人的禁忌证

有严重疼痛的客人通常不会去寻求按摩师的帮助。然而，由于按摩越来越受到关注，客人会由于不同的身体状况而寻求按摩师的帮助。因此，你也应有所准备。

机械性与机械性疼痛

疼痛分为两种：机械性的与非机械性的。与行动、活动和姿势相关的疼痛属机械性疼痛。行动和变换姿势会改变其疼痛的感觉。举一个机械性疼痛的例子：客人来找你，他表述："我的这个部位感觉疼痛。我这样动的时候，疼痛加剧。"通常按摩对此类的机械性疼痛非常有效。

非机械性疼痛通常是持续的。不会因为行动而加

案例学习

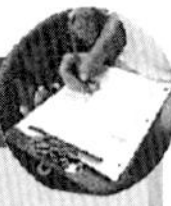

不完整的客人登记表

你在会计事务所进行按摩服务时，有一位年轻人需要进行坐式按摩。他只填写了登记表的内容，而许多问题都留了空白。他口头和你说他从未接受过坐式按摩。他最近读到一篇关于坐式按摩的文章，因此想尝试一下。

1. 他在登记表上留有空白问题，这说明什么？

2. 对于没有完成的客人登记表，如果你需要对客人说些什么的话，你应该对他说什么？

剧。典型的识别方法是：此类疼痛无法通过对肌肉和肌腱的触摸而发现。举一个非机械性疼痛的例子：客人找到你，他表述："我的背部深处感觉疼痛。在夜间，疼痛加剧。采取什么方法都不见好转。"

按摩通常不会使非机械性疼痛得到缓解。即使有所缓解，稍后，痛感又会恢复到按摩前的程度。这一现象很典型地说明疼痛来自内脏器官，或属病理性的。由食道、肾脏、胆囊、肠胃，及其他器官和腺体、肿瘤、癌症引起的内脏问题都会导致非机械性疼痛，例如后腰疼痛。应建议有非机械性痛感的客人去看医生，并由医生进行诊断。

如果一个人来找你寻求帮助，你应该快速判断他的状况是否是病理性的，即会引起禁忌证的非机械性的疼痛，或是良性的、非病理性的，即机械性的疼痛。而按摩在这种情况下是有帮助的。以下列出的有关病史，可以帮助你进行判断：

1.你是否有持续的痛感，且在夜间会加剧，而变换姿势也得不到缓解(肿瘤、感染及严重的炎症通常常会在夜间痛感加剧)？

2.你是否有持续的绞痛(如果有，先排除肿瘤和感染后，再进行按摩)？

3.你是否有由于近期严重的外伤而引起的局部剧烈疼痛(如果是，先排除骨折)？

4.你发烧吗？

5.你是否有癌症或其他严重病史？

6.是否有无原因的体重下降(通常会与癌症或糖尿病有关)？

7.排尿或排便是否有问题(通常会是脊髓受压迫的征兆)？

8.你是否有严重的、无法解释的刺痛感，上肢或

实践经验

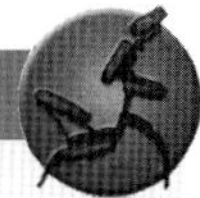

疼痛

多数客人去看保健医师的目的是为了缓解痛感。什么是疼痛？疼痛是由于身体上受到的刺激而带来的心理感受。疼痛是由于一种情绪而通过感情的方式来表达。在《疼痛心理学基础概念》这篇文章中，对疼痛做了最佳的诠释。这篇文章的作者是美国医学按摩学会的成员，文章发表在他们的网站上[3]。这篇文章根据国际疼痛研究学会的系统化疼痛定义而写作的[4]。

下肢无力(通常会是脊髓受压迫的征兆或明显的神经根受压迫)[1]？

如果你的客人有严重的疼痛，对以上的问题回答都选择“是”，并在来你的诊所之前没有去看过医生，那么，在你为他进行按摩前，让他去找医生进行诊断。

总结

对禁忌证的了解能帮助你判断哪些情况是不可以操作的，及怎样才可以使你安全地帮助你的客人。一般来讲，按摩师解决机械性疼痛，即软组织的疼痛比较有效。如果怀疑某位客人的疼痛是非机械性的，是由于严重的疾病，或是任何超越按摩可以解决的状况，你应该建议他去找医生进行诊断。不要给客人带来伤害。如果没有确切的判断，要建议客人去医院。

案例学习

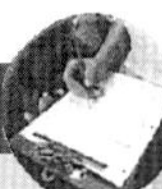

客人在服药治疗时疼痛

一位肥胖的中年妇女来找你进行坐式按摩。她告诉你她的脚、膝盖、后腰、颈和头都感觉疼。她正在服用降血脂和消炎药物。

你如何使用按摩椅来安全地为她进行按摩？

参考资料

1. Hendrickson T. *Massage for Orthopedic Conditions*. Baltimore: Lippincott, Williams & Wilkins, 2003:67–68.
2. Salvo SG. *Massage Therapy: Principles and Practice*, 2nd ed. St. Louis: WB Saunders Company, 2003:96–101.
3. American Manual Medicine Association website, www.americanmedicalmassage.com. Accessed April 12, 2005.
4. International Association for the Study of Pain website, www.iasp-pain.org. Accessed April 12, 2005.
5. Scheuman DW. *The Balanced Body: A Guide to Deep Tissue and Neuromuscular Therapy*, 2nd ed. Baltimore: Lippincott, Williams & Wilkins, 2002:102,200.

第 5 章

沟通、评估、记录及治疗方案

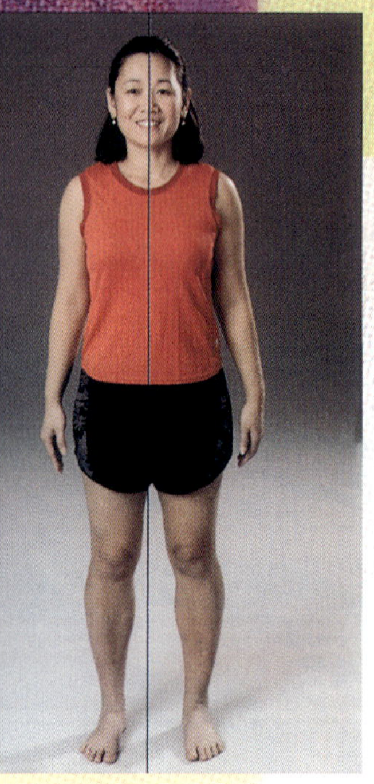

"爱是表达出来的沟通。通过你的行动告诉他人你关心他们的康健。"

Ashley Montague(1905-1999)

本章内容提要

- 在坐位按摩的环境下有效地与客人进行沟通
- 描述在接待客人时可使用的沟通方法
- 与客人有效地合作,来正确地安置按摩椅,以使客人获得最大的舒适度和最好的帮助
- 学习4个理疗沟通方法
- 为客人描述他们应该确立的对按摩后反应及按摩后酸痛感的正确认识,及回家后应做什么
- 对客人的不适和身体状况作基本的评估
- 列出记录客人每次按摩情况的有效策略
- 制订并沟通按摩方案

关键词

前面：身体的正面或朝向正面。如：肋骨在心脏的前面。

评估：基于对客人的客观和主观所见进行的评估。

同心收缩：在收缩过程中，肌肉变短。如：二头肌收缩。

冠状平面：将身体分为前、后两个部分的垂直平面，贯穿脚踝、髋部、膝盖，肩部关节和耳。

诊断：对导致病人不适的疾病或损伤的判断。

离心收缩：在收缩过程中，肌肉变长。如：缓慢减肥。

水平面：在解剖姿势时，与地面平行贯穿身体的那个平面。这个平面将身体分为上下两半或两个部分。也称为横断面。

局部缺血：由于血管的功能性收缩而导致身体部分缺血或组织缺血。缺血的组织在进行触诊时，感觉很柔软，并容易疲劳。

正中矢状平面：将身体分为左右两部分的垂直平面。也称为中央平面。

背面：身体的背面或朝向背面。如：肩胛骨在肋骨的背面。

姿势变形：当人垂直站立或以解剖姿势放松时，他的正中矢状平面、冠状平面和水平面不协调。如：头部前倾，肩部高低不同，肩或双臂向内旋。

牵扯性疼痛：疼痛感觉的部位和引起疼痛的部位不一致，如：肩部疼痛引起的上肢疼痛。

软组织：人体内除骨、软骨和内脏外的连接组织；在按摩的概念中，通常指皮肤、筋膜、肌肉、肌腱、韧带，有时也包括骨膜。

触发点：在软组织中的非正常生理点或一个独立的小部位。当进行触诊或压迫时，局部柔软，并导致牵扯性疼痛，或在其较远的部位会有感觉。有时以缩写TrP代表。

理疗按摩师的一个重要技能是能够和客人有效地沟通。在进行坐式按摩时，特别是在现场进行时，按摩师有必要向客人询问相关的信息，并及时向客人进行信息反馈。在进行15分钟的按摩时，不可能对客人进行20分钟的了解。在按摩前、按摩过程中及按摩后和客人建立并保持良好的沟通是很重要的。

本章将向你教授完整的沟通过程。本章分为4个部分：沟通、评估、按摩记录和制订理疗方案。第一部分的内容是与客人沟通的一般性方法。而其余的三部分则是针对客人的具体情况而使用的不同的沟通方法。沟通包括：接待客人，将设备调整到最适合客人的状态，以及在按摩过程中和按摩结束后与客人的沟通。评估则帮助你判断客人是否需要特殊处理。特别是当客人有某种特别的不适时更需要做评估。按摩记录帮助你和其他人进行沟通，如客人的医师或保险公司。记录也可用于当你不在时，其他理疗师了解客人的情况。一般来讲，按摩记录可提示你在上次按摩时所采取的方法、你的发现和结果。在附件中收录有按摩记录样表。最后，本章还对理疗方案及其在坐式按摩中的应用进行了讨论。要掌握与客人沟通的技能。这样也会提高你的来访量及转诊到你这里的客人数量。

按摩前的沟通

在按摩过程中与客人进行沟通可能会比较困难。在开始按摩时，我们几乎和客人没有目光的接触。而且，如果在如运动会、音乐会或交易会这些环境中进行理疗，嘈杂的噪音也会阻碍有效的语言沟通。因此，沟通要在按摩前完成。这样在按摩过程中也能够继续沟通。

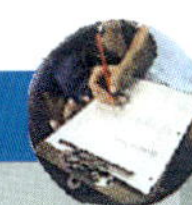

案例学习

客人在药物治疗时疼痛

我们再回到第4章最后的案例。一位肥胖的中年妇女客人在服用降血脂药、消炎药和止痛药。

考虑到她所服用的药物，需要和客人建立和保持什么样的沟通？

在做按摩时，需要定期的、大量的沟通。放松性按摩所需要的沟通不需与解决客人身体不适时的有效沟通那么多。以下是一个和客人进行一般性沟通的方案。

问候你的客人

向客人介绍你的名字并询问客人的名字。从这时起，和客人交谈时，要使用客人的名字。每位客人都喜欢这样的人性化服务。这也有助于你在以后记住他们的名字。同时利用这个机会和客人确定按摩时间的长度及价格(如果价格表未公示的话)。了解他此前是否接受过按摩，特别是他是否接受过坐式按摩。如果他以前从未接受过坐式按摩，你要针对坐式按摩向她提供更多的信息。

确定客人的需求

快速确定客人的需求。询问他今天来做按摩的原因。他的原因可能是出于好奇，或是缓解压力，或是减轻痛感或是损伤。询问他希望通过按摩解决什么问题。确定他的主要问题和次要问题(这两类问题通常是相关联的)，并确定他是否在寻求缓解。你可以通过登记表，通过客人对你提问的回答或是两者相结合来确定客人的反应。观察客人的行走和站立的情况。倾听客人的弦外之音。客人可能不会意识到按摩除缓解一般性的压力外，也可以缓解头痛。事实上，对颈和肩的实施有针对性的按摩理疗，不单可以缓解疼痛，同时也比普通的放松性按摩更能减轻头痛带来的压力。如果客人有某个具体部位的疼痛，例如后腰痛，请他指出疼痛的部位，并给你演示如何移动引起疼痛或使疼痛加剧。你确定了客人的需要后，便可决定坐式按摩是否对他有益。

确定坐式按摩是否对客人有益

如我们在第一章中指出的，坐式按摩并不是对所有状况都有帮助。例如，严重的膝盖损伤，或仅仅是膝盖疼痛，也不适于用坐式按摩来缓解。另外，头痛、腰痛、肩胛骨之间的僵硬和疼痛、网球肘、腕管综合征、颈及肩部疼痛，以及压力、紧张，或希望进行身体保健，所有这些都可以通过坐式按摩来解决。如果客人的情况不适合坐式按摩，你也不必拒绝为他服务。可以向他解释，即使你无法通过坐式按摩解决他的具体问题，但是你可以为他进行放松性的按摩，除非有禁忌证。如果你也有卧位按摩设施，如果卧位能对他有帮助，可以建议他预约采取卧位按摩。

询问常规问题

一旦确定了客人的需求，并确认坐式按摩对他适宜，你就需要搜集更多的信息。这样做的目的是为了保证客人的安全，并帮助你有效地解决客人的问题。在进行卧位按摩之前需要询问的客人的有关病史对坐式按摩也适用。这些信息在客人登记表上也会有。最好让每一个客人都填写登记表并将客人每一个疗程的情况记录下来。客人填好后，快速浏览一遍，再问些你认为有必要的问题。其他有关登记表和按摩记录方面的问题在本章稍后会出现。

一定要确认客户目前是否有正在接受治疗的外伤或内科疾病，或者此前是否做过颈部、肩部、前臂、手部或下背部的外科手术。还要问一问客户目前是否在服药以及服药的目的。

安排客人入座

为避免给客人带来尴尬或损伤，要清楚地向客人解释坐在按摩椅上正确坐姿或其他坐式按摩设备的正确用法。如果客人从未接触过坐式按摩，按摩椅看起来会有些奇怪。如果没有介绍，客人不会知道正确的使用方法。这样有可能导致椅子翻倒，造成客人受伤。如果客人从未看到过按摩椅是如何使用的，他们通常背对着椅子坐(面部不是朝向面部支撑装置)，很少将脚放在腿架上，然后像骑摩托车一样坐在椅子上。教客人如何使用按摩椅也是沟通的一个方面。

将椅子调整到适合客人的程度

每张按摩椅的调整标准都是不同的。多数的调整工作需要在客人到来之前先做好。在告知客人坐上去之前，应先做好相应的调整。要避免买那种需要客人先坐下去再站起来才可以调整的按摩椅，例如需要更换胸垫或调整面托的位置。这样做既浪费时间也不专业。

许多客人需要调整自己的身体，才可以在按摩椅上坐得舒适。客人坐上去时，需要身体松弛，趴上去，等等。要保证按摩椅按照每位客人的需要来调节。按摩椅座和面托之间的距离要足够大，以保证客人的后背可以伸直，同时胸部自然地伏在胸部支撑垫上。臂架的位

实践经验

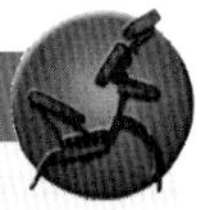

提出具体的问题

对于客人的舒适度不要提一般性的问题。因为客人可能不知道坐在按摩椅上应该是怎样的感觉。如果你问："这样够舒适吗？"，或问"你感觉还好吗？"，客人可能会答："是的。"然而，如果问具体的问题，如："还有哪些需要改变或调整来使你更舒适？"，客人就会给你具体而详细的信息，使得你可以做出相应的反应，如："我想把面部的垫子再抬高一些。"

置要能够使客人的肩部放松，不因肱骨支撑而使肩部向上耸。将头部支撑板大幅度地向前倾斜，以避免颈椎过度弯曲而造成颈部肌肉过度紧张。颈椎的弯曲度以可以接触到颈部为最佳，从而保证客人的舒适(多数客人为头部向前的姿势，因此正面的适度弯曲是达到舒适的基本条件)。过度弯曲会造成更大的肌肉紧张，使肌肉不如在自然的状态下那么松弛。当你认为已调整适度时，要询问客人："你还有哪里需要调整地更舒适些吗？"并按照客人的要求进行调整。

按摩过程中的沟通

现在客人已经舒适地坐好，你也开始准备为客人按摩，此时沟通也不应该停止。你要在按摩的整个过程中与客人保持沟通，不断地得到客人的反馈，询问他对按摩的感觉，并给予适当的指导。获得客人反馈的方法我们称为四个理疗沟通技巧。

通常，客人在按摩过程中不愿意提供反馈信息，或者他们不知道应该怎样反馈。因此，很有必要指导客人如何进行信息反馈。客人需要在4个方面给你提供反馈，这些沟通在客人接受理疗前，就要开始进行，或至少在你开始进行任何具体的步骤时开始。反馈的方法下面开始介绍。

触痛

通常健康状态的软组织不会有触痛感，甚至触摸时会变硬。软组织即使有轻度的痉挛也会造成缺血，缺血的软组织摸上去会有触痛感。会很快疲劳，因此限制人活动的范围。当你为客人按摩时，你是在寻找有触痛和缺血的部位，通过按摩使其变得正常。有时你可以通过触摸感觉到这样的部位，因为这样的肌肉手感是致密的。但是隔着客人的衣服，这些部位也不容易发现。即使你用手可以摸到，但是你无法判断它的敏感程度。当你触摸到客人的触痛部位时，你需要客人的反馈。因为正是这些有触痛的部位需要恢复正常，从而缓解不适。如果你不要求，许多客人就不说话。你可以借鉴以下的对话来取得按摩中的第一个反馈——关于触痛的反馈：

"客人先生/女士，今天我要对你肩部的(或背部、颈部腕部、或其他任何适用的部位)软组织进行彻底的检查。我来找找看哪些肌肉痉挛的部位，软组织收缩得很紧。这些部位摸起来会有痛感。因此，我如果触摸到有痛感的部位，你告诉我好吗？"

非常重要的是把这样的对话，或其他按摩方面的交流以问话的方式提给客人，如："你可以告诉我吗？"如果客人回答"好的"，表明他愿意和你交流。(客人拒绝交流的情况非常少见。如果客人拒绝，你的操作要轻缓，且使用一般性的技法。)如果你只说当他发现有触痛的部位就告诉你，客人不大可能会那么做。

改善

现在你发现了一个有触痛感的部位，是软组织缺血或有可能是问题触发点，你要使这部分的肌肉恢复正常。达到这个目的的最常用的方法是在这个点上持

实践经验

让客人参与

客人主动地参与他们的按摩过程是很重要的。要注意：使用4个沟通的方法是要以提问的方式，要求客人做出反应，通过给予按摩师反馈信息来参与按摩的过程，如："那个部位感觉痛"，或"这个部位感觉好多了"。

客人通过这样的过程了解他们自己的身体及他们的痛感。他们所提供的反馈帮助你更有效地工作，同时也对客人的按摩效果有帮助。如果他们反复地说"这样会痛"，然后说"那样就好多了"，那么按摩结束后他们的感觉会怎样？没错，他们肯定会感觉好多了。这不正是我们按摩的目的吗？

案例学习

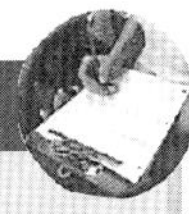

客人感觉后腰疼痛：进行评估

你在一个按摩中心工作。这个中心的服务收费是每分钟1美元。一位年轻人来到这里，并告诉你他的后腰连续几周以来感觉疼痛，而且从上周起他的两侧肩胛骨之间也感觉疼痛。他去看了医生，医生经诊断没有发现问题。医生告诉他吃泰诺(Tylenol)来止疼。他听说按摩也可以缓解腰痛。几个月以来，他每天下班都路过你的店，今天决定进来询问一下，看你是否能够提供帮助。

应该用什么评估技法来帮助你确定他疼痛的原因，并使用你通过分析得到的信息来向他解释按摩如何能够对他有帮助？

续施以8~12秒的压力。在这段时间里，如果你使用的压力强度适当的话，客人的神经系统会产生反应，这个部位会感觉轻松。当这种情况出现时，你会使客人感到放松，或者触痛部位的肌肉会好转。如果你施加的压力过大，这个部位不但不会放松，还会变得更糟。在关于技法的一章中，我们会就此问题更进一步地讨论。

除了触痛以外，客人和你交流改善的情况也很重要。这样的交流通常是客人先说“这个部位肌肉摸上去感觉痛”，2秒钟后说，“现在感觉好些了”。通常客人口头表达的对改善的认可会从心理上加强实际情况的改善。

第二个按摩交流，即有关情况改善的交流的典型对话示例是“如果我发现有触痛的部位，我会停住，停在那个部位压10~20秒。在这段时间，你的身体会产生反应，并使这个部位得到放松。这样做给你的感觉是释放了我给你施加的压力，或者你感觉那个部位的情况好转。因为，实际上也会有所好转。当我压住有触痛感的部位时，如果你感觉好受些了，你就告诉我好吗？”

牵涉性疼痛

在本书后面的章节，我们会更详细地讨论牵涉性疼痛。简单地说，如果你触碰客人身上的某个点或某个部位，而他感觉到的却是另外一个部位，那么他就是有牵涉性疼痛。牵涉性疼痛很普遍，但有时会是麻刺感或其他的感觉。此类情况的一个示例：你在按摩客人的斜方肌，而客人告诉你他感觉头的那边痛。如果你能够感觉到客人的牵涉性疼痛，那你就不是一般的人了。多数情况下，如果客人不告诉你，你不会知道有牵涉性疼痛发生。了解客人的牵涉性疼痛是很重要的。因为，这通常意味着你找到了问题的触发点。当然，你也可能是摸到了神经。因此，当客人出现牵涉性疼痛时，一定要让客人告诉你。一种交流方法的建议如下：

“我可能会发现一个很紧的肌肉结。因此当我按摩时，你感觉到疼的部位不是我在按摩的部位。这种痛感可能会向上、向下传，或传遍全身，或是从我按压的这个部位以靶心样向外扩散。而这些部位是你痛感的真正来源。了解是否发现了问题的根源是很重要的，而只有你告诉我，我才会知道。因此，当你感觉我按压部位以外的部位疼痛时，要告诉我，好吗？”

按压力度过大

在按摩时，使用适当的按压力度是很关键的。按压力度对于不同的客人会有所不同。甚至即使是同一位客人，按压的部位不同，所使用的按压力度也会不同。力度过大会使客人感到更加疼痛，这样不单会减弱按摩的理疗效果，还有可能对客人造成伤害。因为，有些客人会认为按摩时要能够忍受痛苦才能解决问题，因此也不愿意由于疼痛而向按摩师“抱怨”。然而，如果你持续使用过大的按压力度，你会有失去客人的危险，甚至在你处的社区传出不好的名声。因此，要做到让客人同意他们会告诉你所使用的力度是否合适。当他们告诉你力度过大时，一定要减轻力度，无论你认为你当时使用的力度有多么轻。只要客人认为你力度过重，你的力度就是过重。下面提供给你一个如何同客人做此类沟通的例子：

“任何时候如果你认为我的力度过大或按压过深，请立即告诉我，我会减轻力度。我的力度过大或按压过深时，请你告诉我好吗？”当然，你也可以要求客人当他们感觉特别好的时候也告诉你。

感觉少许的不适是正常的。当你做按摩时，你掌握的程度是“痛感刚刚好”。我们通常描述为：在10分的范围内，在5~7分，或者在5分的范围内在3~4分。对于坐式按摩，用5分制来衡量比较好。让客人对于他的不适轻轻举起手，以5分满分为标准，用手指示意你他们感觉不适的程度。随着你理疗的部位感觉越来越好，让他们减少举起的手指的数量，直到把整个手都放下来。低于3的感觉就不用显示了。

使用这个方法也可以不需要客人以手指显示。可以简单地让客人在感觉不适时举起手，在感觉好的时候放下即可。在嘈杂的环境使用这个方法很适合，这样不会破坏客人在按摩中的放松感觉。

除了让客人提供这些有目的的暗示，你也要对客人由于疼痛的条件反射保持警觉。如果他浑身紧张，在椅子上蠕动，要立即放手或者缩短此处的按摩时间。这说明你用力太过度。

许多人不承认有痛感。即使他们在接受理疗之前有约定，当你发现有触痛感部位时，他也不会告诉你。例如运动员的环境使得他们从不承认疼痛的感觉。然而，人的身体不会撒谎。当你的刺激达到了很高的程度，客人的身体就会开始紧张起来，或者是局部，或者是周身，或者两者兼有。如果你看到或感觉到客人身体的状况，说明你用力过度。此时即使在椅子上的客人说他能“承受”，你也要松开。因为问题的关键不是是否能够“承受”，而是操作是否对客人有利。当对触痛部位的刺激很厉害时，他会紧张。你使他的神经系统过度兴奋。如果每次这样的情况持续好几秒钟，那么你每次开始按摩前他感受到的疼痛会更严重。通常加倍小心会更好。用力的准确度比按压本身更有效。要记住：你不能人为地为客人“制造”放松。

按摩后的沟通

当按摩结束后，你应该和客人交流按摩后会有什么感觉及他们应如何不断地增进身体的健康。

按摩后的酸痛感

重要的是要告知客人在接受了对有痛感部位的按摩后，特别是在开始的几次，他会在接受重点按摩的部位感到酸痛。你要在按摩的过程中或接近尾声时告知客人。按摩后的酸痛感很正常，这是由于软组织中的毒素（如乳酸）释放而带来的。当然，决定客人的痛感恢复的因素有好几个。按摩后大量饮水是很重要的。注意，一定是白开水，而不能喝其他的饮料。越纯净的水越好。维生素C也会有帮助，因为它可以延长按摩后的效果（维生素C可以帮助人体代谢乳酸）。按摩后的感觉和很久不运动后的第一次锻炼以后的感觉一样。通常在按摩后的4~18小时后出现酸痛感，并持续24~48小时。一定要告诉客人这种感觉是正常恢复过程中的一部分。随着按摩的持续进行，他会越来越少地感觉到按摩后酸痛。经过几次定期的按摩疗后，这种感觉会消失。如果客人的酸痛感依然很严重，且有青肿，并持续了好几天，就说明你用力过度了。

对客人的教育

要让客人尽可能地参与他们的康复过程。教他了解他自己的身体状况、他的体态，并了解你在为他做的康复工作。在这个过程中要使用骨骼和肌肉的专业名称。让他回去做伸展的“功课”，并在下次按摩时检查他是否已按你的要求做了。教客人如何问问题。如果你不知道如何回答，要找到问题的答案，并记得回复他。通过做这些事情，你也会有收获。因为你的客人会感激你所做的工作，并会很好地和你配合。

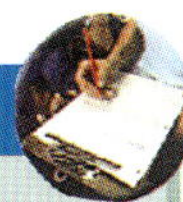

案例学习

客人感到后腰痛的按摩方案

我们接着上一个案例的情形继续讨论。你判断客人在肩和头呈向前的姿势时，出现明显内旋。你让他自己从镜子中来看。你触摸他左侧的腰方肌，就是这个部位带给他下腰痛。你现在可以告诉他，如果他能够保证在几周的时间里定期来这里按摩，你很有信心通过按摩来解决他的问题。他同意先接受一次20分钟的按摩作为尝试。在为他做检查并进行治疗时，你触摸他的肌肉，感觉到他感觉不适的部位很敏感，而其他部位却不是。他的肌肉组织反应良好，并在你的按压下开始放松。在按摩结束时，你为他在肩部进行主动局部拉伸的按摩操作程序，这个按摩操作程序在第8章中会进行介绍。他的内侧回旋肌和胸肌很紧，因此活动范围受限。但是他的这种情况确实有改善。当他站起来后，他说痛感只是他来时的一半了。你很自信地告诉他：做了定期的按摩后，他的痛感会完全消失。在为他进行按摩时，向他介绍你在脑子里制订好的按摩方案。

1．向他介绍按摩方案的内容。

2．他需要来按摩的频度和每次按摩的时间长度。

3．向他介绍你在他今后的疗程中收取的费用，以鼓励他能够采用你在方案中建议的频度。

4．如果他预付款，你是否会为他打折？（打折是公司政策允许的，并在服务单上进行公布。）

评估

评估是分析客人的状况、不适或受损伤程度的手段，以判断按摩是否对客人适宜。

评估不是诊断。诊断是医生对客人的身体状况给出的叙述，例如，“他患有腕管综合征。”按摩理疗师不

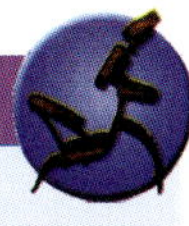

实践经验

使用以客人为中心的语言

对客人说“你需要每周做按摩”比说“我需要你每周都来”更有效。客人不关心你需要什么，他关心的是他自己和自己的需要。如果懂得使用以客人为中心的语言，客人会定期地重复来访。

可以认定客人患有腕管综合征；如果医生没有给出这样的判断，按摩理疗师也不可以在客人的病历中写下这样的结论。然而，按摩师可以向客人提问，可以检查肌肉组织，测试客人的活动范围和力量，如果接受过培训也可以测试肌肉，还可以做体态分析，然后判断客人的情况与腕管综合征相类似。在进行按摩时，不需要一定给客人的问题起个名字。当然这是一个很理想化的情况，但是，谨慎地保持做事的正确性还是非常重要的。如果你说客人患有腕管综合征，而且你进行过诊断，这样你会有被起诉的风险。不要给客人的症状以医学的名称，或者你可以说他的状况与腕管综合征相类似，应该请医生来判断。这样可以使你的工作与医学诊断无关，而不超越你的从业范围。你的从业范围只涉及评估。评估的目的是为了客人的安全，同时指导你使用对客人最佳的按摩程序和技法。使用评估的手段可以使你成为最有效的按摩师。

如果客人来按摩只是为了放松或缓解紧张，没有讲述他有哪些具体的不适，那么除了做前面提到的填写客人登记表和面谈外，不需要做特别的评估。如果客人有具体部位的不适，如后腰疼、头痛、腕管综合征或任何其他严重的问题，那么为客人做情况登记时，就要对客人进行评估。由于坐式按摩所需的理疗时间短，做评估时效率要高。评估工作通常在开始按摩前进行，可以在进行登记时或客人在按摩椅上安顿好后立即进行。当然，评估在按摩过程中随时可以进行，或者在按摩结束后进行，以确定按摩的效果。下面介绍在做评估时应该有的一些考虑。

医生的诊断

许多人都会认为他们的身体出现了疾病，只是医生还没有给出正式的诊断。因此，会对自己的问题出现误解。例如，手腕除了腕管综合征外，还可能会是其他的一些问题导致腕部疼痛。但是许多人都会把手腕的疼痛误认为是那个熟知的腕管综合征。询问客人有没有因为这个不适而去看过医生，如果去过，那么医生的诊断和建议是什么。这样你会了解客人的问题及其严重性。了解了这些信息，你可以根据按摩的禁忌证、身体部位、有问题的部位及你自己的经验来判断按摩对这位客人是否适宜。

许多软组织的问题都会被误诊，特别是还有其他的问题触发点和牵涉性疼痛。因此，你即要尊重诊断的结果，也要持有怀疑，并做进一步的了解。然而，你不可以和医生争论他们的诊断或诋毁他们的诊断。你要做自己的评估，并给予客人安全的按摩，为客人提供有益的帮助。如果客人的不适有所缓解，你就做得很好了。

疼痛部位或动作的认定

有效的评估技法是询问客人感觉疼痛的部位，及客人感觉痛感的重点部位及始发点在哪里。如果他的手伸不到那个部位，他可以口头告诉你上、下、左、右地寻找，直到你摸到了痛感的中心点。如果是头痛，请他用手比划出头部感觉疼痛区域。

然后请他做出导致疼痛或使痛感加重的那个动作。有时只是在他做某一个特别的动作时才感觉疼。而有时是一直疼，但是做某一特别动作时，疼痛加剧。也请他做出这个带来特别不适的动作。这样做可以帮助你判断疼痛和哪部分的肌肉有关。(头痛除外。因为一直痛或行动时才痛所带来的评估区别很小。这说明不是软组织问题，而是病理性的问题。应该立刻让医师进行诊断。)

这个简单的评估方法可以为你提供很多信息。它首先可以告诉你疼痛是在哪个部位，而不在哪个部位，有哪些肌肉疼；根据带来疼痛的动作，告诉你疼痛和哪些部位的肌肉有关。也给你和客人评估按摩效果时提供参考。按摩结束后，让客人再做一次那个动作，看不适减轻了多少以及情况是否有改善。你的解剖学

实践经验

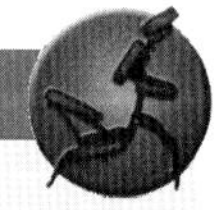

找到有问题的软组织并使其恢复正常

要记住，我们的工作是要找到有问题的软组织使其恢复正常，并可以回复到原来的活动范围。我们通过触诊(按摩)和活动的检查手段来发现不正常的组织。并通过按摩技法、理疗技法和理疗伸展技法，如：主动局部拉伸和本体感受性神经肌肉接通(Proprioceptive Neuromuscular Facilitation)(简称PNF)使之恢复正常。要应用这样的理念，观察客人各种不适的禁忌证和客人对疼痛的忍耐度。不要受医生诊断的约束。如果有必要，要在客人不适部位的周围、甚至身体的另一侧尝试。最后随着信息的去伪存真，客人的真实情况就清晰了。客人的手术刀口一旦愈合或消肿，你就可以根据客人的敏感度开始为他不适的部位进行按摩。你会惊讶地发现客人的不适症状会那么快速地终结。如果你使用这个方法，许多客人的症状都会消失。

知识越多,你的评估技法的作用就越大。

主动局部拉伸程序

主动局部拉伸-Mattes技法的程序会在第8章中介绍。这个程序也可以用来评估客人的颈、肩、前臂、腕和手。如果在客人伸展或收缩肌肉时有痛感,你至少找到了他的问题的部分原因,便可以检查那个部分的肌肉并进行恢复按摩。如果使用任何方式的肌肉拉伸,客人都显示出活动受限制(无论是否有痛感),你会了解某个部位的肌肉太紧,需要检查并进行拉伸(通过按摩或伸展)。对感觉不适的部位做全面的检查,对客人指出不适和活动受限的部位做记录。特别要记录身体两侧的感觉差异。你要边检查边向客人介绍你发现的问题。通过这个方法他可以了解自己的情况,会赞许你的工作和专业精神。这种专业的表现会帮助增加客人对你服务的忠诚度。很可能会给你介绍其他的客人。

客人问题严重的时候,几乎对所有的拉伸动作都感觉疼痛,并受限制。你仍然要为客人做完全部的操作程序,但要告诉他停止产生痛感的动作。在这种情况下,不要辅助客人的动作;只要记录下来在什么样的位置上动作是不痛的。有时,痛与不痛的位置差异度很小。不过,这已经是很有用的信息了。既然多数的肌肉都不能活动,你就要有步骤地对每一个部分的肌肉进行检查并进行按摩。在关于按摩的章节中将对如何运用有效的操作程序进行讲解。在检查、治疗及伸展每一块肌肉时,不要由于过度的痛感使客人的肌肉下意识地收缩。然后再重复开始时的伸展程序来评估你前面按摩的效果。

姿势分析

另一个评估的方法是对姿势的评估。人体的骨骼结构使得我们可以有效地抵抗地心引力,在我们的各个关节正确地排列时,我们的身体可以保持平衡。要达到这样的正确的姿态,在我们放松地直立时,我们的正中矢状面、冠状面和水平面要排列有序(见图5-1中各个面的示意图)。很少有人能达到完美的排列。排列有问题的情况我们称之为"姿势变形",这通常就是疼痛和受伤的原因。正中矢状面从头到脚贯穿人的身体,将人体分为左右两个部分。图5-2A和5-2B上显示的是从身体前、后分别看正中矢状面的情形。

冠状面是从身体的侧面来看,也是从头到脚,将身体分为前、后两个面。正中矢状面的正确排列的意思是:耳朵、肩、髋关节、膝关节和踝关节整齐地上下排列,见图5-3A及5-3B。

水平面和正中矢状面垂直,水平地与身体两侧交叉排列。我们的眼睛、双肩、双臂、胯、膝盖和脚踝在左侧的位置高度应和在左右两侧的高度一致,同时双手应放在大腿的两侧(裤子缝合线的部位),大拇指和食指朝前,见图5-4。

当人体的正中矢状面和水平面排列正常时,人体骨骼可以支撑自身的重量,肌肉也是平衡的,并提供给人体运动和稳定的能力。这样是最佳的姿势。当身体的某些部位偏离了这些平面时,骨骼则不能正常地支撑起人体的重量,这时,肌肉便承担起支撑的工作。如果被迫长期承担支撑身体重量的工作,肌肉就会劳损、缺血并疼痛。这样也会给骨骼和关节带来压力,也导致疼痛,甚至损伤,或者影响骨骼发育。因此,我们要尽力保持骨骼的良好姿势。当我们在某个骨骼不能整齐排列的姿势时,我们的肌肉要有足够的力量来支撑我们的身体。肌肉不单是帮助我们运动的,也在直立的姿势时支撑我们的身体。如果我们的头要在冠状面的前面,则我们颈部前面的肌肉要向前拉,而颈部后面的肌肉要阻止它伸得太远。前面的肌肉会变短、变紧,并向中心收缩。后面的肌肉变长、拉紧,反向收缩。变短、变紧的肌肉是问题之所在。而客人通常指出的是被拉长且虚弱的部分肌肉疼痛。(提示5-1中介绍的Davis规律中给出了其神经学上的解释。)这种情况是:被拉长的肌肉,也就是后面的颈部的肌肉,要拉住头盖骨不往更远处伸,颈肌肉因此而疲劳,通常会成为不适的触发点。头部向前的姿势成为颈后痛的原因。如果你只为他按摩并放松后面的肌肉,客人可能会一时觉得好转,但是进入放松后会使得后面的肌肉紧张,将头部拉伸得更远,给后面的肌肉带来更大的负荷,因此按摩后不久疼痛会反复,还有可能加重。同样的情形也会出现在肩部向前拉伸时及双臂向内转时。图5-5中给出头向前及向内旋的例子。围绕向内旋的肩部是肩胛骨之间痛感的来源。有时也造成肩部和肩关节损伤。由于骨骼移位,偏离了它应在平面,肌肉就变短,向中心收缩,变硬,变紧。而变形骨骼的另一侧的肌肉会变长、向外收缩,无力且拉紧。拉长、拉紧的肌肉经常会感到疼痛,并有可能变成问题触发点。变短、变紧张的肌肉需要放松和拉伸,从而使客人的骨骼恢复到正常的排列位置。

几种不正确的骨骼排列可以导致姿势变形,并带

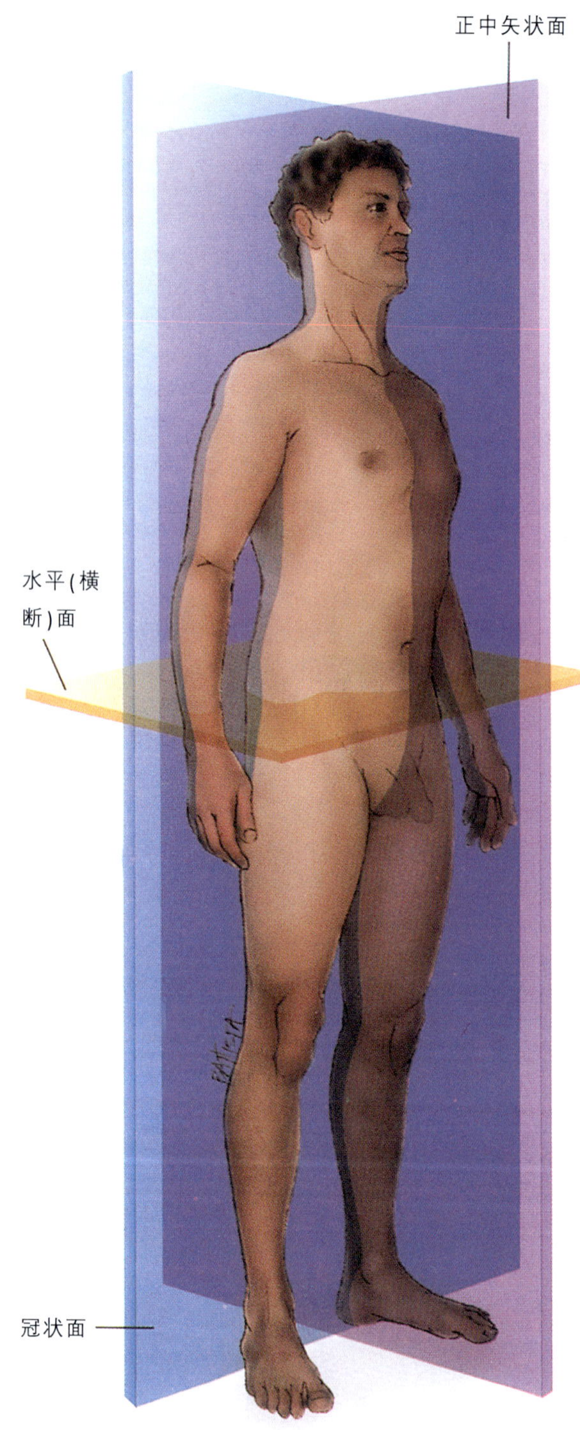

图 5-1 **身体的主平面**。正中矢状面系身体的前后面观。冠状面是侧面观。水平面(横断面)和矢状面和冠状面垂直,平行于地面。

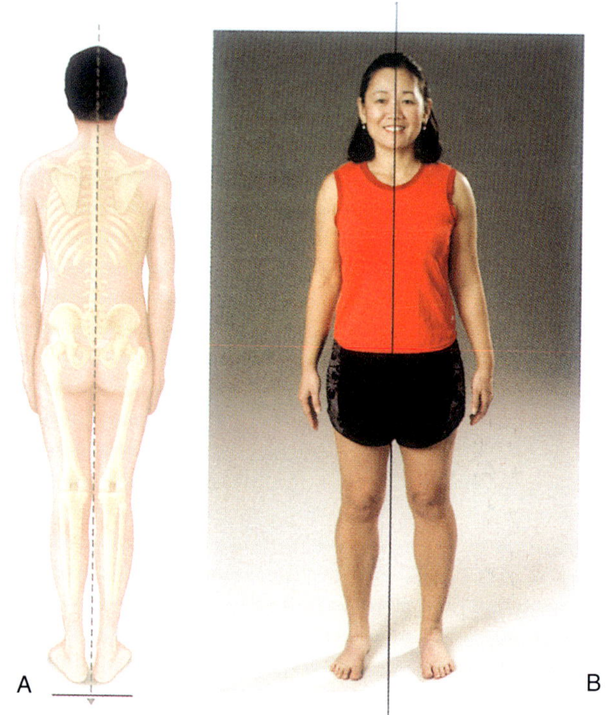

图 5-2 **正中矢状面**。(A)背面观,图中示出骨骼系统。(B)正面观,系正确的姿势。

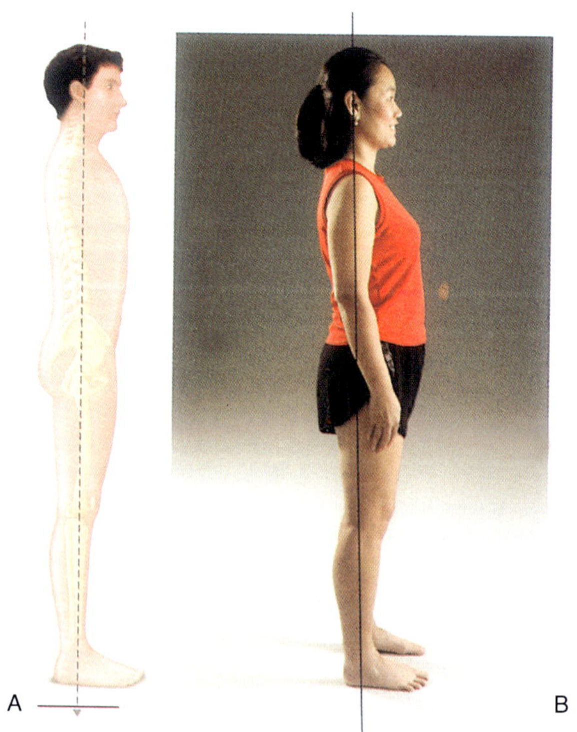

图 5-3 **身体的冠状面**。(A)示出其内的骨骼。(B)系正确的姿势。图中可见踝、肩和耳排列正常,髋、膝略向前。

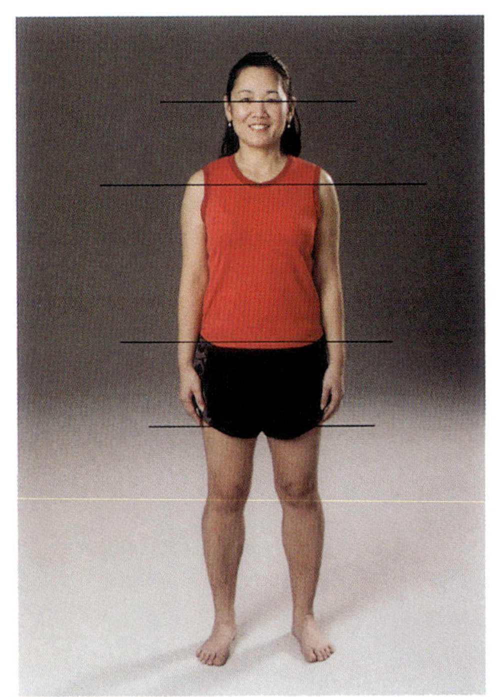

图5-4 水平面(横断面)。

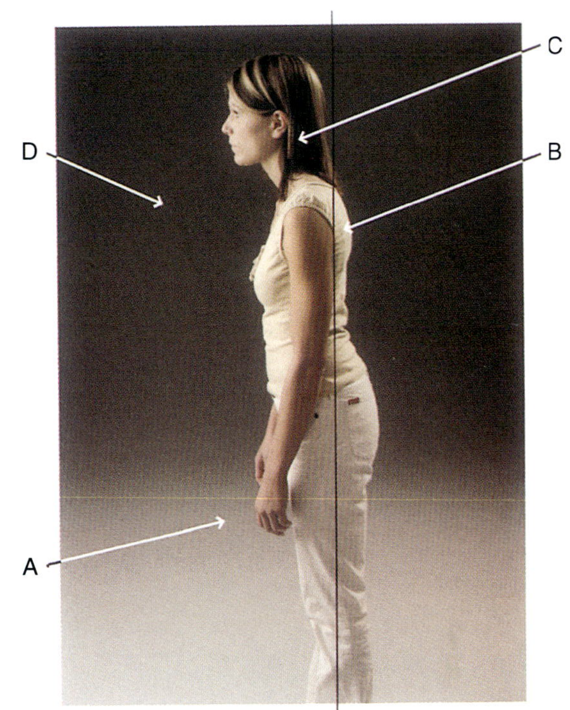

图5-5 肩部内旋,头部向前姿态图例。请注意以下姿势:A:手,手背向前;B:胸部脊柱过度弯曲;C:颈部无弯曲(也称部队颈),同时,颈部以枕骨-颈1的水平前伸,从而使眼睛向前,而不是向下看;D:上半身,向前倾。

给肌肉压力。以不正确姿势进行工作的人都很可能感受到疼痛。从事高尔夫球运动的人如果不能保持正确的腕部姿势,就很有可能导致肘部受伤。脚掌过平的运动员,其前十字韧带(ACL)更容易被撕裂。姿势不良会导致疼痛、受伤及功能缺失。

有时姿势变形出现在水平面,例如一个肩比另一个肩高,如图5-6中所示。人的身体应该对称。两侧应该相同。如果你的观察能力强,你可以快速地评估一个人的姿态,并判断出哪些部位的肌肉短,哪些长。

要审视某人站立时的外形。他的耳朵、肩膀、髋关节、膝和脚踝应该在一条垂直的直线上,如图5-3A所示。如果某处有前后位置的异常,可能会有肌肉不平衡的情况存在。从正面观察客人;他的手应该在他身体的侧面,你应该能看到他的拇指,而不是看到他的手背,如图5-2B中所示。两肩应该同高,头应该是直的,耳朵和眼睛应该在一个平面。

下身的姿态变形问题利用坐式按摩很难解决。有些上身的变形是下身变形导致的,如脚掌过平,有时称为"扁平足"。髂骨会向前翻,造成脊柱过度前突;或髂骨向后翻,导致背部过平。这两种变形的情况都会导致头部向前伸。髂骨也会被突出,或"固定住",形成不相等的旋转,即一侧比另一侧转得多。这样会导致一条腿机能性地伸长,或导致脊柱侧凸,或两种情况兼有。如果你感觉应该矫正客人下肢骨骼排列的问题,以解决客人的不适,你应该建议客人去找一位接受过此类问题训练的按摩师,或有可能的话接受按摩

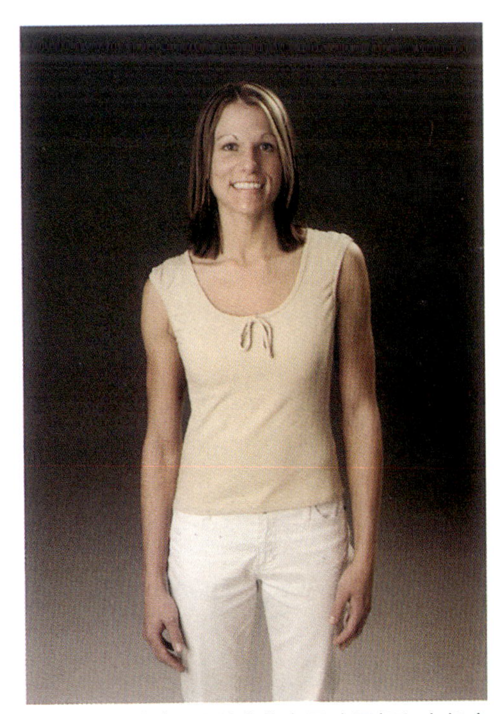

图5-6 左肩高。这种姿势会导致颈部和肩部疼痛,甚至头痛。

提示 5-1

戴维斯定律(Davis' Law)

"如果肌肉的末梢往一起收紧,那么肌肉的强直性拉力就是加强,肌肉会变短。甚至会导致肌肉肥大。如果肌肉的末端分开太多,肌肉的拉力会变小,甚至丧失。因此,肌肉则会无力。"

"戴维斯定律"由Paul S. John"引起按摩界的注意。Paul曾将"戴维斯规律"运用于他的神经肌肉理疗。他的这个规律对于姿势变形给予了描述。关节一侧的肌肉变短了,因此而变得很硬(肌肉肥大),另一侧的肌肉变长,也因此而无力。

我们做动作时,这种情况经常发生。这并不是问题。但是如果在较长的一段时间里肌肉保持变短或者拉长的姿势就成为问题。例如:总是用肩膀夹着听筒打电话,这样头一直向一个方向侧。另一个常见的姿势是长时间懒散地坐在椅子里,头向前伸,一只手伸出去操作鼠标。长此以往,我们的身体就将这个变形的姿势定型,我们的身体被锁定为不平衡的姿势。这将给受到影响的关节带来额外的压力,并使变长的、无力的并向外收缩的肌肉感到无力。肌肉在这两种状况下摸起来都会有痛感,因为长期地、不正常的肌肉收缩限制了血液的流动,从而造成肌肉缺血。然而,痛感更多的时候是在肌肉变长、无力的时候出现,因为肌肉由于要负荷抵抗地心引力的工作而变得疲劳。

要改变这种不平衡,要将变短、变硬的肌肉进行放松,则需提供按摩和拉伸来使肌肉变长。而拉长且无力的肌肉则需要放松,并通过按摩和力量练习使肌肉变短。由于在"活性隔离拉伸技法"中,伸长的肌肉得以收缩(练习),而变短的肌肉得以放松(拉伸),因此这个技法对姿势的矫正很有效。

疗法。

有些按摩流派,如神经肌肉疗法、医学按摩及罗尔夫(Rolfing)按摩法,都使用姿势分析作为基本的评估方法,并在客人首次来访时,利用15–30分钟的时间进行完整的姿势分析。由于坐式按摩的时间短,同时仅限于上半身的操作,做姿势分析可以很快。观察客人的正面和两个侧面。要注意任何明显的垂直和水平面的差异,并结合客人上身的不适进行纠正。

在为客人做来访登记时,要评估客人的姿势,并帮助他了解自己的姿势,及与他不适状况的关系。为他做按摩方案时要考虑如何解决他的姿势变形和他痛感问题。对变短且收缩的肌肉和拉长的肌肉做2~4次的按摩和伸展。因为肌肉缺血,变长的肌肉需要按摩和轻度的伸展;也由于长时间的超负荷,经常会触发问题。这部位的肌肉也通常是客人感觉痛感的部位。按摩并拉伸这个部位的肌肉来恢复血液循环,并消除问题的触发点。这样会缓解客人的问题,同时客人也可以感到你在帮助他解决问题。但是,这么做只是解决了症状,而不是治本。为了治本,从而给客人带来长久的缓解,你应该来解决关节另一侧的变短的、收缩的肌肉,放松这部分肌肉,并使之伸长。如果你对双侧的肌肉进行同样的按摩,你就不会改变关节的相对位置和肌肉的状况,只会使双侧放松。而一旦客人站起来后,他们就会恢复到按摩前的姿势。而且,很可能使那些由于放松而变长的肌肉,会被短而硬的肌肉拉得更长而导致变形。这就是为什么我们建议对变短的肌肉要和拉长的肌肉一样按摩2~4遍,从而充分地放松并拉伸短肌肉,使得客人能够以更正确的姿势站立。

仅使用按摩技法可以使肌肉放松,但是达不到拉长的目的。因此,仅仅按摩是不够的。你还要拉伸短肌肉。相互抑制型的PNF拉伸法及在第8章中讨论的所有的活性拉伸法,即Mattes法不仅能够拉伸短肌肉,同时也能加强长肌肉的力量。

这个方法即可以矫正你自己的姿势,也可以在按摩客人时使用。一旦头部向前、向内翻的姿势变成习惯,情况将不断地发展,最终导致我们在老年人身上常见的驼背。人驼背时,每走一步都向前倾,而只有在前面的一只脚放下来时,他们自己才能站稳。以这种姿势人很难站稳,且平地上任何不可预料、甚至是看不出来的变化都可导致摔跤。要阻止任何头向前倾、向内旋的倾向,并通过练习来拉长习惯性缩短的肌肉、加强习惯性变长且无力的肌肉力量,从而是身体平衡。图5–7中的三步骤练习可以帮助矫正姿势。如果客人和按摩师定期做这个练习效果最佳,可以改善上身的姿态或者帮助保持良好的姿态。

一些常见的姿势变形包括:

- 双臂和肩内旋,导致腕管综合征,及肩胛骨之间的疼痛;
- 一个肩膀高或低,经常会导致颈部及胸上部疼痛,有时也会导致头痛;
- 头部向前的姿势,通常会与颈的后部疼痛有关,有时也会导致头痛。

内容回顾:如果你判断客人有姿势变形的问题,这可能会和他们的不适有关。一般性的规则是按摩相关关节的两侧,在变短的那一侧按摩2~4次。拉伸变短的肌肉,使短肌肉变长,从而可以使身体的骨骼向后归位。教客人一两个拉伸的技法,在不来治疗期间可以使用这个练习拉伸短肌肉,来保持已经取得的按摩效果。

其他的评估技法

除以上讨论的技法外,还有其他的软组织评估方法。整形外科医生研究出一系列评估肌肉、肌腱、韧带和关节的测试,通常称作"整形评估测试"。理疗医生,其中最知名的是Henry和Florence Kendall制订出一整套的肌肉测试方法。这些测试方法与典型的坐式按摩有些相关,对医疗和临床工作也有帮助,如运动按摩业或疼痛医疗诊所。要了解这些测试方法的更多信息,请参阅"建议阅读书目"。

记录

按摩师对每个疗程的情况进行记录是绝对必要的。完整的记录既帮助保护客人,也保护按摩师。对于你进行的理疗,要留有两类记录:财务记录和客人记录。

财务记录

要保持有序的财务记录,你要做三件事:保留定期来诊的日程表,存好票据及其他财务文件,选择使用一个对你有用的财务系统。首先,你要做一个日程记录簿来记录客人的每一次来访或者使用"个人数据辅助系统"(Personal Digital Assistant)软件,其中将预约后没来得及取消的情况(你应该这样来分类)也记录下来。这样的记录簿不单对你做缴税档案或以备审计时使用,同时也可以作为客人记录的备份资料。在每年年底,将你的记录簿和缴税记录保存好,当你缴税时便于查找。如果你要取得"全国理疗按摩及身体运动认证协会"的全国从业认证,你需要提供过去4年中提供按摩服务的小时数来通过认证。要将你过去4年的从业的记录簿放在可以找得到的地方。将其他的业务预约也做好记录也是个好主意,如医生的预约,与你会计师、律师或业务咨询师的预约;及你为其他企业、度假村、继续教育讲座及任何其他与你业务相关的活动的预约。这样你可以使用这些记录来分析你的时间安排,及业务费用报税时的支持资料。请注意:要用铅笔来写业务记录;因为客人的预约经常会变,如果用水笔会因反复涂写而字迹无法辨认。如果你使用"个人数据辅助系统"软件或其他电子手段,要定期做备份,保存像记录簿那样的原始书面资料或复印件。

其次,你要养成保存所有购买产品、为客人提供服务及购买任何与你的业务相关的用品的发票的习惯。(当然,你也要给客人提供发票,以便于他们自己做好记录。)换言之,要保存好每一笔交易的发票,无论是收入还是支出。将每个月的发票用信封或夹子存放好。也可以将它们按照"收入"和"支出"来分类。再将收入做进一步的分类,分为现场服务收入、办公室收入、商品销售收入、消费税收等等。支出也可以做一些普通分类,如信用卡发票、现金发票、支票发票;或按税的种类分类,如按摩用品、广告、印刷品和复印件、继续教育、电话、电脑等等。

每天的收入都要做记录。可以按照发票来记录每天的收入,因为每天结束后你需要将当天的收入存放好。但是要记住将每天的业务收入和个人收入及其他类别的收入分开记录。最好为按摩业务单开一个账户。美国国内收入署(IRS)反对将个人收入和业务收入混合记录。

给客人开发票时,你可以使用市场上现有的任何种类的发票系统。其中有办公用品商店销售的简便的可复写发票,也有电脑发票。在现场为客人提供坐式按摩时,电脑发票不实用。并不是在你所到之处都可以方便地设置好电脑(即使是笔记本电脑)和打印机。当然科技的发展会在这方面带来改变。在现在这个阶段,进行现场坐式按摩时,纸质的复写发票是最便于使用的一种。当然,当你回去后,可以再将业务信息转到电脑系统内。除发票外,你还要记录出差旅行的里程、检查存根、作废的支票、押金单及任何其他对于记录业务有用的资料。

第三,你需要选择一个财务软件系统帮助你及时、有效地进行财务记录。如果你在电脑技术方面有天分,使用"个人数据辅助系统"软件与笔记本电脑连接是帮助你记录日程和业务资料的最佳手段。"Quick-book"是一个非常实用的电脑财务软件系统。多数财务及税务公司的系统都支持这个软件系统。这个系统可以帮助你管理支票、其他银行往来账、收入与支出、普通发票、财务报表及其他所有必需的业务分析和税收报告。市场上有几种品牌的财务管理程序。与负责税务报告准备的部门联系以了解他们的系统是否为你所选择的软件。

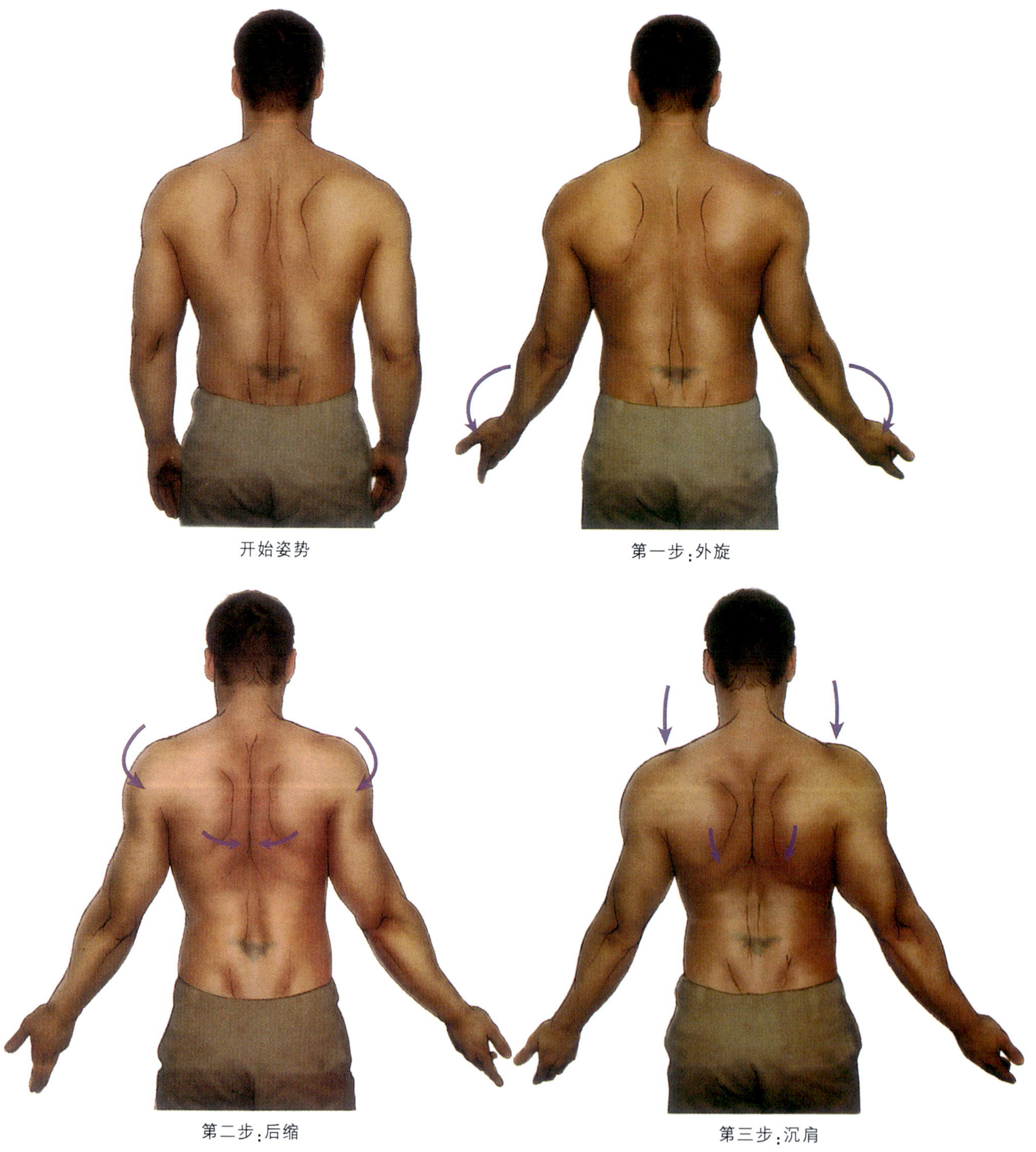

开始姿势

第一步：外旋

第二步：后缩

第三步：沉肩

图5-7 **姿势练习三步法**。开始姿势：站立或坐直，双臂放松地垂放在身体两侧；颈后部拉长。第一步：向外翻转双手或双臂（“拇指向外翻转”），收缩冈下肌、小圆肌和三角肌。第二步：肩胛骨向内翻（“将肩胛向一起拉”），收缩菱状肌和斜方肌中部。第三步：将肩胛骨向下压（“将肩胛向下拉”），收缩下斜方肌。保持2~5秒。放松并回到开始的姿势。重复。开始时每天做两次，每次做5遍，直到可以每天做三次，每次做15遍为止。

如果你选择技术含量不是这么高的方法,可以使用书面的系统。尽管由于电脑系统的使用越来越方便且成本也在降低,因而书面的记录方法已不是那么普遍,然而,书面记录系统仍是可行的选择方案。书面记录系统由四个部分组成:第一部分记录业务收入并将收入来源分类(现场按摩、办公室按摩、商品销售、消费、消费税等);第二部分记录业务支出,并分类(广告、邮资、按摩用品、业务培训、应付款、保险等);第三部分是发票本,为客人开具发票,保存为每位客人开具发票的底联;第四部分为汇总部分。办公用品商店出售的纵行记账本价格便宜,适合用于记录收入和支出。如果你决定使用这样的记录方式,要和税务服务机构咨询,以保证你的记账系统与他们的系统相兼容。我们的目的是要选择最简单、最有效的记录系统。电子的还是书面的方式并不重要。

客人记录

我们要保存的第二套记录是客人的记录,我们常称之为客人记录表。客人记录最重要的作用是为客人的安全服务,同时也可以帮助你为客人提供更好的、更专业的服务。完整的记录也可以帮助我们记载一段时间内客人的理疗进展。这个方法对有慢性疼痛的客人最为有效。他们可能会对治疗效果失去信心,有时由于疼痛仍存在而抱怨按摩方案或按摩师。例如,你可以通过展示给他记录上所记载的动作范围的增加来提高客人的信心:他刚来时,痛感在背部、颈部和肩部,而现在则仅在颈部有痛感。用这个方法可以在客人失去信心或产生退缩情绪时给他们鼓劲。当然,客人的记录也可能会显示经过一段时间后没有进展。而此时你需要改变按摩方案,或建议去看其他能够更好地帮助客人的按摩师。建立客人记录有两个好的系统:S.O.A.P及HxTxCx[1]。

S.O.A.P图表

最好、最完整的客人记录图表系统的名称是S.O.A.P。分别代表主观、客观、评估、计划。这个系统帮助从业者解决客人存在的医疗问题。此套系统的涉及面很广,使用起来很费时。但是,如遇客人出现损伤或医疗上的状况,你需要为自己或客人找保险公司进行赔偿时,你会感到花费精力使用这套图表是值得的。如果你的客人有明确不适状况、问题或受伤,而你在按摩过程中需要处理这些问题,你最好使用S.O.A.P.图表。当你使用本书转诊的理疗程序来解决特殊的不适症状时,我们也建议你使用这套系统。

在坐式按摩服务中使用S.O.A.P.图表还是有困难的,特别是在进行现场服务时。由于现场服务时会将标准程序简化,因此在每位客人来之前和走之后没有足够的时间进行完整的S.O.A.P.图表填写。当然有持续性不适的客人通常愿意花更多的钱和时间来支付和配合特殊的理疗方案。为了解决疼痛问题,他们不惜代价。因此,你可以另做预约,留出足够的时间来完成必要的图表填写工作。为客人解决特殊不适所花费的额外的时间可以通过加收每分钟的费用来补偿。或者,你可以按照实际用于客人登记、评估和填写图表的时间来收费。要记住,填写图表是你专业服务的一部分。这样做是值得的,也是对客人有益的,因此你应该得到补偿。如果你准备使用S.O.A.P.图表为客人做完整的登记,要提前告知客人第一次来访时需要的时间比较长,花费也多一些。要清楚地告知客人接下来的按摩时间会短一些,花费也少一些。要为客人解释清楚:按摩服务需要做客人图表,填保险单、额外的客人培训;同时教客人如何在家继续锻炼。服务所涉及的范围更广,因此,比一般性的放松疗程收费更高一些。多数人为得到更好的服务愿意多花钱,特别是当可以帮助他们控制不适或恢复健康时,更是如此。时间的预约仍然是个麻烦,因为,有些客人需要的时间比另一些客人长。但是经过几周的S.O.A.P.图表填写后,你就可以确定每位客人所需的时间,从而相应地调整你的时间表及收费。要根据客人的情况来决定哪些需要使用S.O.A.P.图表,哪些不需要。

除S.O.A.P.图表外,对于你准备使用S.O.A.P.图表的客人还要填写健康状况登记表。在进行首次按摩前,要求客人填写此表。他可以在到达之后填好,你也可以寄给客人填写,来访时再带给你。

关于S.O.A.P.图表的介绍有一整本书。如果临床性质的治疗是你按摩业务的固定部分的话,你可能需要进行一下研究。这本书的名字是《手到病除:按摩师的沟通、记录及保险申报》第二版,作者Diana L. Thompson[1]。在本书的最后的附件A中有《手到病除》一书中S.O.A.P.图表的样表。但是S.O.A.P.图表使用程序的完整解释不是本书的重点内容。如果你有保险方面的需要,《手到病除》一书还可以帮助你了解保险申报方面的信息。

HxTxCx图表

对于相对比较健康的客人的按摩情况进行记录的简单、快捷的方法是使用HxTxCx图表系统。这个名称代表历史(Hx)、治疗(Tx)和评价(Cx)。HxTxCx图表包括一个简单的客人登记问卷，以收集客人的健康史及身体状况，并留有空间记录治疗的情况及你想记录下来的治疗效果评价。治疗效果评价可以是关于客人的敏感度、个人偏好、在治疗过程中的变化、痛感区、治疗进展及其他你觉得必要信息的记录。此表格需要客人在“客人声明”部分签字。HxTxCx图表样表收录在本书最后的附件A中。你也可以对此表进行修改，从而更加适合你使用。

如果不涉及保险理赔和转诊的问题，在坐式按摩服务中，仅使用HxTxCx图表就足够了。尽管使用S.O.A.P.图表是最理想的方法，然而即使对于有更严重不适症状的客人，只要你做了足够的记录来帮助了解你每个疗程的操作内容及客人所达到的效果，使用HxTxCx图表也能够解决问题。

可读性及完整性

图表的一个重要特点是它的可读性。你是唯一看这个图表的按摩师吗？如果是的话，只要自己明白记录的是什么，你可以随便使用任何缩写、俗语或图画。然而，如果在你的工作环境中，其他按摩师偶尔也会接待你的客人，或者客人每次来的时候要求尝试不同的按摩师，那么记录必须使每一位工作人员都可以读懂。你需要和你的同事一起开发出一套“图表语言”。这种语言不需要你所在的工作环境以外的人能理解，但是，你所在工作环境中的人必须清楚。

除可读性外，客人的图表要尽可能地完整。这一点也很重要。以最坏的情况打算，如果你(或是你的主管、同事)需要为某位客人作证或者反驳某位客人，你要能够对你或你同事多年前的客人治疗记录做出解释。以最乐观的打算，你要能够在办公室拿出一位客人的治疗记录并对如下做出判断：

1.他上一次来时的不适症状是什么。

2.你为他做了什么治疗或使用了什么技法。

3.发现了哪些缺血的肌肉或问题触发点。

4.注意到了哪些动作上的限制。

5.你交代客人回家后做哪些锻炼。

6.发现了客人的哪些异常，如：不正常的敏感，无法做大幅度的动作，不希望面托摆放位置较远等。

7. 他对按摩的反应如何及他自己叙述了或你观察到了哪些改善。

如果你们治疗小组可以获得任何一个客人的以上信息，你们的记录工作就是非常优秀的。如果你无法理解或辨认客人记录图表上的内容，一定要在开始按摩前向客人询问。

按摩方案

客人由于各种不同的原因来按摩。他们可能只想“犒劳”自己或放松一下。如果是这种情况，就不需要做按摩方案。第九章中介绍的放松按摩内容本身就是一个方案，同时方案就已包括在其中。对于要缓解慢性疼痛或急性损伤的客人，那么按摩方案是有必要的。制订按摩方案有两个主要的原因：第一，帮助按摩师理清思路，并对按摩师给予指导；第二，是对客人的教育，同时希望得到他的承诺来配合一系列的定期按摩。

几种类型的按摩方案

按摩方案可以简单到就是你即将进行的按摩的安排。根据客人登记时的情况及你们的交谈，在脑子里形成一个“即兴”方案即可。你可能决定做一个普通的放松操作程序，或是整个按摩中只重点按摩客人的右臂和手腕。

而另一方面，如果是一个定期来访的、有慢性症状或严重损伤的客人，你则需要制订一个详尽的方案。按摩方案可以是一般性的，也可以是对某位客人有针对性的。例如：一个一般性的计划可以是针对多数后腰疼的客人的方案。你可以把它称之为“后腰操作程序”，并以这样的名称在客人的记录表中进行记录，同时再加上非正常情况的发现或者其他你增加的固定操作程序以外的操作。“后腰操作程序”可以是一个为期4周的方案，每周做1~3次按摩。在4周结束时，重新对客人进行评估，并根据他表现出来的症状来决定是继续还是换用其他的操作程序。

有针对性的按摩方案可以解决客人特殊的不适症状。可以根据客人进门时登记的内容，从肌肉到动作都进行有针对性的按摩。例如：Z先生的登记表中显示他每天都有头痛的症状，且头部向右转时也感觉疼痛。对他站姿的快速检查发现他的双臂内旋45°、双肩前转、耳朵向前超出肩关节2英寸。头向右仅可转动45°,而向左几乎可转90°。他目前没有其他的不适,没有已知的疾病,未动过手术,近期也未发生过意外,并且也不服药。一个有针对性的方案应该具体地概括你将如何针对Z先生的不适进行治疗。方案中应列出治疗目标(多数情况下应该是缓解头痛,并使其向右的动作恢复正常)、你所要使用的技法、治疗频率的建议、每次治疗的时间长度及回家后的练习。

如果是一般性的方案,可以事先打印好,或者交给客人一份定制的方案。对于特殊客人的个性化方案可以在客人第二次或下一次来访时交给他;在第一次来访时,向客人解释在他下一次如约来访时会给他一份针对他的不适或症状的特别方案。可免于预约。当然, 如果你是在机场或是其他一次性服务的场所,制订治疗方案实际上是不可能的。在这种情况下,为他提供一个可以解决即时需要的最佳方案即可。为客人定制治疗方案会给客人留下好的印象,你会惊喜地发现他们会常来就诊。

制订治疗方案

治疗方案的第一部分是要即刻缓解客人的不适。其中包括对症状、痛感区域及任何引发痛感的触发点进行处理。如果你的治疗可以减轻他的不适感,他很可能会再次来访。你要花几分钟的时间,尽量来确定导致其症状的原因。他是否在工作场所或家里进行过重复性的活动?他是否在户外工作?这些情况是否与他的不适感有关?

例如:一位叫Mary的客人来接受坐式按摩。她说她只是想放松一下,经过一整天充满压力的工作后小憩片刻。但是当问到她是否有什么具体的部位导致不适感时,她承认头部的枕骨下痛,而且两肩之间也有痛感。你观察到她的肩部和双臂都有内旋的现象。而且她双手的四个关节都朝前;她的耳朵向前超出肩关节1英寸。根据你所观察到的信息,你便可以为她制订一个如图5-8所显示的治疗方案。

要注意:根据Mary的症状,采取图5-8中的方案可以使她的治疗进程尽快地推进到下一个阶段。不要使用按摩方案"捆住"客人,从而使其变成推销你生意的工具。治疗方案的目的是尽快地使客人的按摩取得最佳效果。下面是如何制订治疗方案及与客人沟通的方法的总结。

由于Mary来到你的诊所只是想做个放松的按摩,你需要尽快地让她了解她姿势方面的问题及与她的头痛之间的关系。给她解释:由于枕骨下的肌肉需要支撑起她的头部,因此这个部位的肌肉会疲劳且超负荷。如果这个部位的肌肉不能和后颈部伸肌一起收缩,那么她做低头看地面的姿势时,头部会向前伸。而她的肩部也向前旋转。由于伸肌需要支撑她的身体不倒下去,这样一来,给颈椎的伸肌带来额外的负荷;而菱形肌和斜方肌作用是阻止双肩向前转,那么也给这两个部位的肌肉带来额外的负荷。

告诉Mary你也会给她做放松性按摩。但是你也会尽力帮助她缓解头痛,同时看是否能够找到导致她姿势问题和头痛症状的功能不良组织。在为她做按摩时,你会检查有问题迹象的肌肉。当你发现痛感部位或痛感触发点时,你会进行治疗。同时,你会向Mary解释你的发现及这些问题与她的头痛和姿势的关系。

在前面的3~5分钟里,将你们的对话减少到最低的程度并转换到使用镇静的技法。当Mary起来后,希望她感受到想象中的轻松。随着她头痛的减轻,你可以建议她两天后再来。到那时,你交给她一分矫正姿势和彻底解决头痛的治疗方案。她同意了,她承认要能根治每天下午的头痛,对她来讲简直太好了。(要记住:每天头痛是不正常的。阿司匹林不能解决头痛问题。)

你在当天晚上为她写好治疗方案,当她再来时交给她一份,并向她做简要的介绍。记住要清楚地告诉客人,每个人的情况都不尽相同,有些人反映出的效果要比他们自己想象得快,而有些人则会比较慢。治

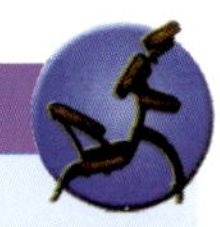

实践经验

客人的反应

最好向新的客人解释按摩带来的轻松可以提升治疗的效果。因为神经系统会逐渐熟悉这样的效果,并逐渐形成对按摩这一刺激的反应。很快,只要客人坐到椅子上开始接受治疗,他们的身体就会有轻松的反应。特别是当你每次都以同样的方式进行按摩时,就是对神经系统发出"提示"。下面一个月,你可以建议做4次或8次"新客人疗程"(每周1或2次)。对于继续购买疗程的客人,你可以给予价格折让。向客人解释这样可以训练他的神经系统对按摩的反应, 从而达到最佳的按摩效果。以后,客人可以将疗程的时间间隔拉开,待他们感觉需要时再预约。从这时起,规律比频率更重要。如果客人完成了"新客人疗程",哪怕只是每个月一次都会收到很大的效果。记住条件反射。

治疗方案

第一阶段： 3~6次治疗，每次20分钟，每周3次。

A 治疗方案以脊椎旁肌肉和双臂的一般性放松开始

B 缓解头痛及肩部疼痛
1 检查菱形肌上部及斜方肌中部
2 检查后面的颈肌
3 检查枕骨下肌肉
4 治疗肌肉缺血的部位及发现的痛感触发点

C 缓解肩部、双臂和头部的姿势变形症状
1 拉伸胸大肌：横向外展
2 拉伸胸小肌：向外旋转
3 拉伸肩胛下肌肉：向外旋转
4 拉伸前颈肌：大幅度伸展(如果适宜的话)，及颈后肌肉斜拉

D 回家后的练习
1 向外旋转、收回及向下压的练习
2 胸大肌拉伸练习

第二阶段： 在头部和肩部的痛感缓解后再开始第二阶段的治疗。治疗进行2天或者治疗6次后停一下。每周2次的治疗应持续3周，直到姿势变形得到矫正，同时Mary告知在不治疗的时间里不再出现头痛和肩部疼痛为止。

A 脊椎旁肌肉和双臂的一般性放松

B 检查上一次发现的痛感部位和痛感触发点。如果再次出现，要进行缓解治疗

C 做肩部的按摩，检查胸大、小肌、肩胛下肌、前、后三角肌

D 主动局部拉伸法肩部拉伸按摩，颈部大幅度拉伸(如果适宜的话)，及后颈肌斜拉

E 回家后的练习：
1 向外旋转、收回及向下压的练习；姿势纠正的3步法练习
2 拉伸胸大肌
3 向外旋转拉伸
4 后斜方向拉伸
5 大幅度拉伸(如果适宜的话)

第三阶段： 保持良好的状态——这个阶段的治疗要在姿势变形得到彻底纠正，及头部和肩部的痛感消失后再开始。如果Mary感觉可以的话，常规的15分钟的按摩就可以了。建议每个月至少1次。

图5–8　客人针对性治疗方案样例。

疗方案是你开始和客人共同配合的工作指南及对需要调整的步骤的预估。要回答她提出的问题，并询问她是否愿意尝试你建议给她的方案。不要搞得太烦琐，因为她是来按摩的，况且她后面还有其他客人。

对治疗方案的专业解释可以为客人提供增进身体健康的帮助。通过沟通、指导和制订可衡量的治疗目标，你和你的客人都会受益。要尝试在适当的情况下使用治疗方案。

总结

与客人在按摩前、按摩过程中及按摩后进行有效的沟通是极其重要的。在开始按摩前，根据客人填写的登记表上的内容，你首先要确定坐式按摩对客人是否适用，以及哪些技法对客人有益。然后，指导客人坐到椅子上。也借此机会，根据你个人的专业水平，让客人了解你为他提供的从放松到康复的一系列服务。

在按摩过程中，你要向客人征询对于轻重程度、情况改善、牵涉性疼痛及压力方面的反馈。治疗中的沟通可以是口头的或是通过手势，如：举起一只手，或根据伸出的手指的数目来表示轻重程度，或者是以放下手来代表有改善。在按摩后，你应该提示客人第二天的感觉会怎样，留给他们回家要做的练习，并解释如何做，再预约下一次的治疗时间。

评估是一种沟通的方法。使用这种评估方法你需要客人针对他的不适和症状提供信息。评估可以简单到让客人指出不适的部位，但也可以广泛到进行整形外科测试。这要根据你的能力及客人不适的范围而定。

另一种沟通的方式是记录或叫做文件存档。将客人的预约做成图表是极其重要的。图表可以帮助你记住客人每次来访时的状况。还可以帮助那些服务于这位客人的其他按摩师了解曾实施过的治疗及客人的反应。图表既可以使用S.O.A.P.格式来做，或简单地使用HxTxCx方法。应为有严重不适的、由其他医生或按摩师转诊来的客人使用S.O.A.P.图表。或者客人由于某种原因需要由保险公司赔付按摩费时，客人也应使用S.O.A.P.图表。对于其他的客人，使用HxTxCx方法即可。营业收入记录、支出及治疗记录表也要保存完好。

最后，治疗方案可以帮助你组织好你的技法，以更好地服务于客人。治疗方案也可以帮助你使客人了解他的状况及你为他提供的服务。治疗方案也能帮助客人参与他自己的康复过程，鼓励客人在一系列的治疗中配合完成回家后的练习。

熟练并从容地使用这些沟通技巧后，你会发现你的业务水平不断提高，你的客人保持率也会增长。

案例学习

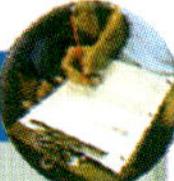

放松治疗方案

你和一家保险公司签订了每周五提供3个小时按摩服务的合同。在你第二次进行按摩服务时，一位35岁的女性部门主管来找你，询问是否可以为她进行放松治疗，使其有轻松的感觉。你向她保证能够做到。她填写了一张客人登记表。表中也没有显示任何特殊的状况。她稍有些头前倾和肩内旋。但是，她没有说有背部和颈部疼痛的问题。你用第9章中的放松程序为其进行了放松。结束后，她从按摩椅上起身时说：她感到前所未有的轻松。并问你她是否可以每周在你来时都进行放松按摩。

是否有必要为这位客人制订治疗方案？如果有必要，应该制订一个怎样的方案？

参考书目

1. Thompson DL. *Hands Heal: Communication, Documentation and Insurance Billing for Manual Therapists*, 2nd ed. Baltimore: Lippincott, Williams & Wilkins, 2002.

建议阅读书目

Kendall F, McCreary E, Provance P. *Muscles—Testing and Function*, 5th Ed. Baltimore: Williams & Wilkins, 2004.

Lowe WW. *Orthopedic Assessment in Massage Therapy*. Sisters, OR: OMERI, 2005.

第 6 章
人体力学及受伤防护

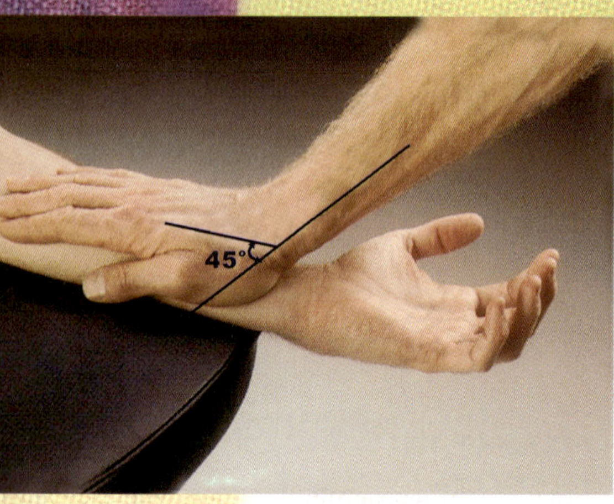

"当微弱的能量在人体内不受阻碍地自由流动时,人便会体验到灵活性。此时,关节间的连接就如同一串珍珠。"

Liz Koch《论腰肌》(**1997**年)

本章内容提要

- 实施坐式按摩时,使用正确的姿势和动作
- 演示坐式按摩的两个主要工作姿势
- 描述做按摩时正确的呼吸技巧
- 重复性拉伤的定义及如何有效避免
- 解释按摩时按摩师保持良好身体状态的重要性,并讨论个人健身计划的关键要素

关键词

人体力学：姿势、动作及关节的排列的正确运用，以有效地进行按摩，使按摩师受到的压力和损伤降到最低，也称为生物力学。对人体力学的正确运用可以减少按摩师的受伤可能，并提高对客人的按摩效果。

生物力学：关于人体受力（内力与外力）的科学。在按摩领域，它所涉及的是按摩师在进行按摩时肌肉和关节的受力。

腕管综合征：最常见的神经压迫综合征。这是由于重复性的活动导致腕管发炎肿胀或过度肥大，从而使正中神经受压迫。其症状包括疼痛、发麻、灼热、刺痛及/或麻木，有时会伴随手掌中部分布的感觉缺失或废用（沿掌侧拇指及前三个手指）。通常在夜间加重。

压缩力：导致关节两侧向内挤压的动作。

伸肌：能够使一个或多个关节伸展的一块肌肉或一组肌肉群。伸展的功能可以使四肢或身体伸得更直，或者使近处的部位和远处的关节之间的距离增加。伸肌和屈肌的作用相反。

屈肌：使一个或一组关节弯曲的一块肌肉或一组肌肉群。弯曲是指一个关节的弯曲或者是脊椎向前弯。屈肌和伸肌的作用相反。

张力亢进：肌肉过度强直的状态（肌张力过高），这样会带来不适，限制动作的幅度，并浪费身体的能量。

等长收缩：肌肉伸缩时没有带动身体任何部位的相应动作参与；肌力未改变肌肉的长度。

外侧上髁炎：前臂伸肌肌腱的损伤，位于肱部外侧上髁的附着处。通常称为"网球肘"。

内上髁炎：前臂屈肌肌腱的损伤，位于肱部内上髁的附着处。通常称为"高尔夫球肘"。在年轻的棒球运动员中普遍称为"小同盟肘"。

肌肉功能紊乱：肌肉的非正常状态，通常会导致局部不适及限制肌肉的拉长。但有时也会是问题触发点或出现牵涉性疼痛。张力亢进及其导致的肌肉缺血是最常见的肌肉功能紊乱现象。肌肉抽筋、挛缩或肌肉不受支配是常见的严重肌肉功能紊乱。

神经压缩：骨或软骨组织给神经带来的压力，导致神经功能减弱，通常会带来疼痛。由于神经穿过肌肉，因此当肌肉痉挛时，神经也会受到肌肉的压迫。通常称为神经压迫。

神经病：是神经的一种疾病或紊乱。有时是神经变性影响到神经系统。

跖屈：脚踝部位的延伸，直达到脚和脚趾。

重复性拉伤：身体由于受到直接的压力、震动或长时间进行重复的动作而导致的肌腱、肌肉、关节和神经的损伤。也叫做累积性损伤。

剪切力：由于外力和拉伤导致关节受到压迫，此外力从关节轴上滑过去，而不是在轴上或轴的周围。这种非正常的动作或压力，再加上强大的外力会对关节囊造成破坏性的伤害。

半脱位：关节非全部的或者部分的错位。关节的表面处于连接状态，但是连接的情况或位置不理想或不正确。通常需要按摩师通过强大的推力进行手工矫正。

肌腱炎：肌腱、腱囊或腱鞘发炎。

胸廓出口综合征：从颈部到腋窝之间任何部位的臂丛血管及神经受压迫。最常见的是在第一根肋骨和锁骨之间，或是在胸小肌下方，会导致不适，功能受限。也经常会肿胀。

当你为客人进行按摩时，你是否希望利用你的身体使按摩的效果达到最佳？作为按摩师，你是否希望能够长久地从事你的事业，同时又不受伤？你是否希望使你的按摩让客人感受到最大的满意？如果是的话，本章会对你有极大的帮助。

按摩有时被称为"手工治疗"，因为，这种治疗是用手来完成的。按摩是需要用力的重复性的活动。如果操作不当，按摩师会感觉非常疼痛并会严重受伤。事实上，许多按摩师由于与按摩工作相关的受伤而不得不离开和放弃自己钟爱的按摩事业。这是非常不幸的，因为许多受伤的情况是可以避免的。如果按摩师对自己的身体进行正确的保护并正确地使用，就不大可能会受伤。

这些受伤情况的发生通常是由于按摩师的身体状况不好，或者是自我保护不好。考虑一下下面的情形：按摩师的业务开始时比较少，每周只做几次。随着业务的发展，每周按摩的次数会快速增加。如果他的身体状况无法承受这么大的工作量，他的身体便无法快速适应以支撑他完成工作。这样一来，他会开始感到疼痛，特别是在拇指、手腕、肘部、肩部或者后背。由于他一直很忙，所以没有时间去治疗他自己的损伤，而如果他的一位客人出现了这样的问题，他则会建议客人去看医生。他一直不停地工作，身体则从来得不到时间去治疗或是适应。他的疼痛会变成慢性的，很快他自己就难以忍受了。为了帮助别人，他自己受了伤。那么，在1~3年的时间里，他就得停止工作。如果这种情况发生，不但对他自己，对他的客人、导师、同事和家人都是个遗憾。请你一定要尽自己之所能防止这种伤害

实验性练习

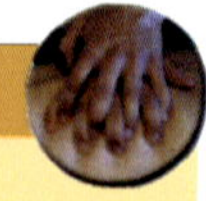

好、坏人体力学对比

两个按摩师轮流为对方进行按摩。操作时,对人体力学的掌握很好,身体的姿势很正确,呼吸的方法也很正确。然后再尝试不考虑人体力学的情况下进行同样部位肌肉的按摩,也不注意姿势和呼吸的正确。请注意一下用两种不同的方式进行按摩,按摩师和客人的感受是怎样的。同时也注意用正确及非正确的方法按摩时,在体力消耗上的差异。

的发生。

也有一些按摩师是幸运的。他们从来不关心人体结构,也不注意身体的保健,但是也从未在按摩操作中发生过损伤。真为他们感到高兴。这样的治疗师中有的人成为讲师。也是由于他们自己的亲身经历,他们在教学过程中也不强调人体结构的问题。遗憾的是,多数人并不是生来就具备不受损伤的特质。如果我们按照他们的方法进行按摩,我们最终会遭受疼痛,可能还会导致终止工作。

本章教你如何防止与按摩相关的损伤。内容包括:如何正确使用你的身体(人体结构),如人体各骨骼的排列、姿势及受伤防护。掌握这些概念对你及你的客人都有益。

人体力学

在按摩治疗中所使用的人体力学和生物力学这两个词是描述在按摩时按摩师的姿势和其对身体的使用方法。作为按摩治疗师,你应该有效地使用自己的身体,从而将身体受到的压力和损伤降低到最小。对人体结构的正确掌握使按摩师和按摩接受者都会感到很舒服。

与卧位按摩相比,在坐式按摩中人体力学显得更加重要。因为,按摩师重复地进行短时间的紧张工作,通常两节治疗间的时间间距很短。虽然相同的原理对两种按摩方式都适用,但是对于坐式按摩来讲,由于受到限制,工作的空间更狭小。因此,较之卧位按摩而言,坐式按摩对手的使用更多。此外,目前使用的按摩椅没有整体高度的调节,而客人是垂直地坐在椅子上。身材较高的按摩师需要弯腰去接近客人的胯部,而身材较矮的按摩师则需要踮起脚来才可以在客人的颈部和肩部进行操作。因此,为避免受伤,坐式按摩师正确地使用他们的身体是非常重要的。以下提及的有关身体的三个方面是需要考虑的:体态、姿势及呼吸。

体态

骨骼排列或者叫体态是人体力学中非常关键的部分。对按摩师来讲,骨骼有序排列的人体对于按摩提供很大的帮助,且软组织不会受损伤。按摩时应使相关关节所受到的压力降低到最小。压力在直接通过关节轴时是最小的一种伤害,而压力如果是从某个角度或者从侧面作用于关节囊时,则伤害会更大。

虽然在这里介绍的是如何有效地进行按摩,但是同样的原则对于生活中的其他活动也适用。因此,按摩师需要纠正他们的姿势,这不单是出于保护他们自己不发生职业损伤,同时也给客人做出好的榜样。了解你自己的姿势变形是纠正不正确姿势的第一步。先找一位脊椎指压治疗师来评估你的姿势,或者请教其他接受过姿势变形矫正训练的治疗师,然后开始进行矫正。矫正姿势是需要时间的,因为这需要首先打破过去的旧习惯,然后建立新的习惯。

进行按摩时,即使你使用的是最正确的姿势,你所采取的也是内旋式的姿势。即使你的脊柱保持非常垂直,头扬起(通过弯曲枕骨颈1关节眼睛向下看客人),由于你采用的是弓箭步的姿势,所以很难避免你会偶尔出现头向前伸的姿势。有时,你需要身体向前弯或是蹲下来,至少在短时间内你需要这样做。当你开车、在电脑上工作、洗碗或是从事其他的普通活动时,都会发生类似的情况。经过一段时间,这样的姿势就会变成客人站在你面前时所表现的变形的姿势。因为,对于神经系统来讲,这已经成为了习惯。即使你站直时,身体也是变形的。纠正工作时的姿势可以将按

实验性练习

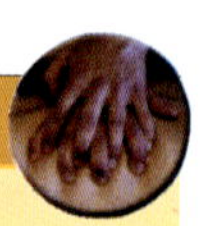

人体力学的自我评估

在一面一人高的大镜子面前进行坐式按摩。注意你自己按摩时的姿势。多数情况下,你的姿势大多数时间都是正确的吗?如果不是,就要改变你的习惯。

也可以用另一种方法:让别人将你按摩时的情景用摄像机录下来。观看录像,给自己的姿势、动作、流畅性及与客人的交流方式挑毛病。必要时改变自己的习惯。

摩时必须采取的内旋姿势的影响降低到最小。纠正关节的排列问题可以将带给关节的压力，特别是手腕、手指和拇指承受的压力降低到最小。在下一章里，我们会讨论正确的工作姿势。在本章的后面，我们会讲到身体保健的技巧。要学会关爱自己，这样你才有能力去关爱他人。

姿势

在卧位和坐式按摩中，有两个姿势可以帮助我们保持良好的体态，从而使我们在进行按摩时可以有效地运用我们的身体。弓箭步的姿势(也称为射手姿势、不对称姿势或弓形姿势)，和站立的姿势(也称为武士姿势、对称姿势或骑兵姿势)在进行坐式按摩时，多数情况下使用弓箭步的姿势。

弓箭步姿势

做弓箭步姿势时，一只脚放在另一只脚的前面。双脚脚尖朝前。后面的那只脚稍稍向外，要摆放得舒适。因为，你是用这只脚承受大部分的身体重量。如图6-1所示。当你以弓箭步的姿势向客人的方向移动时，其实你是在倒向客人的身体，而前面一条腿的膝盖控制着你的身体置于客人身上的大部分重量，如图6-2所示。

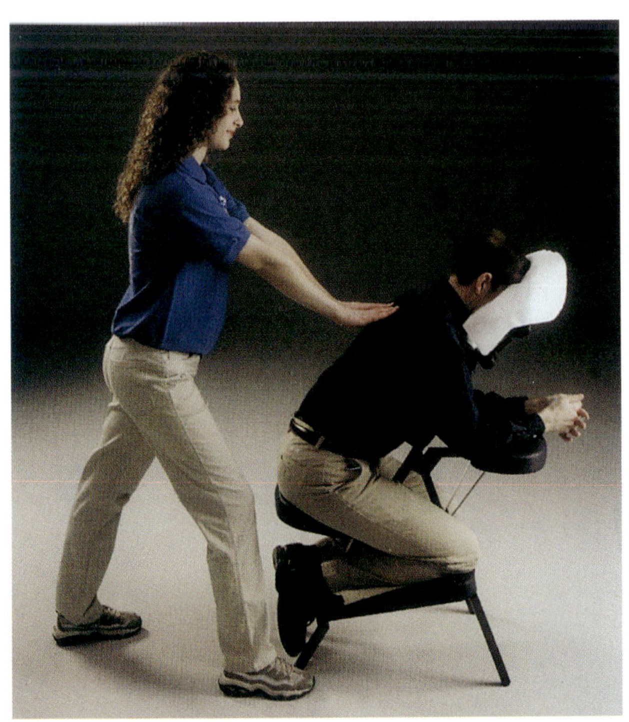

图6-1　**弓箭步在按摩中间的正确姿势**。注意：身体的重量大部分在后面的脚上。

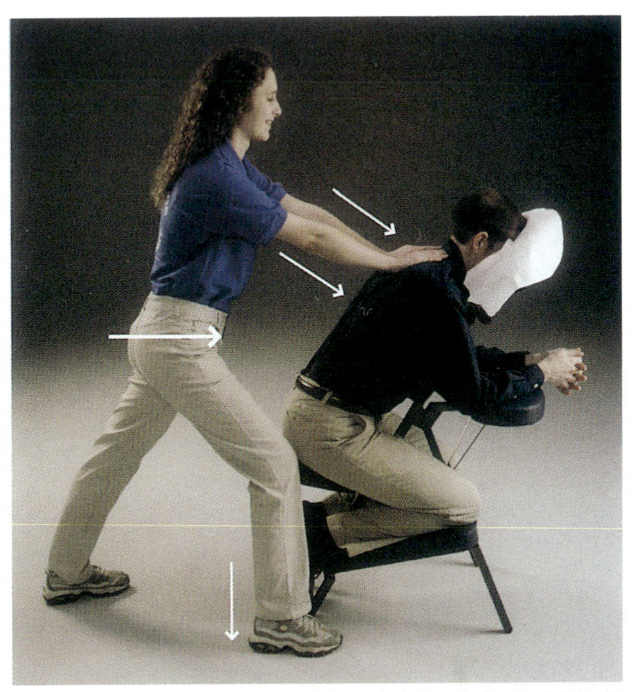

图6-2　**弓箭步在与客人接触时的正确姿势**。注意：按摩师身体倾向客人，身体的重量主要在前脚及手上。

做这个姿势时通常出现的错误是后面一只脚的角度太大，或者说向外翻的太远，这样就会失去脚底趾肌的弯曲能力。见图6-3。

用后面一只脚“撑住”是按摩中力量与力度的主要来源。你脚尖的指向应该和你给客人用力的方向在一条线上。实际上，你的全身都应该和你用力的方向保持在同一条水平线上。你的双臂应该在身体的外

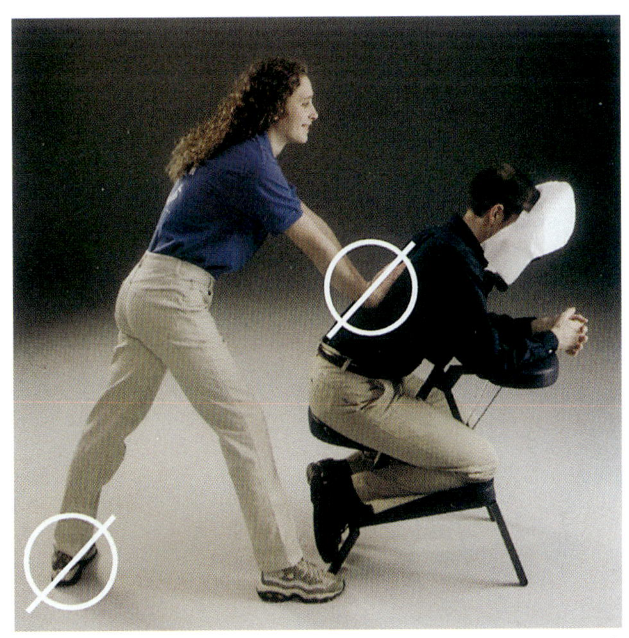

图6-3　**采取弓箭步姿势时，后脚的姿势不正确，同时手腕过度伸展。**

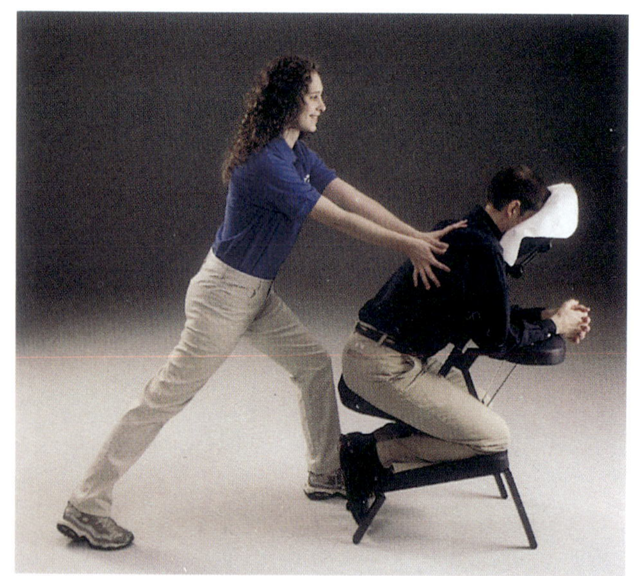

图6-4 **工作时上半身的正确姿势**。肘部挺直，但肘关节不锁紧。注意手腕/拇指与肘部的排列。

侧，你的肘应该是直的，而不是夹住。肘应该位于手和拇指的上方或是在同一条线上。

当使用拇指时，拇指应该是直的，且拇指位于前臂桡骨的延长线上。这样你是利用骨骼来承受给客人按摩时的力量，而不是用你的肌肉来承受。见图6-4及图6-5A和B。

要避免用弯曲的拇指发力，如图6-6所示。因为这样的姿势会带给拇指关节过度的压力，并使拇指内收肌、拇指屈肌、拇短屈肌和拇对掌肌过度疲劳[1]。这样也会使你的拇指指甲接触到客人的身体。

有些人天生就可以将拇指的指骨关节过伸。按摩师通常将这种情况称为“双关节”。他们试图在指间关节过度伸开时，以拇指发力。如图6-7所示。用这个姿势时，会使拇指关节过度疲劳，也会造成指间关节的神经压迫。你应该只用拇指的指尖发力。指间关节可以过度伸展的按摩师在发力时，应该让拇指略微弯曲。手可以松握拳来支撑拇指发力(见图6-8)或将手掌拱起，用四个手指做支撑。

如果你必须弯曲身体(向前倾)，则要从胯部，而不是从腰部或背的中部开始弯曲。你应该保持直立的姿势，后背要相对直立，使腰椎和颈椎的弯曲凸向前。这意味着头部是直的，如果需要向下看，从C-1关节向下弯曲，而不是将整个颈的前部弯下去。不要弓着(弯曲)后背去用力，也不要扭曲着后背去接触客人的身体，及(或者)变换用力的角度。而是要改变整个身体的位置。这样，身体的各关节不会出现问题，同时可以直接站在你需要检查或治疗的部位的后面来操作。

以弓箭步姿势来做动作时是通过膝盖发力，主要依靠的是前面的膝盖向前、向后动，此时骨盆移动的路线与地面呈水平。使用这样的动作可以使力量通过你的躯干(torso)传到你的双臂。这样一来，你不需要弯腰或用力拉动肩膀，就可以让力量传递到客人的身上。以这个姿势来做动作时是通过腿来发力并传递力量。此时，当你没有为客人发力时，你身体的重量主要在后面的一只脚上。而当你弯曲前膝时，你并没有将身体的重量转移到前脚上。你会倒向客人身体的方向。此时，你身体的重量则传导到你接触客人身体的那个部位上，可以是你的肘、手、手指、指关节或拇指。如果你将前腿伸直，你身体的重量就会移开客人的身体，并再转移到后脚上。你前腿弯曲的越厉害，你加在客人身体上的自身重量就越多。要用更大的力时，可以将后脚的脚掌弓起来，将身体“撑起来”。在有些技法的使用中，你可以身体前倾(将身体重量转移到前脚)，抓住客人的身体，前腿蹬直，向后拉。这个动作主要适用于如：大腿，胯，臀部这样的大肌肉，以减少你

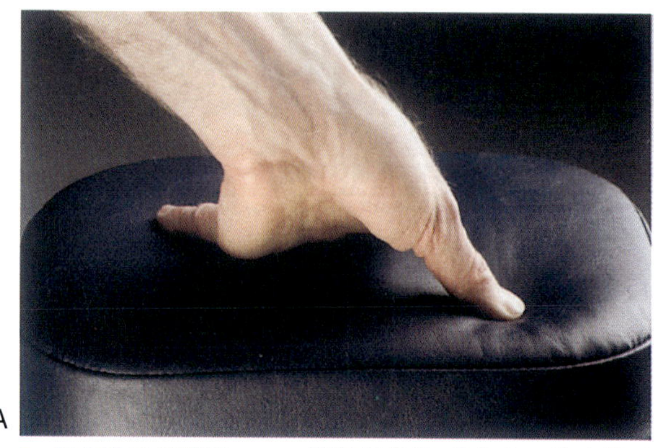
A

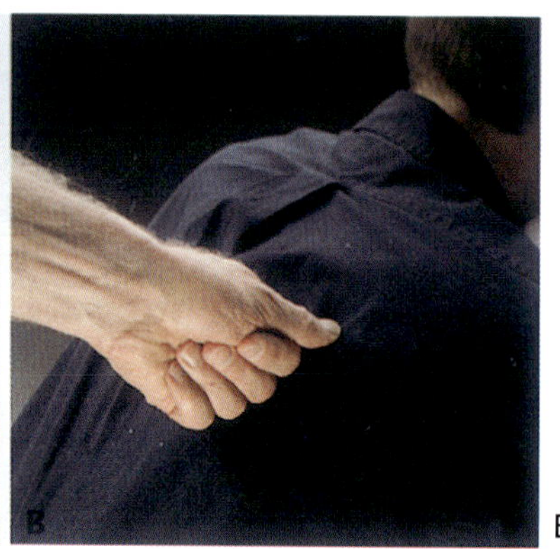
B

图6-5 **拇指的正确姿势**。(A)：将拇指关节“直起来”，将力量通过拇指关节和手腕传递到桡骨。注意观察正确的拇指姿势：手张开，手掌弓起，用另外4个手指来支撑。(B)：手指收起，手腕伸直。

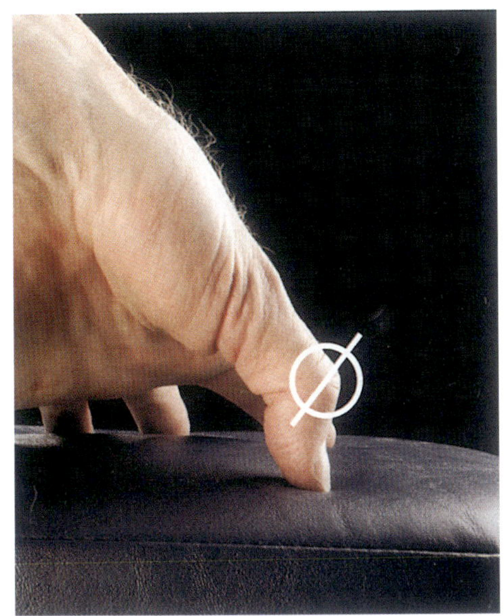

图6-6 不正确的拇指姿势，图中可见拇指弯曲。这种不正确的姿势可以导致关节、肌肉和神经受伤。

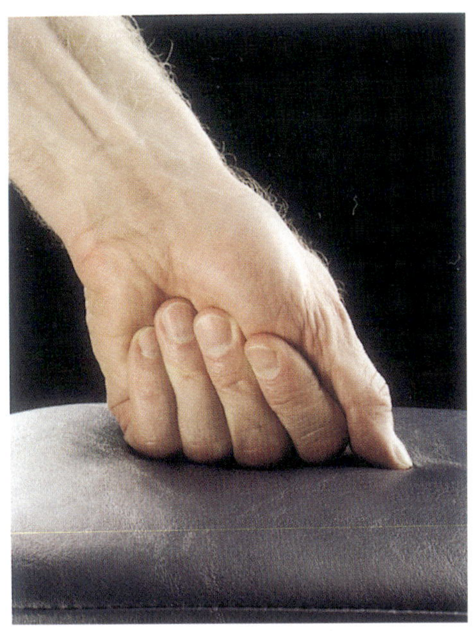

图6-8 正确的拇指姿势，特别是针对伸展过度。注意：拇指靠微微弯曲的指间关节和握起的手来支撑。

的背部和肩部肌肉的伸拉和疲劳。

你可以对着一面大镜子练习弓箭步姿势。身体前、后动作时，骨盆与地面要保持水平、后背直、头朝上看。平缓地将身体的重量从后脚转移到前脚，然后屈膝，再将转移到后脚。如图6-9及图6-10 所示。

然后，可以找一个人在你面前，或使用墙壁练习将你身体的重量从后脚转移到你的手，再转移到你面前的这个人身上或者墙上，然后再平缓地从膝盖转移回后脚。身体向前时呼气，向后时吸气。

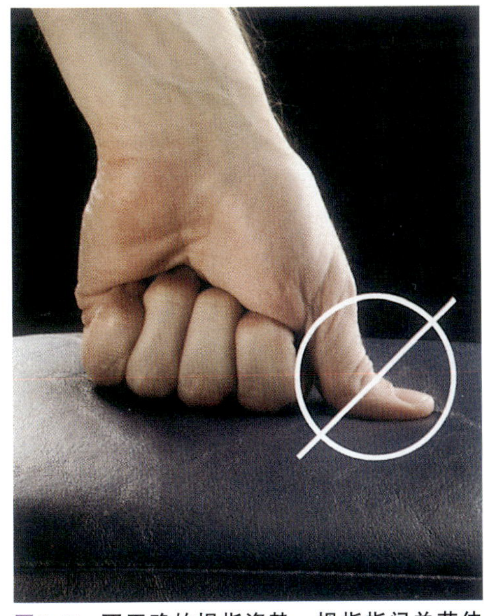

图6-7 不正确的拇指姿势：拇指指间关节伸开过度。

一旦你腿部的力量加强，你在工作时，会很容易掌握这个姿势，并可以保护你不受伤。使用弓箭步姿势进行按摩时，能量和力量通过关节平缓而有效地传递会使客人心情愉悦地接受按摩。

在进行坐式按摩时，多数时候你应该使用这样的姿势。本书自始至终会就此姿势进行讨论。此讨论会

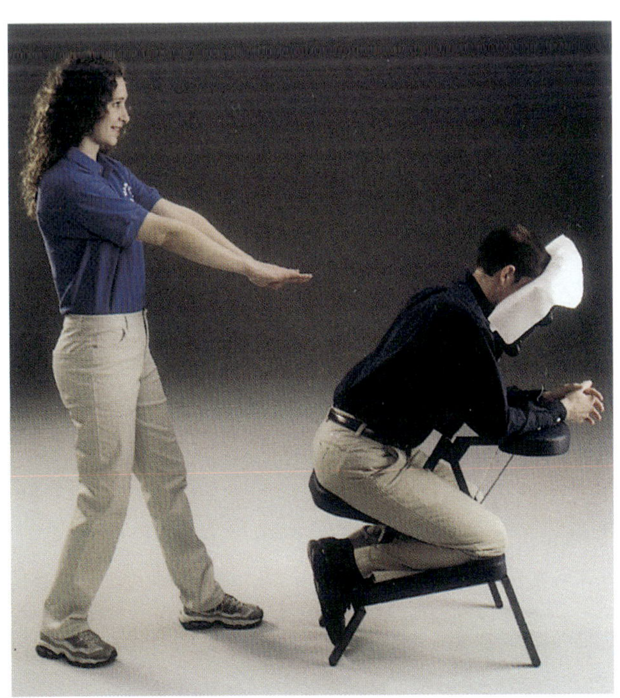

图6-9 弓箭步动作开始时的姿势。注意：后腿膝盖是弯曲的，前腿膝盖比较直，肩部放松，肘伸直，但关节不要锁定。

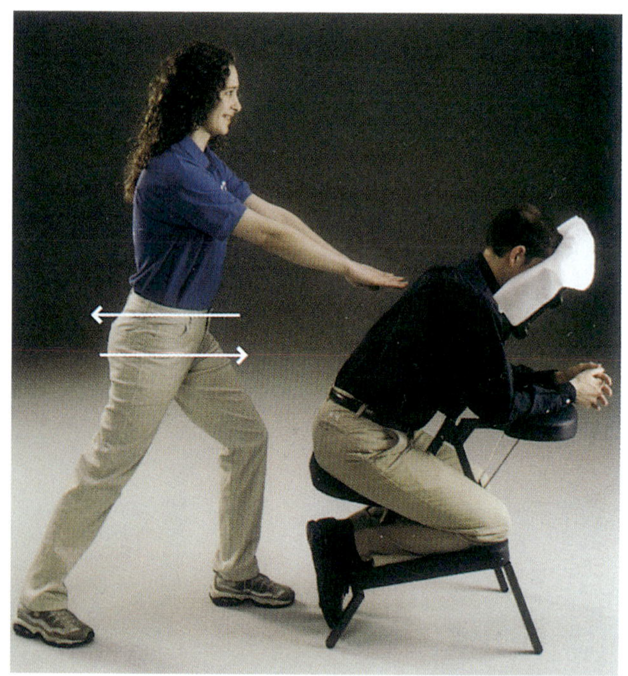

图6-10 **向前倾的弓箭步姿势**。注意：前腿弯曲，后腿比较直。身体的重量在两脚间平衡，这样可以轻松而平缓地控制你作用于客人的重量。

出现在有关身体的不同部位和肌肉的讨论部分。

直立姿势

直立姿势也称为武士、骑士姿势，或均衡姿势。这是在坐式按摩中所使用的另一个站立的姿势(图6-11)。

以这种姿势站立时，你的双脚朝前，脚尖在同一条线上。两脚分开，与肩同宽，或离开更远一些。你的身体面对着你要按摩的部位。双腿站直(膝关节正常为15°角)，但膝关节不要过度打开。你的脊柱也应该是直的。如果你需要向下看，在C-1关节处，将头向前弯曲，而不要将整个颈部都弯下去。肩膀放松，双臂伸出去，双手放在客人需要按摩的肌肉部位。肘不要外旋，也不要抬高过你的肩头。因为这样不能很好地起到杠杆的作用，也不能将力平缓地从你的身体传递到客人的身上。主要的动作应该是骨盆转动，转动速度与揉捏同步。要避免从胯部或腰椎向下弯，也不要扭曲身体去触及客人需要按摩的部位，而是要移动你的双脚。图6-12中所示的是错误站姿的例子。你在这张图中可以发现多少处的错误？

不要从背部、肩部和臂发力，因为这样会让你感到疲劳，同时客人也感到不舒服。当你正常站立，将身体重量平均地支撑在双脚时会使人感觉疲劳，妨碍体内的正常循环。应该避免这样做，或只短时间使用。直立

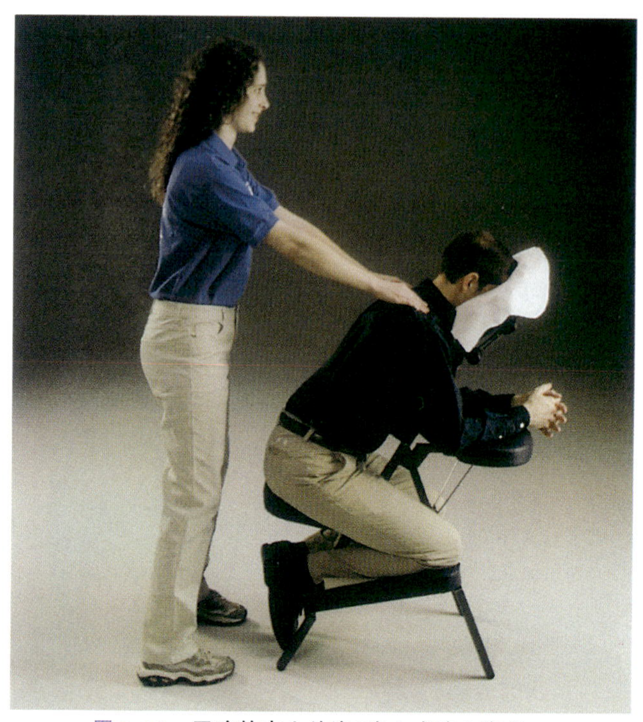

图6-11 **正确的直立站姿**(武士或骑士姿势)。

的站姿可以在对手和肩进行揉捏时使用；或是当你近距离站立在客人身旁，使用一些不需要大力度的技法时使用。在有可能的情况下，尽量使用弓箭步的姿势。要娴熟地掌握这两个姿势，特别是弓箭步的姿势。

以正确的姿势进行工作是一个习惯。在好的习惯形成之前，要特别注意自己的姿势。要记住好的习惯

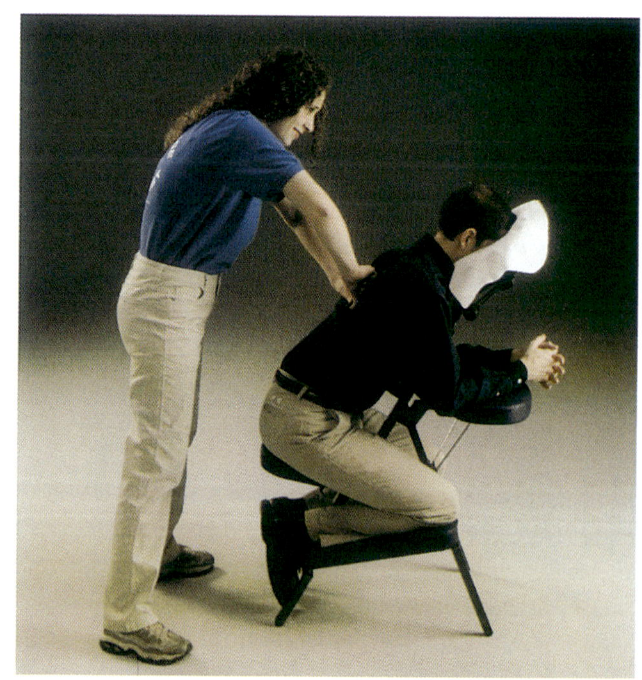

图6-12 **不正确的站立姿势**。注意：膝关节交锁，脊椎向前弯且扭曲，头和颈部都是弯的，肘部也弯曲，拇指过伸。以上的任何一个姿势都可以导致受伤。

的形成需要一个月的时间。如果你在做按摩时感觉疼痛或是不适，特别是出现在手和拇指时，就应检查一下自己的姿势。很可能你的姿态不对。将姿态和呼吸调整好，移动你的双腿和骨盆。这样你和你的客人都会感觉好很多。

在两种站姿中手腕的姿势

无论是弓箭步姿势还是在站姿，手腕的姿势都很重要。多数按摩师都应该注意手腕不要过伸，经常这样做会受伤。当然，按摩师的手腕如果很有力、很灵活不大会感受到这样的不适。做按摩时，要将手腕伸出去的角度保持在最小。最好是45°，或稍稍高出前臂。如图6-13所示。

有时你需要加大手腕伸出去的角度。但是不要停留很久，或经常使用这个姿势。如果以这样的角度工作时感觉不适的话，要换成松握拳的姿势。这样会使你的手腕伸直，见图6-14。注意，不要以松握拳的姿势弯曲或伸展手腕。如果仅稍稍弯曲的话，手腕会由于剪切力而弯曲，同时会损伤肌肉、韧带、肌腱、筋膜，甚至也会损伤到腕部关节。

经过腕部关节的剪切力随着时间的推移而受到损伤。此力线与你的桡骨及尺骨平行，从你的身体向客人传递，然后穿过腕关节，到达与掌骨平行的手部，如图6-15所示。

不要内旋前臂或放射状地变更手腕的角度的方法来使力量通过手腕传递，如图6-16所示。这样会使腕囊的尺骨一侧(即小手指一侧)过度疲劳，随着时间的推移会导致手腕过度灵活及受伤，包括可能会发生的腕部神经压迫。这个不正确腕部姿势也会影响到肘部和肩部的姿势，导致这些关节疼痛。

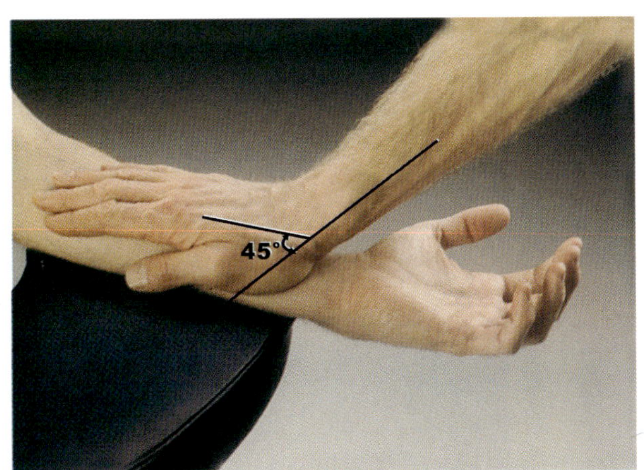

图6-13 **正确的手腕姿势**。伸出去的角度在45°或更小时最理想。

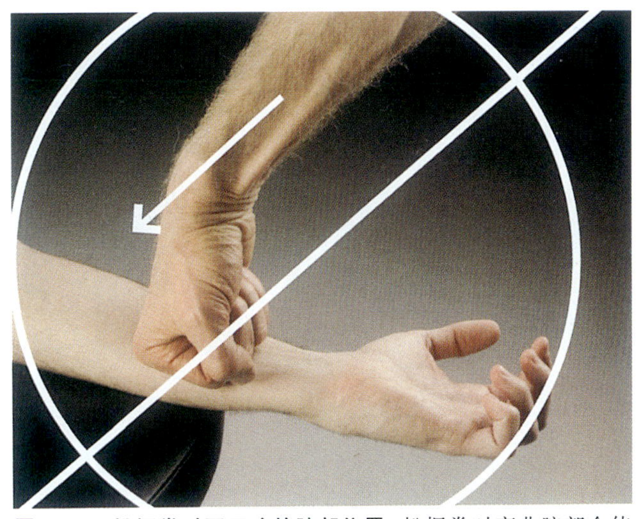

图6-14 **松握拳时不正确的腕部位置**。松握拳时弯曲腕部会使关节受伤。腕部缺乏支撑也会导致韧带受伤。

做按摩时，手和腕部要放松。要使你的双手与你所触摸的肌肉相适应。没有参与发力的手部和手指不要僵硬或紧张。手与手指的僵硬和伸肌肌腱的紧张会降低客人按摩触感的质量，增加肌肉的疲劳和受伤的机会。

花些时间和精力来增进和保持腕部的力量和灵活性是值得的。因为这样可以使你更长久地从事你的事业，并减少疼痛。跟随书中的介绍或你选择的其他方法来进行前臂、腕部及手的伸展练习。

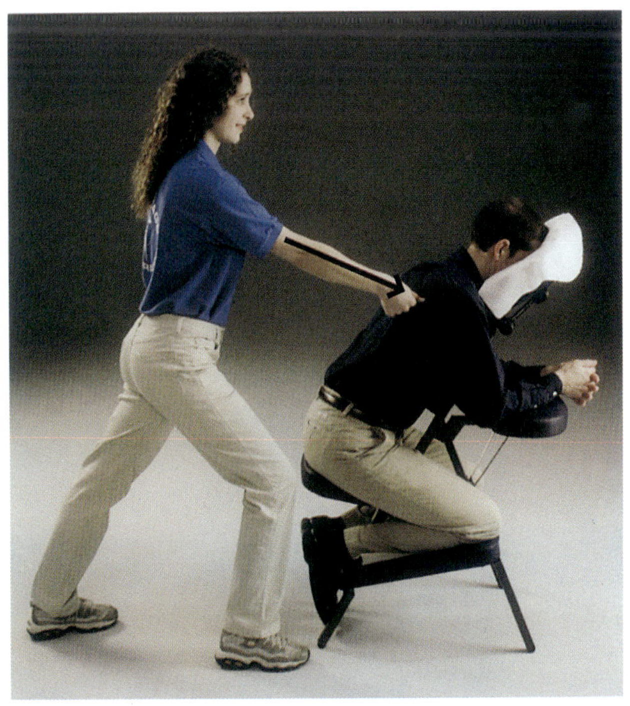

图6-15 **从前臂、手腕、手到拇指的正确发力方向**。

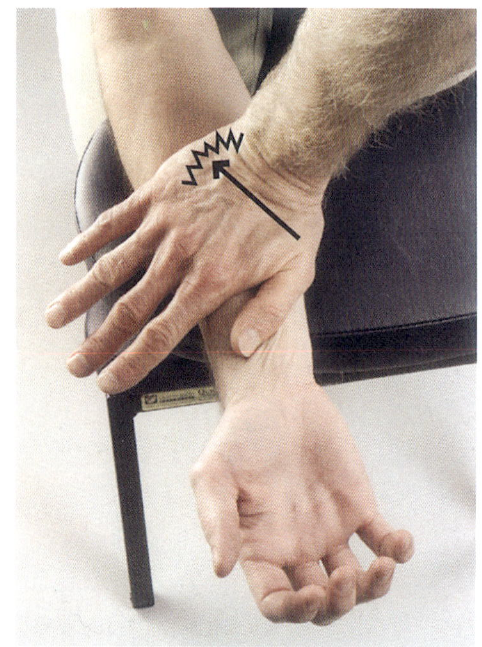

图6-16 不正确的腕部姿势，图中显示剪切力经过腕部。

呼吸

多数人认为呼吸是司空见惯的事。呼吸是自然发生的，对吧？的确，呼吸是通过由神经系统的自动控制，以某种自动的形式进行。但是，在某种程度上，我们有能力自主控制我们的呼吸。这个能力对我们从事按摩工作及保护我们的身体非常有利。以下是有关在按摩过程中如何有效呼吸的提示。

用鼻子保持完整的深呼吸。呼吸不要过度，但是要充分。用横膈呼吸，也就是用胸部最下方的肌肉吸入。首先将气吸进胸部。然后，肺部充满气后，让气向上提，使胸腔膨胀。这并不是让你对着客人吹气和喷气，掌握完整的、平稳的呼吸即可。当然，这样的深呼吸在你讲话时会被打断。话讲完后，再恢复完整、平稳的用鼻孔呼吸。从吸入到呼出的过程越平稳越好。在呼和吸之间不要停顿。你做不做按摩时都要这样呼吸。在按摩过程中，你和客人都不要屏住(停顿)呼吸。如果在按摩时，你的客人屏住呼吸，就说明你用力过大，或者他们由于其他原因感觉不适。轻轻地提醒客人要正确呼吸，询问他们对你的力度的感受及舒适程度。

此外，你要尽量用鼻呼吸。鼻腔可以净化和温暖吸入的空气，并增加湿润度。通过鼻腔的完整呼吸可以促进血液的氧合，改善身体的机能。口腔呼吸会使咽喉发干，造成呼吸不适[2,3]。

在以弓箭步姿势做按摩时，呼吸最有效。当你的身体向客人的方向倾倒时，呼出空气。身体向后移动时，吸入空气。在做短促的敲击或身体动作幅度较小的具体部位敲击时，这样的呼吸技巧不适用。但是，你可以保持呼吸的规律性和平稳性。这样可以帮助你保持身体的姿势和能量。通过呼吸来保持上半身直立、挺胸的姿势。如果你用完整的腹式呼吸，让空气充盈肺部，你的胸部会自然挺起，双肩打开。要尽量达到这样的状态，利用呼吸带给你的力量进行按摩。

瑜伽这门科学对于我们学习呼吸帮助很大。瑜伽气功就包括了呼吸的练习，称为调息(pranayama)[4]。调息教我们如何控制呼吸。学习如何控制呼吸可以帮助你们改善大脑注意力和精神集中度。我们的情绪可以影响我们的呼吸。例如，当我们受惊吓时，我们会大口吸气并屏住呼吸。如果我们学会控制呼吸，我们也可以学习更好地控制我们的情绪。情绪可以是很危险的，特别是在我们情绪失控的时候。呼吸连接我们的身体和大脑。你们不能低估正确呼吸及控制呼吸的重要性。瑜伽和调息都是值得按摩师好好学习的。

除了能够帮助按摩师有效地操作外，正确的呼吸技巧对客人也有帮助。教客人如何做腹式呼吸的技巧可以帮助他们增进健康，提高注意力并获得更好的感觉。受到震惊、恐吓和感觉疼痛的人的呼吸会很浅，只使用肺的上部。他们通常用辅助的呼吸肌肉进行呼吸，而不是用横膈。特别是有肌纤维痛的人通常是浅呼吸，且肩部内旋。这样不正确的呼吸方式是一种习惯，必须要纠正，并有意识地建立正确的习惯。通常经过30天有意识的努力就可以实现。花费这样的时间和努力是值得的。

实验性练习

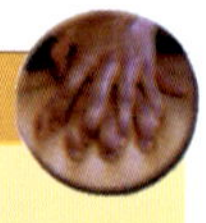

正确的呼吸方法

让另一位学生坐直，或者站好，一只手放在胸部上方，另一只手放在腹部。让他正常地吸气，注意他的哪只手先动，且动的幅度最大。通常应该是放在腹部的那只手。如果是上面的那只手，他就需要纠正呼吸的方法了。吸入的空气应该先在腹部充盈，然后到达胸的中部，最后升至锁骨的部位。呼出时，顺序相反：锁骨降低、胸腔收缩，最后腹部收进去。吸气时，让客人将他的肺部想象成一个气球，他吸入的是氢气。肺部要从下至上充满气，将胸和锁骨提起。

避免受伤

当然，正确地使用人体力学本身就是一种防护，避免受伤。本章所讨论的是一些按摩师通常会出现的受伤情况：重复性拉伤，同时也讨论了如何通过灵活性和力量训练来防止受伤。

重复性拉伤

由于重复性拉伤(RSI)在按摩师中普遍存在，因此，了解导致受伤的原因、防护及治疗的方法是很重要的。在以下部分我们介绍了基本的背景信息，并附带提出按摩师应注意的具体事项。

背景信息

RSI，即我们常说的重复性动作损伤及累积性外伤，通常是由于长时间重复同一个动作而导致的。最常见的RSI包括：腕管综合征、肱骨内上髁炎(即高尔夫球肘)、肱骨外上髁炎(即网球肘)、某些肩关节囊的问题及胸腔出口综合征。这些类型的损伤通常与错误的生物力学、不正确的姿势、工作或运动中的重复性动作及不良的工作习惯相关。特别是在身体处于压力之下或关节过度拉伸的状态进行重复性动作时，会导致软组织受伤。与RSI有关的危险因素包括：过力、频度、持续时间、力度、姿势、低温及振动[5]。这些情况在一段时间内会累积，最终导致肌肉功能不良、肌腱炎，及患上腕管综合征，出现神经压迫[6]。

导致出现重复性拉伤(RSI)的原因并不总是大幅度的收缩或是弹跳的动作。而通常是由于一些简单的、正常的动作，如：使用电脑鼠标，或是做按摩。因此，组织撕裂(拉伤或扭伤)并不是重复性拉伤的原因。而是由于肌肉重复地进行某项活动或持续从事某项大幅度的活动，导致肌腱持续地在最高拉力下超负荷，从而导致胶原纤维的破坏[7]。

有些重复性拉伤会有轻微发炎的症状。而多数情况下则无此症状。因此，如果发炎症状不明显的话，使用传统的消炎的方法没有什么帮助[8]。而这对于按摩则是个好消息。因为，明显发炎时是禁止接受按摩的。没有发炎的症状时，采取按摩治疗就很有效。

重复性拉伤所带来的疼痛通常在从事那个重复性的活动时会出现。开始时较轻，随着重复性动作的不断持续而越来越严重。拉伤的症状从开始时的疼痛或酸痛演变为肌肉紧张，最后形成疼痛的触发点，还可能形成神经压迫。当这种情况转为慢性时，会导致神经疾病、关节半脱位、相关关节的退化、滑囊炎、关节炎，甚至可能出现相关骨骼的应力性骨折[9]。要想恢复，就应停止从事导致重复性拉伤的活动，进行治疗并休养。如果忽视对RSI的重视，并继续进行这些动作，情况会变得更严重，恢复所需要的时间就更长，很有可能不会完全恢复正常。重复性拉伤的治疗方法包括使用冰袋、拉伸、加强力量、姿势矫正和调整动作(纠正导致拉伤的姿势)。

重复性拉伤及按摩师

正如我们在前面谈到的，按摩工作中涉及许多的重复性动作，特别是手和手腕。这些重复性的动作，再加上要对客人的身体进行发力会很快地导致重复性拉伤的发生。特别是当你对人体力学掌握得不好时，这种情况更会出现。

防止发生重复性拉伤的最佳方法是使用我们前面讲过的符合生物力学的正确的按摩姿势。此外，要通过定期地进行举重练习和灵活性训练，保持身体的

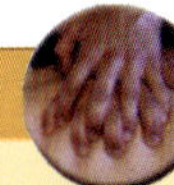

实验性练习

深呼吸

仰卧，在腹部放几磅的重量(搭扣式脚踝负重橡胶圈就很合适)。吸气，让重物抬起，开始计数，直数到开始吐气为止。然后，吐气时，数同样的计数。看你能数到多少(即你的吸气可以保持多长的时间)。同时保持吸气和吐气间平稳的转换，不要数得很急，也不要停顿。每一节做12次呼吸。逐渐地增加腹部负加的重量，一直加到10～12磅重为止。最终，你吐气过程所需要的时间应该是吸气时间的一倍。例如：如果吸气的过程是6下，那么吐气的过程则应是12下。通过每周的练习让吸气和吐气的时间延长1、2秒，直到在负重12磅的情况下，做12次这样的呼吸练习时吸气的时间是16秒，吐气的时间是32秒为止。

这种练习的另一个方法可以是：双臂交叉，趴下。将交叉的双臂向下拉，脑门舒适地放在交叉的双臂上。现在开始吸气，用同样的方法计数。注意腹部在腰两侧的伸展。和仰卧时练习的方法一样，尽量延长呼吸的时间，并达到呼吸间平稳的转换。在瑜伽气功中，这个姿势称为鳄鱼式。这个放松的姿势是获得呼吸知觉和学习用横膈膜呼吸的最佳姿势。这个姿势也可以帮助释放腰部和身体中央部位的紧张。

实验性练习

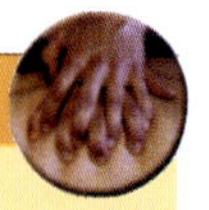

呼吸及感受的想象

在人体的一些能量模式中，手被认为是心脏的延续，手的力量来自于心脏能量中心。我们认为心脏能量系统给心脏、肺、循环系统及背的上部带来活力，并激发触觉。当你吸气时，感知呼吸是如何将生命的能量带给心脏；并在吐气时，感受能量顺着胳膊向下流动，通过手传递给客人。将心脏想象为爱的源泉。而爱是人世间最强大的力量。因此心脏就是爱从宇宙流向客人的渠道。除为客人带来最大利益之外，不要有其他的考虑，也不要对我们渴望得到的结果有附加的期望。让爱的力量来帮我们达到效果。当然，你要保持充分的、规律的呼吸。

我从我早期的一位按摩导师身上学会了另一个可以有效想象这一概念的方法。他教授的方法是让你想象看到心脏里有一个金色的高脚杯。你吸气时，高脚杯就满得向外流。让你的杯子一直满着，这样你就有了你所需的足够的能量，同时让杯子里的能量通过你的双臂流向坐在按摩椅上的客人，和客人分享你丰富的能量资源。这一资源是无穷尽的。如果你以空杯子面对他们，你会发现自己是空的，能量流失殆尽。

健康和强壮，特别是肩、肘、手腕和手。这些活动也会帮助你防止拉伤的发生。你需要锻炼出身体耐力的“储备能量”，以应对按摩工作的压力。本章中还会详细地对此进行讨论。

使用按摩辅助工具也可以帮助防止受伤。有一些小型的手持工具。其设计的目标是让按摩师在工作中使用，以防止手腕、拇指和手指因过度牵拉和使用而受到损伤。图6-17和6-18所示的就是一些按摩工具附件。

尽管使用工具时会失去一些触觉的敏感性，但是，考虑其对于重复性拉伤的防护作用，还是值得的。如果你决定使用工具，找到一个顺手的工具是很重要的。如果工具不顺手，则会带来更严重的关节和肌肉损伤，这比不用工具的后果更严重。

其他的防护措施包括使用各种轻敲的手法、拉长两程按摩之间的时间间隔、固定时间休息、在两程按摩间进行伸展活动等。记住：要成功地照顾好你的客人，首先要照顾好你自己。

如果你的重复性拉伤情况在持续，不要拒绝接受这个现实。要立即开始积极的治疗。请另外一位了解人体力学的按摩师(或你的导师)来评估你的工作姿势和风格。如果你没有开始接受定期的按摩治疗(我

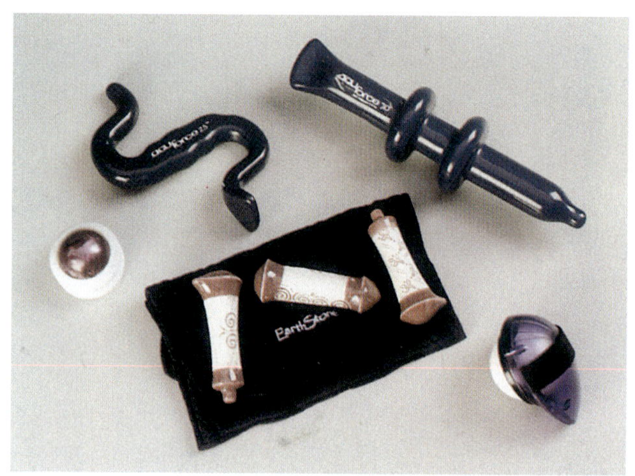

图6-17 几种大型按摩工具。

们建议你的按摩治疗)，你应该开始治疗。做伸展练习及加强肌肉力量的锻炼。在开始时，接受按摩的频度要高，实施具体部位的按摩。对于治疗损伤，全身性的放松按摩虽然收效甚微，但是，如果对受伤的活动系统进行放松，由于副交感神经系统的作用，也可以起

实验性练习

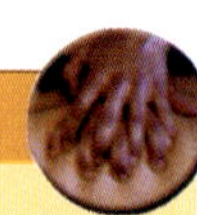

加强平衡能力

下面介绍的是一个简单的加强平衡能力的练习。站好，两脚分开与髋部同宽。抬起一只膝盖，向胸前拉(胯部和膝盖均呈弯曲状态)，脚尽量抬高。保持5秒，再恢复双脚站好的姿势。换另一边做。你要能轻松、平稳地做这个动作，同时保持平衡。当然，开始做时，你可能需要靠近一面墙，或一把椅子。用一直胳膊帮助保持平衡。每天两次，每次每只脚重复六遍，直到可以顺利地、不需要辅助支撑地来做为止。

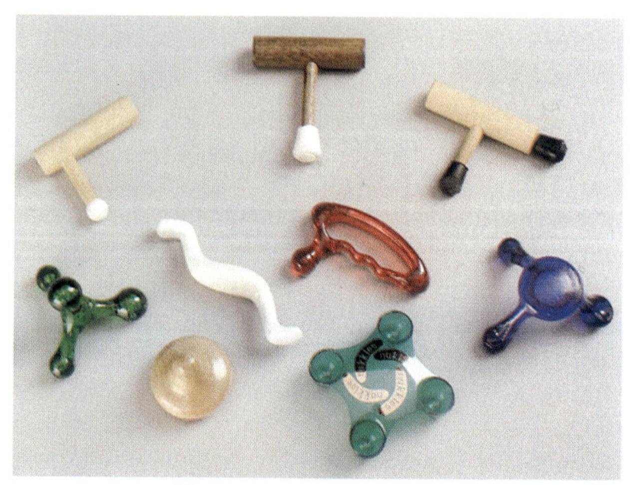

图6-18 几种小型按摩工具。

到一定的作用。多数由于从事按摩造成的重复性拉伤的活动系统所涉及的是上肢、肩部、颈部和胸的上部。所有这些部位的拉伤都适合使用坐式按摩。如果你不尽快采取手段矫正重复性拉伤,可能对你的事业造成影响。你的按摩治疗工作是重要的,也是他人需要的。不要由于重复性拉伤而终止你的事业,这样你便失去了为客人提供帮助的机会。在第12章中,我们将讲解前臂、手腕和手的重复性拉伤的按摩治疗方法。

健体、灵活性及力量训练

从事按摩这个职业是对自身身体条件的一个挑战。按摩工作具有很高的重复性,并使用整个身体。做按摩时,多数时间要站着工作。你还需要带着按摩椅及其他设施到各处去工作(如:箱子、预约册、电脑、面托、水、午餐等)。由于这个工作需要用力而且具有重复性,因此你非常有必要花时间来锻炼并保持灵活性、力量、精力和平衡。如果做不到这些,你受伤的机会便大大增加。做好以上几点可以使你更加健康,同时成为更优秀的按摩师。

要做到这些,你有必要花时间进行个人身体锻炼,最好是在受伤之前就开始。你要保持全身的力量和旺盛的精力。

具体来说,你要锻炼腿、背、腹壁、肩、前臂和手的力量。建议你做全身的平衡重量练习。如果你不喜欢使用哑铃,可以选择几种很好的阻抗胶圈。这些设施使用的是橡皮筋,从而产生对动作的阻力。有一些很好的使用橡皮筋的练习操。有制订好的日程表配合这些练习操。此外,还有一些便宜的橡皮筋和小的橡皮球也可用来进行手部力量的练习。可以将橡皮筋绑在手指和拇指上来进行手指扩展的阻力练习;将橡皮球握在手中,反复地握紧。图6-19和6-20所示为使用橡皮球的练习。

要特别注意锻炼手腕和手指的伸肌。通常,按摩师的前臂屈肌会很有劲,且张力亢进;而其前臂的伸肌会相对较弱。这种不平衡会给手腕和肘给来问题。可以使用橡皮球来锻炼手指伸肌的力量。如图6-21所示。

要锻炼手腕伸肌的力量,最好使用阻力圈。使用哑铃时,需要使用屈肌来握紧,此时伸肌的作用达到最小。另外,使用阻力管或阻力圈(如:TheraBand阻力圈,见图6-22)可以使伸肌收缩,而不用牵扯到屈肌。一个完整的扩展动作可以使你在加强伸肌力量的同时也拉伸屈肌。

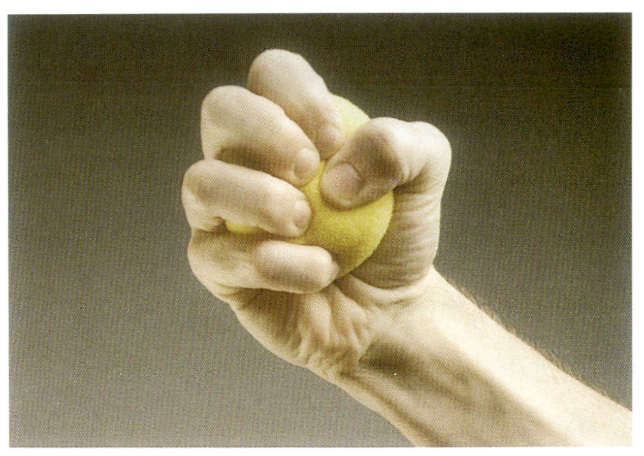

图6-19 用手握紧橡皮球,来锻炼手部屈肌的力量。

当然,全身性的练习不需要很多的设施就可进行。俯卧撑和仰卧起坐就不需要什么设备。每天散步20~30分钟,只需有一双好的散步鞋就可以。最重要的是给自己制订一个方法和日程表,并有规律地进行锻炼。

除了健身之外,伸展运动是任何一项体育锻炼中至关重要的一部分。重复性的力量收缩训练和按摩工作要辅以伸展练习来平衡,以防止对动作幅度的影响,及可能出现的拉伤。

对按摩师来讲,最好的伸展练习是“主动局部拉伸法-Mattes法”(AIS)。本书第8章中将对此程序进行介绍。我们极力推荐你每天做一次这样的练习(仅需10~15分钟)。最好在每天工作开始前和结束后伸展前臂和手腕。许多这样的伸展练习可以在去洗手间、去停车场、去吃午饭回来的路上,等交通信号灯时或交通堵塞时进行。因此不存在没有时间练习的借口。AIS还包括下半身部分的练习,你可以在书中、录像带中和挂式图表中找到这些练习的介绍。

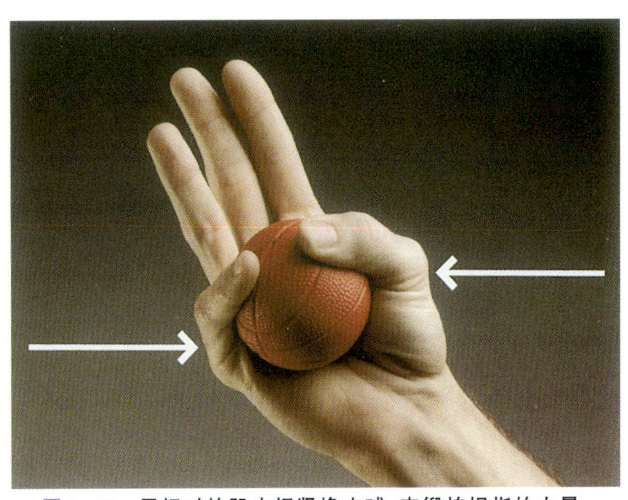

图6-20 用相对的肌肉捏紧橡皮球,来锻炼拇指的力量。

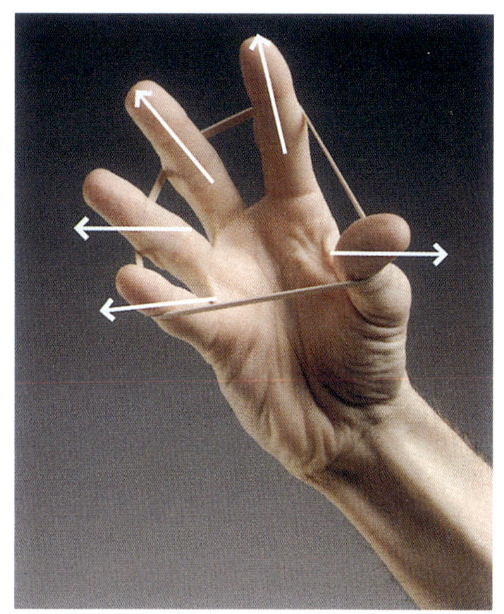

图6-21 利用橡皮筋的阻力来锻炼拇指和其他手指的伸肌。

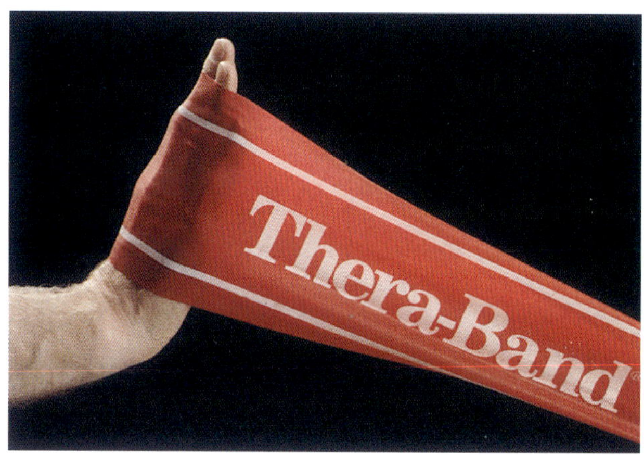

图6-22 手腕伸展练习：使用TheraBand产生阻力，来加强手部伸肌的力量。

瑜伽是另一种绝佳的改善灵活性的练习。瑜伽教我们如何增加力量、保持身体的平衡、放松及冥想的技巧。瑜伽是有几百年历史的、增强全身健康的练习。大概可称为有史以来第一个身-心-灵整体的锻炼程序。因此，对于按摩师和客人来讲，瑜伽是对按摩很好的补充。提示6-1中对瑜伽进行了简述。

毅力和耐力对进行坐式按摩也非常必要。为了在一天的工作后不会筋疲力尽，你需要有足够的耐力。感觉有些疲劳是正常的，但是身体感觉虚脱就是身体

提示 6-1

瑜伽是什么：

瑜伽的意思是"自我与宇宙感知间的统一"。做瑜伽的目的是通过对大脑进行调节，从而获得直接的自我内心体验或自我认知。不同的组织所教授的瑜伽的程序和系统都有所不同：有的仅是单纯的身体锻炼，而有的则是完整超感觉的身心锻炼，它的内容对多数人都适用。最普通的一种被世界多数地区都接受的瑜伽叫做瑜伽气功练习（瑜伽气功）。基本来讲，瑜伽气功主要教授的是身体练习，通过静态的伸展和呼吸来增加身体的灵活性、稳定性和身体的知觉。瑜伽气功包括几个方面，而其普遍之处在于其瑜伽姿势。每一个姿势都是对身体某个具体部位的肌肉和关节的拉伸，同时增加这个部位相反方向肌肉的力量。要做完所有的瑜伽程序，通常需要60~90分钟，从而达到全身的锻炼。有些针对个人所制订的瑜伽程序也可以仅为15~20分钟。高级瑜伽班的课程运动量会很大。如果定期进行瑜伽练习，正确的姿势可以带给我们灵活性、力量和身体的稳定性，从而使我们可以安静地以任何一个冥想的姿势打坐。打坐时，我们的头、躯干和脊柱可以在很长时间里保持完好的垂直排列，不会由于身体感觉不舒适或虚弱而分散注意力。当然，做瑜伽也可以为我们的身体带来全身的灵活度，并使我们在做任何事情时，保持动作正确。学习和使用各种瑜伽姿势也是很有趣的自我感知过程。因为你可以从中发现自己身体的局限，同时了解自己的能力和能量。

除学习姿势外，做瑜伽气功还可以帮助我们学习如何控制呼吸。我们不单可以通过控制呼吸而对我们的大脑自主控制，同时还可以自主控制我们的情绪。一些呼吸练习可以给我们的身体带来好处，如：改善消化系统，帮助放松，增加身体循环和肺活量。

教授方法得当的瑜伽课程包括放松的技巧，通常在课程快结束时教授。瑜伽的放松练习可以帮助我们提高对自己身体的感知程度并减少压力，改善睡眠，并通过视觉和副交感神经的反应促进身体的治愈效果。你自己掌握了这些技巧后，可以在适当的时候和你的客人分享。

冥想是瑜伽练习中的另一个技巧。冥想帮助我们精神集中并控制我们的大脑，将我们内在的集中的精神转化为镇定、平静的内在感知，从而摆脱外在世界的干扰。冥想帮助我们减缓压力、降低血压，带给我们的身体许多积极的利益，同时对我们的精神世界也有潜在的益处。如果你对瑜伽练习及此项运动给我们带来的益处感兴趣，就去你附近的地方找一位获得了瑜伽或相关项目资质证书的老师，或者获得从业证书的瑜伽中心去学习。

缺乏耐力的信号。如果发生了这种情况，你就应开始进行散步锻炼，参加有氧健身班、骑自行车（可以骑静止自行车或在公路上骑车）、跑步或参与其他可以帮助你提高耐力的有氧运动。达到使你轻松工作的效果。提示6-2中我们提供了如何制订个人健身计划的建议。

再重复一次：按摩是重复性的、需要很大力气的工作。把自己当作“按摩运动员”，你需要固定地进行锻炼从而获得并保持日复一日进行按摩所需要的力量、灵活性和耐力，且不会受伤。

总结

坐式按摩是一项重复性很高的工作，给全身带来很大的压力。人的身体力学可以使我们以最有效的方式使用我们的身体，将按摩导致的受伤的机会降到最低，并提高客人的按摩舒适度。

所谓正确的姿势是指身体的矢状和冠状平面都应该参加一个定期的伸展和加强力量的训练班。你需要足够的力量和耐力，才能轻松地完成一天的工作，

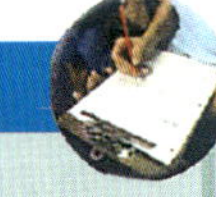

案例学习

身体力学出现问题所产生的影响

一位按摩师到你在购物商场的按摩摊位进行按摩。这位按摩师已经进行了将近一年的卧位按摩服务。开始是每周大约做10个小时。她在两个月前参加了一个培训班，学习如何治疗颈部的问题。从此，她的生意量骤增。现在她每周要做20小时的按摩。然而，从两周前，她开始感觉拇指、手腕和胸部疼痛。

1. 她疼痛的原因是什么？
2. 除了建议她定期接受你为她进行按摩和伸展治疗外，你还可以用哪些方法帮助她？
3. 除了观察其他的按摩师进行按摩时出现的身体姿势问题外，你还应该发现哪些方面的问题？
4. 试着巧妙地建议你的同行考虑身体力学方面的问题，或不提此事。

提示 6-2

个人健身项目

不要推迟制订个人健身计划，今天就要开始。尽管本书所涉及的范围不包括个人健身计划的制订，但是下面提供给的这个基础的健身计划可以帮助你着手开展这项工作。当然，在开始做任何健身计划前，你都要先去咨询你的医生。

A. 获得身体的灵活性

1.主动独立伸展练习-Mattes方法：参阅第8章中的介绍，将此方法运用于上伸的锻炼。在Aaron Mattes制作的录像带和编写的书中有关下半身的伸展和增加力量的介绍。在每天结束按摩工作后，都要做前臂、手腕和手的伸展锻炼。

2.瑜伽：对按摩师来讲，按摩是很好的健身方法。瑜伽中综合了静态伸展、呼吸和放松的技巧。参加瑜伽课程也是结识新客人的好途径。

B. 增加力量

1.举重锻炼

2.橡皮筋和橡皮圈：这种锻炼所用的设备分量轻、结构简单、价格低廉，且使用起来很方便。可以使用这些设备来进行有效的、全身的锻炼，而且不涉及额外的费用。

3.练习球：练习球对重点增加核心部位（腰和腹部）力量很有帮助。

C. 增强耐力

1.在砖头路面上散步：每天散步20分钟以上

2.有氧运动：骑自行车、游泳、跑步、拍球

3.有氧健身操

4.有氧健身设施：走步机、自行车等

5.弹跳

D. 提高平衡能力

1.瑜伽练习

2.彼拉多功法

3.打太极拳

4.平衡板

5.姿势矫正：多数人有肩部内旋、头向前倾、及胸部下方向腹部塌陷的问题。使用神经肌肉疗法、罗尔夫（Rolfing）按摩法及其他姿势矫正的方法可以帮助我们改善姿势。使用主动独立伸展练习-Mattes方法将收缩的肌肉拉长，使用哑铃和阻力工具增强拉长的或虚弱的肌肉。

6.增加足部力量和稳定性：进行身体锻炼时，足部和脚踝要稳。这样可以保护你的膝盖、胯部、甚至后腰。如果你的身体过于前倾或僵直，要使用矫正术，最后练习达到增加足部力量的目的。如果你足部或脚踝的韧带松弛，你需要长期使用矫正术。

7.选择合适的鞋：做按摩时，要选择既可以保护脚又抗震动的鞋。我们建议穿优质的散步鞋。

8.身体结构性错位的治疗：使用按摩疗法或推拿整骨疗法可以帮助对关节和动作的调节。

第 7 章
轻敲按摩法

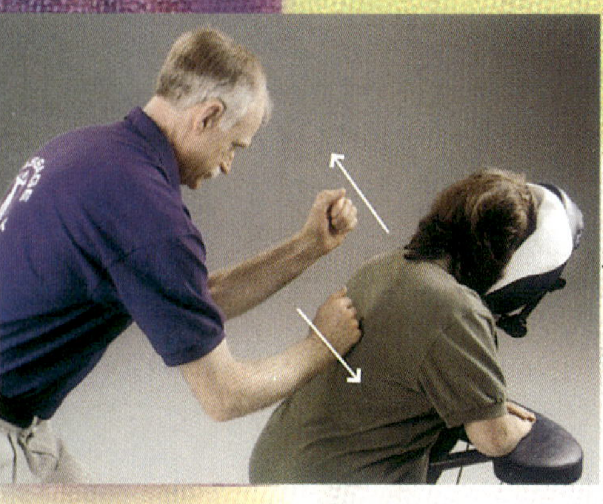

“如果你想成为治病救人的医生，仅仅读几本书，再学会一些寓言故事是远远不够的。你需要付出辛苦，获得临床实践经验才行。”

Diane Frolov and Andrew Schneider

本章内容提要

- 解释按摩对人体神经系统的两个基本的刺激
- 列出坐式按摩中使用的8种敲击方法
- 解释每种敲击方法对神经系统的刺激作用
- 如何针对不同客人的实际情况，选择相应的敲击方法，并解释原因
- 将各种敲击方法编好程序来操作，从而有效地使客人镇静或兴奋

关键词

乙酰胆碱：在人体许多部位都存在的一种化学物质，其作用为扩张血管及通过突触连接传导对神经系统的刺激。

兴奋性按摩：一种怡神的、有刺激性的按摩。通常速度较快。

组胺：毛细血管强力扩张剂。

充血：组织血液过剩或循环增加，能够增加氧气和营养的输送，促进体内废物的清除。

刺激物：能够使感受器或组织产生功能性或刺激性反应的制剂、动作或外力均为刺激物。

血管舒张：血管的扩张或开放。

与卧位按摩相同，坐式按摩也需要使用一些基本的技法或敲击。尽管敲击技法被冠以不同的名称，且分类方法也不同，而在按摩中实际使用的技法，在操作方法上还是相同的。本书中所解释的敲击法均使用其传统的西方名称，分为8个类别：压迫法、轻抚法、摩擦法、神经敲击法、揉捏法、持续按压法、轻叩法及振动法。建立在你对基本的按摩技法已经有所了解的基础上，本章的目标是了解敲击技法及对身体带来的效用，并介绍每一种技法在坐式按摩中的具体应用原则。在具体介绍敲击技法之前，我们应该先考虑到按摩中的敲击法对神经系统所起到的刺激作用。

刺激神经系统

按摩对神经系统产生强大的刺激。由于神经系统的一部分本身就有产生刺激反应的功能，我们知道按摩会带来很大的刺激反应。重要的是你要知道应该让客人产生什么反应，从而实施相应的刺激。

每种不同的按摩敲击对神经系统的刺激都不同，带来的反应也不尽相同。敲击的速度可以改变其影响的程度。为获得预想的反应，你就要实施正确的刺激，同时敲击频率和力度也要适合。因此，我们在介绍敲击方法时，也顺带解释其对神经系统所产生的作用。这一点在各种按摩形式中都很重要。但是，在坐式按摩中，由于其操作时间较短，就显得更为重要。坐式按摩师的工作效率要高，通过选择和使用适当的技法，使治疗的效果达到最佳。

本书中，“刺激”一词意指任何一种为客人使用的技法。按摩中有两种基本的刺激类型：兴奋型刺激和镇静型刺激。兴奋型刺激是强化神经系统活动的按摩技法，为客人增加机敏性。而兴奋的定义是：“为某事物带来能量或活力。”镇静型刺激是使客人平和、镇静或带来睡意的按摩技法。因此，放松性的按摩使客人镇静、安宁、心里感到宽慰。

按摩中所有的敲击方法都可归入这两类。

放松是对按摩所预想的最一般的反应。它要求对神经系统产生镇静的刺激。而在许多情况下，可以使用令客人兴奋的按摩技法使客人更有活力。这个方法比较适用于比赛前的运动员，及要在按摩后重新开始进行紧张工作或活动的人。

在按摩程序中混合使用兴奋型和镇静型两种技法可以带来兴奋和镇静这两极之间的反应。按摩后带给客人的最佳效果是使客人获得松弛的机敏状态。由Tiffany Field博士、触感研究所和迈阿密大学联合进行的研究结果表明是有可能达到这种状态的[1]。

通过对每种敲击方法的研究，及对客人所获得的反应的了解，你可以开发一个适于不同客人的按摩程序。这样做，你可以成为更有效的按摩师，你的事业也极有可能获得成功。

压迫法

压迫法是富于节奏的按压方法，适用于腹部或肌腱，通过手掌、手根或松握的拳来完成。图7-1A-D是压迫技法的几个操作图例。

这种敲击技法通过释放乙酰胆碱和组胺使毛细血管的血流量在数小时内持续增加。人体内的乙酰胆碱和组胺这两种物质都可以使血管舒张。对于按摩师来讲，达到肌肉中血流量增加的状态（称为充血）可以使对局部的肌肉痛感和触发点的治疗变得更容易。

客人的神经系统将压迫视为一种兴奋型的刺激。压迫使血液流量增加而使客人感到暖和。就技法而言，按压与放松的动作也作用于肌肉下方的骨骼。这个技法可以舒展肌肉组织。由于肌肉在按摩师手部的

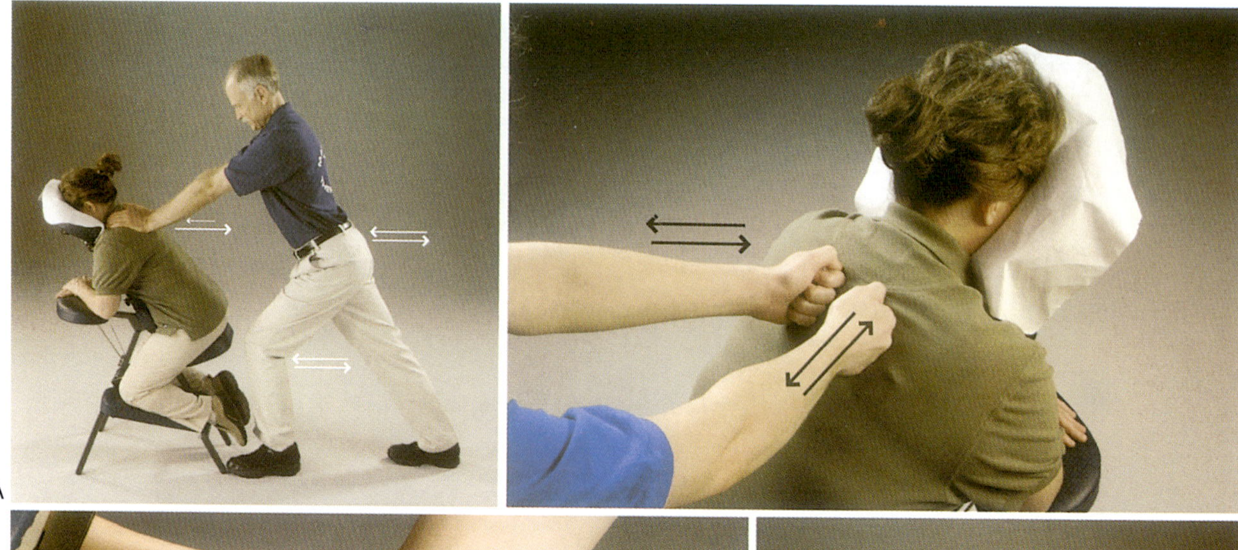

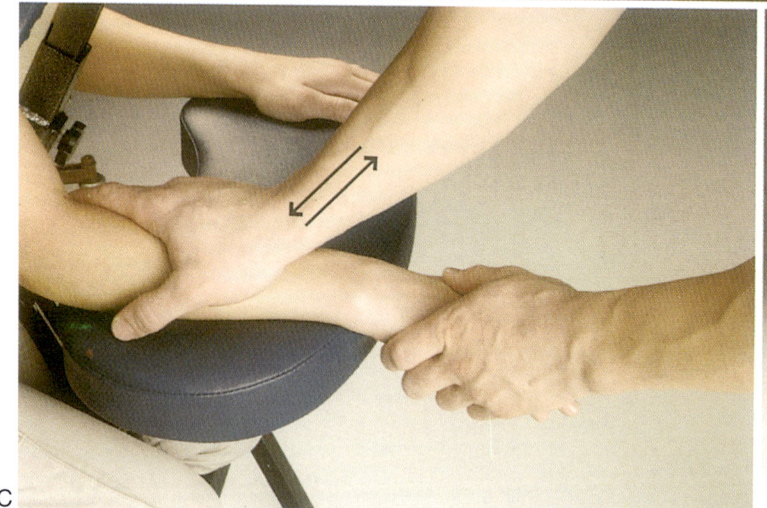

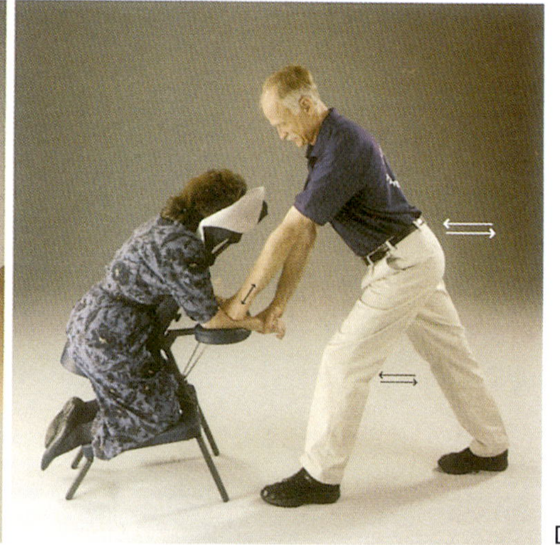

图7-1 **压迫法**。(A)手掌压在脊柱旁的肌肉上。(B)松握拳压在脊柱旁的肌肉上。(C)手根压在前臂上。(D)松握拳放在前臂上。

骨骼和客人自身的骨骼之间被压迫，其中的血液可以被挤出。就像用海绵吸水一样，在按摩师将手松开后，新鲜的、充满氧的血液快速归位，将可能会出现的、引起疼痛的物质排出并稀释[2,3]。

为了操作得彻底，对手握住的那部分肌肉组织要压3次。可以在一个部位按压与放松3次，然后再做下面一个部位。或者可以每个部位做一次，再将所有的部位按压与放松一遍，最后再按照这个程序做两遍。为了达到显著的效果，要向肌肉的深处压，直到你感觉已经压到挨着骨头的“坚硬底部”为止。要记住，按压与放松的速度越快，敲击便越具有产生兴奋的效果。

进行坐式按摩并不期望达到极度兴奋的效果，因此压迫的节奏要慢，要跟随呼吸的节奏，或控制在每秒钟一次。用这种方法压迫脊柱旁的肌肉(竖脊肌)可以作为坐式按摩的开始程序。对客人的初始按压可以预热并放松脊椎部位的大部分肌肉。按压在坐式按摩中也可以用于前臂的伸肌和屈肌以及肩部后面和侧面肌肉的预热。这样可以使肌肉预热，为如深度摩擦等操作做好准备。

在做运动赛事前后的治疗时，用按压法可以使肌肉达到持续充血的效果。在进行赛事前按摩，或以肌肉兴奋为目的的按摩时，按压的节奏为每秒钟2~3次。这样可以使运动员兴奋。在比赛后进行按压按摩时，节奏要稍慢，从而让运动员放松并镇静。同时，使肌肉持续充血，以帮助运动员排除肌肉中的废物。

轻抚法

轻抚法是一种平稳的、力量均匀的、滑动的敲击手法。可以隔着客人的衣服进行操作，也可以用手指尖、拇指或整个手部直接在客人的皮肤上进行操作。在操作的过程中，力度要始终保持一致。而在完成了

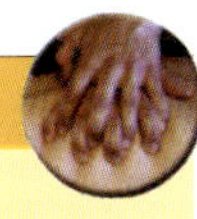

实验性练习

压迫敲击法

以弓箭步的姿势站在按摩床或加了垫子的家具旁。高度在腰部以下。胳膊伸直,但不要夹住,尽量贴近按摩床。如果使用手掌,手腕应呈45°,如果以松拳操作,手腕要直,向加护垫的部位按压。力量要从腿部发出。压迫时,前腿弓,手松开时,腿伸直。后背要直,不要弯曲着背进行操作。肩部也不要有太多的动作。脖子挺直,平视,仅用眼睛朝下看。

手压下去时,感觉到不断增加的阻力,直到你差不多有"触到底"的感觉。当你触到底时,保持,手拉回来。不要停住,触到底时保持住。当触到硬的部位时,就是"结束时的感觉"。和你触到可以的骨头不能再继续压迫肌肉组织时的感觉相似。你一定要达到这样的状态,才能产生敲击技法的效果。你要在你手部的骨头和客人肌肉下的骨头之间来舒展或压迫客人的肌肉。"直触到骨头"是对这种技法最好的描述。

在按摩床上几十次地练习有节奏的按压与放松。感受触底的感觉,以不同的节奏按压与放松。敲击要平稳,不要让客人感到不快。按压要稳而牢,但不要太过力,而使客人疼痛。

一个程序后可以增加或减小力度。轻抚法是各种按摩敲击法中最具镇静效果的方法。这个方法通常用于表浅肌纤维的平行操作,或是在心脏的周围(在最靠近心脏的部位及向心脏的中心部位)。在手脚等部位操作轻抚法时,动作的方向尤为重要。因为,这些部位有脆弱的静脉瓣,而此瓣膜不接受远端的血流。在坐式按摩时,背部轻抚敲击时的动作方向则不重要。

在使用一般性的按摩治疗时,轻抚法可以让客人感到放松,或者在进行深度按压前(但是多数情况下是在按压后),使虚弱的肌肉变得平滑。轻抚法对于减轻充血也很有效。温和的敲击可以促进淋巴液流动,而深度按压的敲击对肌肉组织有作用。

轻抚法,特别是按压较深的敲击技法,在坐式按摩中并不普遍使用。因为如果不使用润滑剂或隔着衣服,轻抚法不是很有效。轻抚法必须要直接作用于皮肤。从传统上来讲,坐式按摩并不使用润滑剂。即使对于裸露在外的皮肤,如:胳膊、颈部和面部也是如此。当然,也有例外的情况。但是你要特别当心,不要将润滑剂弄到客人的衣服、按摩椅或地板上。如果客人化妆,也要得到客人同意才能使用。

在坐式按摩中使用轻抚法时,多数情况下是要起到镇静的作用,并在结束某部位的治疗时使用,或者在结束全部的治疗时使用(图7–2)。有时,可以在某部位进行滑动,对于消除水肿很有效。消除水肿及移动淋巴液时,使用很小的力量就够了。因此,不使用润滑剂,隔着衣服时,使用轻抚的方法就很有帮助。如果客人对深度敲击很敏感,使用轻抚法比使用按压法和摩擦法要好。由于在坐式按摩时,轻抚法的力量较小,且没有特别的技法(至少在本书中介绍的方法是如此),这一敲击方法也没有什么禁忌证,只是避免向前臂的末梢移动即可。当然,按摩中具有普遍性的禁忌证对轻抚法同样适用。

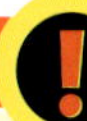

禁忌证

按压法

按压法有下列禁忌:

- 骨骼凸出的部分
- 关节
- 腹壁肌肉
- 腰方肌
- 腹外斜肌
- 腹内斜肌
- 腹直肌

你只要想一想,就会明白这些禁忌证是很符合逻辑的。骨骼凸出的部位,与肩峰、髂后上嵴(PSIS)、椎骨棘突的部位、及肘部的上髁等一样,都没有肌肉。如果你在骨骼上按压的话,客人会感觉很不舒服。实际上,这样做会造成严重的损伤,使上皮组织淤血,还可能会使骨骼脱位。而对于关节来讲,在关节上进行按压会对关节囊造成强烈的剪切力。此力会对韧带或软骨造成损伤。在腹壁及前面提到的那些肌肉部位,唯一的骨骼是脊椎骨。在脊椎和前面提到的那些部位的肌肉之间是腹腔内的脏器(即内脏)。因此,对腹壁的肌肉组织和脏器进行按压会带来威胁生命的损害。此外,对腰方肌的压迫会对第12肋骨造成损伤,也可能会造成骨折,同时会对脊椎横突上附着的肌肉造成挫伤。

只能在适当的身体部位使用按压敲击法,即仅在肌腹和肌腱的部位。绝对不可在骨凸出的部位、关节上或腹壁上无支撑的肌肉部位。

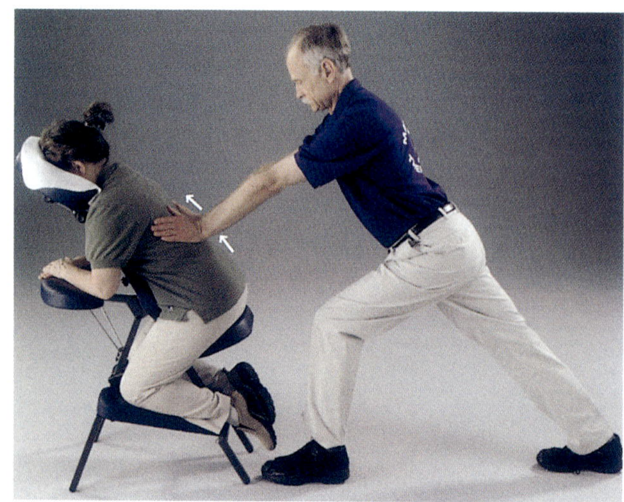

图7-2 **轻抚法**。双手上下滑动。

摩擦法

摩擦法来自于拉丁文中的frictio一词，意为“摩擦”。摩擦在触诊、治疗前检查和治疗时为肌肉预热。摩擦技法对于身体的作用很大。这样的敲击方法在坐式按摩中普遍使用。有两种基本的敲击摩擦方法：作用于皮肤表面的或作用于深处的。作用于皮肤表面还是深处并不是指力度，而是指敲击影响所达到的层次。表浅摩擦主要作用于皮肤和浅筋膜，而深处摩擦主要作用于肌肉。

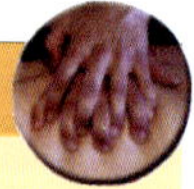

实验性练习

轻抚法敲击

要亲自获得轻抚法的感受，可以做这个练习。坐下，将裸露的前臂交叉放在一条腿上，手掌朝下。用另一只手抓住前臂的上面，从手腕向肘部滑动。变换抓前臂的力度和向下压的力度。如果你的双手和前臂都是干燥的，滑动的感觉会很舒服。如果手或臂上有汗，滑动起来会感觉涩（特别是手或臂上有汗毛），这样会很不舒服。这时，要将手和臂擦干净，或者使用润滑剂。

也可以先用指尖，然后用一个拇指来做。现在，在另一只胳膊上隔着衣服袖子再做一遍。注意感受是否隔着衣服时感觉上和效果上有差别。这种敲击的方法在隔着衣服时也可以起到作用。当然，隔着衣服时你的手无法在皮肤上弹起，效果可能会受到限制，要对这样的限制表示理解。

坐式按摩时，轻抚都是隔着衣服进行的。但是也可以在皮肤裸露的部位进行，如胳膊、手、颈或脸。如果在面部操作，要注意不要破坏客人的化妆。

表浅摩擦

表浅摩擦也称为“一般性摩擦”或“手掌摩擦”。这是对神经系统起兴奋作用的敲击方法。它的基本作用是在皮肤筋膜和肌肉的表层产生热量。这样可以促进皮肤的血液循环，使筋膜更加柔韧。这种敲击的方法是将手快速滑动。通常双手交互滑动，直到肌肉感觉热为止。可以将手掌平放在组织上来操作，如图7-3所示。或者用手的尺侧（手部锋利的一侧），如图7-4所示。使用手的尺侧进行浅摩擦时，对斜方肌和脊柱旁肌肉很有效。使用手掌操作治疗双臂、肩部和背部的肌肉也很有效。

摩擦法尽管在隔着衣服操作时没有直接在皮肤上操作那么有效，但是在坐式按摩中也普遍使用。在运动赛事前使用这个方法，可以使运动员兴奋，或者在需要表浅组织有热量时使用。除非你是在很冷的环境中操作，如果按摩时客人感觉冷，利用表浅摩擦和压迫可以使客人很快感觉暖和。

深度摩擦

深度摩擦的意思不是使用很强的压力。而实际上，深度摩擦仅靠很小的力度也可以完成。深度摩擦是镇静刺激。与表浅筋膜和皮肤的刺激相反，它所治疗的是肌肉深处的肌筋膜和骨膜层。操作时可使用整个手、手掌、松握的拳、手指尖、拇指、前臂或肘部。

使用这种敲击法时，是隔着衣服和皮肤的，因此要使用足够的力量。然后增加动作的幅度，在肌肉组

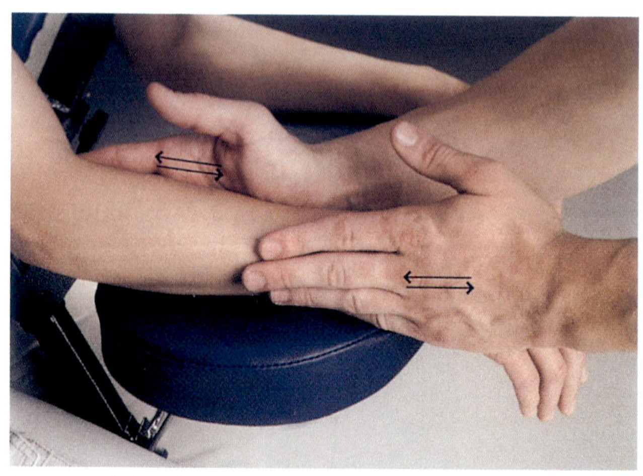

图7-3 **表浅摩擦**。用手掌对前臂肌肉进行预热，敲击时，快速从手腕向肘部和背部滑动。力量由中度到轻度。

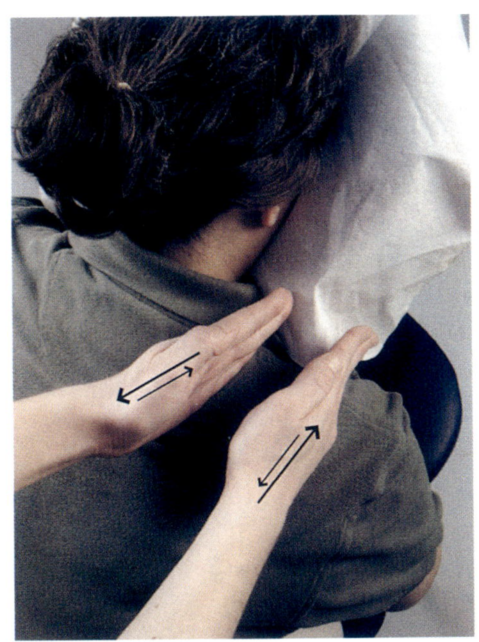

图7-4 **表浅摩擦**。用手的尺侧部位交互地、以拉锯的方式摩擦上斜方肌。

织的深层来回移动。只需用很小的力量，能够让皮肤动起来就可以。或者再增加一些力量，以作用到皮肤的最深层。所用力度不要超过客人能够承受的程度。节奏不要太快。节奏越慢，就越能起到镇静的作用。而节奏太快则没有这么好的效果。

开始时，深度摩擦是对肌肉触诊时的检查手段，以寻找肌肉的触痛点(TeP)、触发点(TrP)、组织中的硬结和骨性标志，从而评估客人的敏感度。在这样的检查阶段，使用的压力的力度为轻到中度，使肌肉表面的皮肤动起来，并逐渐向深处压。这样做，可以在检查时使皮肤热起来。当客人对某个部位敏感时，你就

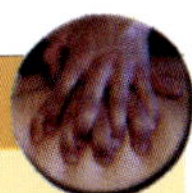

实验性练习

表浅摩擦

如轻抚法的练习一样，坐在椅子上，将一只胳膊的前臂交叉放在大腿上，手掌朝下。用另一只手的手掌快速地从手腕向肘部反复滑动，压力从轻度向中度变换。注意皮肤的热度。

用手的尺侧缘（小指）快度地摩擦对面的斜方肌（肩膀头），从前面到后面（在皮肤或衣服上前后滑动）。再次感受一下手和衣服或肩部皮肤之间摩擦所产生的热量。

表浅摩擦是快速预热表浅组织的好方法，也是一种能使神经系统兴奋的刺激。

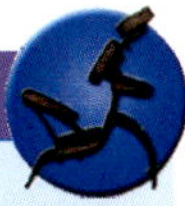

实践经验

产生热量

使用轻度到中度的力度进行快速深度摩擦可以在皮肤较深处的肌筋膜层和关节周围产生很大的热量。这个方法在运动前按摩中被普遍使用。

发现了不正常的组织。健康的、正常的皮肤在用中到大的力度压上去时，不应是软塌塌的。不正常的组织通常会缩起，感觉很紧、密实、硬且厚。有时感觉上像是肌肉中的硬结。通常这会是一个触发点。这样的触发点通常会是一个小而紧的结。伤口或手术刀口瘢痕通常会和周围的组织纠结在一起，从而限制了组织的活动。因此这个部位的组织感觉起来会很僵硬，或者比周围的组织活动能力要差。深度摩擦的敲击法可以帮助新愈合的伤口组织更好地生长，并减少与周围组织纠结。深度摩擦也可以使老伤口的组织产生活力将不正常的纠结展开。脆弱的组织是由缺血造成的。要通过放松肌肉及恢复血液流动来放松缺血的肌肉。深度摩擦也可以作为触诊的方法来发现不正常的、缺血的组织。

当发现不正常的组织时，可以使用深度摩擦的技法来治疗。开始时，使用的力度要小，或者当客人疼痛时，要使用检查时的力度。然后，随着热量的增加逐步加大力度，达到放松。由于隔着衣服很难判断皮肤的热度，可以遵循此原则是做5~7次按压，再增加力度。再按压5~7次，再次增加力度。另一个方法可以是进行深度摩擦直到客人告诉你有问题的部位感觉好转为止。然后再增加力度，缓缓地进入肌肉的深处。要以客人的反馈，而不是你的力度来作为相关的判断指标。如果客人非常敏感（在10 的标尺范围内，5~7为非常敏感；在5的标尺范围内，3~4为非常敏感），但是还没有达到肌肉紧张起来的程度时，说明你所治疗的肌肉已开始放松，也说明你使用的力度是适当的。如果客人感觉疼痛，肌肉开始紧张或者不放松，说明你用力过大，要减轻力度。对某个部位每次的按压时间不要超过25秒，否则第二天客人会感觉酸痛。如果在25秒内组织不能放松，你要松开，转到下一个部位，使这个部位的肌肉“弹”回来。 过一分钟左右，再重新治疗那个部位，重复先前的程序，进行25秒钟。如果需要的话，也可以做第3次。如果做了3次摩擦后，仍不见好转，就不要再继续摩擦了。换另一种敲击的方法，如伸

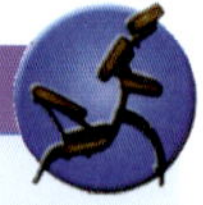

实践经验

综合敲击法

使用深度摩擦时，通常辅以持续的加压以治疗触痛点和触发点。通过摩擦找到不正常的组织，然后用持续的按压来进行治疗。

展肌肉，或治疗周围的组织，或者关节另一侧的组织(拮抗组织)。使用摩擦法时通常要同时持续施压，治疗触痛点和触发点(见下面的“持续加压”一章)。

有三种深度摩擦的敲击方法：纵向深度摩擦、循环深度摩擦及交叉深度摩擦。

纵向深度摩擦法

纵向深度摩擦移动深层组织上的表浅组织，方向与深处肌肉组织的方向平行(图7–5)。对于脊柱旁的肌肉，此手法可以由上向下操作。由于这个手法所移动的方向与所治疗的肌肉平行，纵向的摩擦是最不具有刺激的，当使用其他方法客人感到疼痛时，可以使用这个手法。由于纵向深度摩擦法所使用的动作与肌肉组织平行，可以使你更容易地作用于肌肉。在同一个肌肉缺血部位使用同样的压力，纵向深度摩擦也是三种摩擦方式中最不会使客人感觉疼痛的方法。当使用循环和交叉摩擦法客人感觉很不舒服时，可以使用此方法。根据客人的敏感程度，对于客人近期的受伤部位，在使用其他客人可以忍受的深度摩擦法之前，可以先使用纵向深度摩擦法。

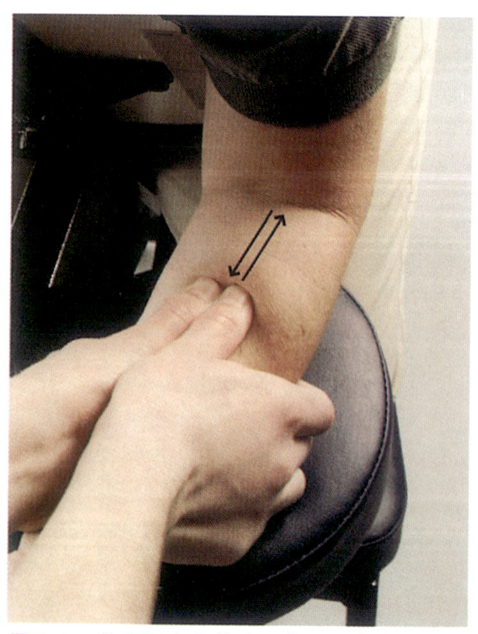

图7–5 **纵向深度摩擦法**。使用两个大拇指对前臂进行纵向摩擦。

深度循环摩擦法

深度循环摩擦法可以作用到组织，并以循环的方式顺时针或逆时针地让肌肉运动(图7–6A)。在触发点周围重叠地进行循环深度摩擦对于治疗触发点很有效。在触发点周围进行治疗时，想象自己每次将硬结拉下来一层(图7–6B)。以同样的方法，也可以对触痛点使用循环摩擦。深度循环摩擦的另一个作用是使深处的肌肉组织产生热量。此类例子可以是：将一只手放在客人的肩关节前面，另一只手放在后面。使用适度的压力和速度，用两只手对着关节压迫，转着圈地让肌肉活动，直到客人感觉关节部位发热为止。在运动比赛前，使用此方法热身是很有效的，也可以在检查和治疗前使关节预热。此方法还可以在治疗结束时使用，让关节在治疗后仍感觉到热度。

对于脆弱的部位使用深度循环摩擦比使用纵向深度摩擦会使客人感觉更不舒服。但是比以同等的力度使用交叉摩擦法要好一些。这种方法的效果很大，可以使更深处的肌肉产生更大幅度的活动。只有当客人在这个部位对疼痛的敏感能够忍受时才可以使用。

深度交叉摩擦法

深度交叉摩擦，也称为“深度横向摩擦”，可以作用到组织，交叉或垂直地向肌肉的深处前后移动。在对脊柱旁的肌肉使用时，可以由中部到侧面运动。这是各种深度摩擦的方式中力度最大的一种。然而，在同一个部位，以同样的力度，这种方法会使客人感觉最不舒服。无论对老的、还是新的伤口，这种治疗方法都是最有效的。

使用深度交叉摩擦有两种方法。一种方法是摩擦组织前后以同样的力度朝每一个方向前后移动，像汽车雨刷一样(图7–7A)。另一种方法是朝一个方向压迫，如从中间向侧面。然后归位，再压迫另一侧面。无规律地弹敲或牵拉肉。这个方法有时称为“平触诊”。

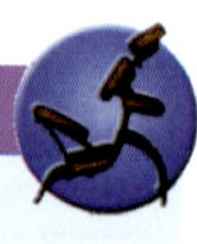

实践经验

顺时针还是逆时针打圈?

有些亚洲的运动哲学家认为逆时针的活动肌肉可以使肌肉松弛、镇静。而顺时针运动时肌肉会绷紧、并产生力量。要有观察力，注意每一个方向产生的结果。

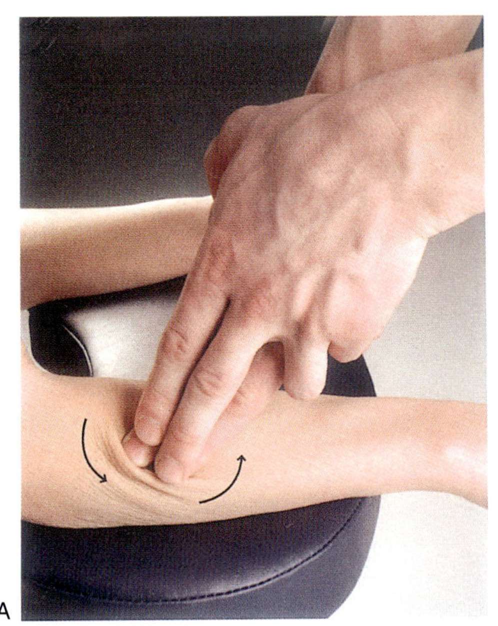

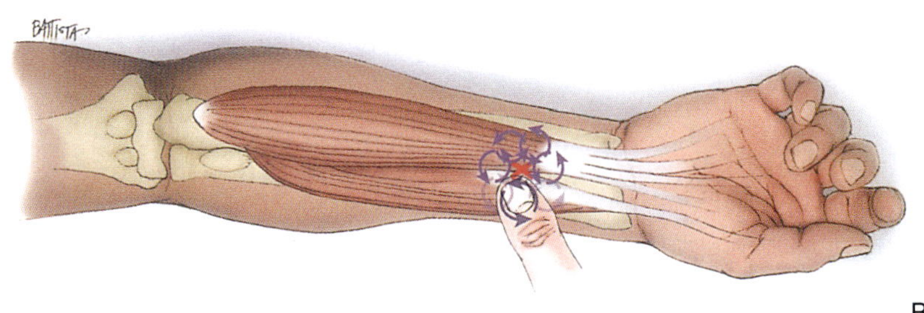

图7–6 **深度循环摩擦法**。(A)在前臂上,手指撑起来操作。(B)使用重叠的深度循环摩擦治疗触发点。

在找触发点时很有效(图7–7B)。

这两种方法都很有效,且获得的效果也相同。有些客人对“雨刷”式的摩擦反应较好,而有些客人则更喜欢无规律的敲击。无论哪种方法,按摩师和客人感觉最好的就是最有效的。

使用深度交叉摩擦法时,要使用轻到中度的力量,与做检查时使用的触诊敲击相同。当使用这一方法进行检查时,开始时力度要轻,当肌肉热起来并放松时,可向肌肉的深处发力。也可以使用中到大的力度来操作,但要在客人可承受的范围内。

持续加压

持续加压也称为缺血性压缩、直接压力、指压、静态压力、针压法、阻抑和触发点压力释放。这个技法的操作方法是压住身体的某个部位,并保持一段时间,通常为8~12秒。通常是用拇指或其他手指进行(因此会叫做“指压”)。当然,也可以用肘部、前臂、手根、松握拳或按摩工具来操作(图7–8)。

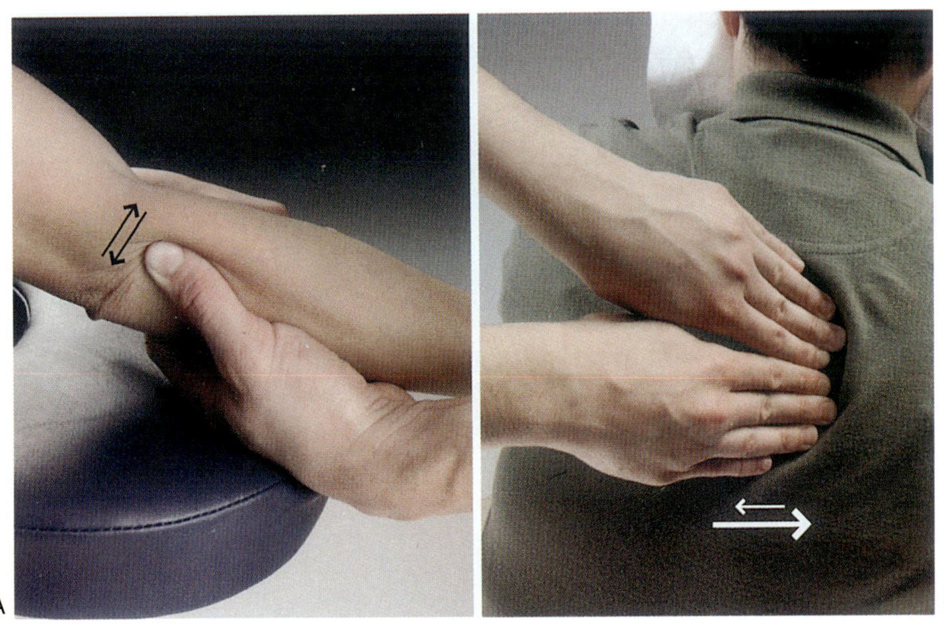

图7–7 **深度交叉摩擦**。(A)用拇指治疗肱骨外上髁远端的肌腱,像汽车雨刷那样地前后移动。(B)用指尖,在脊柱旁的肌肉上横向地朝每个方向压迫(“弹拨”)。

禁忌证

摩擦法

摩擦法有如下禁忌证：

- 坐式按摩时，表浅摩擦没有什么禁忌；当然，按摩的一般性禁忌在此也适用。
- 由于疾病而导致神经损伤，有多处硬结的客人，他们对产生表浅热量的摩擦反应不是很好。因此对于这样的客人不能使用摩擦法。
- 不能在有血管增大且能感觉到搏动的部位使用深度摩擦法。
- 在邻近有明显神经的部位也不能使用深度摩擦法。当客人反映有触电及痒的感觉时，你会知道你接触了这样的部位。通常这种感觉从你按摩的部位向下方及远端放射。这种感觉对客人来讲会很强烈，他通常会跳起来或缩进去。
- 对于服用降血脂药物、抗凝血药物、止痛药（由淤血导致的疼痛）客人，要避免使用摩擦法，或至少使用轻度的、保守的力度。
- 对于有急性炎症或72小时内严重受伤的客人也禁止使用。

压力作用的目标是肌肉下面的骨骼，缓慢施压和释放，这样客人就不受到不舒服的刺激，不会有被戳的或受惊吓的感觉。这个动作可以挤出邻近部位的液体，造成暂时性缺血（因此称为“缺血性压缩”），并舒展肌肉纤维。此时身体的反应是给这个部位输送更多的血液，而当压力被释放后，肌肉便反应性充血。这个方法给受压的部位带来氧气和营养，并排除代谢的废物。当施压时，肌肉和肌腱轻轻伸展，并从肌腱产生阻抑反应，使被治疗的部位感到放松[4]。

持续施压的方法用于治疗疼痛点和触发点。不论以被动或主动的方式持续施压都可以找到一点，来缩短或拉长某部位肌肉。有效的压力通常是很稳固的。但是不能让客人紧张地缩起或移开身体。

持续施压的时间

不同按摩或运动科学流派的从业者对在一个部位持续施压应维持的时间长短众说不一。有人说是3秒钟，而也有人说2分钟。由于不同的流派及其目标的不同，因此所得出的时间长短的结论也不同。例如：通

实验性练习

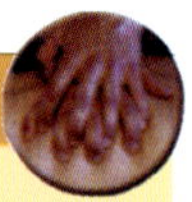

深度摩擦法

练习一：深度摩擦法的效用

要感受深度摩擦法的效用，可以尝试下面这个练习。用一只手的指尖，触摸另一只胳膊前臂的肱桡肌。从距离肘部4～5英寸的部位开始，用比较小的力度向下压，将皮肤从远端向近处移动（从肘部向腕部），方向与组织的方向平行。这是纵向深度摩擦法。移动的距离以指间不在皮肤上滑动为适度。注意这个动作的感觉。

现在向肘部移1英寸。用和先前相同的力度在皮肤上摩擦。但是，这次，以循环摩擦滑动皮肤。你现在用的就是循环摩擦法。以指尖不在皮肤上滑动为原则，画尽可能大的圈。注意此时的感觉。多数人说此时感觉像以同样的力度向皮肤的深度压迫。这是更加有力度的深度摩擦法，作用更大。因为以同样的力度，你会感觉作用的深度更大。

再向肘部移1英寸。作用于皮肤，还要注意使用与先前同样的力度。这次，要在皮肤上前后滑动皮肤，从外侧面滑向内侧，与肌肉组织的方向垂直。以同样的力度朝每一个方向前后移动，像汽车雨刷一样。注意此时的感觉。你现在做的是深度交叉摩擦。多数人说这个手法的作用比循环深度摩擦法更大。通常你会感觉作用得更深，或者是比用同样力度作用得更深。

另一种深度交叉摩擦地方法是只以一个方向进行摩擦。作用于组织，沿肱桡肌从内向外侧滑动。然后，松开，直到指尖只是轻轻接触皮肤为止。此时再回到起点，再进行操作，重复滑动的动作。现在，你仅在一个方向无节奏地敲击肌肉。现在感觉一下与雨刷的方式有何不同。

现在，换另一只胳膊，在肱桡肌的上部，在同一个部位，以同样的力度，将4种方法轮流练习一遍。做4、5次纵向深度摩擦；做4、5个循环深度摩擦；再分别朝两个方向做4、5个交叉摩擦。最后，再以一个方向，做4、5个交叉摩擦。

练习二：通过深度摩擦为关节产生热量

要想感受深度摩擦产生热量的潜能，将一只手的手掌放在另一边的肩膀的前面。使用轻到中度的压力，只要能让手不在衣服或皮肤上滑动即可。现在，快速转动内外侧的肌肉，每秒钟转5圈。注意感受在肩部组织的深层产生的热量。通常这会让人感觉很舒服，而且对关节组织有好处。现在，你在自己的膝盖上尝试使用同一种方法。将两只手分别放在两个膝盖上。压下去的力量能保证手不在皮肤或衣服上打滑为合适。将手快速地由远向近滑动，或打圈。此时你会感觉到膝关节部位开始产生热量。这股热量一直传递到韧带和骨膜。进行坐式按摩时，这一使用双手的技巧对肩关节和肘关节的治疗有极大的作用。

练习三：作为触诊技巧使用的深度摩擦法

为使深度按摩触诊技法的好处受到客人的认可，可以尝试如下练习。卷起非优势手前臂的袖子，露出前臂。用优势手的手指尖在前臂的皮肤上来回滑动，方向为从外到内。在皮肤上滑动时，尽量去感受深层组织的感觉。现在开始以轻度到中度的压力让力量作用于皮肤，并将力量在深层组织来回移动。先是在皮肤表面上滑动（轻抚法），然后，带动皮肤移动，并作用于深层组织。感受一下使用这个技法的感觉。许多人都报告说当使用深度摩擦时，能相当清楚地感受到深层肌肉和组织的质地。这是一种很有效的触诊技法，可以用来检查组织的状况。也可以用这一方法识别出不正常（缺血）的肌肉部位。因此，这个通常作为触诊手段的技法是治疗性按摩中一个重要的工具。

过按压针压穴位来影响能量最大流动所需要的时间，与让肌肉放松所需要的时间长短是不同的。在这种情况下，是强调对神经系统、特别是对肌筋膜组织的影响。你会学习到如何检查组织，如何找到导致疼痛、功能不良和限制活动的不正常部位的组织。你也会学到如何消除(或至少是减缓)这些部位的症状，从而使你的客人能够恢复正常的活动。同时，也可以减轻客人的疼痛。

以此为治疗目标，本书的作者及其他专家发现，8~12秒的施压所带来的刺激是最有效的。超过这个时间的过力按压只会在短时间内减轻疼痛。它所起到的只是局部肌肉麻醉的效果。这个效果类似于释放内啡肽，从而使神经受体的感应效果衰弱。以这个方法，疼痛的减轻会维持约1小时左右，但通常过后重现的疼痛会加剧。根据Paul St. John的经验，在较长时间的(15秒钟以上)用力按压治疗后，客人通常反馈在第二天疼痛加剧。显然，这样的治疗效果并不是我们期望的。为了达到最佳的治疗效果，同时将客人的不适度降到最低，对疼痛点和触发点的按压不要超过8~12秒钟。通常来讲，要达到身体的正常反应及肌肉放松的效果所需要的刺激程度，8~12秒的时间已经足够长了。对客人来讲，放松的感觉是似乎按摩师在逐步减小压力，而事实上按摩师使用的是同样的力度。如果在8~12秒内，客人没有减轻疼痛的感觉，则说明你用力过大，对客人的刺激过重，导致客人紧张，而不是放松。此时，你应该减小压力，按程序继续进行，并在30~60秒后再继续对这个部位进行治疗，但减小力度。如果在不到8秒的时间，客人已经感到放松，你可以加大力度，并向更深的组织按压，直到在8~12秒内出现放松的感觉为止。使用这个方法，可以有效地对客人进行治疗，也可以使人在治疗后出现的酸痛感降到最低。

禁忌证

持续施压的技法有如下禁忌证：

- 不适合在脉搏部位或明显的神经经过的部位进行。
- 不适用于服用降血脂或服用抗凝血药物的客人，或有容易淤血病史的客人。
- 不适于在有急性炎症的部位或受伤时间为72小时之内的部位。

使用这一技法时，也可以通过用拇指和其他手指捏起肌肉来进行按压。这也是一种持续施压的方法，对于治疗斜方肌、胸大肌的腋窝部位、阔背肌、大圆肌及小圆肌很有效。在介绍按摩程序的章节中，我们会详细解释。

触发点

对于触发点的治疗，通常使用单纯的持续施压法，也称为触发点缺血按压。然而，近年来，作者一直在介绍经过改进的持续按压法，通常是将按压与轻微的活动或变换的力度相结合。这些技法通常是专门针对触发点的治疗。技法中包含了变换力度的缺血按压法及触发点压力释放法。

变换力度的缺血按压法

有时，单纯的持续按压不能使触发点有反应。Chiatow和Delany-Walker[4]对这一技法进行了改进。这一技法是对不同压力的循环使用。其中，5秒钟的持续按压法的使用虽然会使客人感到疼痛，但是不会严重到使客人紧张。这样对不同力度的循环使用一直持续到局部的或有问题部位的疼痛消失或是施压了2分钟以后。如果，2分钟后仍没有效果，可以继续进行。此时，要检查一下周围的肌肉组织，例如：进行轻度的轻抚、缓慢的摇动或是用整个手掌或松握的拳进行轻缓的深度循环摩擦。等按压过的肌肉弹起后，再继续，同时将力度减小。

触发点压力释放法

在Travell和Simons近期的专著中，他们介绍了用于治疗触发点的触发点压力释放法[6]。使用这一方法

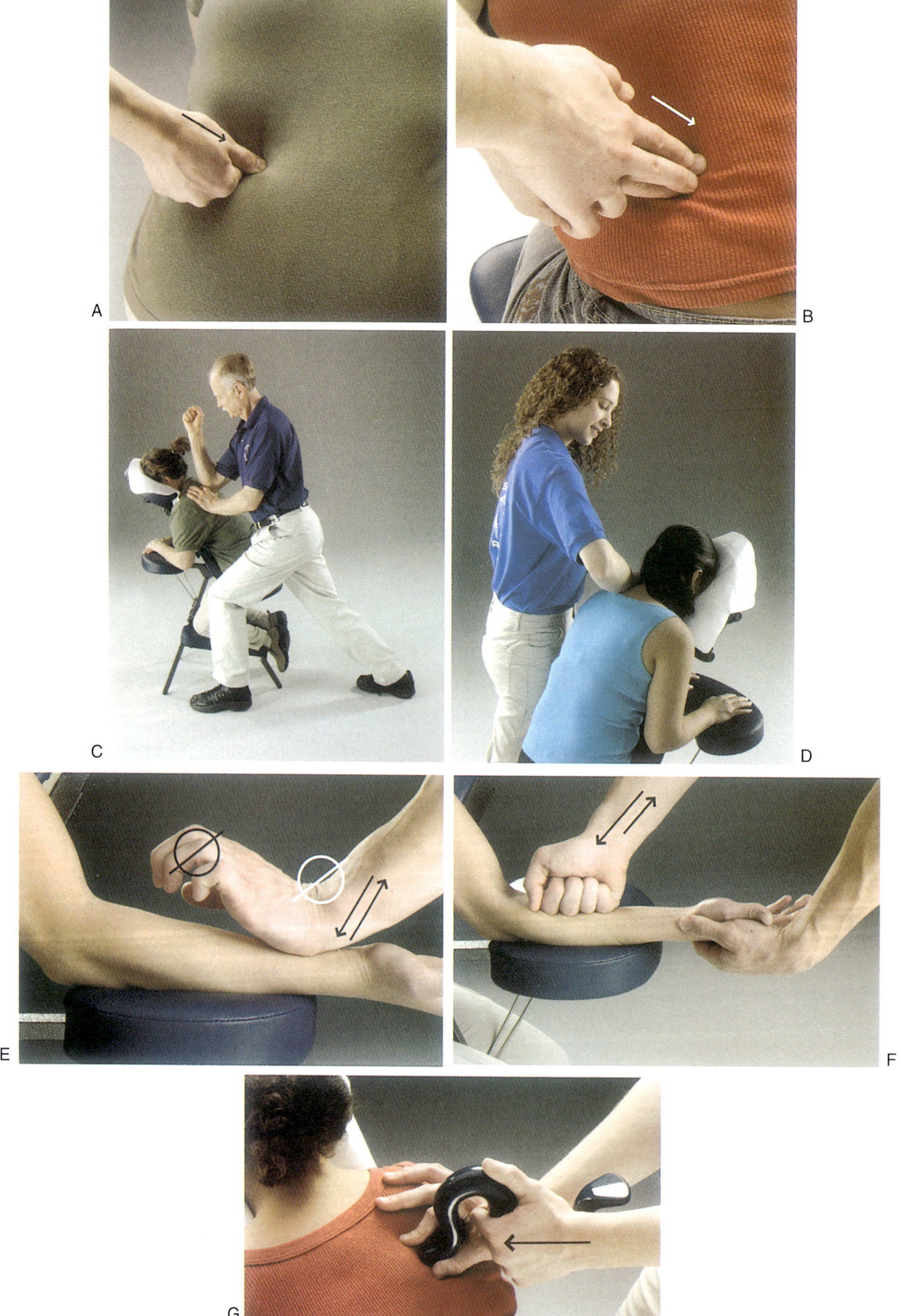
A
B
C
D
E
F
G

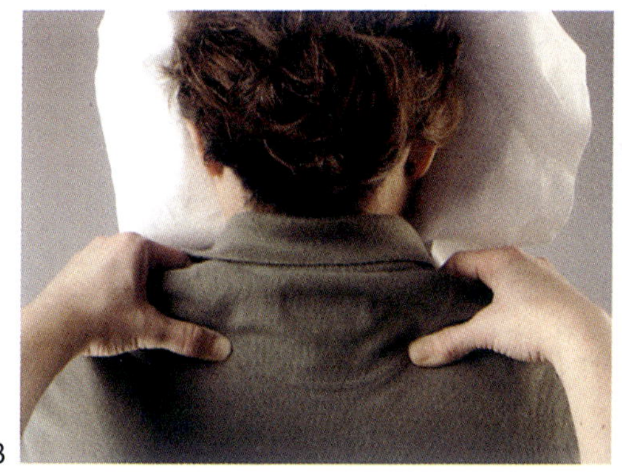

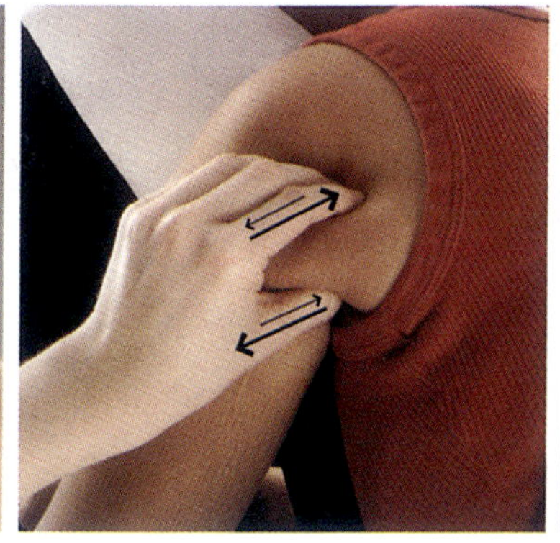

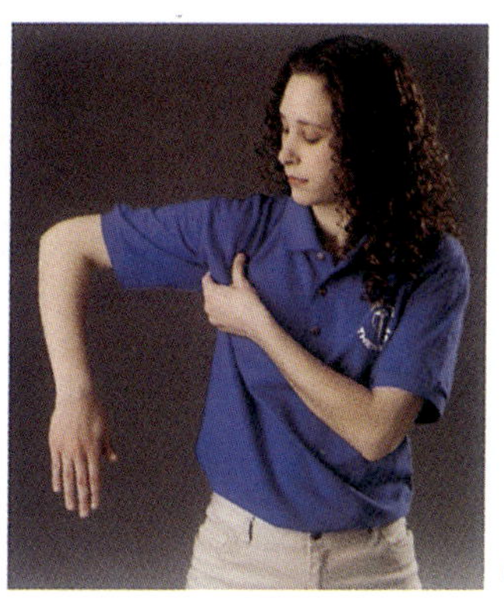

A,B C

图7-9 **揉捏法**。(A)使用揉捏法捏并摇动上斜方肌。同时在两侧进行操作。(B)用一只手的手指对背阔肌、大圆肌和小圆肌进行钳形捏压。(C)用揉捏法在自己的身上的胸大肌部位找触发点及酸痛点。

实践经验

以简单的动作开始

操作变换力度的缺血按压法及触发点压力释放法时需要有过硬的触诊技巧。这在坐式按摩中尤为重要,因为,按摩师要隔着客人的衣服继续操作。当你有了丰富的实践,并具备了很强的敏感度时,我们建议你使用我们前面介绍的8~12秒的按压方法。这个方法可以减轻客人按摩后的酸痛感。随着你技术的娴熟,将这个技法在你的治疗持续中继续运用。

时,开始时对触发点轻轻施压,同时感受肌肉的阻力。在客人感到疼痛之前,你应该能够感觉到肌肉的阻力。当你感觉到肌肉的阻力时,停在原处,直到几秒钟后感觉到释放(即肌肉开始变柔软)。然后再加大力度,直到再次感觉到肌肉的阻力。然后重复这个程序,直到触发点的疼痛情况消失。

对不同的技法进行尝试,找到最适合你的。要记住,有些客人的反应可能和你所擅长的技法不一致。因此,要多掌握几种治疗触发点的方法。

揉捏法

揉捏法是用手指抓、捏或摇动肌肉。可以使用一只手、两只手并用或交替使用。使用这个方法可以将肌肉抓起来,脱离骨骼或深层组织,以此来使肌肉运动或促进血液循环。这是一种温和地使神经系统兴奋的方法。动作的频率越高,神经系统就越兴奋。揉捏法也是让组织预热的方法。与深度摩擦法给肌肉组织带来热量的效果一样,只是程度要稍低些。揉捏法通常作用于肌肉组织的各个层面,以促进被治疗部位的液体交换。在坐式按摩中,揉捏法的适用部位为:上、中部斜方肌、前后腋窝及上肢(图7-9)。

揉捏法可以在进行触诊时使用,对组织进行检查。也可以作为非正常组织的治疗技法。有时,这一方法也称为“钳形触诊”。使用这个技法时,用一只手的手指或两只手捏住肌肉,将手指从一侧向另一侧移动,同时感受组织的层次。开始时要轻,并逐渐向深处捏压,直到达到正常的按摩力度,或客人反馈肌肉感到疼痛为止。当客人有了好的反馈时,你可以松开,或是捏住,持续8~12秒(捏压)。捏压时,以客人不会感到不适为原则,直到客人的敏感度减轻,或肌肉的软硬度发生变化为止。

这个技法的另一个操作方法为:拇指捏住肌肉不动,手指弯曲,就如同你手里捏着一摞硬币一样。以前面描述的方法进行从一侧向另一侧的移动。

揉捏法也是为康复患者进行被动练习的一种方法。以此为目的进行操作时,要轻缓地开始,并逐渐加大力度,向肌肉组织的深层压。在肌肉有了热量并用

图7-8 **持续施压**。(A)在后腰上用拇指在腰方肌上持续施压。注意拇指和腕关节的适当位置。(B)将手指尖拱起,向后腰的脊柱外侧持续施压。要注意姿势的正确性,即手指和腕关节要“叠起”(排列整齐)。(C)用肘部向左菱形肌持续施压。用另一只手来“引领”肘部。(D)用前臂在肩上部持续施压,以治疗斜方肌。注意观察优秀按摩师的姿势。前面的腿膝盖弯曲,以产生压力。(E)用手的根部对前臂的屈肌持续施压。注意不正确的操作姿势:在使用手掌的根部施压时,手腕的角度大于45°。同时注意,手部很紧张也是不正确的:手指是弯曲的,没有和前臂的组织保持一致性。这是按摩师经常会犯的错误,会使客人感觉不舒服,同时按摩师的手腕也很紧张。(F)使用松握的拳头对前臂的屈肌持续施压。注意正确的腕部姿势。(G)使用按摩工具对左菱形肌持续施压。

实验性练习

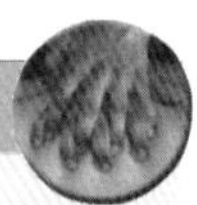

持续施压

为练习持续施压法，并感受其所能带来的放松反应，可以做如下练习。在自己的身上找一个易于操作的柔软部位。如在肱桡肌上就比较适合做这个练习。当然，前提是这个部位的肌肉没有在先前的练习时过分使用过。找到柔软点。当你吐气时，用手指向柔软部位按下去。手指与皮肤的角度为90度，一直向下按，直到你略感不适，但并没有产生疼痛为止。现在，继续呼吸，压力在这个部位停留12秒。此时，你应该感觉到压力在变小，而事实并非如此。此刻，你的不适感会减轻。如果没有，说明你用力过大。此时，要减小力度，摆动前臂，等待1、2分钟后继续进行。这一次要将按压的力度减小。此时，你应该会感到放松的感觉。如果没有，再重复操作一遍。使用的力度要小，直到你感到肌肉已经柔软，并在8～12秒后有症状减缓的感觉。

如果触发点放松的反应发生的很快（在8秒以内），说明你使用的力度过大，并已对深层的肌肉组织起到了影响。当然，对于触发点快速缓解的部位，你并不一定需要再加大压力。但是，加大力度也是一种治疗的选择。

另一种进行持续施压的方法是用手指捏起肌肉。这个方法对斜方肌及其它可以抓起的肌肉部位的治疗很有效。

揉捏法进行了检查后，如果仍感到酸痛，改用持续按压法。当对客人的上体进行操作时，按照传统双手交替进行比较有效。这个方法对斜方肌和三角肌的治疗也适用。

叩抚法

叩抚法是用松握拳及手指有节奏地、快速地击打

禁忌证

揉捏法

揉捏法有如下禁忌证：

- 在大血管部位旁操作。在你抓住肌肉并开始施压时，记住要注意有脉动的部位。你抓住的部位如果有脉动的感觉，要立即放开，重新找位置。不能按压或按摩有脉动的组织。
- 神经部位

实验性练习

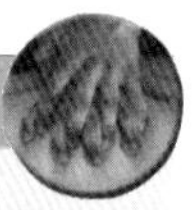

揉捏法

如果在自己的身上练习，要坐直。将非优势手放在腰部的髂骨上。用优势手的手指抓住胸大肌。胸大肌是腋窝前面部分的肌肉。这个部位的肌肉在坐式按摩是可以进行操作的。用手指轻轻按压，并前后移动手指，同时向内、向外捏压。逐渐加力，直到你感觉压力已足够作用于抓起的肌肉，或直到你有酸痛感。当你找了酸痛的部位时，停止捏压的动作，停留8～12秒。在此期间，做1～2次深呼吸。你此时应感觉到酸痛减轻。

如果没有找到酸痛的部位，或酸痛感减轻后，将手指移动几英寸的距离，再检查其他部位的肌肉。从外侧肱骨到内侧胸部。如果你是女性的话，不要按压和摇动乳房组织，因为那样会给你自己带来伤害。通常在胸大肌会找到触发点。通常是在胸部，胳膊下面的部位。如果你有我们提到的感觉，停住，用与治疗虚弱点相同的方法进行治疗，压住8～12秒。在进行坐式按摩时揉捏法通常适用于胸大肌，阔背肌，大、小圆肌，上、中斜方肌，二头肌和三头肌。

身体。有些时候叩抚法也被归类为叩击技法。可以用两只手同时或交替进行，每次击打1~2下（图7-10）。

叩抚法对于神经系统有很好的刺激作用。叩打肌肉时，肌肉会轻轻地、但快速地伸展。肌肉快速的伸展可以刺激梭形细胞，从而使肌肉细胞瞬间收缩。这是对快速伸展的保护性反应。轻轻的收缩可以使肌肉发出热量。在坐式按摩时，通常用指尖、松握拳、双手合握或手的内侧缘进行叩抚法（图7-10A-D）。

虽然进行叩抚时，可以将手掌拱起或放平来操作，但是这些技法对坐式按摩不是非常适用。手掌拱起的杯形吸法对于肺部的呼吸治疗很有效。但是，对于肌肉的治疗并不是很有效。因此，只是当你的客人有呼吸问题时才使用。同样地，在进行坐式按摩时，拍打通常也不适用。因为，隔着衣服操作时，这种操作不是很有效。

叩抚法通常在坐式按摩结束时使用，或者在结束

实践经验

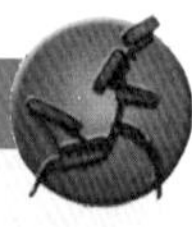

胸大肌的自我治疗

在进行按摩时，经常会使用到胸大肌。按摩师经常会感到这个部位酸痛，这个部位是一个触发点。这个部位比较容易进行自我治疗。要经常性地按摩并能够伸展胸大肌，以防止缺血性废物的堆积及触发点的形成。

某个部位的按摩时，作为使客人兴奋的方法来使用。然后，当全部按摩结束再使用一次。在进行运动性治疗时，在运动前通常会使用叩抚的方法。而在运动结束后不可以使用这个方法。前面叙述的肌肉梭形细胞会引发疲劳肌肉的痉挛。同时，运动员的肌肉由于在运动后产生乳酸，使用叩抚法会使运动员感到不舒服，也很可能感到疼痛。在运动后，最好使用镇静的按压方法，以舒展肌肉、帮助液体流动，并使疲劳的运动员感觉放松和平静。

振动法

振动法使用的是摇动、推撞、摇晃、振荡或摇摆的动作。这一方法速度可以很快，令人兴奋起来；也可以慢而轻缓。这一按摩动作操作的幅度可以不大，如用一根手指在某个部位前后振动，或像活塞一样笔直进、出，或者也可以一般性地简略地操作，如摇动胳膊（图7–11及7–12）。

当进行快速振动时，这个技法也可以对神经系统产生兴奋作用。可以增加有问题部位的血液循环，减轻关节肌腱的紧张。当动作放慢时，兴奋的作用便会消失。此时，则产生镇静的效果。

作为振动法技法之一的“摇动法”，操作时，用一只手抓住肌肉，如二头肌，整体地或部分地摇动。手的位置可以不变，前后摇动肌肉，或顺着肌肉组织的方向摇动（图7–13）。

禁忌证

叩抚法

叩抚法有如下禁忌：

- 比赛后的运动员按摩
- 不适用于腰部。如果客人肾上部位疲劳或肾有问题、腰部肌肉痉挛或腰间盘不稳定，他们会感觉疼痛。
- 在刚刚进行了触发点治疗的部位。因为，这样可能会使触发点再次出现。要在没有触发点的部位进行。
- 作为深层肌肉的放松治疗。因为这个方法的兴奋性过强。
- 脊柱上棘突的部位，或其他骨骼凸出的部位。

振动法的另一个技法是“摇摆”。通常节奏很慢，让身体的一部分或一个部位轻轻地前后摇摆，使这个部位的组织和关节放松。

振动法中的滚动技法有时也归类为叩抚法。按摩师的双手抓住客人某部位肌肉的两侧，前后移动，使肌肉滚动。如果动作缓慢的话，滚动的方法也会起到放松的作用。但是当速度快时，起到的则是兴奋的作用。在进行坐式按摩时，滚动的技法可以用于胳膊，从腕部到肩部。通常在按摩开始或结束时使用，或者在开始和结束时都使用（图7–14）。

推撞的技法比快速滚动和摇动时所产生的兴奋作用更大。使用这一技法时通常速度很快也很用力，用双手将身体前后推撞。进行坐式按摩时，这个方法通常用于肢体的治疗。当然也可以根据客人的具体情况运用于其他的部位。轻缓的推撞方法可以使组织和关节感到放松。当客人需要有清醒的状态投入到工作中去时，应该使用更能使人兴奋的振动方法。非常快速的振动技法通常用于运动员比赛前，可以使运动员振奋地投入比赛。

另一种比较有趣的使用方法是在对触发点进行治疗时，将速度由缓慢至中速的振动与持续按压相结合。振动可以带来额外的刺激，从而激活筋膜部位的机械刺激感受器。受到振动时，此感受器的反应是增加局部本体感受。这样可以使神经系统对压力产生反应，从而使触发点更快地得到放松[7]。

神经按压

可以将神经按压看做是轻抚法的一种。然而，由

实验性练习

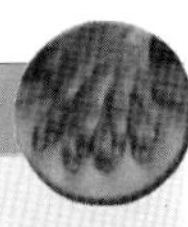

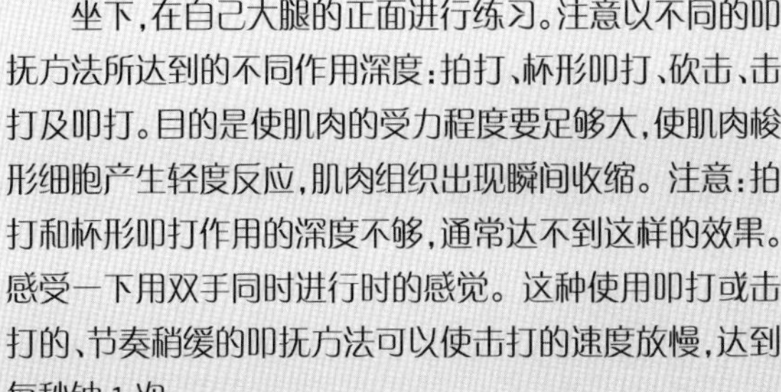

叩抚法

坐下，在自己大腿的正面进行练习。注意以不同的叩抚方法所达到的不同作用深度：拍打、杯形叩打、砍击、击打及叩打。目的是使肌肉的受力程度要足够大，使肌肉梭形细胞产生轻度反应，肌肉组织出现瞬间收缩。注意：拍打和杯形叩打作用的深度不够，通常达不到这样的效果。感受一下用双手同时进行时的感觉。这种使用叩打或击打的、节奏稍缓的叩抚方法可以使击打的速度放慢，达到每秒钟 1 次。

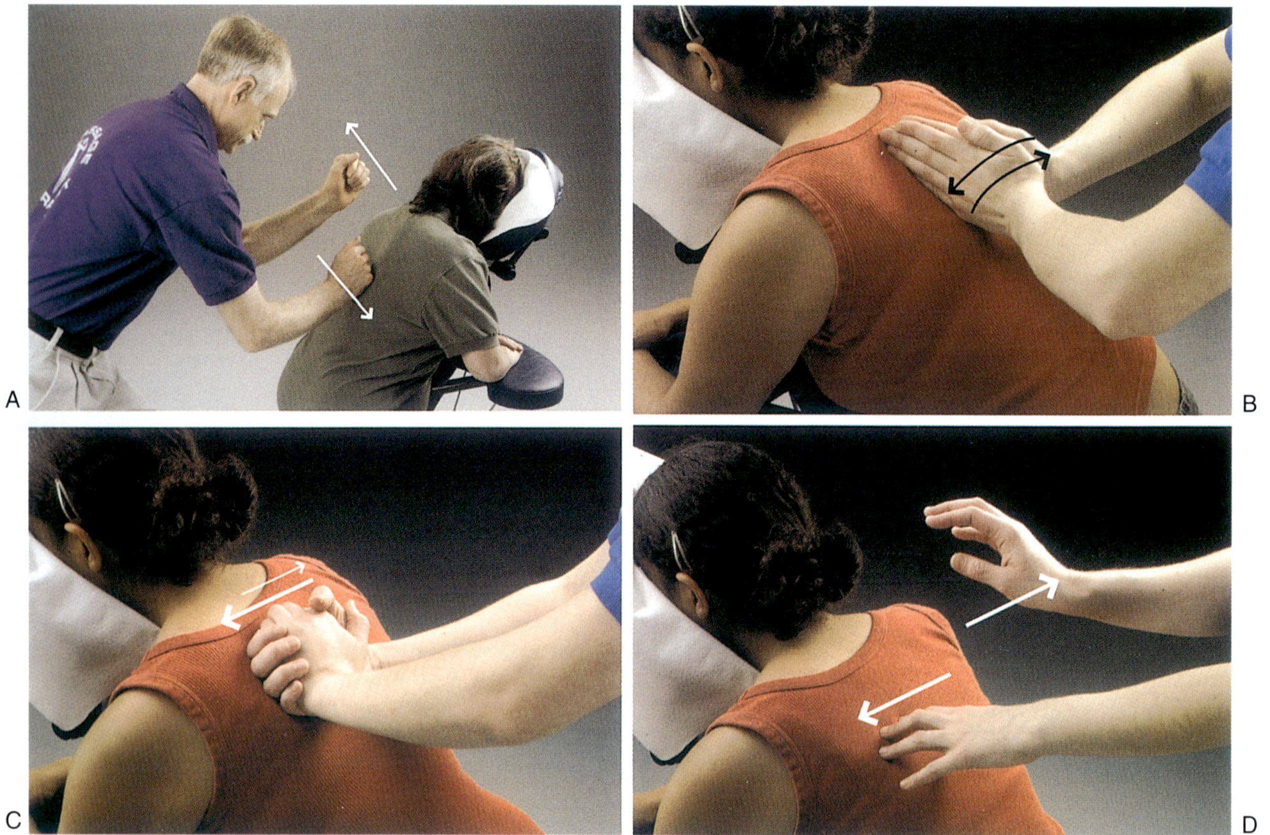

图7-10 **叩抚法**。(A)用双手交替叩打后背。注意:不要击打脊椎上棘突。(B)双手掌合拢,击打后背。(C)双手紧握叩打背部。(D)双手交替叩打肩部,在头部使用此技法非常好。注意不要弄乱客人的头发。

于轻抚法的作用是促使血液循环,因此,本书对神经按压给予单独的介绍(由于轻抚法的动作很轻,甚至都不能起到使淋巴活动的作用)。神经按压动作很轻,是滑动按压。通常使用指尖隔着衣服或直接在皮肤上操作,使用缓慢到中度的速度。由于神经按压动作很轻,且不需要在裸露皮肤上使用润滑剂,因此隔着衣服操作时效果也很好。这一技法使人感到轻松和镇

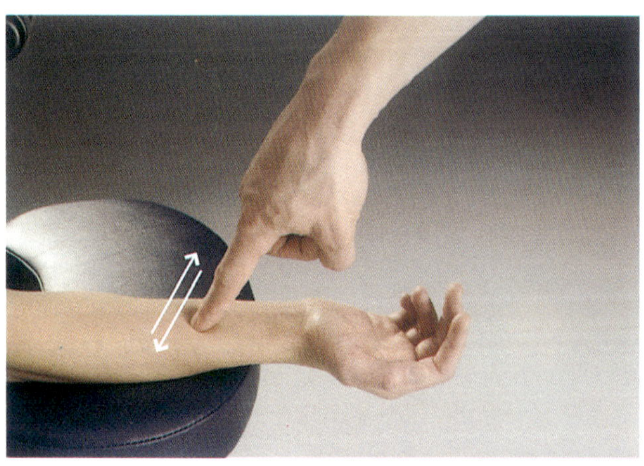

图7-11 **小幅度振动法**。用一根手指进行操作,点在前臂的伸肌上。按压的程度很轻。尽可能地快速点进点出。

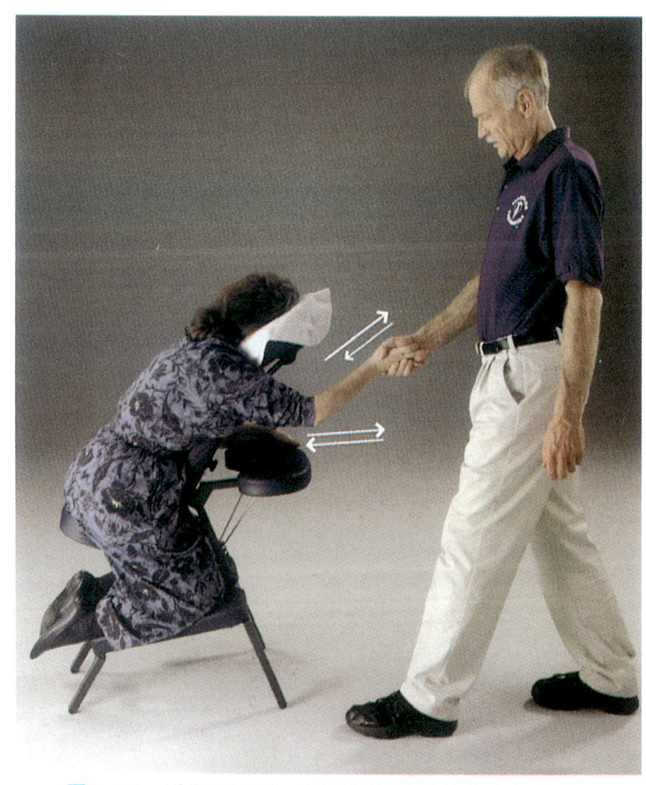

图7-12 **摇摆振动法**。将整只胳膊向各个方向摇动。

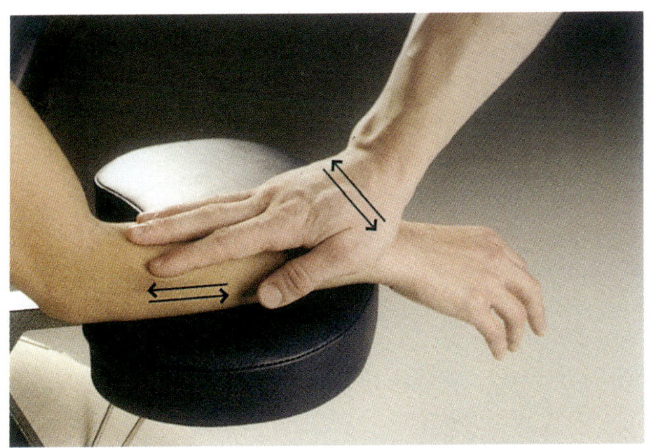

图7-13　**摇摆振动法**。在前臂的伸肌部位进行。用整个手掌抓住肌肉，向近处和远处前后摇摆。

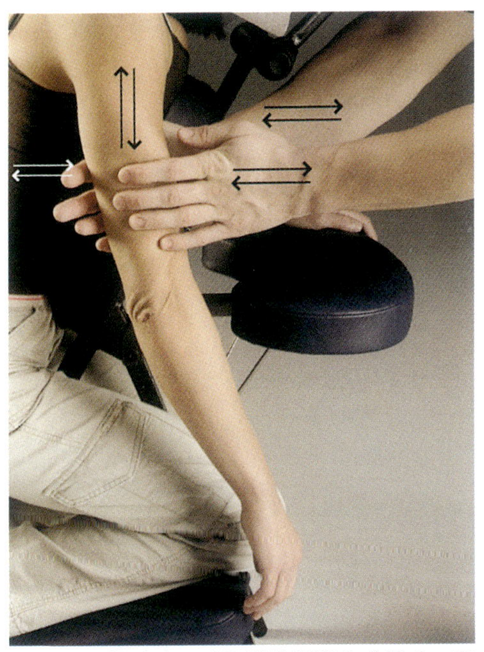

图7-14　**振动法**。对胳膊进行滚动式振动。双手放在胳膊的两侧，前后滚动。

静，因此，通常被用来镇静神经系统。通常在以放松为目的的按摩结束时使用这个方法。这是很好的收尾方法。为客人使用这个技法时，按压的力度要逐渐变小，直到你的指尖完全离开客人的身体。

当然，也可以多加一些力度，快速地进行按压，给

禁忌证

振动法

振动法有如下禁忌证：

- 邻近或位于受损伤的或功能退化的关节部位
- 对于有中风病史及血凝的客人禁忌使用兴奋性振动。然而，对此类病人使用轻度、缓慢的振动还是可以的。

实验性练习

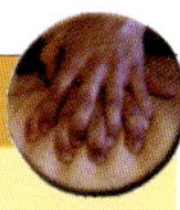

振动法

在自身尝试振动法时，要在椅子上坐直，在大腿上尝试各种方式的振动。先用一个手指，在四头肌的一个点位上按压。手指按住，快速前后移动。然后换成点进点出的动作，要使用最快的速度，手指不要完全脱离与肌肉的接触。这个小幅度的，像活塞一样的动作称为"点击法"。

现在，将手平放在四头肌上。轻轻地抓起组织，手保持在同一位置前后移动。加快节奏。体会一下这时的感受。然后再将速度放慢。现在，继续摇动的动作。但是将手的抓力减小，沿大腿移动，将整个部位的肌肉按压一遍。尝试用不同程度的压力和节奏，并注意体会不同的感觉。这个技法称为"摇动法"。

如果要体会滚动振动的效果，则保持坐在椅子上的姿势，将一条腿伸直，脚跟放在地板上。将双手分别放在两条大腿上，向内、外旋（扭动）。脚跟放在地板上不动。注意去找到可以使腿最灵活运动的那个节奏。这个节奏便是你对腿部使用滚动法时的最佳节奏。每位客人感觉最佳的滚动节奏都会有些许不同。使用这个节奏时，客人感到最放松，因此，其产生的镇静效果也是最好的。开始使用这个技法时，节奏要慢，然后加快。你会发现，节奏慢时，动作的幅度比较大，而节奏加快时，动作只在一个位置。注意，当你节奏加快时，胯关节的活动幅度减小，同时，感觉更轻快。

推撞技法则将动作的幅度增加到最大。速度越来越快，用力也变大，直到用手将大腿前后推动。这个方法会使你非常兴奋。

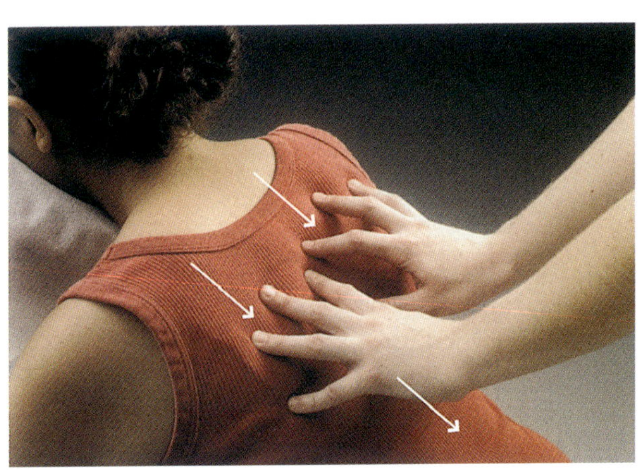

图 7-15　**神经按压**。用手指进行轻度缓慢的神经按压。从上向下移动，双手同时操作，按压脊柱两侧。

实践经验

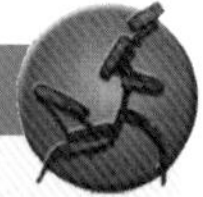

神经按压的应用

快速的神经按压使用于赛前的运动员，或其他类似的情形，即以在按摩结束后留给客人清醒状态为目的。

案例学习

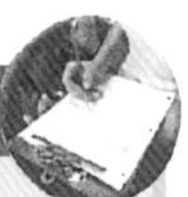

为有焦虑症的客人进行按压

你到一家工厂出诊。一位妇女来找你，说自己感觉焦虑。特别是对当天晚些时候要参加的会议感到担忧。她不知道通过按摩是否可以帮助她放松，"将神经放松下来"。

1. 为达到最佳的治疗效果，你会选择哪种技法？
2. 使用什么样的节奏可以达到最佳的效果？

予客人更加兴奋的刺激。通常也和叩抚法一起使用，让客人在按摩结束时处于清醒的状态；在赛事前使用可以使运动员感到更加兴奋；或者使客人在按摩后需要再投入到工作时，可以有更清醒的状态(图7–15)。

总结

按摩是可以刺激神经系统的手工方法，可以带来很大的反应。按摩的技法称为按压。坐式按摩中使用的不同按压技法为：按压法、轻抚法、摩擦法、神经按压、揉捏法、持续按压法、叩抚法和振动法。每一种不同的方法对神经系统的效用都有所不同。两个主要的效用是镇静和兴奋(图7–16)。通常，加快节奏和增加压力可以带来兴奋的效果，而减慢节奏和减小力度的效果则是镇静。要根据不同客人的情况选择不同的技法组合。

案例学习

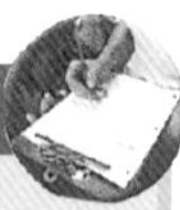

体育运动前的按压

现在是下午5点。一位中年的运动员来到你的诊所，希望进行坐式按摩。他从郊外赶来。告诉你他接受过按摩。他说他现在很乏力，但是六点钟要和他的一个重要生意客户打壁球。他希望你能够让他振奋精神，在去壁球俱乐部前能够让肩膀放松。

1. 你应该选择哪些基本的按压方法让他做好准备去打球？
2. 在按摩中，什么样的按压节奏是最适合的？

参考书目

1. Field T, Ironson G, Scafidi F, et al. Massage therapy reduces anxiety and enhances EEG patterns of alertness and math computations. *Int J Neurosci* 1996;86:197–205.
2. Hovind H. Effects of massage on blood flow in skeletal muscle. *Scand J Rehabil Med* 1974;6:74–77.
3. Xujain S. Effects of massage and temperature on permeability of initial lymphatics. *Lymphology* 1990;23:48–50.
4. Chaitow L, Delany-Walker J. *Clinical Applications of Neuromuscular Techniques*. Volume 1—The Upper Body. Edinburgh, UK: Harcourt Publishers, Ltd., 2000.
5. St. John P. NMT 1 Cervical injuries, postural analysis and pelvic stabilization. Largo, FL. St. John Neuromuscular Therapy Seminars: 1999.
6. Travell J, Simons D, Simons L. *Myofascial Pain and Dysfunction: The Trigger Point Manual*, vol. 1, 2nd ed. Baltimore: Williams & Wilkins, 1999.
7. Schlep R. Fascial Plasticitya new neurobiological explanation, Part 2. *JBMT* 2003;7(2):104–116.

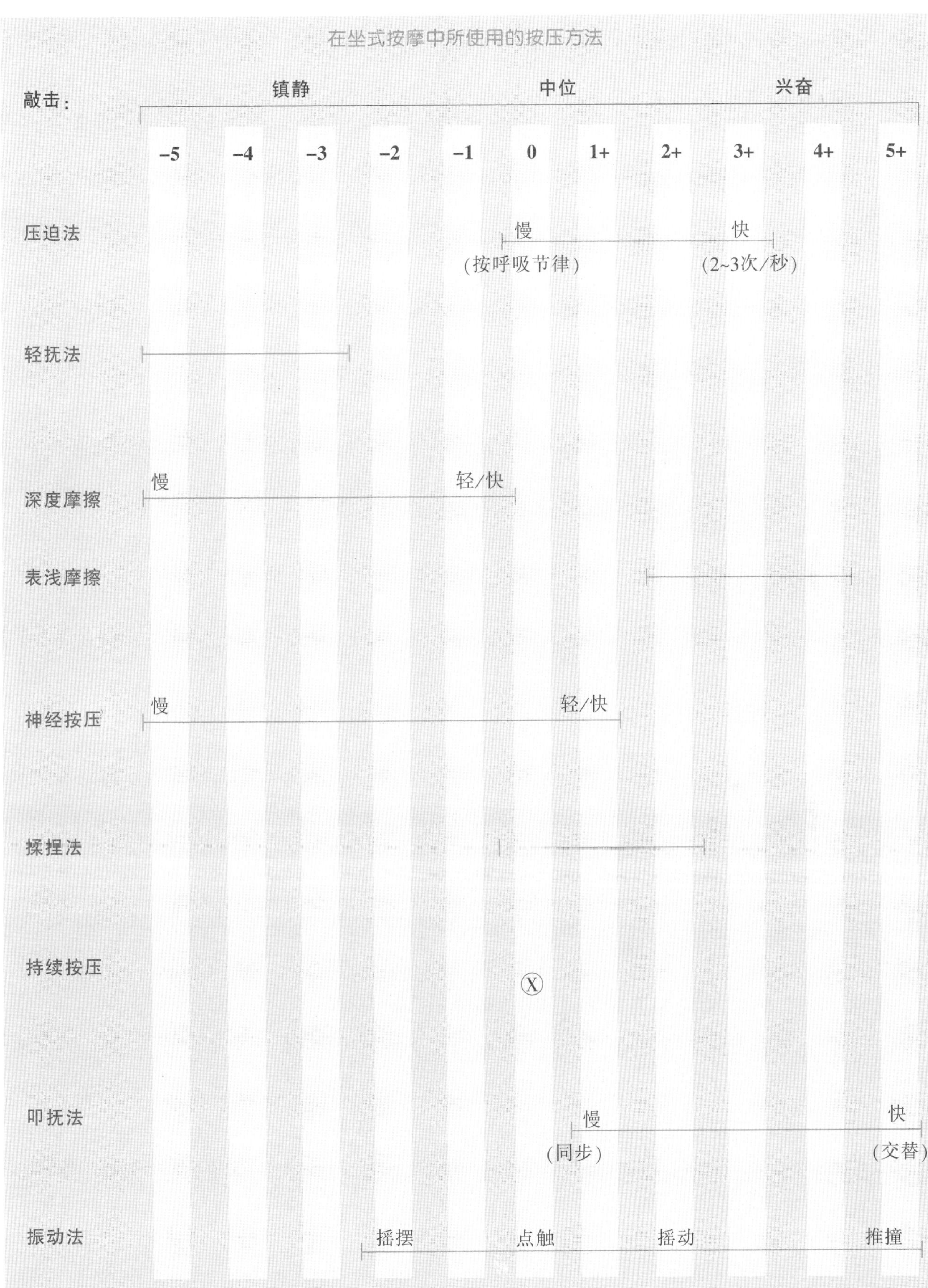

图7–16　**坐式按摩的按压方法**。表中列出的是我们前面介绍过的坐式按摩的按压方法。同时介绍了适用于客人神经系统治疗的每种按压方法所提供的相关刺激功能。

第 8 章

拉伸技法

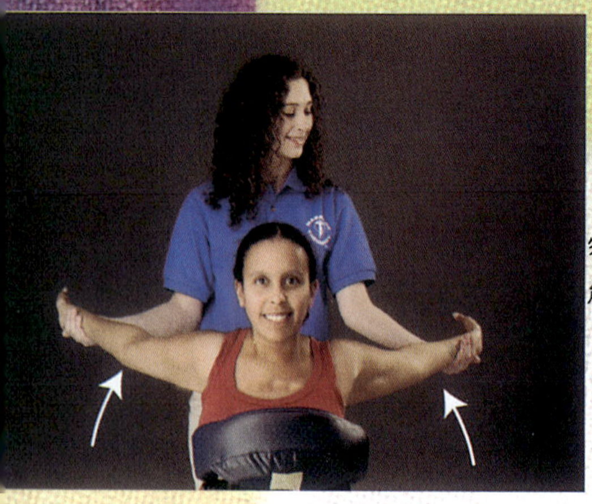

“对于肌肉和筋膜的手工拉伸可以产生机械的、生物电的和生物化学的反应。这些反应帮助促进血流和淋巴的循环，增加氧合功能，排出体内的有毒物质，提高神经系统的功能。”

Aaron L. Mattes[1,2]

本章内容提要

- 解释筋膜和肌肉对柔韧性的作用
- 介绍并演示4种拉伸技法
- 为每位客人选择适合于他的拉伸技法
- 解释喝足够量纯净水的重要性
- 如何在客人的颈部、肩部、前臂、手腕和手部操作主动局部拉伸技法，即Mattes方法。

关键词

疏松结缔组织：松散的、不规则排列的结缔组织。它的组成物质有：胶原和弹力纤维，以蛋白多糖为基础的物质，及其结缔组织细胞，包括纤维原细胞、巨噬细胞、肥大细胞，有时还包括脂肪细胞、浆细胞、白细胞和色素细胞。

ATP(三磷腺苷)：人体的化学物质，为细胞能量的基本来源。

关节：骨的连接点，有不同的活动能力，位于两块或多块骨头之间。关节分为三种，每种又有不同的类型。有关详细内容请参阅解剖学课本。

抑制：来自神经系统的信号，命令肌肉放松。

神经支配：来自神经系统的信号，命令肌肉收缩。

韧带：连接两块或两块以上骨骼的筋膜的特殊形态，可以将关节连在一起。韧带损伤称为"扭伤"。

正常动作范围：指动作的总量，通常以"度"为衡量单位。健康的关节应该在活动时不感觉疼痛和损伤。

相互作用：共有的事物或轮流进行的事情。在这一应用方法中，相对的肌肉之间的神经学沟通发出的信号，一侧肌肉是收缩(运动感觉)的信号；而在对侧的肌肉发出的是放松(抑制)的信号。

肌腱：将有收缩功能的那部分肌肉连接到附着部位(通常是骨骼)的筋膜的特殊形态。肌腱损伤(或肌肉损伤)称为"拉伤"。

生命是运动的。死亡标志着运动的停止。从某种意义上来讲，按摩对于客人是静止的或者说是低运动量的体验。如果在整个的按摩治疗过程中按摩师仅使用了按压按摩，则没有在客人的身体上有超过几寸距离的移动操作(淋巴和静脉血液循环除外)。如果要赋予按摩更多的活力，则要增加拉伸技法的运用。使用拉伸技法可以使关节运动、肌肉拉长、筋膜组织运动，极大地提高按摩的效果。这个道理无论是对放松性的还是治疗性的按摩都成立，无论对坐式按摩还是卧位按摩也都适用。

当在按摩中使用拉伸技法时，可以更快地获得效果，而效果也会维持得更长。通常拉伸可以带来按压所达不到的效果。

此外，拉伸也是按摩师保持自身身体条件的最好方法之一。除了要正确地使用人体力学外，拉伸也可以帮助你预防出现重复性拉伤。重复性拉伤通常是由于从事按摩工作引起的。将拉伸的活动成为你每天个人生活和工作中必做的功课。

坐式按摩中有几种拉伸的方法。最流行的有主动局部拉伸法，即Mattes方法(AIS)、本体感受神经肌肉接通(PNF)、静态拉伸和被动拉伸。在坐式按摩中可以有限使用的还有被认为是"微拉伸"的肌筋膜拉伸。遗憾的是，肌筋膜拉伸在隔衣服操作时效果有限。因此，在坐式按摩中，这个技法的使用仅限于裸露的皮肤，如颈部、前臂、手腕和手。

在本章中，你会学习到使用AIS的系统拉伸方法，及其他的拉伸技法。你还会学习到动作受限及神经系统对拉伸所产生的刺激的反应这两个现象背后的生理学。在拉伸肌肉时，必须懂得这两种现象的原理。

"只有在使用方法得当时，拉伸技法才会有效。"

Aaron L.Mattes

了解柔韧性

人体的设计原理充满高度的柔韧性(图8-1)。

每个关节有不同的运动方向、某种程度的运动功能。"正常动作范围"是指每个关节所负责全部运动范围。遗憾的是，只有很少一部分人能够完全地发挥身体每一个关节的全部运动范围。

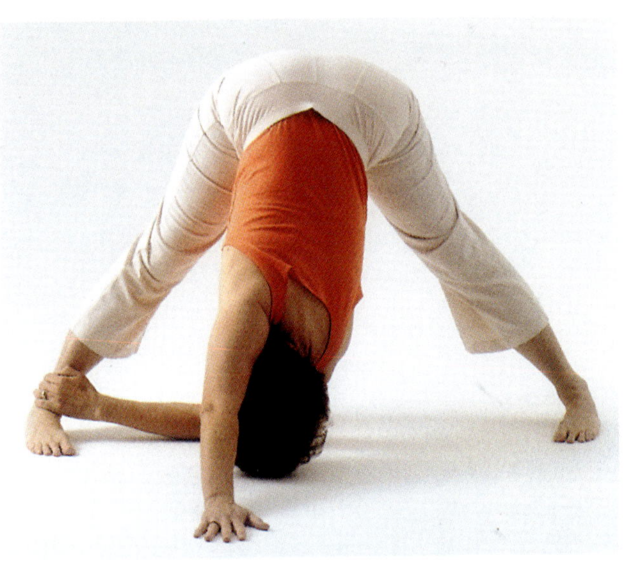

图 8-1 人体具有很大的潜在柔韧性。

拉伸技法的目的是要获得或是保持运动的范围。而按摩和拉伸是恢复正常运动范围的最佳方法。要全部了解柔韧性,我们首先要考虑的是哪些因素会或者不会影响活动范围。关节的作用是帮助身体的正常活动,而不是去限制它。

韧带的作用是将关节固定在正确的位置上。这样我们才会有正常的活动。只有不正常或超出范围的活动才受到限制。当韧带被过大的力量拉伸时,不正常的(过度)的活动才会完成,关节也不稳定。只有当受伤而出现瘢痕组织粘连时,韧带才会限制正常的活动。肌腱是连接肌肉和骨骼的结缔组织。除非当瘢痕和周围部位的肌肉粘连在一起时,肌腱才会限制正常的活动。皮肤是柔韧的,不大会成为活动的限制因素。因此,正常的柔韧性的障碍主要是因为筋膜的僵硬和关节周围的肌肉造成的。

筋膜在柔韧性中的作用

筋膜在获得柔韧性和稳定性中起着至关重要的作用。当筋膜受到影响时,人会失去柔韧性。特别是筋膜的完整性和拉伸的程度直接影响人体肌肉的功能及活动的能力。下面,我们会讨论筋膜的基本特性;筋膜的哪些状况会影响柔韧性,又有哪些治疗方法可以提供有效的帮助。

提示 8-1

影响柔韧性的因素

是什么因素导致人失去最佳的柔韧性和正常活动范围:

- 柔韧性与人体的体型、性别、年龄、骨骼和关节的结构及病史有关。
- 女性比同龄男性柔韧性好。
- 日复一日长期过度地对同一块肌肉的使用会限制关节正常活动的范围,使柔韧性逐渐降低[2]。
- 损伤、过度使用和年龄的增长通常是使肌肉变僵硬的因素,从而使屈肌出现保护性的姿势。我们不正确的站立姿势及变形的步态又进一步造成功能性肌肉的无力和挛缩。
- 由于久坐的生活习惯和屈肌的重复使用通常是不能达到正常动作范围的主要原因[2]。
- 长期的不正确姿势,如:头向前倾和拱肩会影响上臂的正常抬起(臂向前伸)。
- 关节两侧的肌肉不平衡,如:肩部内旋肌肉(胸大肌,肩胛下肌)过于强壮,而肩外旋肌(岗下窝、小圆肌)无力,会限制肩部的外旋。
- 长期坐着工作、旅行或休息时,人的姿势会过度松弛,对伸展和外旋的动作会产生限制。

换句话说,活动的减少会导致活动能力的降低。

对筋膜的描述

筋膜有时又称为不规则的致密结缔组织。筋膜通常也作为我们人体器官的一种形式[3,4]。筋膜有两种基本形式:浆膜下筋膜和浅筋膜。浆膜下筋膜是疏松结缔组织,它覆盖了内脏器官,并在体腔内形成衬膜。它的活动空间很小,它所含液体使内脏的表面润滑[5]。普通的按摩技法对浆膜下筋膜不起作用。

浅筋膜连续穿越人体的各个部位。浅筋膜环绕并连接人体的其他器官,包括皮肤、肌肉、骨骼和关节,使我们的身体有结构上的完整性,并给我们身体以力量。尽管浅筋膜是连续的,但是它也有一些具有专门功能的要素,如韧带和肌腱。虽然这些要素都有其独特的特性,但是它们的共同特点是:都是组成筋膜的一部分,即胶原纤维、弹力纤维、细胞组织和基质。筋膜具有丰富的神经支配,而基质中所包含的许多物质给人体提供了免疫功能。

浅筋膜与浆膜下筋膜是相互连接的。因此,总的来说,筋膜形成一张网将整个身体从皮肤到深处的内脏连成一个统一体。筋膜也有支撑血管和神经的作用,从而使周围的组织相互依存地运动,给人体带来稳定性和正常体态。筋膜也环绕在神经系统、血管和淋巴通道等的感觉器官的周围,形成一个巨大的体液储存系统。细胞和组织的氧合也是靠筋膜控制和调节的。此外,这个筋膜网络还能促进人体代谢物的排泄。

筋膜由一个三维的纤维性基质构成,这个基质使得人体内所有的细胞相互连接。筋膜神经分布很密,有许多机械刺激感受器。机械刺激感受器会对人工压力给予反应。筋膜上布满平滑肌细胞,深深地嵌入胶原组织。此外,筋膜内有毛细血管、自主神经和感觉神经末梢。这些筋膜平滑肌细胞可以使自主神经系统调节筋膜的"功能",而此功能不受肌肉紧张性的影响。筋膜是一个主动适应性器官,可以对压力、振动和伸展产生反应[6]。我们要对筋膜施加影响,从而有效地影响肌肉。

浅筋膜分为两层:表层和深层。表层筋膜由于是十字交叉的纤维网状组织,因此非常富有弹性。它附着于皮肤的下面,联结松散,富有弹性,是蜂窝组织。在浅筋膜里有脂肪、毛细血管、淋巴、其他的血管结构及神经。特别是还有帕西尼小体(皮肤感受器)。这一层是液体和代谢物累积的潜在空间。许多明显的组织质地的不良状况皆是由于在这一层上发生的变化而导致的。这一层上的薄膜和囊有效地将人体连在一起。肌筋膜释放技法主要就是对表皮筋膜施加影响。

深层筋膜很结实、紧绷且致密,比表皮筋膜的密度要高。皮下深层筋膜保护重要的内脏器官不被拉伤,遮盖并将肌肉(颈部、手部和手掌的表层肌肉除外)神经、血管、淋巴管、淋巴结和腺体分隔开。深层筋膜可以储存水分。而充满水分的深层筋膜形成一个平滑的保护层,从而使筋膜相互之间滑过,却不至擦伤[7]。

深层筋膜系统和浅筋膜系统是相连的,将表层筋膜和人体的整体连在一起, 将人体内深层的体腔,椎管、硬脑膜和脑膜整合在一起。因此,妇女在经期由于尿道充血造成筋膜紧张而感到疼痛,从而影响了正常伸展力,使得痛感一直放散到头部[2]。

影响筋膜的条件

筋膜的某些状况会反过来对柔韧性产生影响。特别是当筋膜由于外伤、年龄增长、姿势不良、激素或代谢失调、损伤和筋膜局部脱水而变形时,会影响人体内环境的稳定。如果局部的问题得不到治疗,这些问题会由于维持筋膜的整体性和张力而降低柔韧性。然后,由于一系列内在联系效应,也会导致一系列全身性的功能不良,如:严重的姿势变形、发炎、有害的挛缩、淋巴充血、外围血管阻塞、高血压和很多其他的疾病[2]。

创伤导致微量出血,愈合后形成的瘢痕组织改变了骨骼肌系统的拉伸力。此外,这样的瘢痕组织会干扰生物电的传导。生物电沿筋膜流动,它的流动模式似乎与东方医学的子午线系统相互关联[8]。

脱水、炎性过程和外伤使组织不平滑和基质脱水,造成组织间的粘连,有时是部分地粘连在一起。这种粘连造成肌肉紧张和无力,从而导致缺血和代谢废物的堆积[2]。筋膜网上出现的这些干扰因素会导致拉力,这样,肌筋膜组织中就会出现疼痛点和触发点。如果这种干扰出现在内部器官,人体生理功能出现的问题会使人生病。

如何治疗筋膜

幸运的是, 这些影响筋膜的情况都是可以治疗的。某些治疗手段对表层筋膜的问题会起到作用。这些手段有加热、超声及按摩等。因为这些方法可以促进人体内能量的恢复, 从而有助于恢复柔韧性和活动。然而,这些治疗方法对深层筋膜则不起作用。而拉伸技法在此却能派上用场。按摩师必须通过准确地使用主动分离拉伸技法 (如主动局部拉伸法-Mattes方法)来刺激深层纤维性筋膜结构。使用主动拉伸技法时,操作程序要正确[2]。在进行坐式按摩时,很少具备如加热和超声这样的手段。然而,将按摩和拉伸技法相结合可以为促进筋膜的健康带来巨大的、积极的改变。

肌肉在获得柔韧性中的作用

除筋膜外,肌肉在获得柔韧性的过程中也起到了关键的作用。肌肉可以帮助人活动,也会限制人的活动。肌肉的形态是随着身体的形态的变化而变化的。因此,肌肉保持其柔韧性是很有必要的,这样可以让身体以不同的姿势来活动。

首先,考虑一下肌肉的工作原理。肌肉当受到来自于神经系统的刺激时,它的反应是主动地收缩(变短)和被动地拉伸(变长)。当肌肉小纤维受到神经的刺激时,它会缩到最短。只要来自神经系统的刺激和ATP(能量)存在,肌肉就会保持这样的收缩。刺激一停止,小纤维便放松,并被动地等待被拮抗的肌肉或通过重力拉长。

痉挛

影响肌肉柔韧性的一个因素是痉挛。当肌肉出现轻度痉挛时,意味着肌肉的某些组织依然受到来自神经系统的刺激,并在收缩(变短)。痉挛可以是任何种非自主的收缩,小到肌肉某一个部位的少量小纤维的收缩,大到多数小纤维的全面收缩(通常也称为痛性痉挛)。痛性痉挛的收缩通常会由于肌肉的缩短而出现非自主的动作或疼痛,也不会使肌肉变长。比较普遍的现象是部分痉挛。部分痉挛会导致肌肉缺血,触摸及运动时会感觉软弱无力。

通常情况下,痉挛从肌肉的一小部分开始。然而,

> **提示8-2**
>
> **筋膜穿孔和针刺疗法**
>
> 德国研究人员使用电子显微照相机发现:表皮筋膜上有许多的穿孔,神经、动脉和静脉从这些孔中穿过,通向皮肤。使用传统中医针灸疗法中的361个针刺点位来探察,多数(82%)的穿孔都可以在其位置上得以发现[2,6]。

提示 8-3

水的重要性

饮水不足会给人的身体带来许多负面的影响，缺乏柔韧性就是其后果之一。正常饮水的客人，在接受你的按摩后会收到良好的效果。鼓励你的客人多喝水，特别是在按摩前、后。对正常人来说，每天要喝6~8杯水。

水除了有一些基本功能外，还是各层肌肉组织间的润滑剂，也是排除体内废物的溶剂。废物和水（H_2O）中的氢结合，并通过泌尿系统滤出体外。这就意味着水可以帮助降低运动后和按摩后的酸痛感。水越纯净，附在氢原子上的化学物质就越少，溶解能力就越高。城市家庭中所饮用的自来水是最不纯净的。利用碳过滤得到的蒸馏水及反向渗透的过滤水是最纯净、最安全的饮用水。

作为按摩师，你自己饮用充足的水也是很重要的。按摩是一项很辛苦的工作，通常在温热的环境中进行。比起坐着从事工作，你的排汗会更多。正常的呼吸也会消耗水分。用嘴呼吸比用鼻子呼吸消耗的水分更多，特别会使你的喉和声带黏膜发干。你会发现，如果饮用足够的水，在全天的工作中能量会更高，精力也更集中。

如果长时间得不到治疗，更多的小纤维会参与痉挛，增加对拉长肌肉的阻抗，使肌肉长时间地“锁住”，从而使肌肉感到异常疲劳。这些在局部处于痉挛的小纤维在突然拉长时会断裂。特殊情况如运动比赛、工作场所、摔跤等。这样一来则会导致软组织损伤。为缓解疼痛，恢复柔韧性和正常的活动能力，按摩师要能够使用拉伸技法使肌肉放松，并解除痉挛。

瘢痕组织

瘢痕是另一个会降低肌肉柔韧性的因素。肌肉可拉长到它正常长度的1.6倍。如果拉伸超过这个范围，肌肉会撕裂或断裂，并造成受伤处出血。伤口愈合后

实践经验

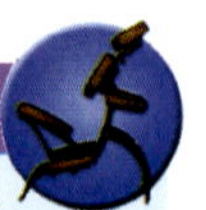

纠正“懒散的姿势”

当出现肌肉虚弱和挛缩现象时，姿势变形的问题很快就会出现。在出现姿势变形时，总是伴随着某处的肌肉向中心收缩（变短），而对面的肌肉离心收缩（拉长）。在短暂的、不做任何动作的时候，两块肌肉都处于缺血状态（除非此人正仰卧，且非常放松）。最常见的姿势变形是头向前倾、肩内旋，即“很懒散的姿势”。图8—2所呈现的是这个错误姿势的一个极端情况。多数客人的情况比此图中显示的要轻。

有此问题的客人（你会在大多数人身上发现此问题）通常会感到不适或在离心收缩肌肉时感到疼痛。主要是由于要承载身体重量而导致乏力，并很可能缺血。离心肌肉由于长时间超负荷载重而更容易出现触发点。通常离心肌肉指颈部的后面，肩部和背部。通常通过按摩和接受拉伸，会使客人肌肉变长，从而让客人感到轻松。这样做，也会使他的姿势得到纠正，减轻被拉长的肌肉所承受的重量。因为在进行坐式按摩时不像在卧位按摩时那么容易在身体的前面操作，因此，使用拉伸技法是拉长肌肉的最佳方法。

为保持矫正的效果，客人必须增加长的、离心的肌肉的力量，并在两次按摩的间隔期间定期地拉伸短肌肉。在进行身体上半身的操作时，通常需要拉伸前面的肌肉，并增加后面肌肉的力量。当治疗颈部和双肩之间的不适和疼痛时，如果按摩师只想到为客人按摩后面的肌肉，则只会给客人带来暂时的解脱。只放松离心的肌肉，前面的肌肉通常会将客人更加往前拉，加剧身体的变形，使得新近形成的懒散姿势变得越来越严重。不要以这个方法为客人按摩。当然你要检查和治疗客人离心的肌肉，但是也要花些时间将向心的肌肉拉长。要教会客人进行拉伸，给他们留一、两项“家庭作业”，要他们能保持已经获得的进展。

提示 8-4

控制肌肉的力量

一个人做某个动作时使出的劲越大，他的身体调动起来参与一块或一组肌肉的运动所需的小纤维就越多。如果要拾起一根羽毛，神经系统只会收缩相关小纤维的一部分。而要拾起一个重物，则要刺激大部分小纤维来收缩。要想拾起根本无法撼动的物体时，所有的小纤维可能都要被调动起来。神经系统起初只是调度肌腹中心的小纤维。随着所需要的力量的增加，距离肌肉中心越来越远处的小纤维也会被调动起来。最终，为使出最大的力量，在最远处的、肌腱关节的小纤维都会被调动起来。不幸的是，这些最不常使用的小纤维，这时所要付出的却是最大的。这就是为什么有很多受伤是位于肌腱关节部位。在做负重活动时，要对这些部位进行预热。在进行按摩时，要检查这些部位的缺血和触发点的情况。正确的拉伸运动，如AIS中的拉伸动作，可以帮助保持肌腱关节部位的健康。

提示 8–5

肌肉收缩的类型

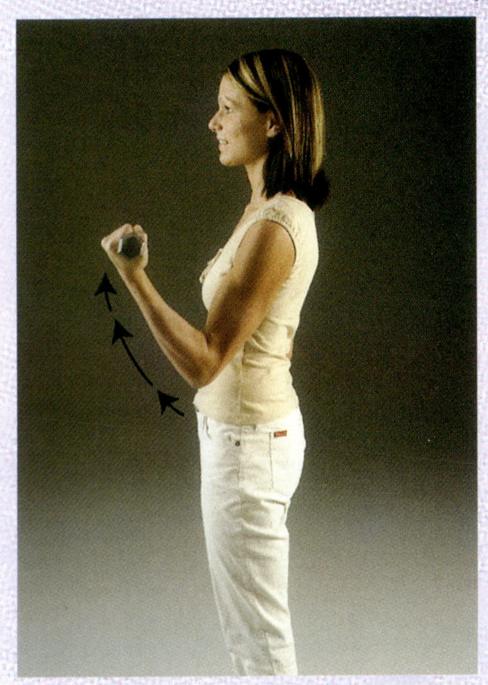

(A)　肘部屈肌肌肉的向内收缩导致肌肉变短和关节屈曲。

向心收缩：肌肉变短收缩是指在肌肉收缩时，肌肉的附件向一起贴近，抵消了向外的阻力[10]。例如当弯曲肘部提起重物时，肘部的肌肉附着处更加接近肘部的起端部位，如图(A)所示。

离心收缩：肌肉拉长收缩是指由于向外的阻力，即使肌肉已被激活，但肌肉的附着处相互分离[10]。例如伸展肘部，慢慢地放下重物，导致肌肉的附着部位在控制下离开肌肉的起端部位，如图(B)所示。

缺血收缩：在保持肌肉长度不变的状态，增加力量[10]。这是一种在没有动作时抵抗阻力的收缩。

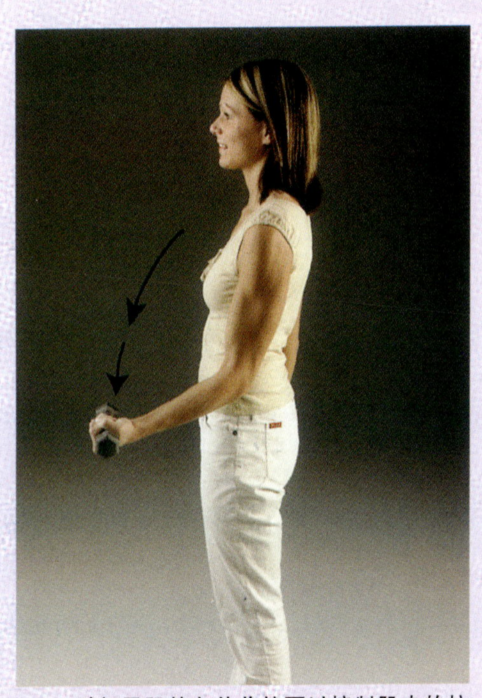

(B)　肘部屈肌的向外收缩可以控制肌肉的拉长和肘部的伸展。

会留下瘢痕。瘢痕上不再生长新的肌肉小纤维细胞。一旦受伤，就永远不会再长新的肌肉纤维，而是长成瘢痕，这也是一个类型的筋膜。瘢痕组织比没有受伤的组织柔韧性小，也不会主动地收缩或拉长。在伤口愈合、长成瘢痕的过程中，通常会和周围的肌肉组织粘连，特别是当受伤的部位不能活动时。粘连在一起的肌肉会限制柔韧性。只要有部位出现柔韧性受限的问题，都会有肌肉无力和挛缩的现象出现[2]。

对肌肉的治疗

神经系统控制肌肉的张力，及在某个特定时刻肌肉组织有多少小纤维被收缩。这个过程是靠自主神经系统无意识地自动完成的。例外的情况很少见。这个过程是无法控制的。你们是否曾试图有意识地要消除肌肉痉挛？如果你试图拉伸一组收缩的小纤维，你会发现小纤维不会因此而变长。如果用力过大，会导致小纤维受伤，但是不会使他们变长。你越试图拉伸抽筋的肌肉，这部分肌肉会变的越硬。除非你可以摆脱神经系统的控制，否则抽筋的状况会依然存在。

那么，我们怎么来治疗肌肉的痉挛或痛性痉挛呢？神经系统的工作原理是对刺激作出反应。你要想使痉挛停止，必须对其施加放松（镇静）的刺激。正确操作的拉伸和按摩技法是可以对此产生作用的。用松握拳或手的根部在抽筋肌肉的两侧进行持续按压式的按摩对治疗抽筋很有效。使用交互抑制的PNF拉伸技法是治疗抽筋的另一个选择。关于如何运用交互抑制来治疗主动性肌肉痉挛，请见提示8–7。

对于不太严重的肌肉痉挛，如肌肉紧张度加剧或过度肌肉强直类型的痉挛，所有镇静型的按压按摩和运用得当的拉伸技法都很有效。要注意的是，运用不得当的拉伸技法不但不能使肌肉放松，反而会加剧肌肉的收缩。最糟糕的情况是会导致受伤，而最乐观的情况是没有帮助。由于肌肉是有弹性成分的，其弹性成分使肌肉机械地收缩和拉长，但是肌肉不能像橡皮筋那样地拉伸，也不能像滑膜一样在受到压力后会有某种程度的拉长。因此，拉伸时(正如按摩中所采用的技法)，我们是通过神经系统而不是通过蛮力对身体起作用。

瘢痕组织会造成我们不希望发生的粘连，从而给我们带来额外的问题，限制我们的活动。我们希望发生的粘连是能够修补肌肉小纤维的撕裂，或是滑膜成分的，如韧带、肌腱等。我们不希望发生的是与临近的、没有受伤的组织或结构的粘连，将一些肌肉组织都粘连在一起，使他们不能独立运动。随着时间的延长，这些问题都可以通过反复进行拉伸来减轻。受伤后，要尽早进行活动，如拉伸、锻炼或使用深度摩擦按摩技法。这样可以预防不必要的粘连形成。即使没有受伤，粘连也会在缺乏活动或没有活动的肌肉层上发生。这些组织层会贴在一起。通过拉伸或辅助按摩极有可能将粘连打开。

在进行坐式按摩时，什么情况下使用拉伸技法

和使用按压技法一样，拉伸技法既适用于一般性放松，也适用于特殊性的治疗。我们下面会介绍为达到每一种目的而使用的拉伸技法。

放松性治疗

当按摩的目的是为了放松并减轻压力时，在治疗即将结束时使用拉伸技法是很有效的。可以使用静态的PNF或AIS法。在做放松性拉伸时通常会涉及的部位是颈前、肩部肌肉和肩的内旋肌群。

我们建议使用的放松拉伸技法为：

- 被动拉伸：如图8-3及8-4所示；
- PNF拉伸：如图8-5A-C及8-6A，B所示；
- AIS拉伸：如图8-9A，B，8-23A，8-25A，B，8-26A-D，8-27A-C和8-31A，B。

当然，你可以为客人使用任何你认为合适的拉伸方法。不要受到上表的限制。此外要了解，你也没有必要使用所有上表中列出的技法，你可以只选择一种技法。然而，我们建议在治疗前颈和胸时，你至少要做两种拉伸程序。

治疗性处理

在进行治疗性处理时，拉伸是很起作用的方法。如果在治疗开始时使用，可以帮助你快速检查客人哪些部位的肌肉发紧，哪些动作受到限制，做哪一个动作时感到疼痛。当然，不要拉伸到客人感到疼痛。在马上要感觉疼痛时，就停止。

如果在治疗性处理快要结束时使用拉伸，其作用是拉长刚刚按摩过的组织。这样会减少发生痉挛或触发点再次复发的可能性。在按摩的过程中也可以使用拉伸的技法。在按摩完某个部位的肌肉后进行拉伸是常见的。拉伸后，再继续按摩下面的肌肉。总而言之，在你认为会给客人带来最大益处的时候，就可以使用拉伸技法。

拉伸的种类

拉伸有好几种，多数都被使用于坐式按摩。拉伸技法可以分为4大类：静态拉伸，被动拉伸，本体感受神经肌肉接通(PNF)及主动局部拉伸法(AIS)。我们建议：只在没有受伤、没有姿势变形和肌肉痉挛情况下进行放松性按摩时才使用静态和被动拉伸。而PNF和AIS既可以用于放松也可以用于治疗。作者推荐AIS的原因是由于它的方便性、多用途性和有效性。同时，客人可以不需辅助便可进行，也可以在家完成。而PNF则需要他人的辅助。我们现在对这4种拉伸技法逐一学习，了解每一种技法在坐式按摩中的运用，然后综合地学习AIS在前臂、手腕、手、颈和肩部的操作。

静态拉伸

静态拉伸可能是最常用的一种形式。许多柔韧性的练习都会使用静态拉伸，瑜伽是其中之一。对于静态拉伸的最佳描述是：这是一种低力度的、长时间进行的拉伸。在这种拉伸中，按摩师主动地去进行拉伸。

进行静态拉伸时，最常见的错误是拉的深度不够或者将肌肉拉得太长。如果按摩师拉得不够，就不会使

肌肉变长。如果拉得太长(拉伸力度过大),梭形细胞便会被激活,导致肌肉收缩,以预防受伤。保护性的收缩会阻止肌肉拉长,导致肌肉比拉伸前更加紧张,动作幅度变得更小。如果按摩师的拉力超过保护性的阻力,会造成客人肌肉拉伤,肌肉由于其记忆力在未来也会阻止肌肉拉长。拉得太过分(拉力过大)是常见的错误。

进行静态拉伸时,位置要合适,使客人感觉到柔和的拉力,且停留在某个位置时要呼吸。在10~15秒内,你应该有拉力减小的感觉。我们认为这种感觉是因为高尔基腱器的反向拉伸反射而带来的放松。现在可以向深处拉,呼吸,等待下一个反向(放松)拉伸的反应。有两、三次这样的反应就够了。获得这个感觉后,要慢慢地回到开始时的姿势。如果这时还没有感到放松,说明你拉的位置太远,并释放了梭形细胞的反应。回到开始时的位置,再重新来过。这一次,不要拉伸得太远。在进行坐式按摩时,你(按摩师)可以指导客人完成。然而,拉伸要由客人主动地完成,这样才会使客人的神经系统有正确的反应。我们可以教客人怎样操作,在下次按摩前,让客人在家里做一、两个拉伸练习。

被动拉伸

在进行被动拉伸时,由另一个人(通常是按摩师或训练伙伴)实施拉伸,而被拉伸的主体是被动的(放松的)。对于静态拉伸所适用的原则,对被动拉伸也适用。存在的危险是:实施拉伸的人不能直接地感受到拉伸的程度。因此,实施拉伸的人从被拉伸者获得反馈,并当心不要过分拉伸肌肉是很有必要的。

提示 8-6

肌伸张拉伸反射

为进一步地使我们拉长肌肉的努力复杂化,肌肉里有防止其被拉得太长或太快的感应器。这些感应器的作用是预防受伤的。然而,如果感应器由于动作过快或力度过大而被激活,在拉伸时,感应器就不会有预防肌肉被拉长的保护作用。

参与拉伸的两个感应器是肌肉腹部的梭形细胞和高尔基腱器或高尔基体。高尔基体在肌腱接合处、腱膜附件转换附着处、在外围关节囊和韧带处及肌腱与筋膜纤维按序排列[9]。这两个感应器和以上的这些部位一起组成肌伸张性拉伸反射。

肌肉的梭形细胞监视肌肉小纤维的拉长速度和位置。当一处肌肉拉得太远、太快,或又远又快,梭形细胞会通过γ-纤维传到脊髓。然后,脊髓就会反过来将刺激传回到肌肉,导致它收缩,以抵抗肌肉的拉长,从而保护肌肉及与其相关的关节。这就叫做拉伸反射。如果拉伸的动作太快或力度太大,梭形细胞会被激活,肌肉便会收缩,则没有"拉伸"出现。遗憾的是,拉伸通常就是这样进行的:过快、力度过大。这样我们就能很容易地理解,为什么多数人并不能通过成功的拉伸来得到帮助。

高尔基腱器(GTO)做出的是反向拉伸反射(也称为自体抑制)。它可以测量出肌腱受到的拉力。当出现拉力时,GTO会测量拉力的程度并向脊髓传递。高尔基腱器通过脊髓影响α-运动神经元,以拉力的生理安全程度对慢速的主动的拉伸进行反应,从而降低被激活的程度。如果拉力被认为是安全的,脊髓就会抑制肌肉的收缩(放松肌肉),促使它拉长。

脊髓和这两个感应器之间的联系是持续的,一直到可以配合我们的每一个动作。为了成功地拉伸肌肉,我们必须理解并遵照肌伸张拉伸反射,并刺激它,从而使肌肉可以拉长。肌肉轴可以使肌肉收缩,而高尔基腱器则使肌肉放松。为了能够成功地拉伸肌肉,我们要在不激活梭形细胞保护反射的情况下激活高尔基体[2,9]。

以上是对这个机制的最简单的描述。中枢神经系统不是每次只作用于一块肌肉。我们要将肌肉系统看做是一大块肌肉。使用我们学到的功能单位或收缩纤维组以多种方式使它激活。我们神经系统的运动系统为它的功能单位而不是由一些单独的肌群存在,是为了满足某个特定动作的完成与全身的所有肌肉来配合。要将我们的胳膊从身体的侧面抬到耳朵的位置,它所调动的不仅仅是肩部的肌肉。腹部的肌肉需要收缩以保持平衡;而如果我们站着,从头到脚的肌肉都会被调动起来,以防止我们摔倒。我们身体里有无数个这样的运动单位。

动作是一个需要学习的技巧。我们要学习如何收缩肌肉来将手握起来、弯腰去摸到我们的脚趾或做任何一个动作。神经系统会调动所有需要的肌肉来完成一个必须的动作。而我们是无意识地来做。拉伸的姿势试图隔离某块肌肉,但是却做不到,而是调动周围其他部位肌肉(韧带和关节)的感应器来参与。同时,调动在拉伸时需要保持配合和稳定所需的整体活动单位来参与。因此,我们要记住提供给神经系统正确的和足够的刺激的重要性。这个刺激是获得理想反应所必需的。理想的反应通常是指放松和肌肉拉长,同时刺激不能过度或造成受伤。

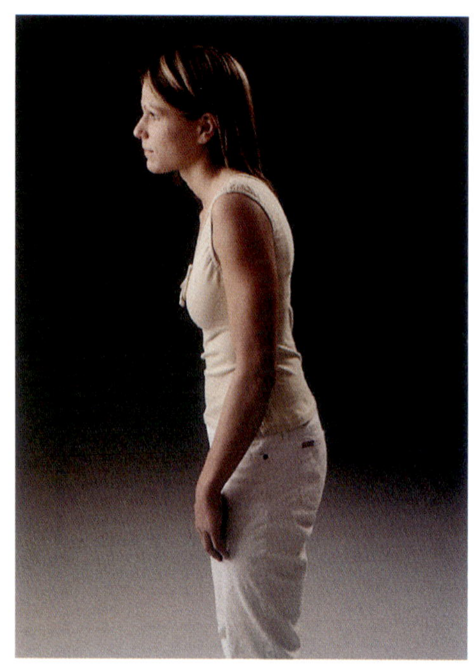

图8-2 **头部前倾，肩部内旋姿势的演示**。注意：躯干向前倾，耳朵在肩的前方，肘部弯曲。手臂和胳膊内旋，摆放在大腿的前面。这个姿势看上去很疲惫且很不舒服。这样的姿势会对关节和软组织带来损害。

例如，如果你在给客人进行被动拉伸，你先说："如果感到合适的拉伸力度，请告诉我。"然后，停住，再说："当你感觉到拉伸的感觉消失时，也要告诉我。"当客人告诉你拉伸的感觉减小时，回到开始时的位置。如果在15秒内没有出现放松的反应，就说明你使用的拉力过大了。此时，回到开始时的位置，再重新开始。这一次要减小力度。

在坐式按摩中，被动拉伸对颈部和肩部的治疗很有效。然而，由于缺少主动神经的参与，被动拉伸很少能像其他几种拉伸技法那么有效。

被动拉伸的限制是：

1.依赖于按摩师或同伴进行拉伸。

2.没有整体活动训练，且对于紧张的肌肉或其相对应的肌肉不会起增加活动量的作用。

3.高尔基器对被动的动作没有反应。

在坐式按摩治疗中，有两种被动拉伸是常用的，如图8-3和8-4所示。

本体感受神经肌肉接通(PNF)

PNF法是于1950年由神经生理学家Henry博士和另两位按摩师：Margaret Knott 和Dorothy Voss开创的。PNF是一套完整的拉伸系统。早期开创的目的是帮助

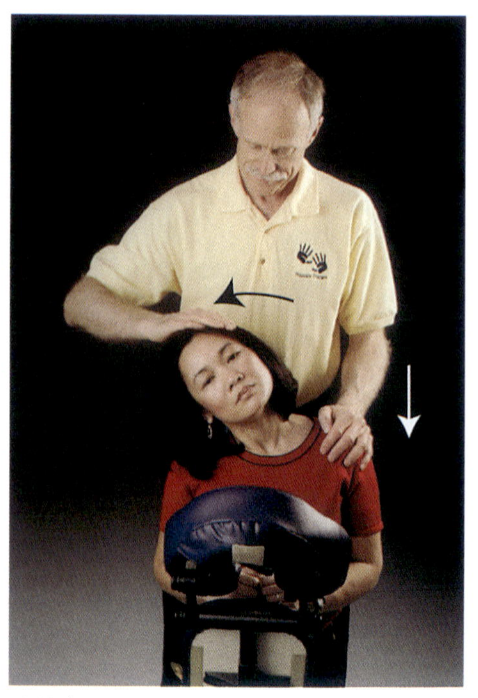

图8-3 **由按摩师为客人操作侧面颈部屈肌被动拉伸**。客人被动接受。告诉客人当感觉拉伸适度时，要告诉按摩师。按摩师慢慢地将客人的头移向肩膀前的方向，直到客人告诉你他已有舒适感为止。停留4~5秒钟。注意：按摩师用手稳住客人的肩膀。再将客人的头放直，向另一个方向拉伸。

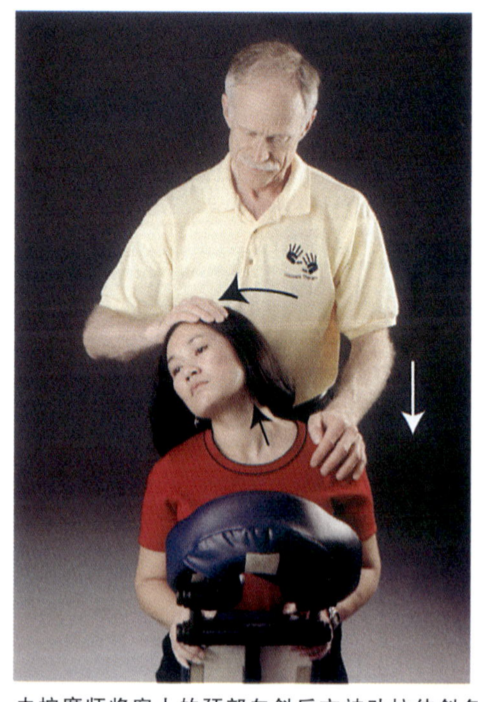

图8-4 **由按摩师将客人的颈部向斜后方被动拉伸斜角肌和胸锁乳突肌**。按摩师向右将客人的头旋转45°。然后慢慢向后拉客人的头，并以45°向右后侧拉。使客人的耳朵朝向肩胛骨的侧边。当客人感觉舒适时，停止。停留5秒钟。注意：按摩师的手稳住客人的肩膀。将客人放直，面朝前。再对另一侧进行拉伸。

患有脊髓灰质炎的瘫痪病人康复[9]，用以刺激收缩和放松的神经机能。PNF的发明者注意到，生活中多数自然动作都是通过3个平面完成的：前后平面，下上平面，左右平面。他们发明了一个准确的隔离肌肉的方案。同时，复制人体的螺旋形对角线活动形态。PNF法是利用了两个基本的神经学上的现象：紧张与放松的现象，交互抑制的现象。根据这两个原则，出现几种紧张、放松和活动的结合。使用PNF法，可以快速增加活动的范围。研究发现，如果肌肉在没有运动的情况下也紧张（等长收缩），则此肌肉比在被拉长（拉伸）之前没有紧张的情况下放松和拉长得更多。利用这一机制，客人在拉伸时会在其舒适的程度内拉到最远。然后，按摩师或同伴使客人保持这个姿势无法再回到正常（初始）的体位，而客人要尽力回到他初始的位置。这样会使要被拉伸的肌肉紧张起来。8~10秒后，客人开始放松，而按摩师则继续支撑客人，防止客人自行活动。仍在放松的状态下，客人吸气，然后，在他吐气时，拉伸的程度会进一步加深，同时按摩师会辅助客人去治疗下面一个行动上的障碍。这样的过程要循环2~4次。关于紧张和放松的拉伸，见提示8-7。

交互抑制（交互神经支配）

我们还发现，当肌肉收缩时，神经系统向其对面的肌肉（拮抗肌）发出抑制信号，告诉对面的肌肉放松。抑制信号"抑制"肌肉的收缩。这个原理也可以用来增加活动的范围。例如：当二头肌收缩时，三头肌会相应地受到抑制。换句话说，如果二头肌收缩（变短），神经系统则告知对面的三头肌放松（关闭）并拉长，以获得动作的发生。PNF拉伸就是利用这个交互抑制的原理，让客人在无不适的范围内尽可能远地拉伸。然后按摩师扶住客人，以防止进一步向远处拉伸。然后，客人做出拉伸的动作，保持8~10秒，但是由于在推进

提示 8-7

PNF法的应用

紧张与放松的PNF拉伸法的描述：

例如，客人的颈部活动范围旋转时受到限制，在停车位上倒车时，他无法扭头朝右后侧看。

■ 让客人坐好。在无不适的情况下，让他尽可能远地将头转向右侧。

■ 用一只手扶在他的左太阳穴部位，另一只手扶在右枕骨部位。

■ 现在，让他将头转向左面。告诉他不要动。现在是拉紧限制他向右看的那部分肌肉。他仅需要10%的力量。这个方法的原理是激活一个机制，而不是按摩师和客人之间的力量比赛。加大推力并不会提高治疗的效果。如果客人推的力量过大，而你又拼命去阻止，则告诉他不要太用力。如果他一点儿都没有用力，你要告诉他用点儿力。

■ 8~10秒钟后（大声为客人读秒很有帮助），告诉他慢慢地放松并吸气。在他呼吸放松过程中不要做任何活动。

■ 然后，告诉他吐气，并且在有你用温和的压力进行辅助的情况下，尽量向右转。这个动作是拉伸刚刚收缩过的肌肉。帮助他活动，直到感觉有阻力（就是下一个障碍）为止。

■ 你依然扶住他，让他通过将头回到向前看的位置，再重复一次。防止他自己行动。

■ 将这个过程重复2~3次。

你会很容易地记住紧张和放松像是弯曲的小路，或是像来来回回的主动活动：拉紧一个部位，然后活动另一个部位。在这种情况下，让左面紧张，然后放松和活动右面。或先左，再右，再左。紧张和放松帮助增加力量。但是，这个现象在关节两侧同等地发生或像是肌肉群收缩一样，一组肌肉群先收缩，另一组肌肉群后收缩。

交互抑制PNF拉伸法的描述

我们再用上面的例子，交互抑制PNF拉伸法可有如下的应用：

■ 让客人坐直，让他将头尽量向右转。

■ 扶住他的头，一只手放在他右面的太阳穴上，另一只手放在他左面的枕骨上，不让他的头继续向右活动。（注意：它是和紧张与放松相对应的。）

■ 让客人用10%的力量继续向右侧看，你现在在防止他做出动作。现在用于转动头向右看的肌肉在拉紧，向其相对应（对手或相应）的肌肉发出阻止信号。相对应的肌肉在抑制动作的进行，即"关闭"动作。

■ 像从前一样，收缩停留8~10秒，将数字喊出来。

■ 在快要数完时，告诉客人慢慢放松并吸气。

■ 在放松和吸气的过程中，不要做任何动作。

■ 让客人吐气，尽量将他的头向右转动，在他转动时，要给他以辅助，在到达下一个障碍点时停住。同样地，这个主动的动作给相对应的肌肉发出抑制信号，允许它们拉得更长。

■ 重复2~3次。

利用交互抑制PNF拉伸法控制痛性痉挛

■ 决定哪块肌肉或肌肉组处于痉挛；例如，前臂屈肌痉挛。

提示 8-7(续)

■ 抓住客人的手,使他不能动,让他收缩他的前臂伸肌。由于他并不知道什么是伸肌,让他用10%的力量用他的手背抵住你的手背。他在收缩出现痉挛的肌肉对面的肌肉,因此,抑制信号发送给痉挛的屈肌,告诉他们要放松。这样通常会消除痉挛。

■ 阻止他要进行的动作:8~10秒,将秒数出来。

■ 告诉他慢慢放松并吸气。

■ 告诉他吐气并放松。当他这样做时,被动地使其伸展,10°~15°。再次扶住他,再次快速地收缩他的伸肌。

■ 重复几次这样的循环,直到他恢复到自然的姿势。在这种情况下,手要直,手腕或手指不要屈或伸。如果在这个位置上痛性痉挛依然存在,用前面的方法扶住他,带他收缩痉挛肌肉对侧的肌肉。然后放松并呼吸。在痛性痉挛的肌肉上使用一点儿轻抚法。如果痛性痉挛依然存在,让他活动整条胳膊和整个肩膀,再次激活伸张部位。然后,让他走走路。让他集中精力吸气,数4下,再呼气,数8下(有可能的话,最好是通过鼻子呼吸)。这些技法的综合使用通常会减轻多数情况下的痛性痉挛。而对于运动员来讲,他们身上出现的痛性痉挛比较严重,可能会需要用冰块放在痛性痉挛的部位上,以使神经病变的过程减慢。

■ 注意,在控制痛性痉挛时,拉长肌肉的动作是被动的:你是在为客人进行活动。前面举过的例子都是主动的,即客人自己进行拉伸,你来辅助。

的过程中遇到来自按摩师的阻力,而无法再向前拉。在这个收缩过程中,抑制的信号会发给拮抗的肌肉。然后客人会放松,呼吸。在向外吐气时,会做更大的伸展,由按摩师辅助,再进入到下一个障碍。

你很容易就能记住交互抑制PNF法,因为动作的方式总是一样的。每一次收缩都是在同一个方向,无论是否有阻力。这不但能提高活动的范围,也可以增加关节一侧的力量,帮助纠正肌肉力量不平衡的问题。交互抑制PNF法可以关闭限制活动的强壮、致密的肌肉,同时为帮助活动的肌肉增加力量,使其可以活动。

交互抑制法如果使用得当的话,是利用神经系统来放松肌肉痛性痉挛的非常有效的方法,广泛地运用于运动比赛中,以达到放松痉挛肌肉的目的。任何时候客人出现痉挛都可以使用这个方法。在坐式按摩中,不太可能出现治疗痛性痉挛的客人,除非你是在耐力性比赛的场地上,会遇到此情况。如果你希望在此类场所从事按摩服务,你应该获得特别的运动赛事按摩训练。

这些PNF的方法都需要有大量的训练,才能学会如何正确地使用。PNF也要求有按摩师(或同伴)的辅助。按摩师要对这个方法有完整的了解,并要具有高度的敏感性才能完整地收到效果,并避免客人受伤。关于交互抑制PNF拉伸的例子,请见提示8-7。

收缩-放松、兴奋-收缩法(CRAC)

PNF法中,基于这些原理之上,最简单、安全的方法是收缩-放松、兴奋-收缩法[9]。使用这个方法时,按摩师只要使用令被拉伸的肌肉收缩的10%的阻力就够了。客人然后慢慢地放松收缩,吸气,并在吐气时形成拉伸的姿势。在拉伸过程中,按摩师不需要辅助客人。这样一来,由于客人不会过度拉伸自己,几乎不会有因拉伸过力而受伤的情况。鉴于这个方法相对的安全性,CRAC法最适合你使用,除非你广泛地学习过其他的PNF技法。

CRAC类型的PNF拉伸方案如下:

1.客人在其舒适的情况下,尽量拉伸到最大幅度,如图8-5A所示。

2.然后按摩师制止客人移回到其开始时的位置。

3.客人使用约10%的力量移回到开始时的位置,同时按摩师在8~10秒的时间里抵抗客人要活动的愿望,如图8-5B所示。

4.然后客人慢慢放松,做深呼吸。在放松期间,没有动作发生,只是做深呼吸(吸气)。按摩师在客人放松的阶段给予辅助支持和稳定。

5.然后客人在试图做出更大的动作时,要吐气。如图8-5C所示。

6.将这个过程重复1、2遍。

7.在重复进行了CRAC程序后,客人慢慢地回到起始位置。

图8-6A和B所示的是另一种CRAC肩部拉伸的技法,特别是胸部肌肉。这些拉伸技法是作为PNF导入技法来使用的。使用这个程序,你可以拉伸任何一块肌肉。如果客人的活动范围受到限制,在不引起疼痛

的前提下，让他试着尽量去做受到限制的那个动作。然后使用CRAC程序去增加他的活动范围。如果，你想广泛地尝试PNF技法，我们建议你花些钱参加完整的技法培训班。

主动局部拉伸法–Mattes法

（注：以下内容及拉伸法的介绍取自Aaron Mattes所著的《主动局部拉伸–Mattes法》一书。使用前已征得作者的同意。）

局部主动性拉伸–Mattes法（AIS）是Aaron Mattes发明的。他是注册的运动障碍医师和有从业执照的按摩师。他的AIS法非常适用于坐式按摩。本书所介绍的AIS法的程序中包括了完整地评估、动作、坐式按摩师应采用的肌肉拉长技法及客人回去后应做的练习。如我们上面所提到的：作者认为AIS是用于坐式按摩的最佳选择。因此，本章中对于AIS法的内容和技法的介绍多于对其他拉伸技法的介绍。然而，要全面地使用AIS，我们建议你要接受AIS法导师的专门训练。

AIS法所使用的是交互抑制、交互神经支配及动作重复的原理。同时将这些原理相结合，使其综合的AIS拉伸技法比单独使用某一种原理时效果更佳。如果定期地使用AIS法，不但能帮助提高灵活性，也能增强力量。

AIS法所选择的操作位置能够最有效地分离需要拉伸的肌肉。AIS法使用主动肌的交互运动来造成收缩，同时对另一侧的肌肉交互地抑制其收缩，从而使肌肉放松并拉长（拉伸）。交互神经支配造成收缩，而交互抑制则造成放松。重复进行这样的程序可以增加运动的范围（ROM）[2]。

AIS拉伸法可以增加局部的血液流动和营养。重复性的等张肌肉收缩比之静态或等容积的收缩更能增加血液、淋巴液、氧和营养向某个部位的流动[2]。

由于我们每天的不平衡的姿势、在工作和运动中所做的重复动作或紧张，我们的肌肉会变短，变僵硬或紧张。AIS法可以帮助我们恢复关节的正常动作，减轻肌肉组织的酸痛，增加肌肉组织的柔韧性，从而改善我们的姿势[2]。

除非我们每天可以达到现有动作幅度的极限，否则，我们不大会保持我们现有的动作幅度。提高动作幅度的唯一办法是重复地超越现有的幅度。通过使用正确的动作技法，如AIS法，可以增加我们肌肉的柔韧性。AIS的核心是在不造成受伤的前提下，超越现有的动作幅度。这也是为什么我们辅助客人找到下一个障碍点，但是，找到后，仅在这个位置停留2秒钟。柔韧性是可逆的，会逐渐丧失，并再逐渐恢复[2]。

在任何肌肉部位进行局部主动性拉伸的操作都有具体的步骤。我们接下来会介绍这个步骤，并以列表的方式进行总结。然后介绍腕至小臂的拉伸，这样，你便可以在自己的身上进行练习，找一找这个拉伸技法的感觉。最后，我们会介绍AIS每一个步骤的功效。一旦你理解了AIS的步骤后，便可以在自己身上的任何部位进行操作。坐式按摩时，使用AIS法最多的部位是前臂、手腕、手、颈和肩。我们介绍技法之后，会介绍每一个部位操作的步骤。

AIS技法

操作AIS技法时，需要客人自然地吸气，并开始吐气。客人要用自己的力量尽量地拉伸，收缩被拉伸的肌肉对面的肌肉。例如：要拉伸前臂屈肌时，客人要收缩前臂的伸肌，让手腕伸展开，直到完全伸开为止。我们将这个动作点末端称为“第一障碍点”，如图8–7A所示。

然后，按摩师辅助客人用1~2磅的力量进行拉伸，将肌肉带到第二个障碍抗阻点或停止点。我们称这个点为“第二个障碍点”。随着按摩师的辅助，客人继续收缩，形成拉伸。图8–7B中所示的是按摩师辅助客人移向第二个障碍点。

此时，拉伸的动作在第二个障碍点上停留2秒钟，时间不要长。2秒钟后，客人开始放松，按摩师停止辅助。客人开始吸气，同时回到开始时的位置。图8–7C所示的是开始时的位置或“自然位置”。这个程序要重复6~10次。我们可以将这个程序更简洁地描述为：

1.客人吸气；

2.客人吐气，同时收缩肌肉，进行拉伸；

3.按摩师进行辅助；

4.客人停留2秒钟；

5.客人吸气，同时回到开始时的位置；

6.重复。

AIS的一个好处是：你可以自己操作拉伸的动作（自己对自己进行辅助），或者，作为按摩师，你可以为客人进行拉伸（为客人进行辅助）。开始，按摩师对客人进行辅助，然后，教客人如何自己进行辅助。这样一来，客人可以学习正确的拉伸的方法，并在回家后自己进行练习。

学习AIS法的最佳部位是你自己的手腕和前臂。

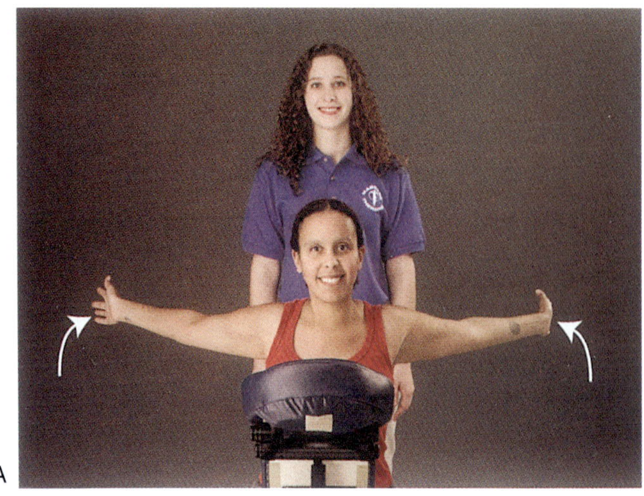
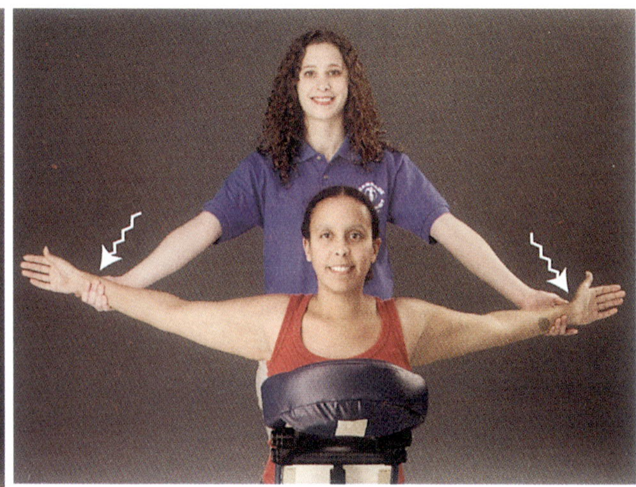
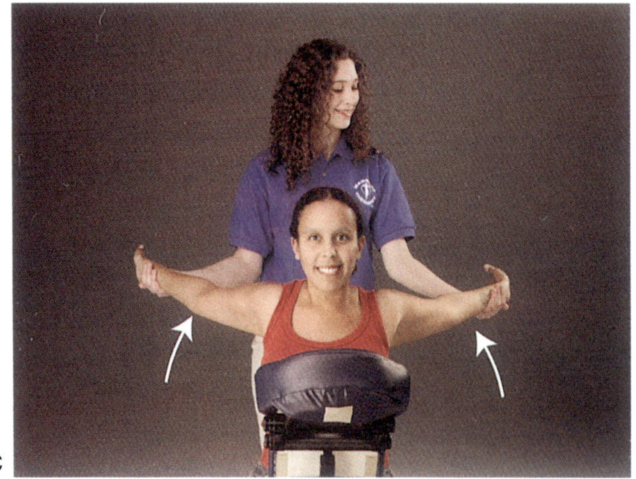

图8-5 收缩-放松、兴奋-收缩(CRAC)法:用于胸大肌的PNF拉伸法。(A)第一步:客人要尽量远地拉伸。(B)第二步:客人收缩肌肉,拉伸8~10秒,按摩师提供辅助支持和阻力,无任何活动。(C)第三步:然后,客人主动地收缩主缩肌,更大地拉伸。按摩师不去辅助客人拉伸,只给予辅助和指导。

用你自己的另一只手便可很容易地进行辅助。利用你两只手的敏感性可以帮助你快速获得两个障碍点的正确感觉,及适当的辅助力量。

以下是一个前臂拉伸的例子。

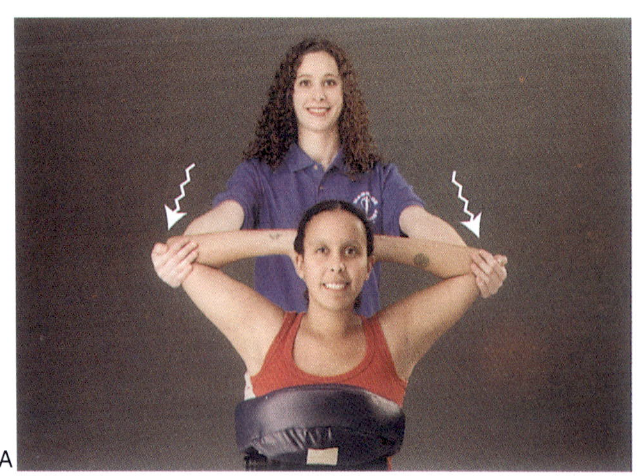
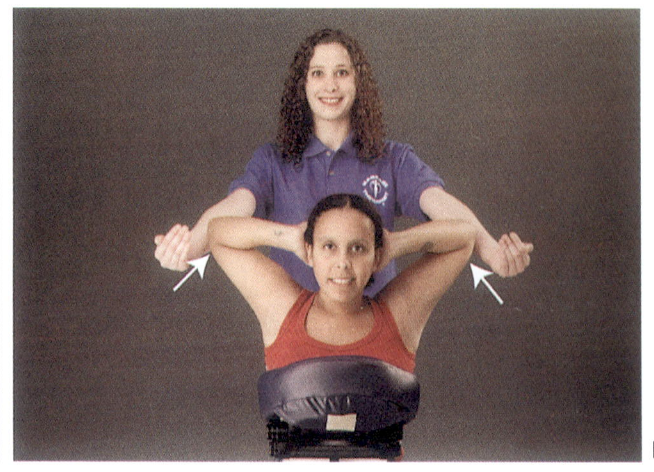

图 8-6 用于胸小肌和胸大肌下部肌纤维的 CRAC-PNF 拉伸法。(A)第一步:按摩师通过收缩放松法提供辅助支持和阻力。(B)第二步:抵抗-收缩。注意可达到动作范围的增大。按摩师的手在客人进一步收缩到伸展位时不要移动。

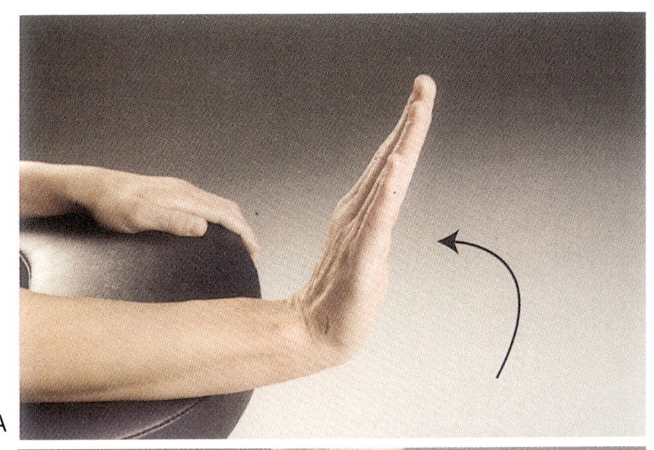
A

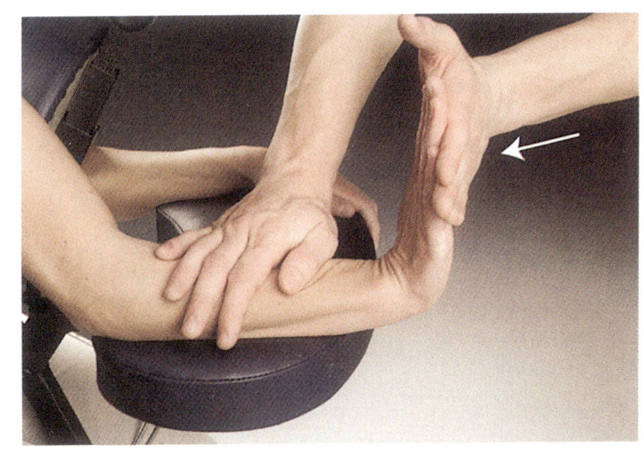
B

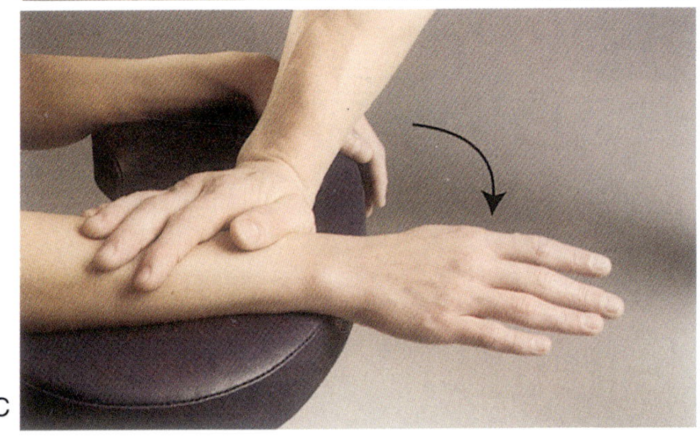
C

图8-7　**主动性手腕伸展**。(A)客人的“第一个障碍点”。做这个动作时要呼气。(B)按摩师辅助客人进行腕部伸展，去找到“第二个障碍点”。在这个障碍点上停留2秒钟。(C)按摩师松开辅助的压力。客人吸气，同时自主地回到拉伸的自然(起始点)位置。

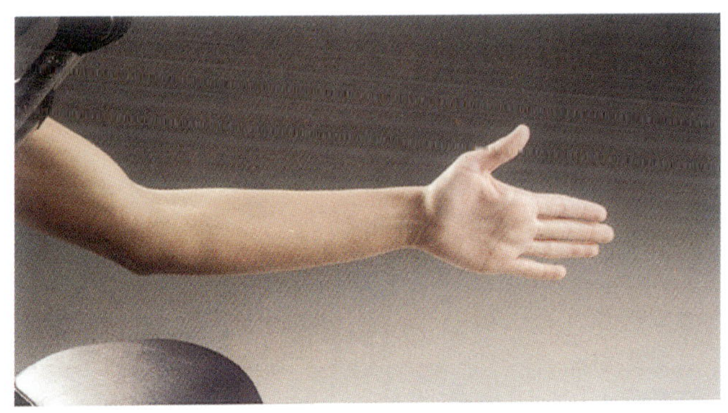
A

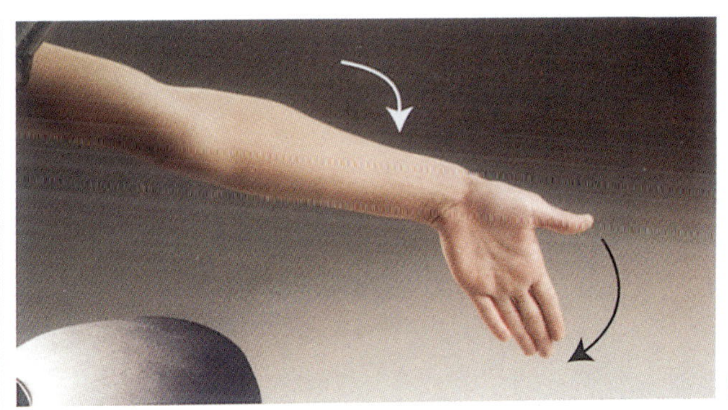
B

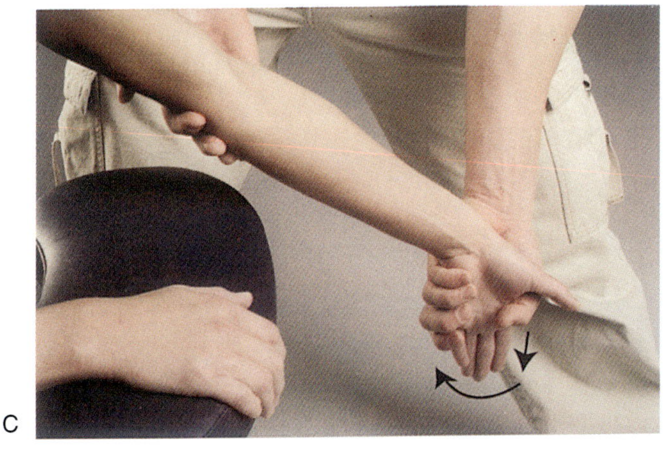

C

图8-8　**肘部屈肌拉伸**。(A)起始姿势。客人的手臂离开椅子扶手，手掌朝向中线，拇指朝上，肘部弯曲。(B)客人感觉到第一个障碍点。现在伸展肘部(伸直)，手腕向尺侧弯曲。弯曲的程度以可以自主活动为适当。(C)由按摩师辅助，客人达第二个障碍点。

1.开始时在你的非优势臂上操作，肘伸直（锁住），手腕和手指保持自然位置（伸直），手掌朝下。

2.吸气。

3.慢慢吐气，自然地将手腕尽量伸开而无不适，停下的这个点就是你的“第一个动作障碍点”。

4.再使用你的优势手，用伸展开的那只手的手指掌侧向下压，直到手指和手都伸开为止。要慢慢地、轻轻地做这个动作。感受此时受到的阻力，这是“第二个动作障碍点”。

5.在这个有辅助力量的点上停留2秒钟。

6.撤出辅助压力，吸气，同时将手腕回到自然的位置。

7.重复。

将这个程序重复几次，通常为6~10次。重要的是你能感觉到第一和第二个障碍点。第一个障碍点的位置是肌肉可以自主地带动关节活动的位置。而第二个障碍点是你在有1~2磅的辅助力量时停止的那个点或是遇到阻力的那个点。这个感觉是：有很好的拉伸质量，同时没有疼痛的感觉。前面3~4次的重复是使肌肉预热。而接下来的几次动作的重复的目的是随着每一次的动作重复来提高动作的幅度。然而，有些客人肌肉很紧，需要重复很多次才能使动作的幅度有所增加。在这种情况下，要做10 次，然后，按摩被拉伸的肌肉，或者做一些其他的拉伸方法。然后，再回到起始的位置，再使用一套其他的拉伸方法操作。任何一种拉伸方法的使用都不要超过10次。如有必要，再做10次其他方法的拉伸。我们的经验是，这样要比连续将每一种方法做20次更有效。

下面是你按AIS步骤所进行的操作的内容：

1.吸气：让肺部充满氧气，并将氧气传遍身体的所有细胞。

2.吐气：副交感神经系统得到放松的反应。

3.收缩（运动）与被拉伸肌肉相对的肌肉：这样当然会形成动作。但是，也会向被拉伸的肌肉发送交互抑制（放松）的信号。这样可以帮助关闭抑制并放松，从而使这个部分的肌肉拉长到阻抗点（第一障碍点）。

4.辅助：强化拉伸的力量，拉长筋膜，对神经系统进行调整，以接受从第一个障碍点向第二个障碍点移动的信号。

5.停留2秒钟：使结缔组织进行拉伸，血液从被拉伸的肌肉组织中流出，同时，神经系统会记录这样的活动。

6.吸气，同时回到自然（起始）的位置：再次让肺部充满氧气，使血液流回到被拉伸的肌肉，收缩（运动）肌肉，使其可以拉伸到一定的程度，传递给神经系统“紧张-放松”的信号。所有这些操作都会随着每一次的重复使肌肉进一步地拉长。

治疗性坐式按摩中AIS程序的使用

下面介绍的是一些适用于坐式按摩的AIS程序。这些程序包括了前臂、手腕、手、颈及肩部的操作。前面介绍过的方法可使用于下面展示的每一个拉伸位置。第一个AIS程序是用于前臂、手腕和手的。整个从前臂到手腕的操作程序非常适合按摩师在按摩前和按摩后来为自己操作，这样可以保护他们胳膊和手的肌肉。为有腕管综合征及手、腕、肘部受伤的客人操作效果也非常好。自己做辅助，多做几次这样的练习来获得自信。然后，再为别人操作几次，指导并辅助他们。

客人做拉伸时要吐气，回到起始位置时，要吸气。做每一种拉伸时，都要这样。每一种拉伸技法的介绍中没有就呼吸做单独的介绍。同样，所有的拉伸都要保持2秒钟，然后恢复到自然的位置。这一点在每一种拉伸技法的介绍中也会略去。记住，在不讲话时，最好和客人保持同步呼吸：辅助时吐气，客人回到起始位置时吸气。

前臂、腕部和手

1.肘部屈肌拉伸（6~8次）

（拉伸肱二头肌、肱肌、肱桡肌）

● 让客人将臂从椅子扶手上抬起，肘部屈曲45°，转动手部，使手掌朝向身体的中线，如图8-8A所示。

● 让客人将肘伸开至第一个障碍点，然后，在尺骨部位屈曲手腕（向同侧手腕略微移动小指），以拉伸肱桡肌，如图8-8B所示。

● 用一只手轻柔地扶住客人的肘部，辅助，并向客人手部发力，将客人的肘和手腕进一步拉伸（至第二个障碍点），如图8-8C所示。

2.伸展手腕，旋前（6~10次）

（拉伸手腕和手指屈肌，重点拉伸末端附着点，包括屈指肌、桡侧屈腕肌及尺侧屈腕肌）

● 让客人将手臂从椅子扶手上抬起，肘部、腕部伸直，掌心朝下，如图8-9A所示。

● 让客人将手腕和手指伸开，伸得幅度尽量大。

● 撑住客人的肘部，同时，向客人的手掌及整个手指施加1~2磅的力量，如图8-9B所示。注意，客人手指的末端不要弯曲。

3.伸展手腕，手掌朝上(6~10次)

(方法同前，拉伸手腕和手指，但是，这一次的重点部位是近端的附着点)

● 开始时，客人的臂和手腕伸直，前臂放在椅子的扶手上，手掌向上，如图8-10A所示。

● 让客人向后伸展手腕和手指，做出完整的伸展动作。

● 将前臂放在椅子扶手上做辅助。同时向客人的手掌和整个手指施加1~2磅的力量，如图8-10B所示。

● 注意客人手指的远端不要弯曲，否则拉伸的效果就会丧失。

● 注意：手掌向上的会强化拉伸的效果。手掌向下以预热肌肉组织，然后，再变为向下的姿势。

4.弯曲手腕(6~8次)

(拉伸手腕和前臂伸肌肌肉，包括伸桡侧腕长伸肌、桡侧腕短伸肌及尺侧腕伸肌)

● 开始时客人的臂及腕伸直，以椅子扶手支撑前臂，手掌向下，如图8-11A所示。

● 客人向下弯曲手腕，手指保持伸直。

● 前臂放在椅子扶手上来辅助，同时，向客人的手背和整个手指施加1~2磅的力量，如图8-11B所示。

5.手指伸肌(6~10次)

(拉伸桡侧腕长伸肌、桡侧腕短伸肌、尺侧腕伸肌、指伸肌、食指伸肌及小指伸肌)

● 开始的姿势是客人的臂、腕和手指伸直，手掌向下，如图8-11A所示(与前面拉伸的起始姿势相同)。

● 让客人握拳，然后，手腕向下弯曲，弯到最大限度。

● 用手抵住客人被拉伸的那只手的手背面进行辅助，如图8-12所示。

6.尺侧偏离(也称为腕部尺侧弯曲或内收；6~10次)

(拉伸桡侧腕屈肌及桡侧腕长伸肌)

● 开始时，让客人的前臂放在椅子的扶手上，手腕和手指伸直，手掌朝向内侧，拇指朝上，呈握手的姿势。(注意：拉伸时，手掌也可以朝下。)

● 让客人手腕弯曲，朝向他的小拇指的一侧，手指保持伸直。

● 抓住客人的手和手指进行辅助(不要抓拇指)。顺着动作的方向(侧面和后面)，轻轻地发力，如图8-13所示。

7.桡侧偏离(也称为腕部桡侧弯曲或内收；6~10次)

(拉伸尺侧腕伸肌和尺侧腕屈肌)

● 开始时，让客人将前臂放在椅子扶手上，手腕和手指伸直，手掌朝下。(注意：拉伸时，也可以手掌朝向中线，呈握手的姿势。)

● 抓住客人的手和手指(不要抓拇指)进行辅助。顺着动作的方向轻轻发力（侧面和后面），如8-14所示。

8.桡骨-尺骨旋后和旋前(每个方向6~8次)

(旋后，拉伸旋前方肌及旋前圆肌；旋前拉伸肱二头肌和旋后肌)

● 开始时，让客人将前臂放在椅子的扶手上，两次拉伸时，手掌都是朝下。

● 旋后：让客人旋转前臂和手腕，使手掌呈向上的姿势，然后继续旋转。此时，客人的拇指应该指向外侧。

● 用两根手指抓住客人手背，抓住的部位是客人拇指的两侧，顺拉伸的方向轻轻发力，如图8-15A所示。

● 旋前：让客人内旋前臂和手腕，使客人的拇指向下，手掌朝向外侧。

● 抓住客人手的外侧(小指)进行辅助，顺着旋转的方向轻轻施加旋转力，如图8-15B所示。(注意：有必要用你的另一只手稳定住客人放在椅子扶手上的前臂，使得在进行拉伸时，客人的前臂不会向上抬，也不离开身体。)

9.手指屈肌(每个手指做6~10次)

(拉伸指浅屈肌、指深屈肌、小指短屈肌)

● 开始时，将客人的手支撑在椅子的扶手垫上。手掌朝下，手腕和手指伸直。

● 让客人将每一个手指尽量伸展。

● 以你的两个手指或你的手掌辅助客人做进一步的拉伸。用力要轻！这个拉伸的动作仅需要轻微地用力，就可以到达第二个障碍点。见图8-16A。

● 每一个手指都同样操作。

● 要进行大幅度的拉伸，则需伸展客人的手腕，然后，拉伸每一个手指。

● 要进行最大限度的拉伸，将客人的手旋后到手掌向上的位置，向前滑动客人的胳膊，使他的手离开

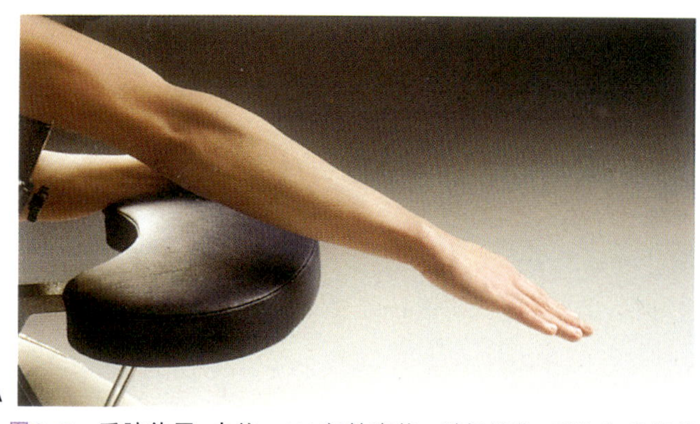
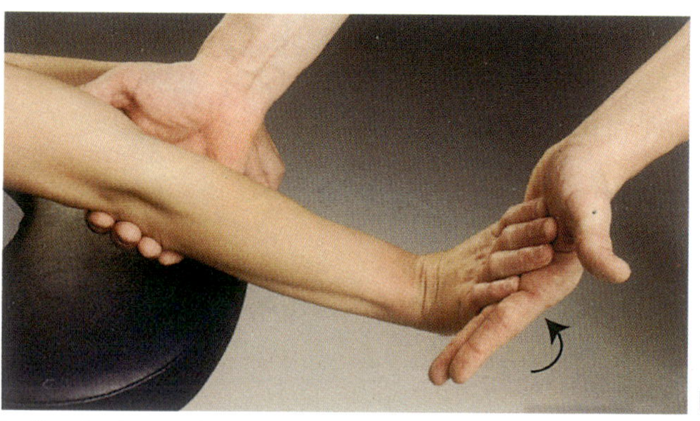

图8-9 **手腕伸展,内旋**。(A)起始姿势。肘部锁住,手腕和手指伸直,掌心朝下。(B)客人在辅助的情况下达到第二个障碍点。按摩师在客人的肘部辅助,以保持肘部伸直,同时按住客人其他们四个手指和手掌,以辅助客人的活动。

椅子扶手的前面。但是,客人的手腕还要支撑在扶手上。如图8-16B那样,为每个手指进行拉伸。

● 这个姿势可以极大地强化拉伸的效果。因此,很重要的是,以客人手掌向下的姿势,重复6次,以减少受伤机会。

● 注意以下几点:(1) 这个拉伸对有腕管综合征的客人很有作用。要先进行腕部的伸展和弯曲,然后每天将每个手指伸展2次以上。客人可以用自己的另一只手进行辅助。(2)将每个手指弯曲来拉伸手指的伸肌。手腕和手指伸直,弯曲一个手指通过向最近处的指骨的背侧轻轻施力来进行辅助。(3)辅助每个手指的拉伸时,仅需一点力即可。

拇指

注意:辅助拇指的拉伸时,仅需一点力即可。

1.拇指相反拉伸(5~8次)

(拉伸对掌肌、拇短屈肌及拇收肌)

● 将客人的胳膊放在椅子扶手上,手掌向上。

● 让客人将拇指尖向其小指根部的方向活动。这是起始的姿势(自然姿势)。

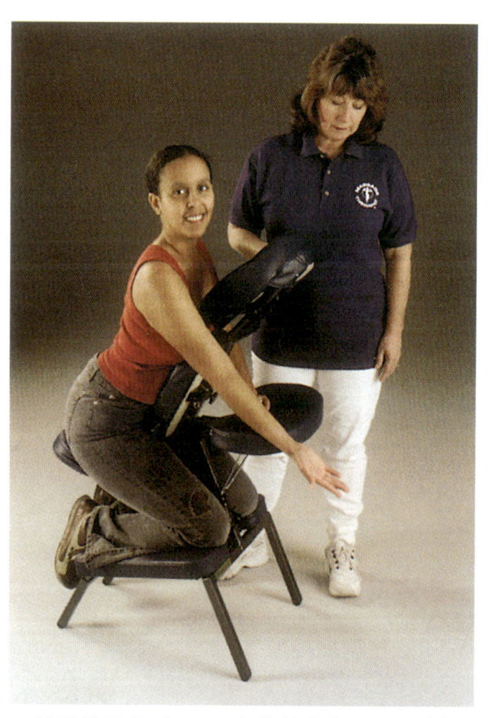
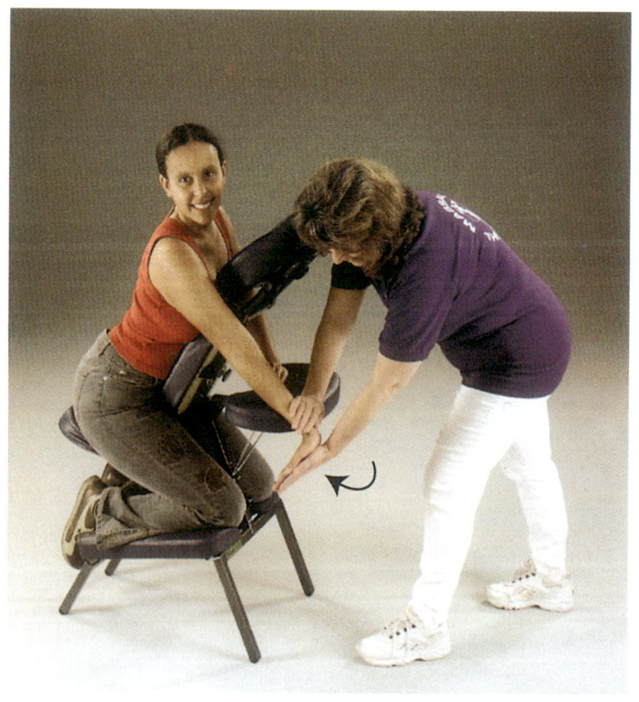

图8-10 **手腕伸展旋后**。(A)起始的姿势。客人肘部锁住,手腕和手伸直,手掌向上。注意,客人的前臂放在椅子的扶手上。(B)辅助客人到达第二个障碍点。按摩师扶住客人手腕的近端进行辅助,同时辅助客人的动作。

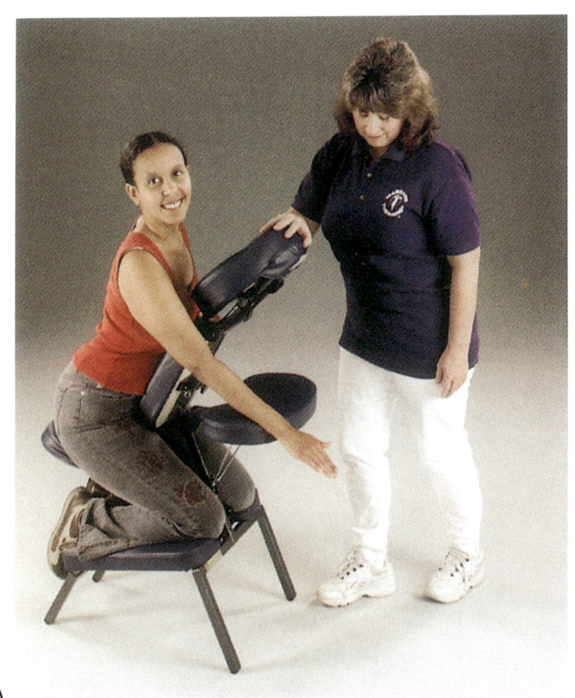
A

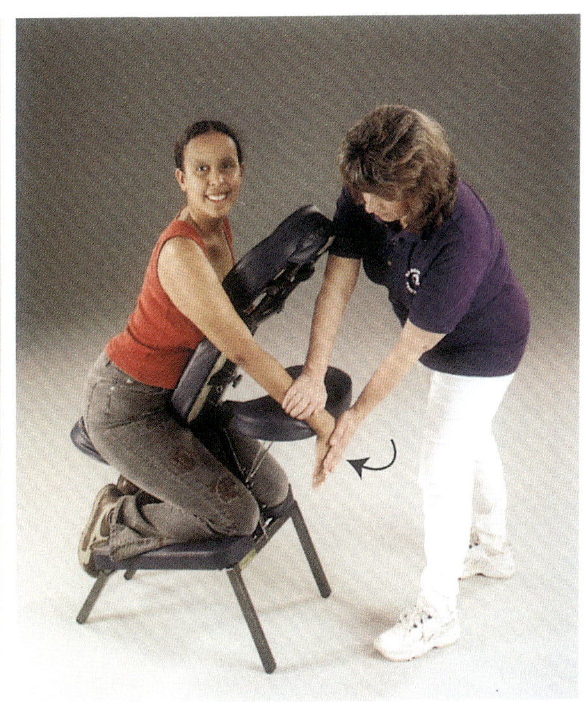
B

图8-11 **屈曲手腕**。(A)起始的姿势。客人臂伸直，肘部锁住，手掌向下，放在椅子扶手上。(B)辅助客人到达第二个障碍点。按摩师稳住客人的前臂，同时向客人的手背发力。注意，在做腕部活动时，客人的手指要保持伸直。

- 让客人将拇指伸直，尽量离开小指的根部(水平外展)。离开得尽量远。
- 用一个或两个手指，顺着动作的方向轻轻向客人的拇指尖发力，以此来辅助。仅用一点力便可在这个动作上到达第二个障碍点。见图8-17。

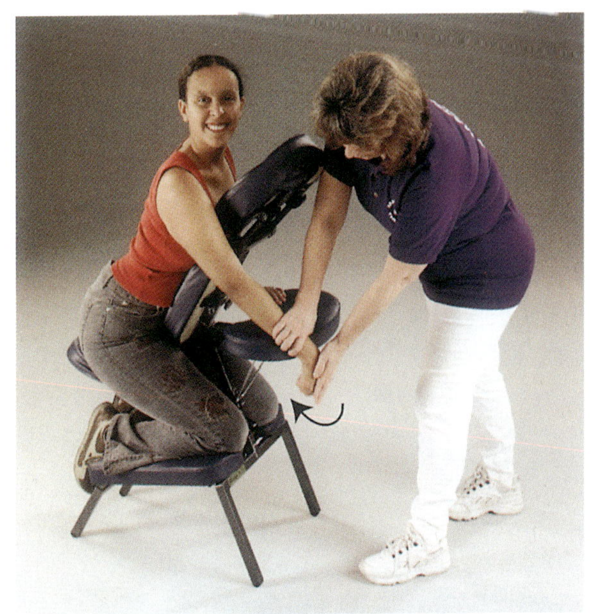

图8-12 **手指伸肌拉伸**。这是图8-11B中拉伸动作的变形，以使手指伸肌更好地拉伸。手掌向下，客人松握拳，然后弯曲手腕。按摩师按住客人的手背，辅助客人到达第二个障碍点。

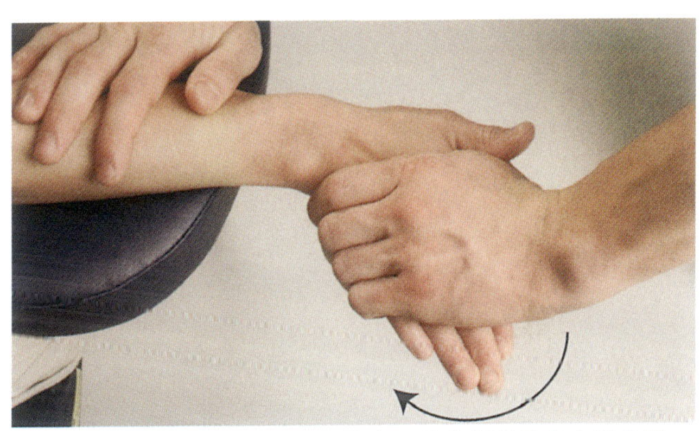

图8-13 **以握手的姿势向尺侧偏离，按摩师辅助客人到达第二个障碍点。**

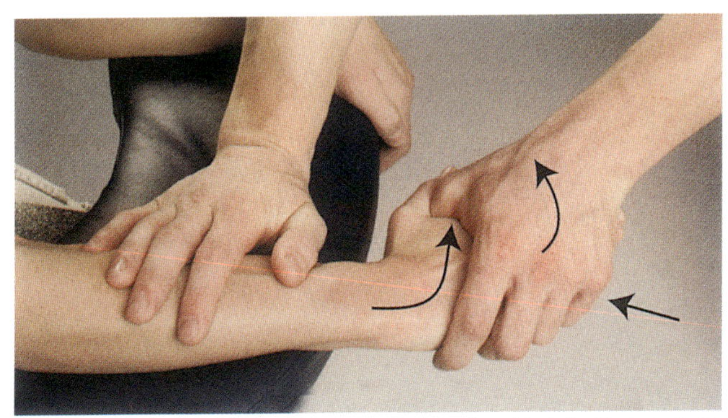

图8-14 **在旋前(手掌朝下)位的桡侧偏离。按摩师辅助客人稳固手的位置**。注意：按摩师抓住客人的手和四个手指，不要抓客人的拇指。

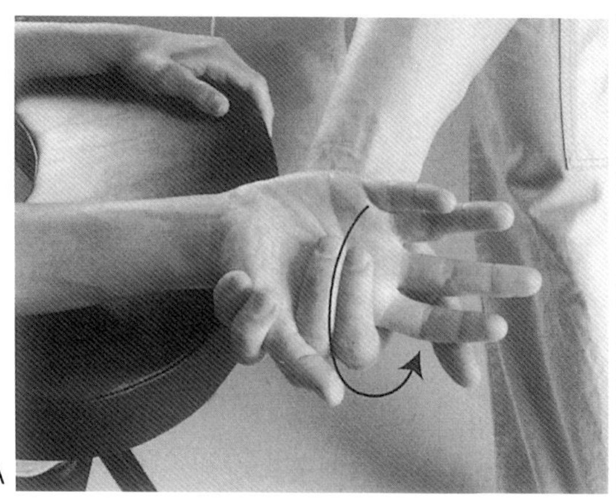
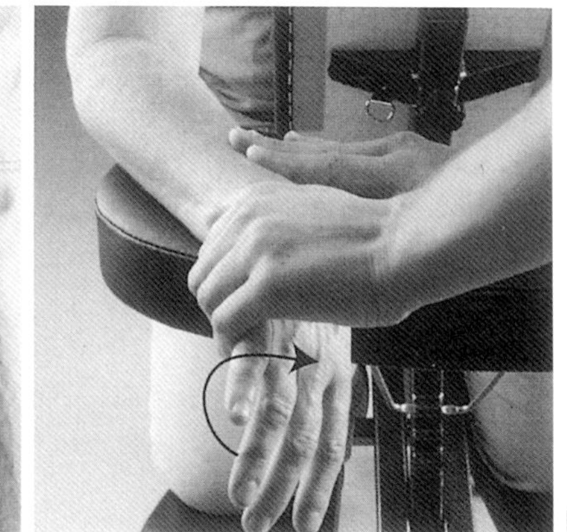

图8–15 **桡骨尺骨旋后,示意按摩师如何进行辅助。**(A)按摩师抓住客人的手,两个手指抓住客人拇指的两侧。(B)桡骨尺骨旋前,示意按摩师辅助客人到达第二个障碍点。注意:前臂要稳。

● 注意以下几点:(1)如有需要,按摩师可以帮助稳定客人的手腕(及手掌根部)。(2)轻轻变换角度,以获得最好的拉伸效果。

2.拇指内收肌(蹼)拉伸(5~8次)

(拉伸拇指蹼,包括拇内长收肌及拇内收短肌)

● 开始时,让客人的手掌向下,手指伸直,放在椅子扶手上,拇指在食指旁。

● 抓住客人的四个手指,以稳定客人的手。

● 让客人水平地内收拇指(在与椅子扶手水平的平面上,使拇指离开食指),要尽量向内收。

● 抓住客人的拇指来辅助,顺着动作的方向轻轻发力,拉伸拇指和结缔组织网,如图8–18所示。

3.拇指外展肌拉伸(5~8次)

(拉伸拇长展肌和拇短展肌)

● 开始时,让客人将手腕和前臂放在椅子的扶手上进行支撑,手掌朝向中线,拇指向上,用一只手稳定客人的腕或前臂。

● 抓住客人的第一掌指关节,让客人的拇指向手的背侧活动。

● 用1~2个手指在拉伸的方向辅助,如图8-19。

4.拇指伸肌拉伸(5~8次)

(拉伸拇长屈肌和拇短屈肌)

● 开始时,让客人的手腕和前臂放在椅子的扶手上进行支撑,手掌朝向中线,拇指向上。

● 抓住客人的第一掌骨(恰在掌指关节近端),稳定客人的手。

● 让客人向他的小指根部的方向弯曲拇指,尽量

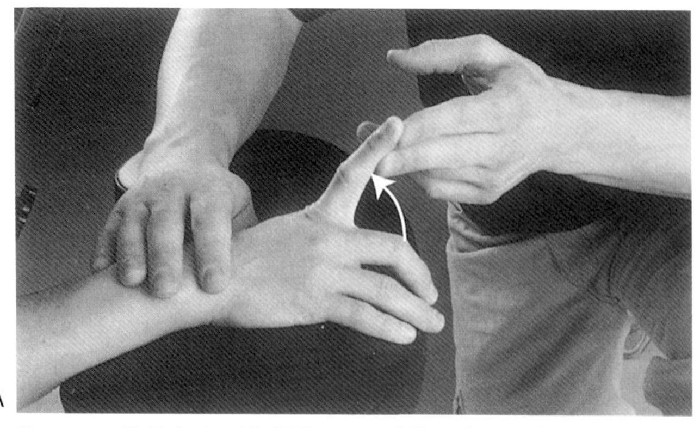
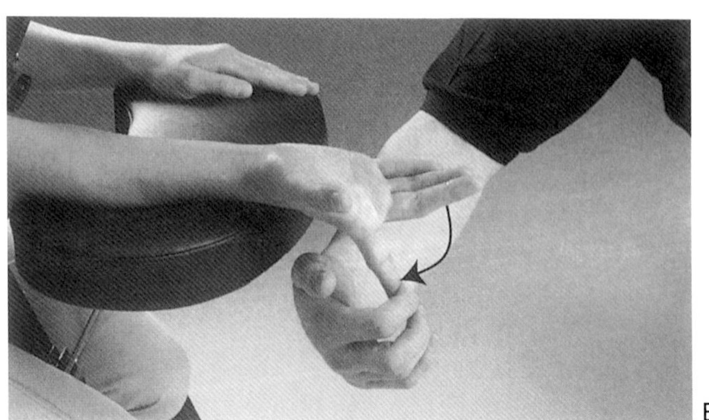

图8–16 **拉伸每个手指屈肌。**(A)手掌呈向下的姿势。客人要尽量伸展每一根手指,然后,按摩师稍用力辅助客人到达第二个障碍点。通常从第一个障碍点到第二个障碍点时,动作很大。稳住客人的手,如果需要的话,要限制客人其他手指移动。(B)手掌呈向上的姿势。客人将手指移开椅子的扶手,但是手和手腕还要支撑在扶手上。在手掌向下的姿势时,拉伸每一根手指(A部分)。

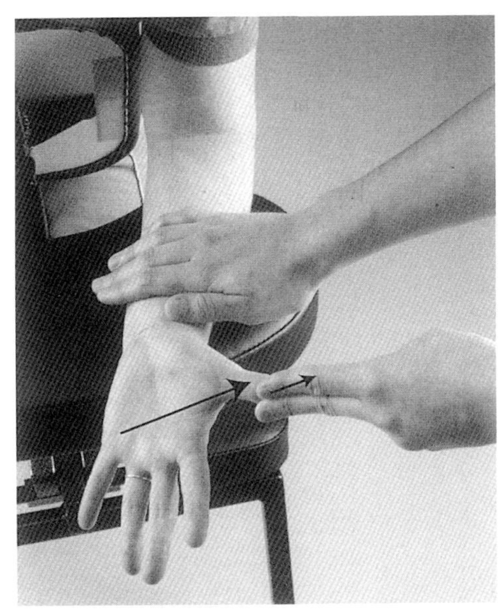

图8-17　**由按摩师辅助，使拇指反向拉伸。**拇指移开小指的根部(水平外展)。对于拇指，轻轻地向拉伸动作的方向发一点儿力就足够了。

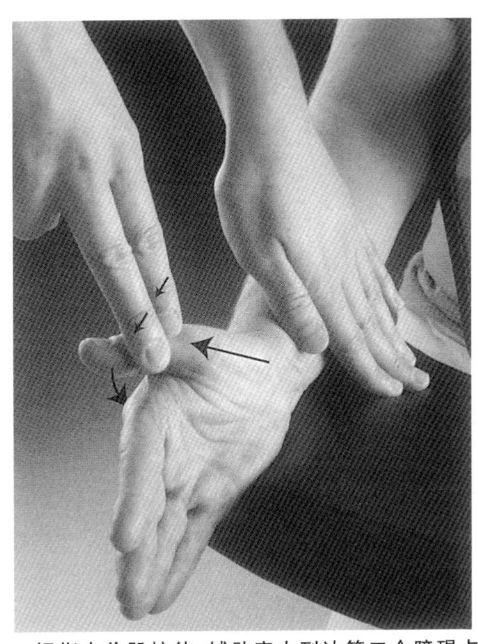

图8-19　**拇指内收肌拉伸，辅助客人到达第二个障碍点。**在客人用他的拇指尽量去触到他的第一掌指关节时，按摩师要稳定住客人的手腕。按摩师仅需一点儿力即可。

大幅度地弯曲。

● 顺着动作的方向，通过轻轻地在客人的拇指近端的指骨上发力，对客人进行辅助。见图8-20。

颈部

注意：颈部的弯曲和伸展要在C-1的水平进行，而不是在整个颈椎上进行。要确保客人坐直。让他将两个手指放在头的两侧，就放在乳突的下面(就是耳根的后面)，随着客人的下颌上、下移动，他的头沿着他手指的触点转动。

1.颈部前屈活动(8~10次)

(拉伸多裂肌、半棘肌、头斜肌及竖脊肌)

● 开始时，让客人坐直，颈部挺直，向前看。

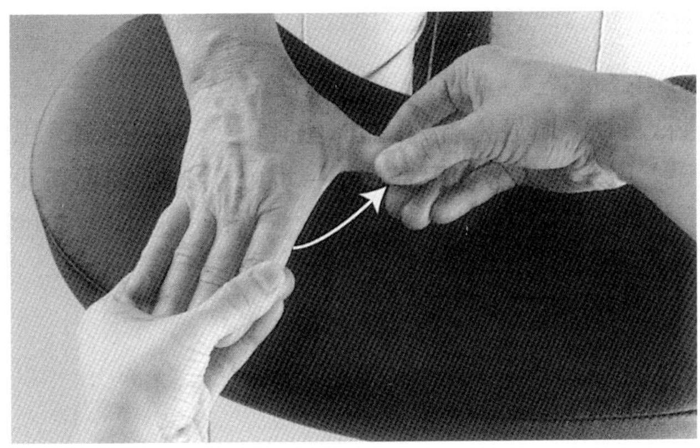

图8-18　**由按摩师辅助拉伸拇指内收肌(蹼)。**注意，在辅助拇指的动作时，按摩师要帮助客人稳定手指。

● 让客人将下颏尽量贴近颈部，嘴闭上，躯干挺直(客人身体不要弯或向前倾)。

● 站在客人身旁，用在身体前面的那只手辅助客人进行拉伸，轻轻地拉动。而后面的那只手稳住客人的肩膀，如图8-21A所示。

● 教客人自己做拉伸。举起一只胳膊辅助头向下、向前拉动。

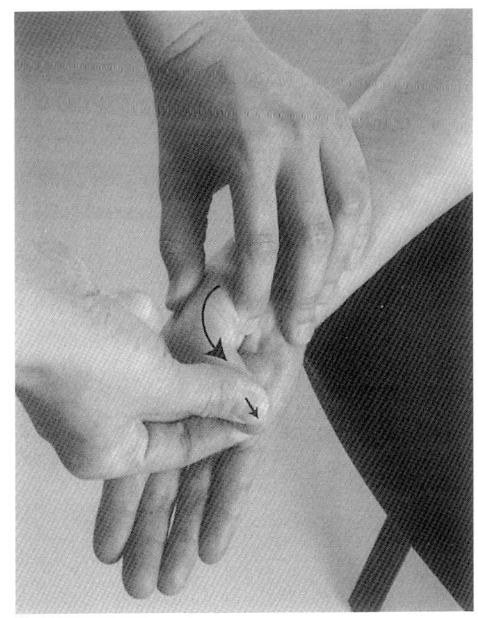

图8-20　**由按摩师辅助进行拇指伸肌的拉伸。**客人将拇指向小指根部的方向移动。如有必要，按摩师可以轻轻辅助这个动作，帮助稳定手部。

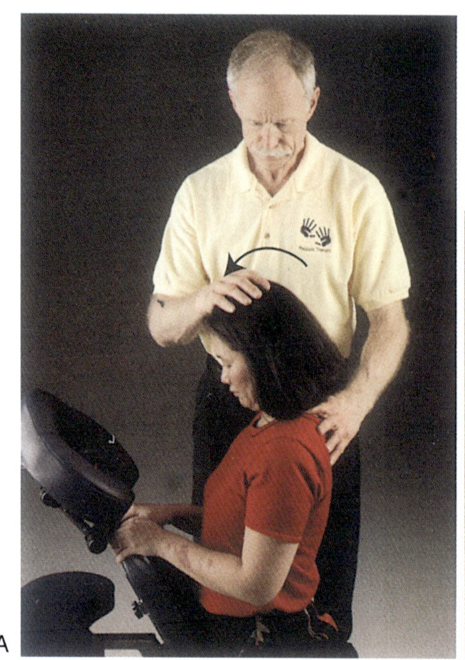

图8-21 **颈部前屈拉伸**。(A)由按摩师辅助。注意:动作的位置是颈-1水平。(B)客人自行辅助进行颈前部的屈曲拉伸。

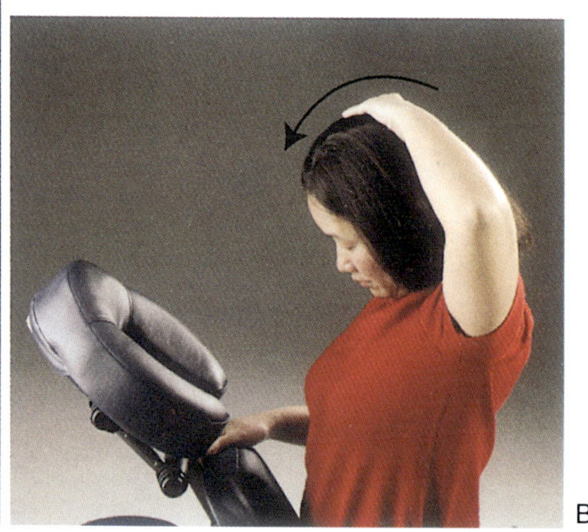

2.过度伸展(颈部伸展;8~10次)

(拉伸颈长肌、头长肌、头前直肌、头外侧直肌和斜角肌)

注意:如果客人的医生或他的按摩师告诉他说,他不可以做过度拉伸,则省略这个动作。可以让客人做颈后部斜拉活动。

- 开始时,让客人坐直,眼朝前直看。
- 让客人将头稍向后倾,双眼睁开,向上看。动作是在颈-1的水平,参见前面的描述。
- 辅助客人轻轻向上抬下颏,按客人的头顶向上活动。在进行旋转时,你还可以用双手,同时进行轻微的、向上的牵引。见图8-22A。
- 注意如下几点:(1)不要给客人带来疼痛,或使客人引起疼痛。(2)指导客人自行拉伸,双手向上托起下颏来进行辅助,如图8-22B所示。(3)对于有如下状况的客人:椎间盘损伤、颈椎功能衰退或近期出现了

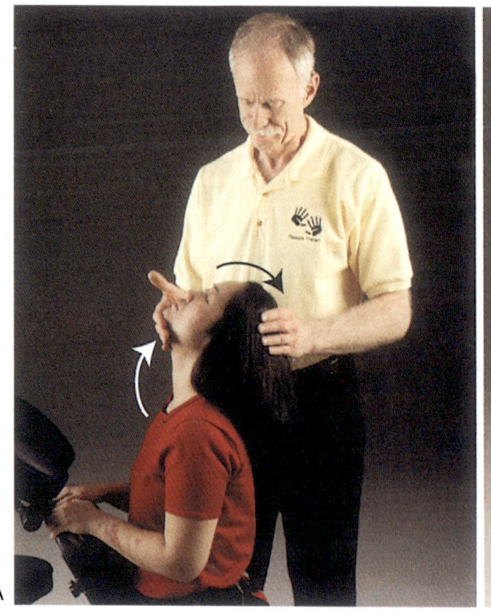

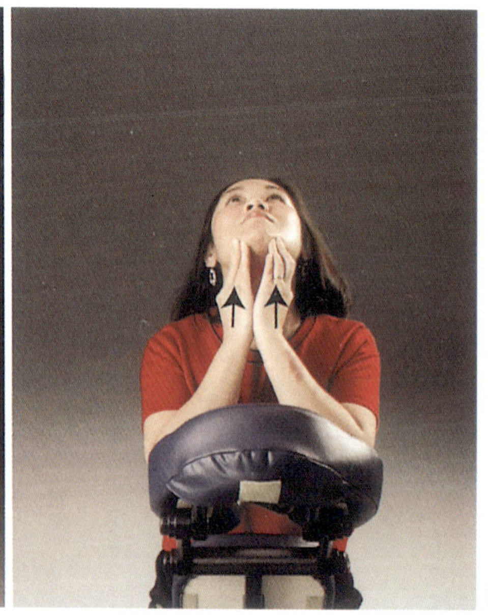

图8-22 **颈部过度伸展拉伸**。(A)由按摩师辅助。动作的位置是颈-1的水平。如果有保健师告知你的客人不能做这个动作,则不要进行此拉伸动作。可以让客人做颈后部斜拉来代替。(B)自我辅助。客人做动作时,眼睛要朝上看。

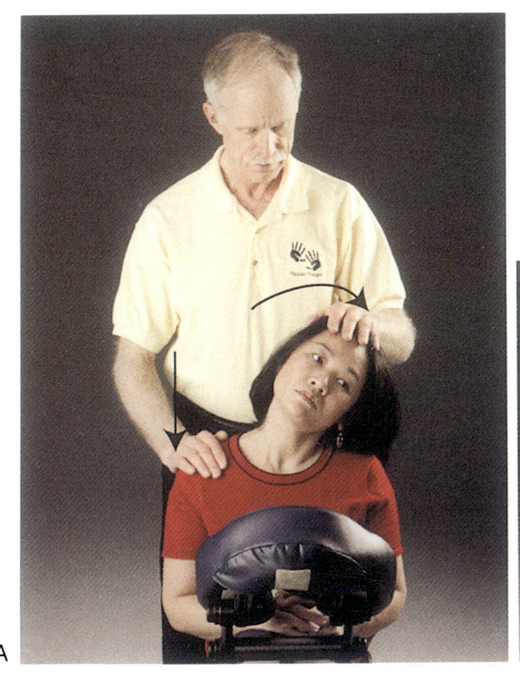

图8-23 **颈部侧屈拉伸**。(A)由按摩师辅助。注意:按摩师用一只手稳住客人的肩膀(及躯干),同时用另一只手辅助拉伸的动作。(B)自我辅助。

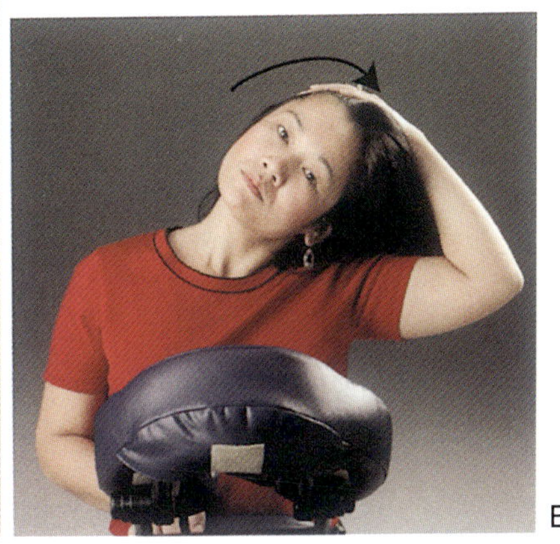

严重的扭伤或其他外伤,过度拉伸是禁忌证。当你的客人有这些情况时,不能为他们做过度拉伸。

3.颈部侧屈曲(每个方向做8~10次)

(拉伸斜角肌、胸锁乳突肌及头夹肌)

- 开始时让客人坐直,眼睛向前看。
- 让客人将头向一侧倾斜,将客人的耳朵尽量向肩部的方向转动。
- 要保证动作仅局限于颈部,不要让他的身体倾斜。
- 按摩师用一只手稳住被拉伸一侧的肩部,并向下压,同时用另一只手,顺着动作的方向在客人的头部轻轻用力。见图8-23A。
- 注意以下几点:(1)可以教客人自己做拉伸:将手举起来,用自己的一只手轻轻拉动头部,如图8-23B所示。(2)如果客人无法将肩头压下去或客人头倾

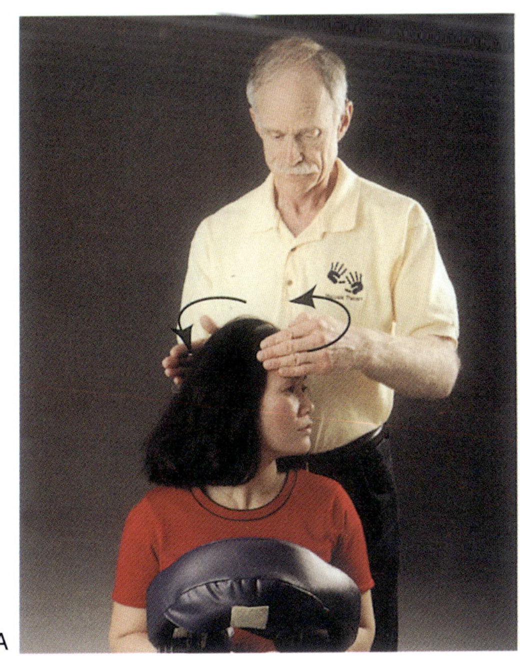

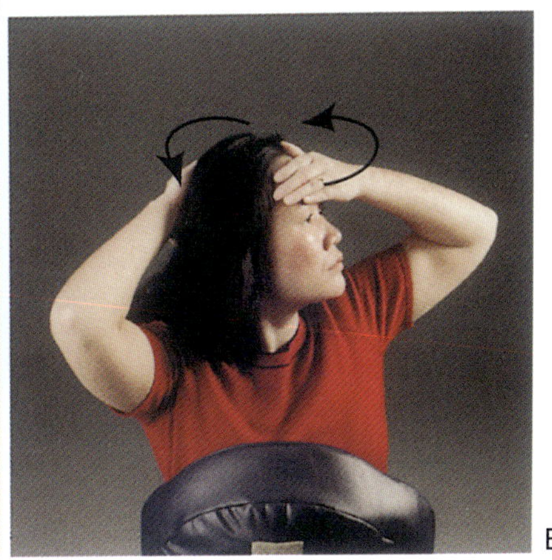

图8-24 **颈部旋转拉伸**。(A)由按摩师进行辅助。客人眼睛保持向动作的方向看,这样可以强化拉伸的效果。(B)自我辅助。

向的那一侧的肩有耸肩的毛病,可以让他用手扶住椅子。当他自己进行辅助时,他可以抓住被拉伸一侧的椅子。

4.颈部旋转(每个方向各6~10次)

(拉伸多裂肌、回旋肌、半棘肌及胸锁乳突肌)

- 开始时,让客人坐直,颈后部挺直,向前看。
- 让客人将头向一侧旋转,转到最大的角度,眼睛也朝同一方向看。
- 一只手放在客人的太阳穴上指导并辅助客人的动作,另一只手放在客人的枕骨部,如图8-24A所示。
- 注意:可以教客人用自己的手来进行辅助,如图8-24B所示。

5.颈部后斜(每个方向各8~10次)

(拉伸前斜角肌、胸锁乳突肌、颈长肌、头长肌及头直肌)

- 开始时,让客人坐直,眼睛朝前看。
- 让客人将头向一侧旋转45°,此时,他的鼻子应位于那一侧乳房的上方。见图8-25A。
- 让客人将头向后倾45°(后外侧),将耳朵向肩胛边缘的位置移动。
- 如有必要,让客人调整旋转的角度,在斜角肌和胸锁乳突肌的部位感觉最舒适为宜。
- 用一只手稳住客人的肩部来辅助,同时用另一只手,顺着动作的方向轻轻在客人头部的上方用力。如图8-25B所示。
- 注意如下几点:(1)与图8-23B所示的颈部侧屈曲拉伸的自我辅助相类似,客人可以用自己的胳膊和手来自我辅助这个部位的拉伸。(2)客人可以通过用被拉伸一侧的手抓住椅子的背面来使自己稳定。(3)客人不要拱背。指导客人收腹,以保持身体稳定。

肩部

1.水平外展(三种姿势各8~10次)

(拉伸胸大肌、胸小肌和前三角肌)

- 让客人坐直,两只胳膊下垂摆放在两侧。
- 指导客人将胳膊抬起,在体侧成45°,如图8-26A所示。
- 让客人吐气,同时将胳膊尽量向后伸。当客人的动作停止时(此时是他的第一个障碍点),抓住他的前臂,如图8-26B所示。
- 顺着动作的方向,仅需用一点力,辅助客人移到第二个障碍点,如图8-26C所示。在动作结束时,停顿2秒,释放。在客人恢复到初始的体位时,让客人吸气。
- 随着胸大肌在锁骨肌纤维的放松,让客人将胳膊抬到水平的位置,让动作继续。在水平位置上拉伸其胸骨的肌纤维。

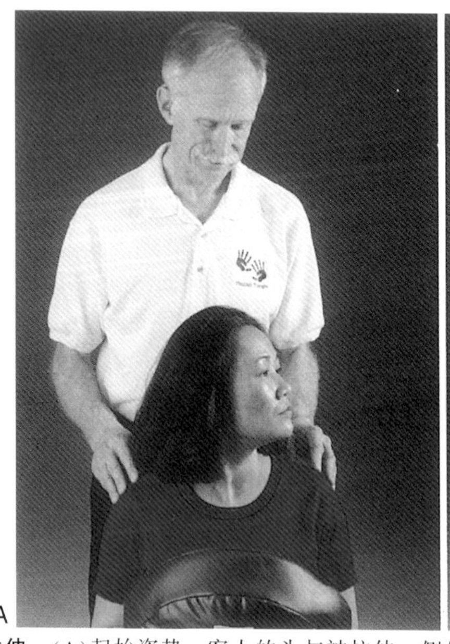

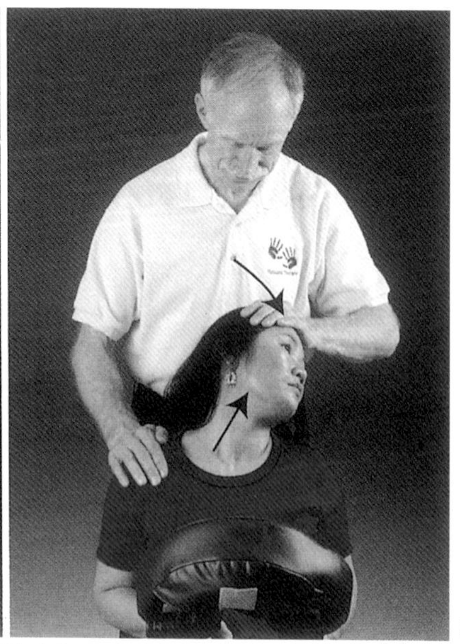

图8-25 **颈部后斜拉伸**。(A)起始姿势。客人的头与被拉伸一侧的肩部呈45°角。(B)辅助客人到达第二个障碍点。客人的头向侧后方倾斜,与被拉伸的肩呈45°角。按摩师在辅助客人到达第二个障碍点的同时,要固定住客人的肩膀。此时,应该在斜角肌和胸锁乳突肌部位有被拉伸的感觉。注意:客人可以通过抬起左臂,并顺着活动的方向拉伸来自我辅助。

● 最后，让客人将胳膊抬起，与水平面成45°，然后放下。辅助的方法与前面的两个姿势相同。见图8-26D。这个姿势拉伸的是胸大肌的肋骨处的肌纤维。这个动作同时对胸小肌也起到很好的作用。

● 需注意的事项：客人不要拱起后背，或在拉伸的过程中，头也不要向前伸。如有需要，让客人收腹，以保持背部的稳定。如果客人头向前倾，要让他意识到自己有这样的毛病。要提醒他保持背部和颈部的挺直。

2.过度伸展(两个姿势各做8~10次)

(拉伸肱二头肌、前三角肌、胸大肌和胸小肌)

● 让客人坐直，双臂放在体侧，手掌对准中线，如图8-27A所示。

● 指导客人轻轻弯曲他的颈部(向前弯曲，15°)。这样做的好处是在拉伸的过程中避免颈部拉伤。

● 让客人的双臂同时向后、向上伸，伸得越远越好。肘部要直，躯干不要向前倾。

● 在客人的手腕处，抓住客人的前臂，辅助客人活动。这个拉伸动作的理想角度是90°，或者背部伸直，与地板平行，如图8-27B所示。动作幅度不要超过这个范围。

● 让客人十指交叉，掌心向后，肘要锁住，或尽量伸直。

● 让客人的双臂尽量向上、向后伸，如图8-27C所示。身体不要前倾，不要拱背。

● 辅助客人到达第二个障碍点，但不要超出水平面。第二个动作的姿势是，十指交叉，掌心向后。这个动作可以很有效地拉伸肱二头肌长头。

3.外旋(8~10次)

(拉伸肩内旋肌，包括胸大肌、肩胛下肌、背阔肌和小圆肌)

● 让客人坐直，双臂在体侧。

● 让客人将双臂举起(在身体侧面举起)，与地面平行。肘部弯曲90°，这样一来，客人的指尖朝向前方，如图8-28A所示。

● 站在客人身后，支撑住客人的肱骨(上臂)，从而使客人的肱骨从肩部伸直。不要向前面或向后面形成角度，或向地面下陷。

● 让客人通过将手尽量上举来外旋肱骨。

● 在客人前臂上接近手腕的部位，用很小的力量辅助客人做这个动作。见图8-28B。

● 告诉客人不要拱背，也不要顺肩部背被拉伸的方向旋转躯干。

● 注意以下几点：(1)外旋拉伸肩部的内旋肌。这个部位通常会很僵硬。这是解决“冻结肩”的主要拉伸步骤。(2)如果客人在做这个动作时感到疼痛，或者肩部感到冲击，可以让客人的肘部成90°，双臂放在身体的两侧。以此姿势进行外旋时，让客人将手向外、后面移动(向后伸出去)。稳住客人的肘部，在腕部进行辅助。

4.内旋(8~10次；也称为“稻草人”)

(拉伸肩部的外旋肌，包括冈上肌、冈下肌及小圆肌、肩后关节囊)

● 让客人坐直，胳膊放在两侧。

● 指导客人将双臂抬起(侧上举)，与地面平行，肘部弯曲90°，从而使指尖向前，如图8-29所示。这个开始的姿势动作与外旋拉伸中的相同。

● 站在客人的身后，将你手部比较居中的部位(相对客人而言)放在客人的肩上。

● 用轻微的后旋力，向客人的肩胛骨轻压，以稳住客人的肩部。如果你不这样操作，客人在拉伸时，肩胛骨会向上移动并向前旋，这样做会影响拉伸的效果。

● 将你的另一只手放在客人的肱骨下面，将手掌放在客人的手腕背部，来支撑客人的肱骨。

● 在向下压客人肩部的同时(如第四步所示)，让客人将双臂尽量向后伸(外旋)。

● 轻轻向客人的手腕背部施力来辅助这个动作，如图8-29B所示。

● 注意：内旋拉伸肩部的外旋肌。在解决所有肩关节囊的问题时，拉伸的第三、四步都很重要。

5.肱三头肌(6~10次)

(拉伸肱三头肌)

● 开始的姿势时让客人坐直。

● 让客人将手臂举过肩，尽量用掌心去触肩胛骨的后面部位，如图8-30A所示。

● 在客人的手放在肩胛中部时，用你的一只手辅助在客人的肘部向后(背部)加压。

● 做4~6次后，让客人尽量去触后背的中部、脊椎的部位。像前面的动作一样，辅助客人再做4~6次。这样做，可以加强外侧和肱三头肌比较有角度的纤维的拉伸效果。

● 注意以下几点：(1)在你做辅助时客人不要拱背。

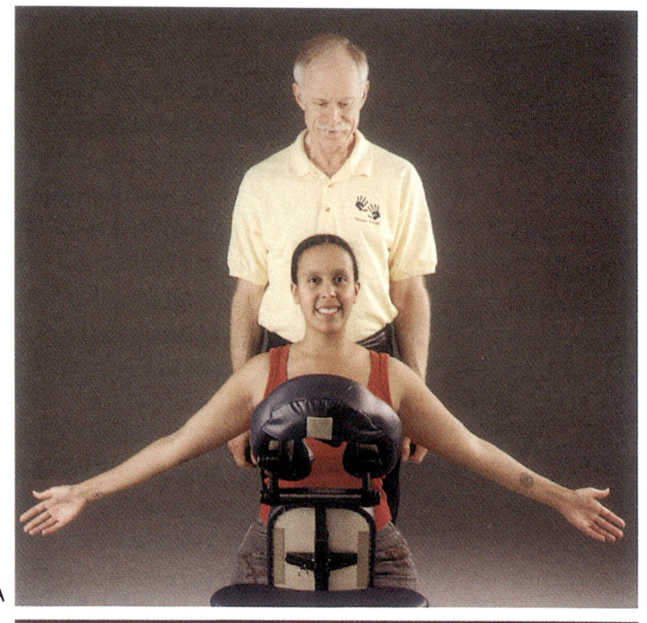
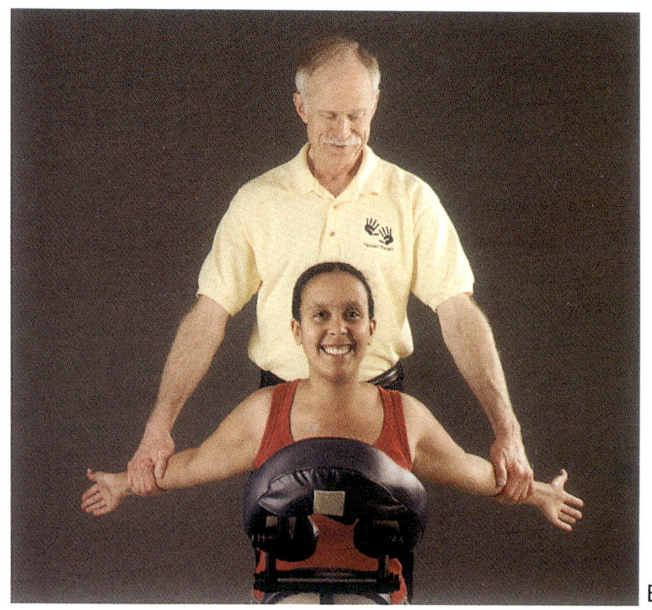
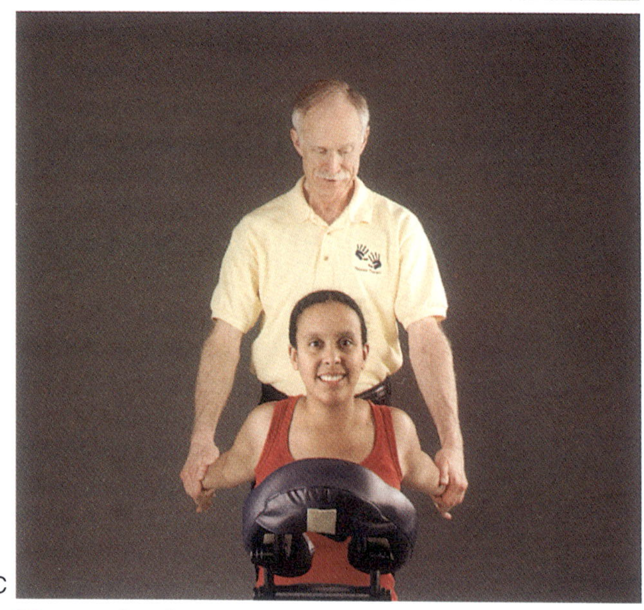
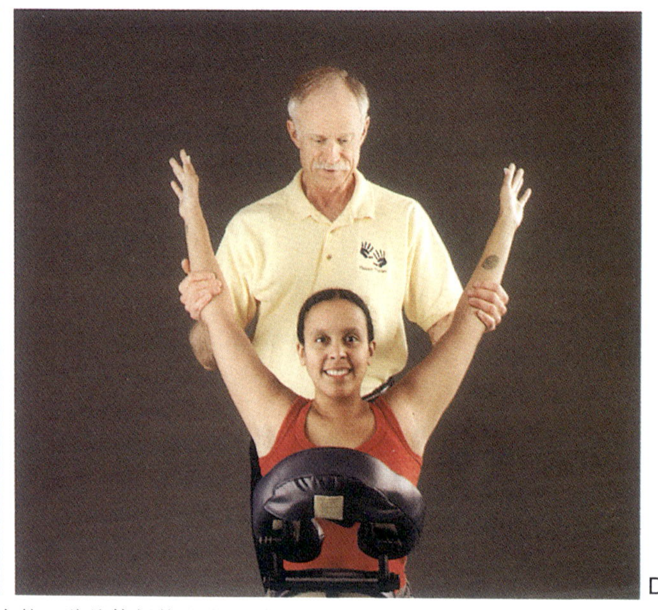

图8-26 **水平外展**。(A)开始的姿势。在重复第一组动作时,客人的双臂从体侧伸出成45°角,拉伸胸大肌的锁骨肌纤维。(B)客人此时在第一个障碍点,按摩师准备好进行辅助。(C)客人由按摩师辅助到达第二个障碍点。将动作再重复6~10次。客人的双臂要伸出去,此时拉伸胸大肌胸骨处的肌纤维。(D)客人双臂举起,成45°拉伸胸大肌肋骨处的肌纤维。按摩师要进行辅助。

如果客人出现拱背的现象,让他收腹,以保持身体的稳定。(2)在动作的全过程中,让客人的手臂接近头部。(3)客人用另一只胳膊自我辅助,如图8-30C和D所示。

6.前举(6~10次)

(拉伸肱三头肌、三角肌及前锯肌)

- 开始时,让客人坐直,双臂在身体两侧自然垂直,锁肘,掌心朝中线。
- 站在客人身后,如图8-31A所示。
- 让客人将双臂上举,尽量高举,同时收腹,以防止后倾。
- 在客人的肘部上方抓住客人的胳膊,轻轻向后直拉,以此方法在客人动作将结束时,对客人进行辅助。
- 为了使拉伸更加准确,特别是要治疗有问题的肩部时,每次只拉伸一侧的肩。站在客人的一侧,一只手放在客人的肩胛骨后面,稳住客人的肩。在动作快结束时,用另一只手在肘部或肘部附近提供向后的压力,以进行辅助,如图8-31所示。
- 注意以下几点:(1)肩部内旋,头前倾的姿势会

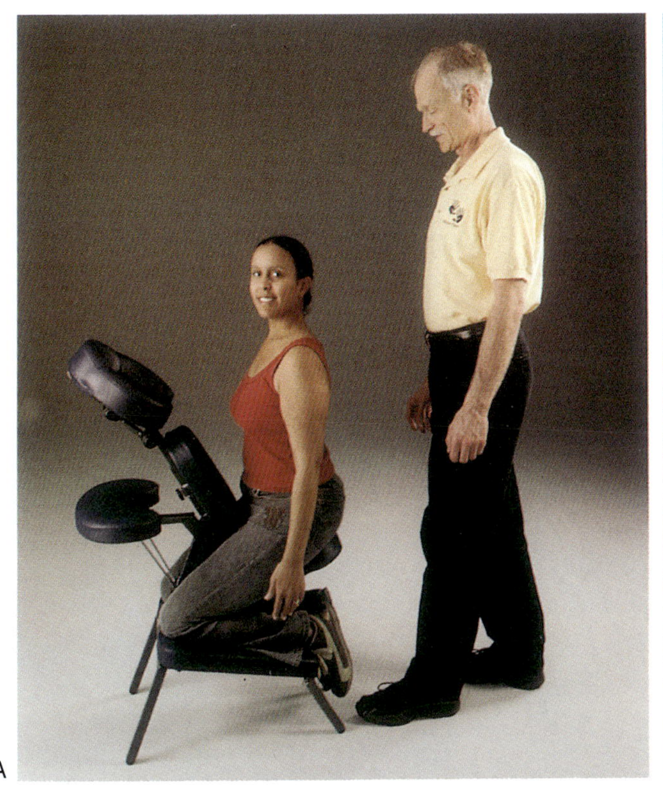
A

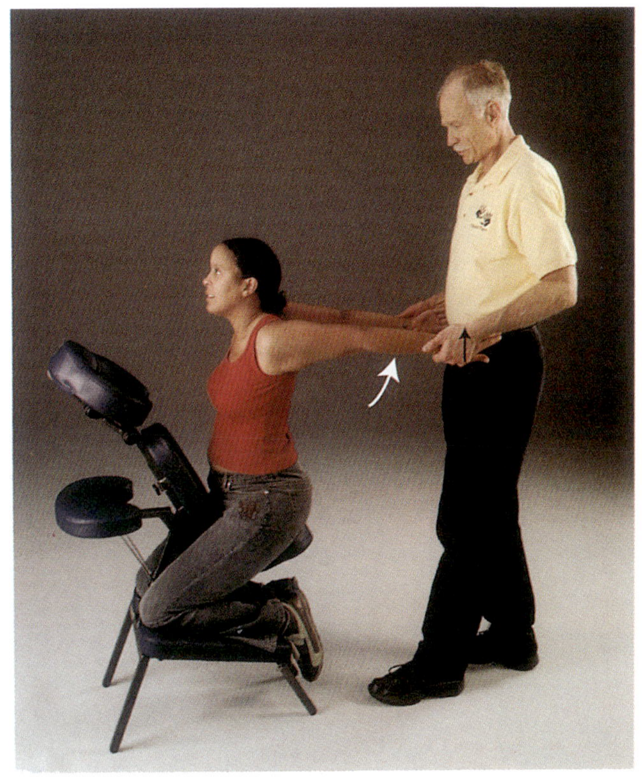
B

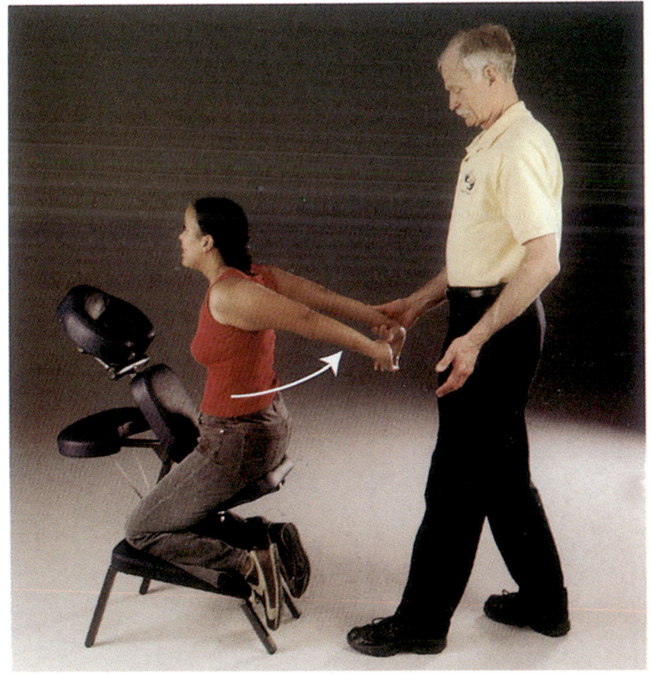
C

图8–27　**过伸拉伸**。(A)开始的姿势。(B)按摩师辅助客人到达第二个障碍点。(C)过伸拉伸的高级动作。客人十指交叉，掌心朝后，双臂要伸得尽量远(第一个障碍点)。现在，按摩师通过提起客人的胳膊，辅助客人到达动作的第二个障碍点。第二个障碍点的动作理想幅度为90°，或与地面平行。

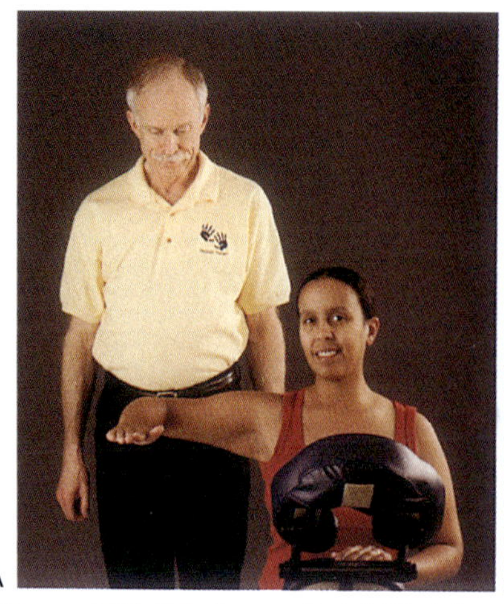
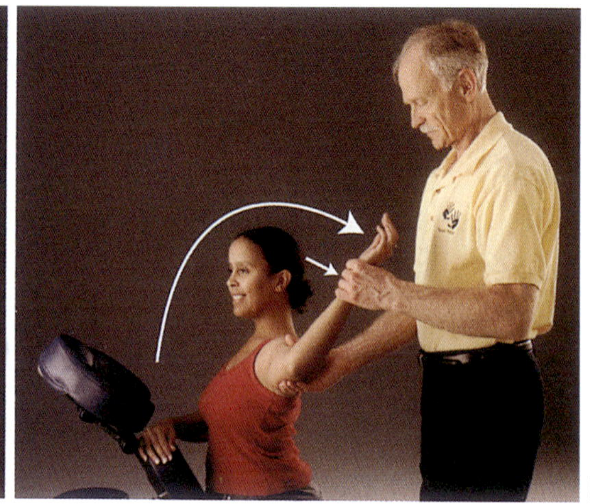

图8-28 **外旋拉伸**。(A)开始的姿势。(B)按摩师辅助客人到达第二个动作障碍点。注意:按摩师在客人的肘部支撑客人的肱骨。并在客人的腕部,顺动作的方向轻轻用力。

限制前举的动作。这个姿势也可能是造成"冻结肩"的因素。(2)客人应该能够将双臂垂直举起。(3)这个拉伸动作的更有效的姿势是手掌向前及手掌向身体的外侧(不要贴在身体上)。(4)要取得最佳的效果,在前举拉伸前,先拉伸肱三头肌和肩部内旋肌。客人要能够做90°或更大角度的外旋,以取得最大的前举效果。(5)客人可以在一个开阔的门廊处,用下蹲姿势来进行自我辅助。举起双臂,倚在门框上向前倾。

7.侧举(8~10次)

(拉伸小圆肌、背阔肌及胸大肌的胸骨部分)

- 开始时,让客人坐直,手臂放在身体两侧,锁肘,掌心朝前。见图8-32A。
- 站在客人身后,稍靠向一侧。
- 让客人将一只胳膊伸直举起,放在头后,尽量向后放。
- 轻轻压客人的肘部,顺动作的方向进行辅助,如图8-32B所示。

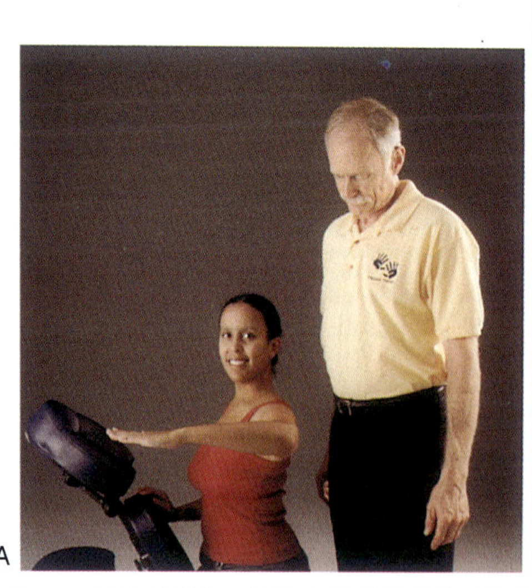
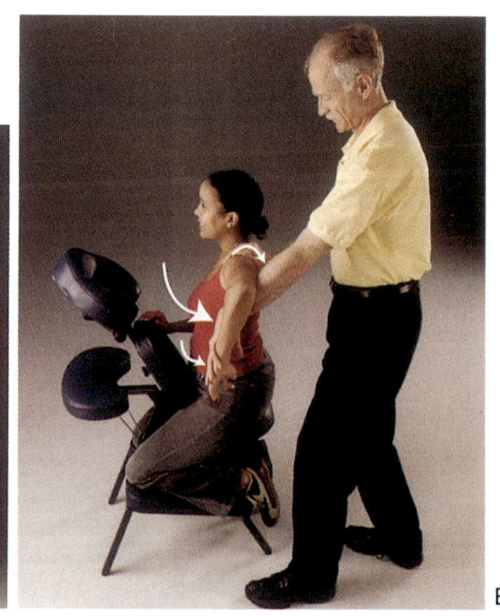

图8-29 **内旋拉伸**。(A)开始的姿势。注意,与外旋拉伸的开始的姿势相同。见图8-28。(B)按摩师辅助客人到达第二个动作障碍点。按摩师的手在距离客人很近的部位稳住客人的肩,使用向下、后旋的力量。按摩师的另一只手通过向后压客人的手腕来辅助客人的动作。注意:按摩师用起辅助作用的胳膊支撑客人的肱骨。

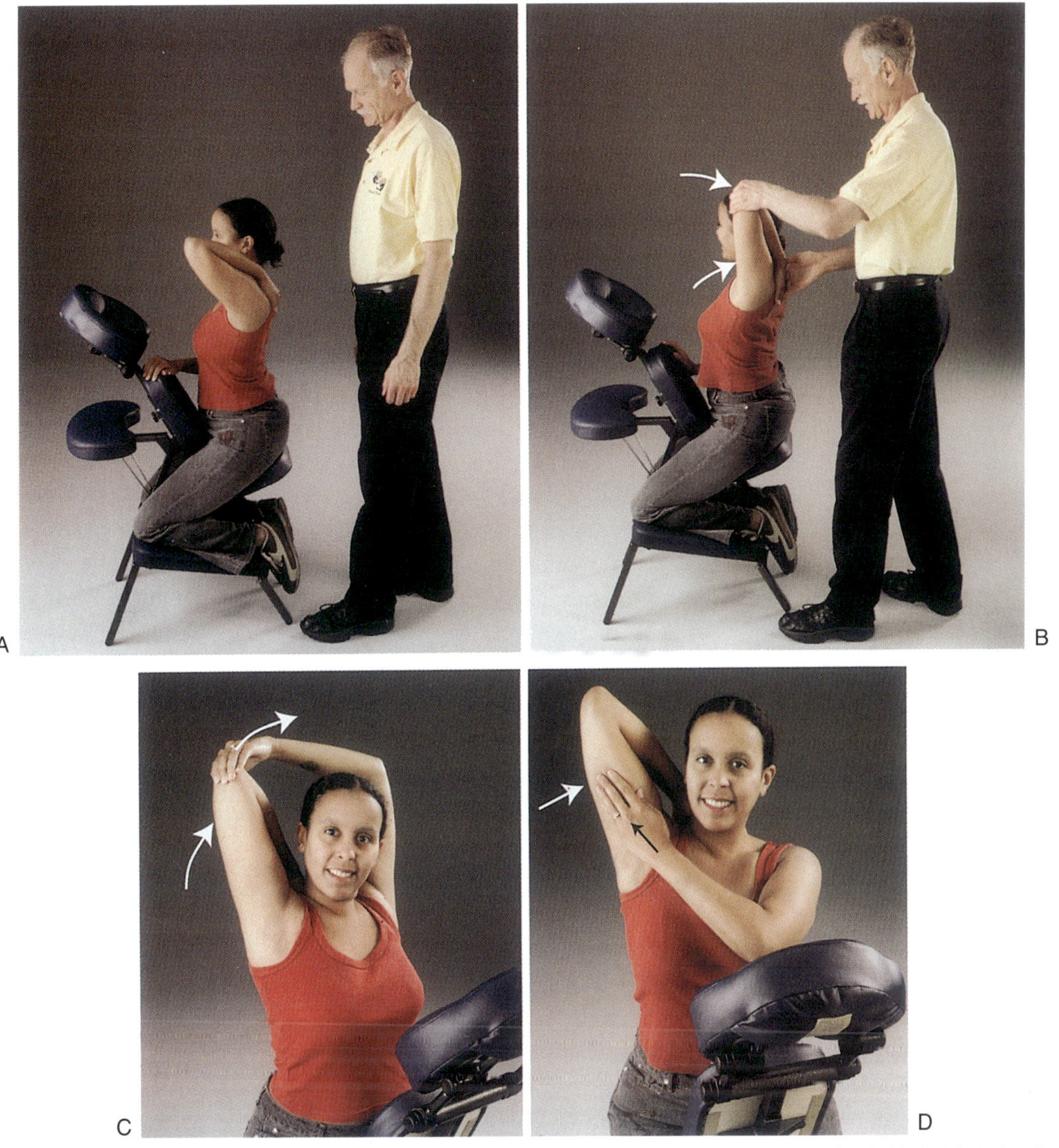

图8–30 **肱三头肌拉伸**。(A)客人手举过肩,尽量用手掌去触肩胛骨。(B)按摩师向后压客人的肘进行辅助,同时引导客人的手。(C)客人自我辅助肱三头肌拉伸。(D)自我辅助肱三头肌拉伸的另一种操作方法。

● 注意以下几点:(1)客人可以通过另一只手从肘部开始,顺着动作的方向拉动,来进行自我辅助。见图8–32C。(2)这个拉伸动作有利的姿势包括:拉伸时,客人可以顺着双臂动作的方向向侧面倾斜,这样可以加强背阔肌的拉伸效果。在拉伸时还可以向前斜倾,以拉伸腰方肌。(转体45°,朝向被拉伸的一侧的相反方向。然后,再向被拉伸一侧的相反方向倾斜)。在拉伸的位置上,客人可以向后斜倾,拉伸前锯肌(转体45°,向被拉伸一侧的相反方向。然后,再向被拉伸一侧的相反方向倾斜)。(3)为缓解肩部所受的冲击,使用这个拉伸法的相反步骤会有帮助。开始时,让客人被拉伸一侧的胳膊放在体侧,自然下垂,锁肘,掌心向前。让客人的手臂尽量向后伸,双臂保持伸直。顺动作的方向轻轻进行辅助。为加强拉伸的效果,让客人进一步外旋肩部,直到掌心朝向外侧(前提是客人在做这个动作时,没有疼痛)。在做这个动作时,要相当地谨慎,因为这个部位的肌肉组织非常紧,很容易被过度拉伸。(4)这个拉伸动作的正常幅度(完整的动作)是可以将客人的上肢放到头部的中央部位(正中矢状线)。客人需要能够做正常的前举(前面的拉伸动作),

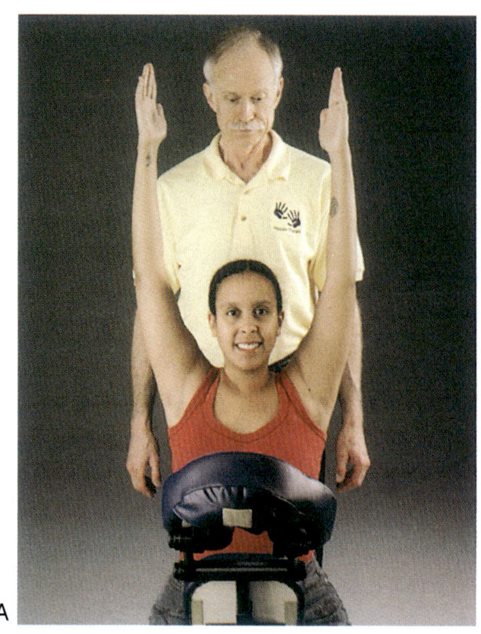
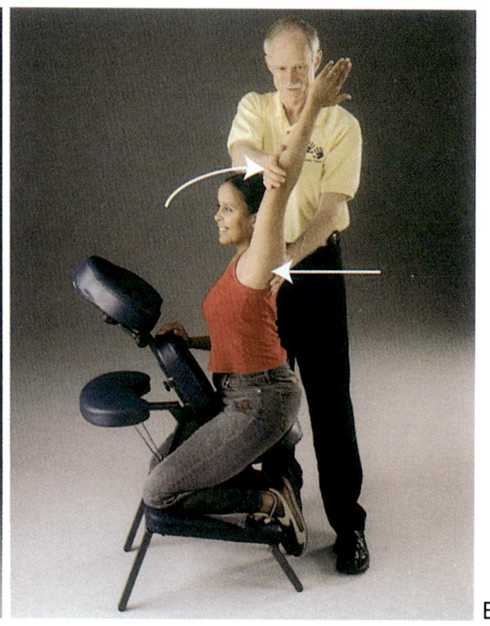

图8-31 **前上举拉伸**。(A)客人向上、向后举，到达第一个动作障碍点。按摩师可以向后拉客人的双臂进行辅助。注意：不要拱背或向后倾。(B)另一种操作方法：按摩师每次在一侧进行辅助，同时，在肘部附近用一只手轻压，稳住客人的肩胛骨。

才能完成这个动作。

总结

拉伸技法是坐式按摩的重要组成部分。拉伸技法为静态的神经系统增加被动或主动的活动。正确操作的拉伸技法可以给神经系统带来镇静(放松)效果，可以给治疗带来更深远的长期效果。在按摩前进行拉伸不但可以拉长组织，按摩师还可以将其作为诊断的方法。按摩后进行拉伸可以防止触发点和痉挛的反复，延长治疗的效果。当使用主动拉伸时，组织被拉长，血循环得到促进，客人神经系统的有效性得到促进。

有4个主要的拉伸系统：静态拉伸，被动拉伸，PNF拉伸和AIS拉伸。当操作正确时，4种方法都有效。然而，PNF和AIS比静态拉伸更有效，被动拉伸是所有各种拉伸中效果最差的。本书作者偏爱AIS拉伸法，因为在坐式按摩中其效果最快，也最易操作，作为客人回家后的练习也最有效。

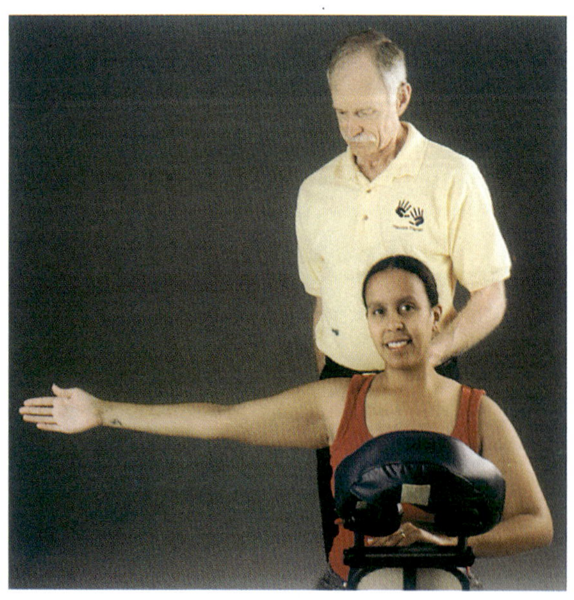
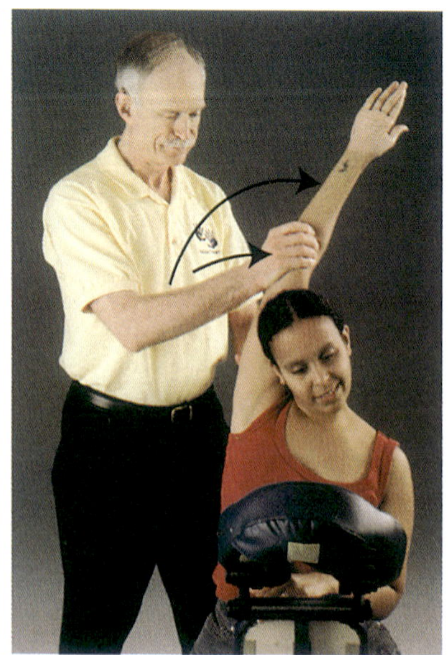
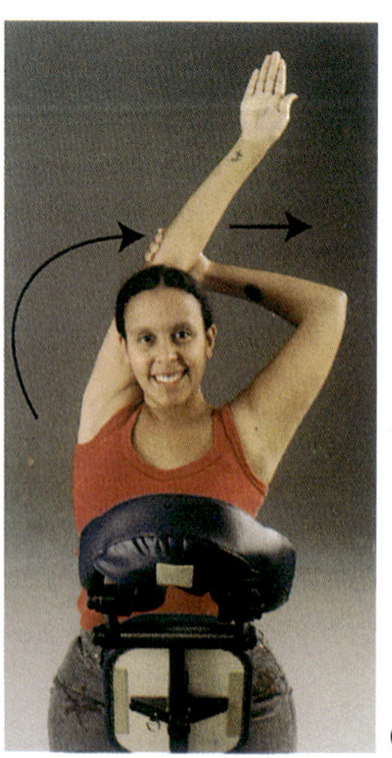

图8-32 **侧上举**。(A)开始的姿势(如图所示)，客人将一只手臂直举，到达第一个动作障碍点。(B)然后，按摩师在客人肘部轻轻压，以辅助这个动作。(C)客人自我辅助拉伸的动作。图中所示为理想的活动范围。

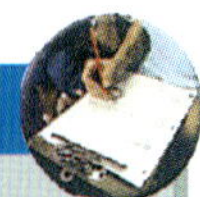

案例学习

肩部疼痛的老年患者

当你在社区老年服务中心提供按摩时，一位老年妇女来找你。她说，她的右肩活动时感觉疼痛。

1.你如何通过拉伸来检查是哪部分肌肉限制她的活动？

2.你应该使用哪种拉伸方法？

3.什么样的症状可以告诉你有问题的部位在哪里？

4.如果为她做整个手臂的前举拉伸时，她感觉到疼痛，哪些部位的肌肉会有问题？

5.如果在做70°~120°的侧举时，她感觉在肩峰疼痛，会是哪个部位的肌肉或肌腱有问题？

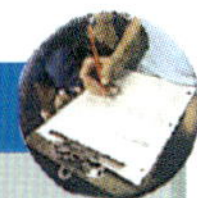

案例学习

运动员腕部疼痛

你和本地的一家银行签订了一份合同，每周提供两次的坐式按摩。在8月份时，一位27岁的女员工找到你，她认为自己患了腕管综合征，不希望用手术来进行治疗。她在银行工作两周后，开始感觉右手腕疼痛。她在银行的工作需要数钞票并使用电脑。她已经工作3个月了，疼痛加剧。她没有去医院进行正规检查。她身高5英尺8英寸，体重很标准，身体也没有其他问题。没有受伤，没有服药。每天举重、骑自行车。当观察她的姿态时发现，她的耳朵超出肩部平面约2英寸，手部3个关节内旋，拇指和食指不正常。尽管她感觉右手腕疼痛，但却没有麻木的感觉，手部仍然灵活。

1.哪一种拉伸方法可以最有效地解决她的腕部不适？

2.应该让她回去做哪2~3种拉伸练习？（提示：哪种方法可以最有效地解决穿过腕管的手指肌腱的问题？）

3.她头部前倾及内旋的问题是否与她目前的疼痛有关？书中迄今为止所介绍的拉伸或练习中，有哪些会对她有帮助？

4.骑车是否会是导致她不适的原因？

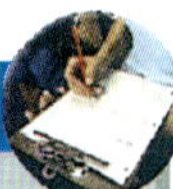
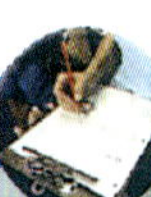

案例学习

急性扭伤（鞭打式损伤）的客人

你的客人长时间地在电脑前工作。他有明显的头前倾及肩内旋问题。由于他的扭伤，他的医生告诉他一定不要做过度拉伸的练习。

1. 使用什么拉伸方法可以安全地拉伸客人的颈前部？

2.哪一种肩部拉伸法可以减轻他内旋的问题？

参考文献

1. Mazzoni MC, Skalak TC, Schmid-Schonbein GW. Effects of skeletal muscle fiber deformation on lymphatic volumes. *AM J Physiol* 1990;259(6 Pt 2):H1860–1868.
2. Mattes AL. *Active Isolated Stretching—The Mattes Method*. Sarasota, FL: Aaron Mattes Therapy, 2000;2,5,7,9.
3. Garfin SR, Tipton CM, Mubarak SJ, et al. Role of fascia in maintenance of muscle tension and pressure. *J Appl Physiol* 1981;51(2):317–320.
4. Varela FJ, Frenk S. The organ of form: Towards a theory of biological shape. *J Soc Biol Struct* 1987;10:73–83.
5. Greenman PE. *Principles of Manual Medicine*, 2nd Ed. Baltimore: Lippincott, Williams & Wilkins; 1996:146–148
6. Schleip R. Fascial plasticity—A new neurobiological explanation, part 1. *J Bodywork Movement Therapies*, 2003;January:11–19. Part 2, *J Bodywork Movement Therapies*, 2003;April:104–116.
7. Steen EB, Montagu A. *Anatomy & Physiology*, vol. 1. New York: Harper-Collins; 1959:104.
8. Heine H. Functional anatomy of traditional Chinese acupuncture points. *Acta Anatomica* 1995;152:293.
9. McAtee RE. *Facilitated Stretching*. Champaign, IL: Human Kinetics; 1993:2–4.
10. Dirckx JH, ed. *Steadman's Concise Medical Dictionary for the Health Professional: Illustrated*, 4th Ed. Baltimore: Lippincott, Williams & Wilkins; 2001.

第 9 章

放松程序

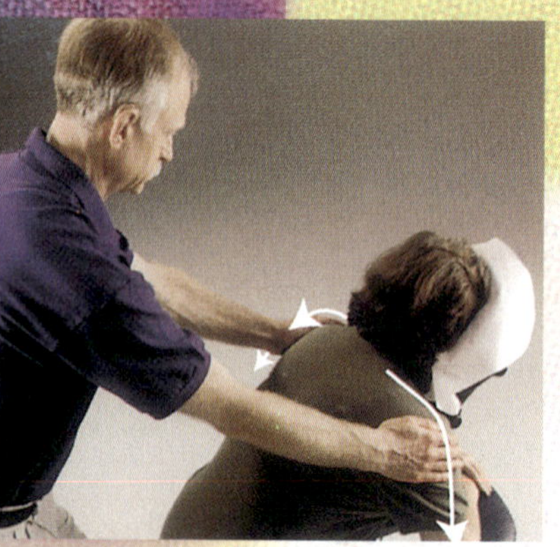

"要经常地去放松一下。放松后再投入工作时,你的判断力会提高。"

Leonardo Da Vinci

本章内容提要

- 用10~12分钟,进行一般性的放松坐位按摩程序。
- 演示用于背部、颈部、肩部和上肢的适当的放松技法。
- 比较坐式按摩中镇静型及兴奋型放松技法的区别。

关键词

放松程序：类似于一般性的、非具体治疗的按摩技法程序。这个方法能使客人放松并镇静，但并不是针对具体的不适、症状或损伤。放松程序的设计目的是带来与局部放松相反的全体副交感神经系统的反应。

前面的章节所介绍的是坐式按摩的构成。现在，我们可以将这些组成部分综合起来形成完整的坐式按摩的程序。第一个程序是一般性的、非具体的放松程序。就像孩子在学习跑之前要先学习走路一样，你要先学会完整的一般性放松程序，才能学会完整的按摩治疗方法。放松是按摩的核心，我们不能低估放松性按摩所带来的有益的副交感神经的反应。坐式按摩越来越流行，多数情况下坐式按摩的应用目的是放松和减缓压力。因此，你会发现，本章中介绍的放松程序是你进行坐式按摩时所使用的技巧中必须具备的。本书后几章中将介绍的治疗技法都是以本章中介绍的放松技法的程序和技法为基础的，要不断练习这一放松技法直到能够熟练地掌握。在你学习治疗的章节之前，有必要花时间掌握这一程序。

本章所介绍的程序的设计理念主要针对于身体的上半部分，其操作的方式是非具体性的但却很完整。鉴于前几章中介绍过的原因，放松程序对腿和胯的作用不大。这个程序可以指导你在10~12分钟内为客人做很有效的、很放松的坐式按摩。这个程序的时间也可以根据实际情况而缩短或延长。你会发现，使用这个程序操作时，要将身体分为几个部分。本章对每一个步骤都做了详细的介绍，并配以图示。在每一个图示的部分，对每一个步骤都会做总结。

在你尝试本章介绍的程序之前，我们建议你先阅读整个章节的内容及所有图示。在阅读每个章节前，在脑海中想象每个动作的操作方法。然后，找到一个志愿者，开始以书中介绍的顺序练习每个步骤，直到你可以顺利地在10~12分钟内完成所有的程序。当然，前几次练习时需要的时间会长些。要对自己有耐心。很快，你的坐式按摩就会令人钦佩。

要记住，你在可以操作真正的坐式按摩之前，必须要掌握前几章中介绍的步骤。这些步骤包括：

1.做准备，清洁按摩椅，或其他坐式按摩辅助系统(见第2和第3章)。

2.招待客人，并做按摩前的询问(见第5章)。

3.向客人演示如何在按摩椅上坐好(见第5章)。

4.为客人调节按摩椅或其他辅助系统(见第2章)。

5.和客人进行与治疗相关的沟通(见第5章)。

完成以上步骤后，你便可以开始准备进行如下的步骤了。

背部

背部是在坐式按摩中可接触到的面积最大的部位。几乎每个人都喜欢背部按摩。背部是开始操作按摩的最佳部位。多数人都会在腰部、颈部或肩部感觉到压力和紧张。因此，放松程序便从放松脊柱或椎旁两侧感觉捆绑的肌肉(竖脊肌)的放松开始。同时，客人的注意力放在调整呼吸上，以帮助消除旁杂的声音，并增强由按摩师的按摩所带来的副交感神经的反应。首先以腰部的治疗来开始，然后再放松肩部和颈部。对于背部的放松程序在下面进行描述。

深呼吸，进行慢速的椎旁挤压

开始进行放松程序时，先轻轻地将一只手或两只手放在客人的肩部。在对客人进行指导时，将手放在客人的肩部。这样会以轻微的、平缓的方式与客人进行开始的接触。第一个实际要使用的技法是在椎旁肌肉上进行挤压敲击。敲击的节奏要和客人的呼吸节奏相配合，以加强放松的效果。在准备开始按摩时，要遵循如下的步骤。

1.以弓箭步的姿势站在客人的背后，肘部微微弯曲。将双手放在客人的背部，双手分别放在肩胛骨和脊柱之间。(不要按压脊突部位！每只手要放在脊柱和一个肩胛骨之间。)

2.让客人进行平缓的深呼吸。向客人解释，吐气时，你要按压背部，吸气时，松开。(你要随着客人一同吸气和吐气。)此时，让客人深呼吸，随着客人吸气。

3.随着你和客人一同吐气，按压椎旁肌肉。如果你双膝弯曲，你的动作和力量来自你的腿部。腰部要直，双肩放松。通过后脚脚底弯曲，来增加力量。使用一只手的手掌或松握拳。

4. 当你感觉到来自按压敲击的阻力时，开始吸气，挺直前腿膝盖，释放压力(图9-1)。

注意：不必持续呼入、再持续呼出，只要能进行舒服的完整呼吸即可。节奏与按压敲击同步。

5.将手移至椎旁3~4英寸远，重复先前的动作。继续随着呼吸的节奏按压，每次一只手的宽度，在背部到臀部上方。这个动作要在开始时，并在按压肩胛骨之间的部位之前进行。

注意：在后腰的部位，抬起手，释放压力，以防过度伸展客人的腰椎而导致疼痛，或引起这个部位的痉挛(图9-2)。

椎旁深度摩擦

要强化椎旁肌肉的治疗并增加客人肌肉组织的活动，需用深度摩擦法重复刚才做过的步骤。我们建议使用循环摩擦，每只手转5~7圈。手部不要在客人的衣服或皮肤上滑动，同时尽量使客人的衣服或皮肤随你的手一同移动。让客人的肌肉组织的活动量越大越好。为客人进行肌肉组织活动时，使用中等力度即可。中等力度已足以活动开客人的肌肉，为神经系统带来足够的刺激。下面是对操作程序的解释。

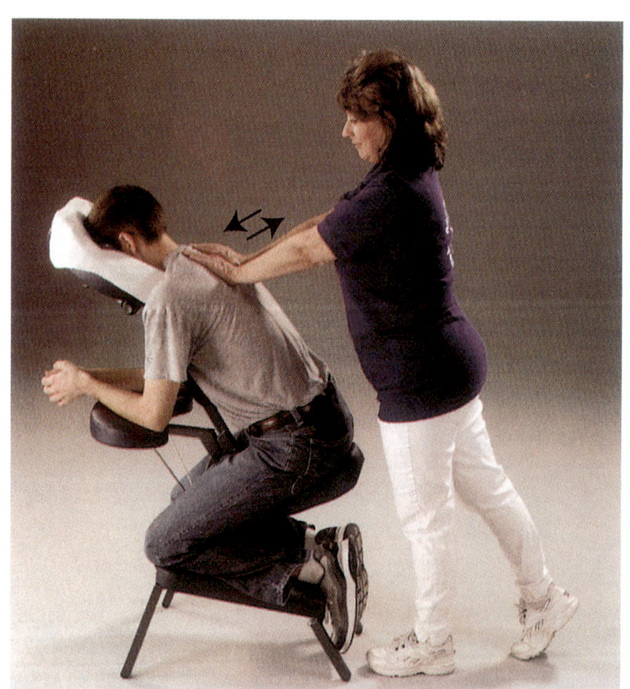

图9-1 **慢速椎旁按压**。以弓箭步的姿势，用手掌在脊柱的两侧进行按压。按压时要吐气；释放压力时要吸气。手移动约3寸。开始时先在肩胛骨之间的部位操作，然后向下操作，在按压肩部之前，先按压臀部和背部。手腕的角度要保持在45°以下，如图所示。

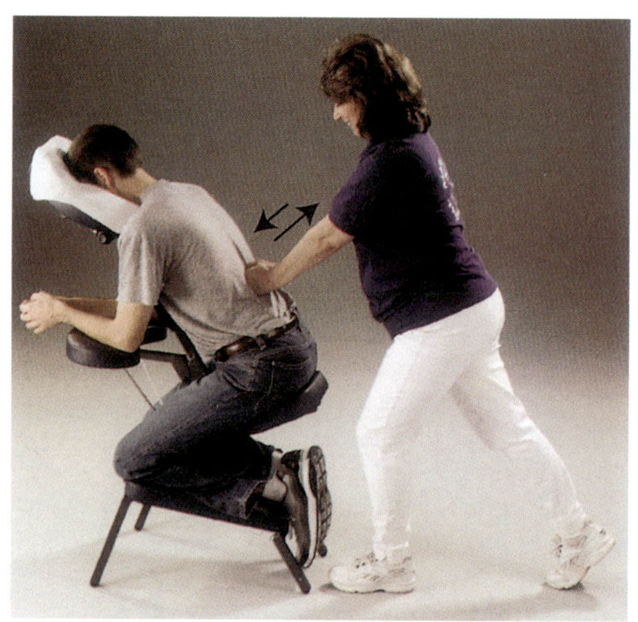

图9-2 **慢速椎旁按压**。松握拳向椎旁肌肉施压。这样对腕部有好处，可以有效防止过度拉伸。

1.告诉客人他现在可以正常地呼吸。但是，要鼓励客人放松地深呼吸。建议客人将注意力放在呼吸上，集中在鼻尖。

2.使用与椎旁按压相同的姿势和活动方式，但是这一次要使用松握拳及循环的动作。在椎旁的部位，用深度摩擦按压敲击法，移动客人的衣服和皮肤。再继续，每次按压一只手的宽度，向臀部以上的部位移动。然后，在操作肩部之前，先按压背部(图9-3A，B)。

腰方肌的循环深度摩擦法

许多人腰方肌(Q-L)肌肉很紧张。通常是腰酸痛的原因。这是一个可以快速并简易地放松Q-L的技法。如果客人说在这个部位感觉异常酸痛，而且用下

实践经验

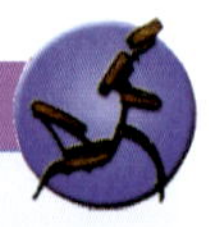

另一种循环摩擦的方法

如果用双手进行循环摩擦对你来讲有配合上的难度（每只手在客人身体的一侧；椎旁肌肉，背中部），可以做4次纵向深度按压（由上至下），然后以一只手的宽度做4次横向的肌肉组织摩擦（从一个侧面至另一个侧面）。另一个方法可以是在进行纵向和横向的摩擦时，做循环式的摩擦。记住：你的敲击技能越全面，你治疗的成功率就越高。

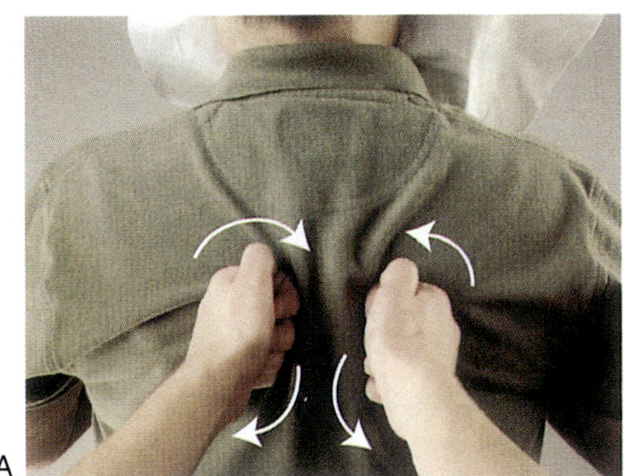
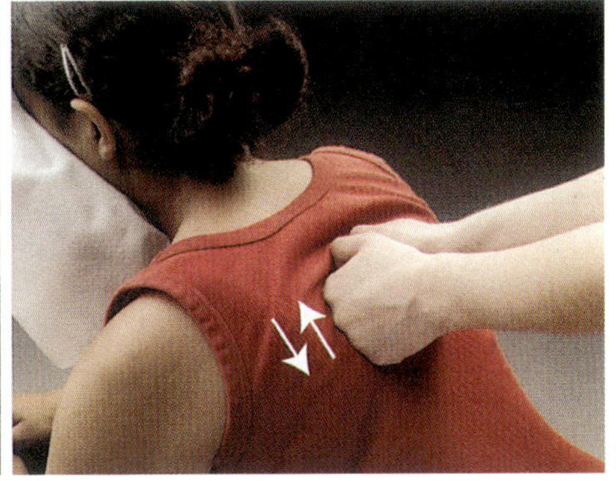

图9-3　**椎旁深度摩擦**。(A)循环深度摩擦。松握拳,将手放在椎旁肌肉上,扭起皮肤和肌肉,打圈式地移动,每只手打5~7个圈。然后,移动一只手的宽度,重复。从肩胛骨的部位开始,然后向着臀部移动,然后是背部,向上回到开始的部位。使用中等的力度。(B)纵向深度摩擦(如图所示),以与脊柱平行的方向操作,然后是横向肌肉组织的深度摩擦敲击,向内外侧移动(此处未做图示)。每个方向操作4~5次。此时使用的不是循环按压敲击。先是在肩胛骨处按压,再至臀部,最后回到肩胛骨。

面的方法也得不到缓解的话,那说明需要更为局部的治疗。放松Q-L的程序如下。

1.站在客人的背后,稍向左侧。

2.触摸客人肋骨至髂骨之间的部位,即客人右侧脊柱的外侧。

3.使用右手尺侧缘(小手指侧)在客人右侧腰方肌进行循环深度摩擦。在腰部以45°角按压中部和前面的部位,按压时带动衣服和皮肤。然后,用手打小圈。手张开,放在客人肋骨的下面。在你用手打圈时,你应该感觉得到客人的第12根肋骨(上部)、横突的外侧(中部)及髂嵴(下部)。打5~10个圈。开始时用力要轻,每增加一圈,力度加大一些。

4.如果客人有疼痛的感觉,则要停在那个部位上8~10秒。然后,轻轻释放压力,继续打圈。每打一圈,减小一些力量,直到结束(图9-4A)。

5.现在移至客人的右侧,重复与左侧相同的程序(图9-4B)。

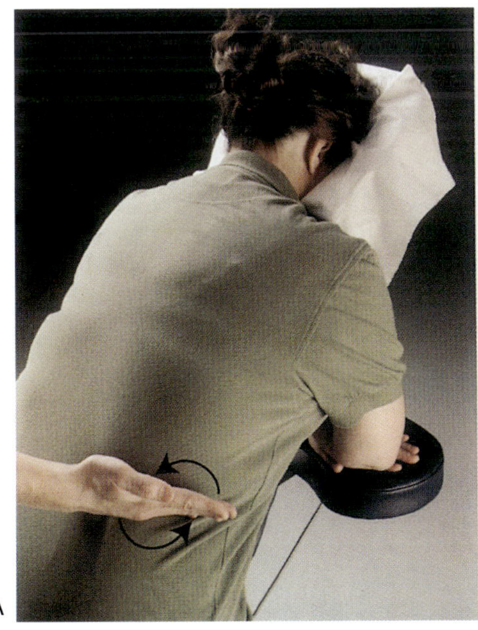
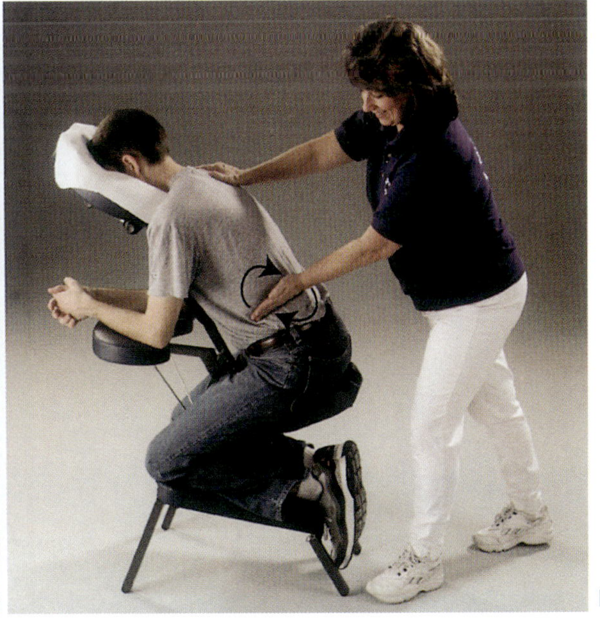

图9-4　**腰方肌(Q-L)**。(A)用手掌的尺侧为客人放松右侧Q-L部位。使用深度循环摩擦的按压技法。开始时用力要轻,逐渐增加到中等却很稳的力度。速度为每秒钟1~2圈。治疗用的手放在客人的肋骨和髂骨之间,恰好在客人脊椎骨横突的外侧。(B)为客人放松左侧的Q-L部位。注意:按摩师的右手要放在客人的肩上。这种接触可以帮助客人和按摩师保持平衡。

后背中部的循环摩擦

在这个程序中，后背中部指肩胛骨的下面至腰部以上的部位，或是胸下部。用循环摩擦法，以下面的步骤治疗这个部位。

1.以弓箭步的姿势站在客人的后面。

2.开始时，先摩擦腰方肌以上的肋骨部位。用一只手的手掌或松握拳循环摩擦肋骨肌肉，两侧同时进行。在对这个部位治疗后，将双手放在椎旁，用手移动客人的衣服和皮肤，以中速打5–7个圈，同时按压。圈要打得尽量大，但是手不要在衣服上滑动。这个程序是治疗下后锯肌。每次向上移动一只手的距离，一直操作到肩胛下角的部位。

3.恢复到前面程序开始时的姿势。向外侧移动一只手的距离，重复进行循环摩擦。这个动作可以治疗背阔肌（图9–5A）。

4.根据客人身材和你的手的尺寸，如果每次治疗身体的一个侧面，操作起来会很让客人感到更加舒适（更符合人体力学）。如图9–5B所示。

禁忌证

浮肋、双肾、肾上腺

注意，不要对背部两侧胸下方的浮肋（第11和第12肋骨）进行用力的按压。因为，这两根肋骨很容易受伤，肾和肾上腺都位于这两根肋骨的后面。在使用叩抚法时，遇到这个部位时，力度要减小。

实践经验

注意你身体的人体力学

如果你发现在后背中部和肩部进行操作时，像书中介绍的那样同时治疗会使你感到不适，同时也会拉伤你的双臂和肩部的话，可以换成每次治疗一面。这样做会使你更好地利用人体力学。例如：朝客人的体侧，向前移动一步，治疗那个侧面的下后锯肌和背阔肌。然后，移向另一侧，重复。客人的身材不同，你所需要采取的姿势也不同。保持正常发挥身体的力学是最关键的。这样可以保护你不受伤，同时客人可以得到更有效的按摩治疗。

斜方肌上方

很多人会感觉斜方肌上方非常紧。通常是由于开车或办公的时候，一直采用头部前倾的姿势造成的。几乎每个人都喜欢按摩肩头部位的肌肉。采用坐式按摩时，对于这个部位的按摩非常适合。程序如下：

1.以弓箭步的姿势站在客人的身后，将两只手分别放在客人肩部的两侧，靠近颈部的外侧。

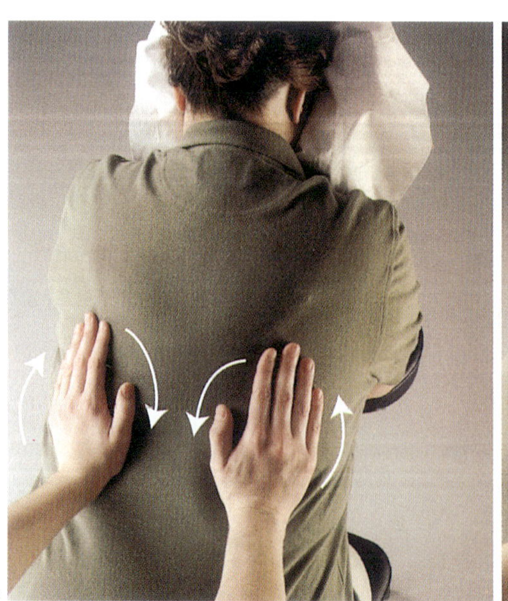
A

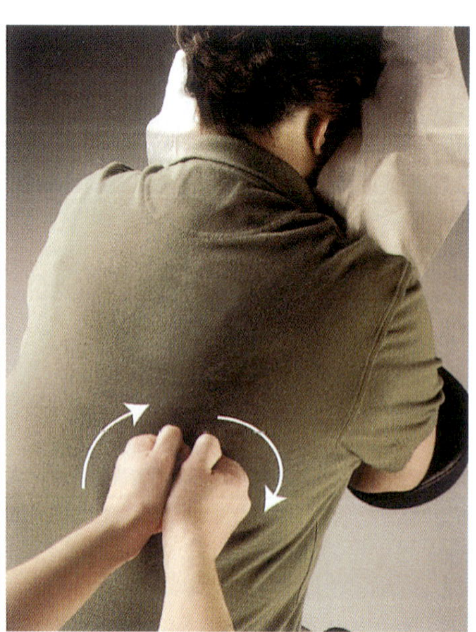
B

图9–5 循环摩擦后背的中部。（A）用手掌循环摩擦肩胛骨和腰之间的部位。双侧可以同时进行。注意，你的手腕摆放的角度要让自己舒适。（B）松握拳，用深度摩擦法治疗后背中部的一侧。

2.两侧同时进行。用双手抓住客人的斜方肌上方的肌肉，揉捏。用手指钳住肌肉，滚动并按压。按摩侧面，每次一拇指宽，向肩峰部按压过去，直到肌肉太少，无法捏起的部位为止。然后，再向相反方向按压颈部双侧的部位，直到用手指不能再拉起斜方肌上方的肌肉为止(图9-6A,B)。

另一个治疗斜方肌上方的方法是使用你的前臂。这个方法对你的手指带来的压力要小一些。同时，也可以增加作用于客人肩部的向下的压力，这样当你治疗时，可以增加这个部位肌肉的拉伸。遗憾的是，这个方法无法如前面描述过的那样使用钳住肌肉的方法，以达到局部的治疗效果。

治疗斜方肌的另一种方法描述如下：

1.站在客人身体的一侧，用前臂按压肩膀中部与肩峰之间的部位(图9-6C)。

2.向前、后带动起客人的衣服，像“拉锯”一样前后拉动，也可以循环深度摩擦的方式。开始的时候，用力要轻；然后逐渐向肌肉组织的深处按下去，直到力度变得有力而稳固，或客人开始感觉疼痛。

3.如果客人感觉疼痛，停下来，并在这个部位停留8~12秒；然后，减缓压力，再继续使用拉锯样的动作。逐渐地，让按压的手从肌肉组织的深处抬起，向肩膀的中间部位移动几寸的距离，再将刚才的程序重复一遍。继续操作，直到到达颈部的根部为止。然后，移向客人的另一侧，在另一个肩膀上重复刚才的程序。

颈后部(揉捏颈的后部)

对颈后部的治疗，可以使用钳式揉捏法，即：钳住肌肉在酸痛点上继续静态挤压。在检查这个部位时，要去检查椎骨、棘突、项韧带和横突的部位。一定要从客人脊椎骨的后面开始操作。用手钳住肌肉，先是横突的后部、中部，再向内到棘突的部位。颈后部的放松可以帮助缓解颈部的疼痛、头痛和一些动作受限的问题。对此治疗方法的步骤描述如下：

1.弓箭步，站在客人身体的一侧。

2.使用双手钳住客人颈后部的肌肉，使用揉捏按摩法，从上向下、从里向外揉捏。

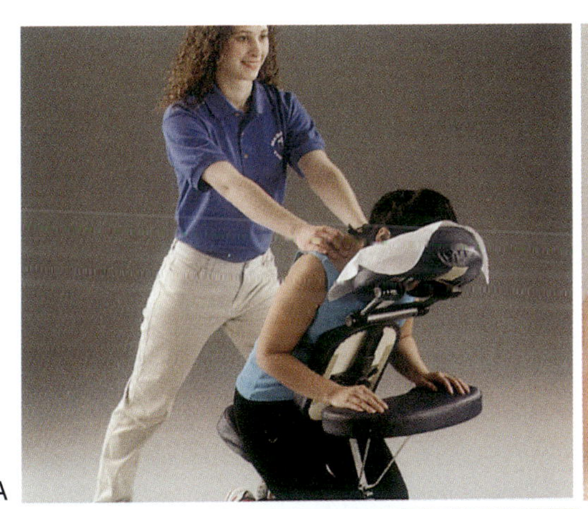

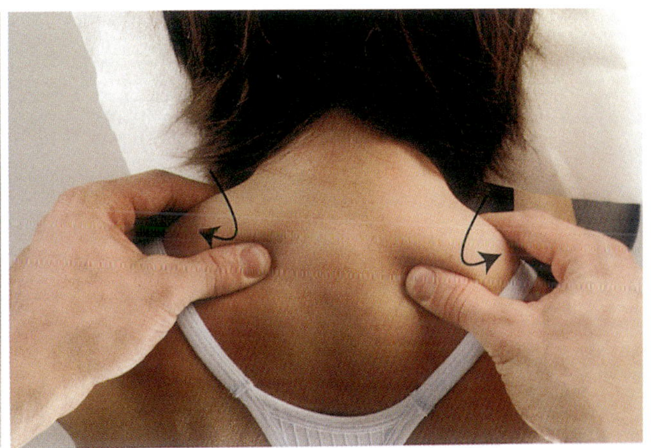

图9-6 **上斜方肌**。(A)钳住一部分肌肉，通过挤压和揉捏对两侧的斜方肌上方进行检查。(B)停止斜方肌上方的揉捏。用手指抓起肌肉，然后弯曲并伸展手指，以相对不动的那个拇指为固定点，上下揉捏肌肉。停止，在肌肉较软的部位停住10~12秒，然后再继续。按摩操作从肌肉的中心部位外侧开始，到肩峰和颈部的侧面。(C)另一个治疗斜方肌上方的方法是使用前臂，向下压，并像拉锯一样前后摩擦(横向纤维摩擦)。

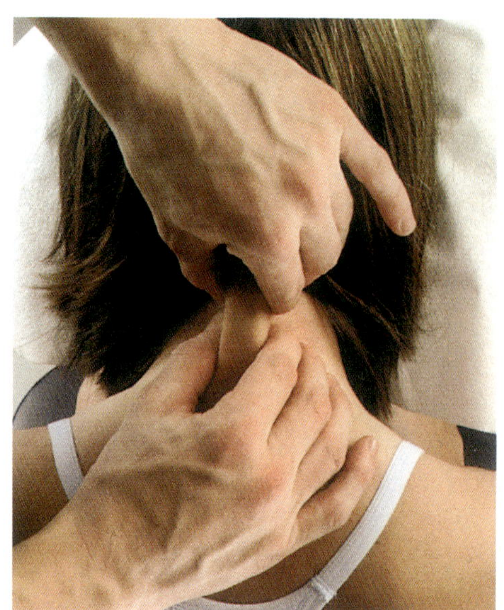

图9-7 颈后部位。用钳式揉捏法治疗颈后部的肌肉。

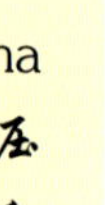

禁忌证

颈外侧的神经根

在治疗颈部时，要集中在椎板沟(lamina groove)这个部位，即横突的外面，以避免按压到颈神经根出椎体的部位。如果客人在肩部和臂部有被电刺的麻麻感，要立即减小压力，移向更后面、更靠近中部的位置。

实践经验

使用你的拇指

拇指比起指尖来讲是一个更有力度、更灵敏的触诊工具。在治疗颈后部时，如图9—7所示，有时可以走到客人的另一侧，重复刚才的程序。这样，颈部的两侧都得到了相同的治疗。你可以先从一侧治疗客人的颈后部。将治疗另一侧作为第二个步骤，或者如这一章中“再次按摩背部”的第四步建议的那样，等到治疗稍后的阶段再继续。你要根据自己的经验、客人肌肉的手感和敏感度及治疗中所剩余的时间来决定某位客人是否在这个部位需要完整的治疗过程(治疗两次)。

实践经验

停下来，按压

如果客人说有酸痛感，你应该停下来，按压这个部位8～12秒。然后，释放压力，继续揉捏或深度摩擦。开始时，所用的力量应该越来越轻，直到你可以离开这个部位，去做下面部位的按摩为止。千万不要按压客人身上有脉搏的部位。

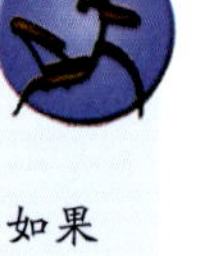

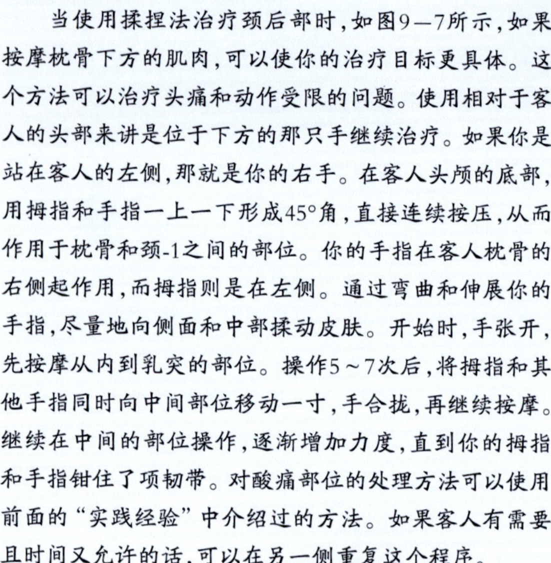

实践经验

治疗枕骨下方的肌肉

当使用揉捏法治疗颈后部时，如图9—7所示，如果按摩枕骨下方的肌肉，可以使你的治疗目标更具体。这个方法可以治疗头痛和动作受限的问题。使用相对于客人的头部来讲是位于下方的那只手继续治疗。如果你是站在客人的左侧，那就是你的右手。在客人头颅的底部，用拇指和手指一上一下形成45°角，直接连续按压，从而作用于枕骨和颈-1之间的部位。你的手指在客人枕骨的右侧起作用，而拇指则是在左侧。通过弯曲和伸展你的手指，尽量地向侧面和中部揉动皮肤。开始时，手张开，先按摩从内到乳突的部位。操作5～7次后，将拇指和其他手指同时向中间部位移动一寸，手合拢，再继续按摩。继续在中间的部位操作，逐渐增加力度，直到你的拇指和手指钳住了项韧带。对酸痛部位的处理方法可以使用前面的“实践经验”中介绍过的方法。如果客人有需要且时间又允许的话，可以在另一侧重复这个程序。

3.按摩整个颈部，向上按摩到枕骨部位，向下按摩到肩部，揉捏肌肉和项韧带(图9-7)。

肩部

使用按摩技巧下一个要治疗的部位就是肩外部和肩关节囊的肌腱。在这个程序中，拉伸环节是稍后进行的，这样可以对肩前部的肌肉起到作用。通常，肩外部肌肉都会有外展活动，同时，由于我们多数的动作都是内旋的姿势，因此，这个部位的肌肉很容易疲劳。这个简单的肩部程序可以增加肩部肌肉的血液循环并使肌肉得到放松，同时也给肩关节囊的肌腱带来支撑。

肩部按压

开始在肩部用按压敲击法治疗时，使用中速的节奏。这样可以刺激血液循环，并使组织预热。对这个技法的描述如下：

1.以弓箭步的姿势站在客人的背后，与客人的背部成45°。

2. 使用手掌或松握拳向肩胛骨后和肩部关节的

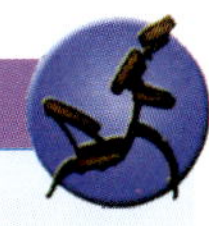

实践经验

为客人提供支撑

在使用按压或深度摩擦法治疗肩后部时，如图9－8所示，要使用相对客人身体而言较靠前的那只手，抓住客人肩关节前面的肌肉，来支撑住客人的肩部。用另一只手进行按压和深度摩擦。每位客人都会喜欢有支撑。

部位发力按压。此时，你按压的是岗下窝、大圆肌、小圆肌和三角肌(图9–8)。

肩部的循环深度摩擦

为达到更进一步的放松，并给肌肉增加更多的运动，要使用深度摩擦按压。可以用任何一只手的手掌根部或松握拳来进行。我们建议做循环深度摩擦。外肩胛骨后的肌肉很厚，因此，每只手按上去，都要保证做7~10下的按压。使用与按压敲击时相同的姿势。按摩整个肩关节后部的肌肉。你不过是在重复最后的一个程序，只是这次用的是循环深度摩擦。现在，换到另一个肩部，用相同的按压程序和循环深度摩擦的程序进行治疗。

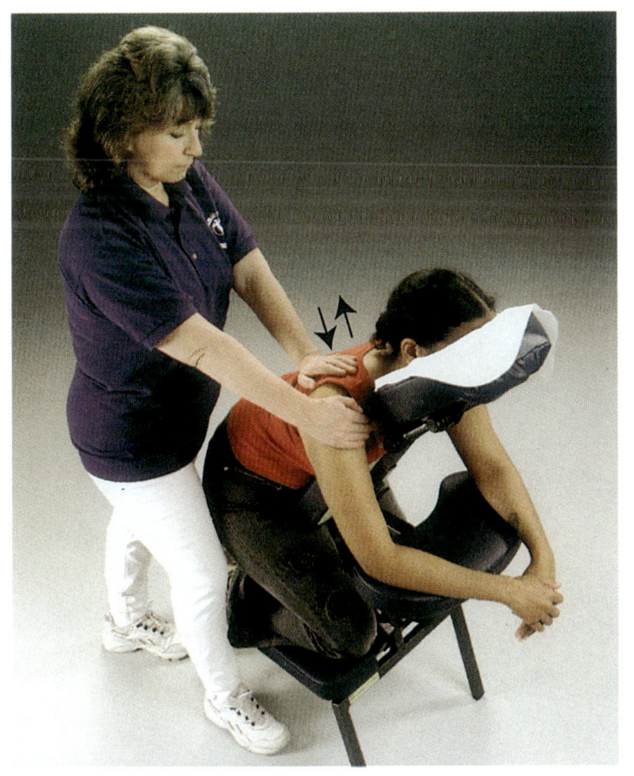

图9–8　**肩部按压**。在肩后部肌肉上进行按压。压入和抬离动作要直下直上。治疗肩胛骨后和肩关节。注意，按摩师的右手应放在客人肩的前方以提供支撑。

肩关节囊的深度摩擦

运动和工作中都有可能损伤肩关节囊。除外伤引起的受伤之外，关节囊肌腱也会因为重复性的动作而使受伤的情况持续。按摩可以放松这个部位的肌肉，保持关节囊的健康。下面所介绍的是治疗关节囊的技法。

1.用一只手的指尖，使用循环或横向组织深度摩擦法全面检查关节囊。要对肩关节全面进行操作，即肩峰部位的下面和外侧。你现在作用于三角肌，从而给关节囊肌腱带来影响。要想使你的治疗对关节囊肌腱产生作用，要用中等的力度按压，每个手指按压5~7次。这样做的目的是让肌肉组织有足够的活动，从而可以作用于关节囊的最深部位。你的力度不能让客人感到疼痛，或收缩肌肉(图9–9)。

2.将一只手放在盂肱关节(肩关节)的前方，另一只手在后方。让客人在肩部感到温热时，要告诉你。

3.现在，使用轻到中等的力度抓住客人的肩关节。在整个的关节部位使用中等力度。快速地进行深度摩擦，直到客人感到肌肉温热为止(图9–10)。

4.记住，不要让手在客人的衣服或皮肤上滑动。你要能够以向后或向前的循环方式带动客人深层肌肉上的皮肤和三角肌。这个动作由于在肌肉组织移动层和深层之间摩擦而产生热量。多数客人都很喜欢这

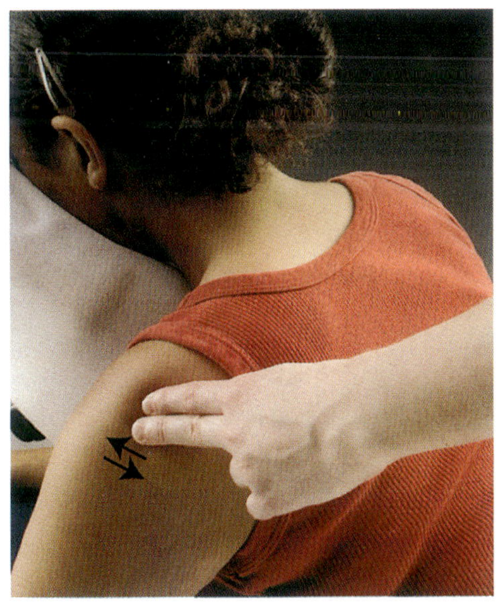

图9–9　**肩关节囊的深度摩擦**。使用指尖对关节囊肌腱进行深度摩擦。将手指尖放在肩峰的外侧，按压肱骨头。每个手指按压5~7次。向前移至肱骨头的前面，这样可以治疗肩胛下肌的肌腱。向后移大约1寸，此时治疗冈下肌肌腱。再向后移一寸，此时治疗小圆肌肌腱。

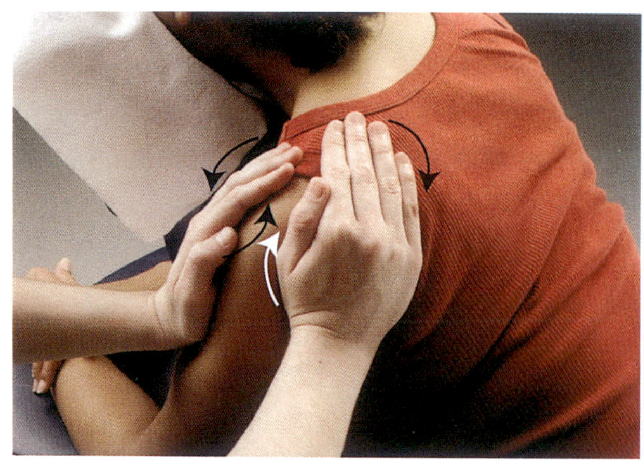

图9-10 **使用两个手的手掌对肩关节进行深度循环摩擦**。从客人身体的侧面，用双手按住他的肩关节，使用中等的力度，以快速的循环方式移动客人的肌肉，直到客人说他在关节的深处感到热度为止(或是大约打了20~25个圈之后)。

个操作技法。

5.现在，换到客人的另一个肩，用同样的程序进行操作。

双臂

做完肩部后，很自然，现在要按摩臂(肩关节和肘关节之间的部分)。在坐式按摩时，由于上臂得不到很好的支撑，因此，我们用更广泛的摇动、深度摩擦和揉捏法来治疗。前臂可以在设计精良的椅子扶手上得到很好的支撑，因此，可以充分地进行按摩。这个按摩程序对驾驶、操作电脑或其他需要大量手臂工作的人都很有帮助。如果你使用的椅子没有设计合理的扶手，或你的椅子根本不带有扶手，那你就可以先不做前臂屈肌和伸肌的按摩步骤。

放松臂部

要松弛和放松臂部的组织，需综合使用快速的深度摩擦法、钳式揉捏法和摇动法。操作方法描述如下：

1.轻轻地将客人的胳膊从椅子扶手上抬起。让客人的胳膊在体侧自然下垂。

2.用双手轻轻按压肩关节下面的上臂部位。先用中速，然后快速地上下移动双手，用缓和的深度摩擦活动双手间的肌肉。做4~6次，向前滑动约一手宽，重复刚才的程序。进行这样的程序，直到手腕的部位(图9-11)。如果时间允许，你可以再回到臂的上部，再多重复1~2次。

3.要想放松二头肌和三头肌，继续让客人的臂放在体侧，揉捏臂的上部。注意，不要碰到位于肱二头肌和肱三头肌之间肱骨内侧的臂血管丛。如果在你按摩这个部位时，客人说他有被电击的麻苏感觉传遍臂部，说明你按压的部位太接近内侧，碰到了神经，应向前或向后移动一下你的手(图9-12)。

4.现在，用手抓住客人的手，就如同你们要握手一样。让他完全放松他的手、臂和肩，完全“让你来控制这些部位”。

5.用中到强的力度，摇动整条手臂，活动手臂的所有关节，持续10~15秒。

6.逐渐减小动作的幅度，轻轻地将前臂放回到椅子扶手上，手掌向下。在手臂按摩的收尾程序中，也使用了这个摇动的技法。如图9-19所示。

前臂伸肌和屈肌

前臂的许多块都会由于过度的使用而出现张力过强。下面的步骤可以有效地对这些部位进行放松，对于臂和手感到不适的客人很有必要使用。

1.以弓箭步姿势站在客人的前面，与你要治疗的那手臂在同一条线上。用手掌或松握拳对前臂的伸肌进行挤压。从手腕的上部开始，渐渐向肘关节移动，然后再回到手腕和接近肘部的背部。将这个部位的肌肉

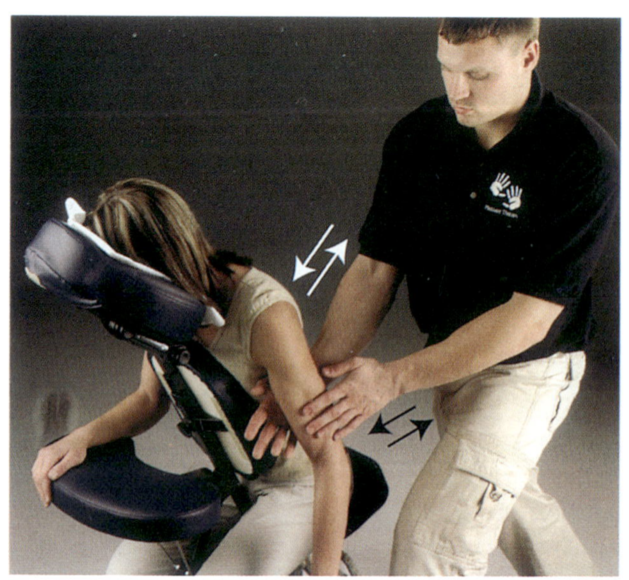

图9-11 **松弛臂部**。快速而轻柔地进行深度摩擦。从肩部开始，顺着臂部直到手腕，每次按摩一只手宽的面积。每只手重复4~6次。

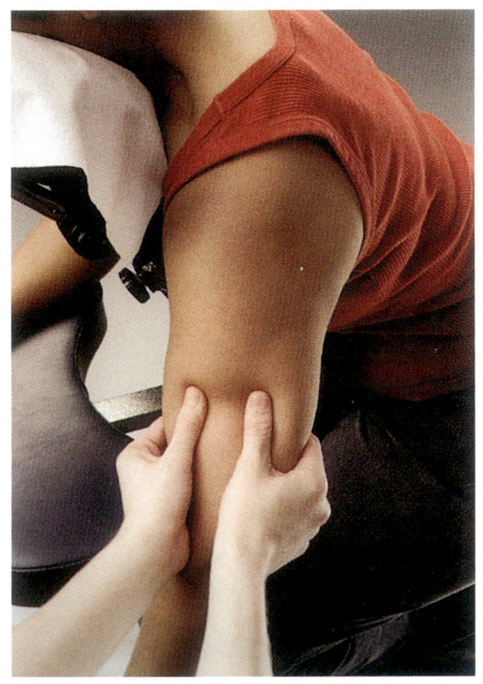

图9-12 **使用揉捏法治疗肱二头肌和肱三头肌。**使用钳式揉捏法，顺着肩部揉捏肱二头肌和肱三头肌。注意要避开肱骨内侧的臂神经丛。

挤压三遍(图9–13)。

2.用同样的姿势，用手掌的根部或松握拳对前臂的伸肌进行循环深度摩擦。从腕部开始。打4~7个完整的圈。开始时要轻，每打一圈，就向肌肉的更深一层按压。移向距肘部2寸的部位，再打4~7个圈。继续此动作，直到肘部。然后，再回到开始时的腕部(图9–14)。

3.转动客人的前臂，使之手掌朝上，在前臂屈肌部位重复挤压和循环深度摩擦程序(图9–15和9 16)。

肘部

使用快速循环深度摩擦可以预热和放松肘部附着在肱骨两上髁的肌腱。方法描述如下：

1.以弓箭步的姿势向前移动，两只手放在肘关节

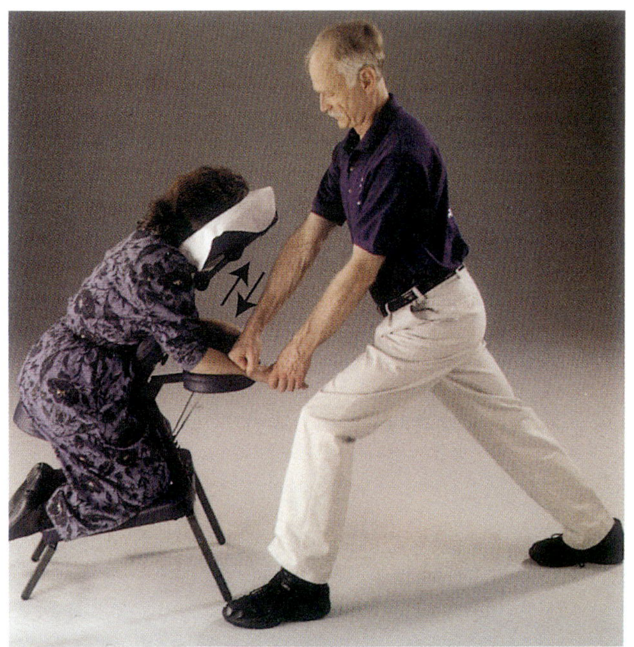

图9–13 **用松握拳按压前臂伸肌，在整个前臂做三次。**

的两侧。用两只手的手掌抓住肘部，这样肱骨两上髁正好在手掌心。用中度压力。

2.让客人感到肘关节有热度时告诉你。

3.移动衣服，以中到快的速度进行循环深度摩擦，直到客人在关节处感到温热为止(图9–17)。

手部

手部的按摩可以使人感到很放松。如果时间允许，你可以花几分钟的时间为客人的手的两侧做全面的按摩。如果时间短，按摩10-20秒也可以使客人感觉很舒适。你可以在每次治疗时决定应该花多长的时间。

1.为客人的手部进行按摩时，将客人的手轻轻地从椅子扶手上抬起，以手掌向上的姿势握住。

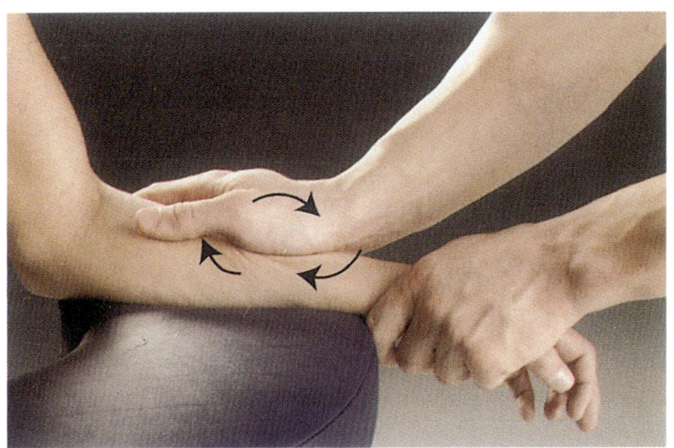

图9–14 **使用手掌的根部，对前臂伸肌进行循环深度摩擦。**从腕部开始，到肘部，再回到腕部。每次按摩2寸，每只手打5~7个圈。

实践经验

臂部挤压

在使用松弛的摩擦技法从肩部向腕部按摩时，在将臂部放回原位时，你可以使用一些挤压的技法（按压法的一种）。不要挤压前臂部内上面1/3的部位（腋窝部位）和前臂的前面。因为，你可能会挤压到臂丛神经，让客人有非常不舒服的感觉。

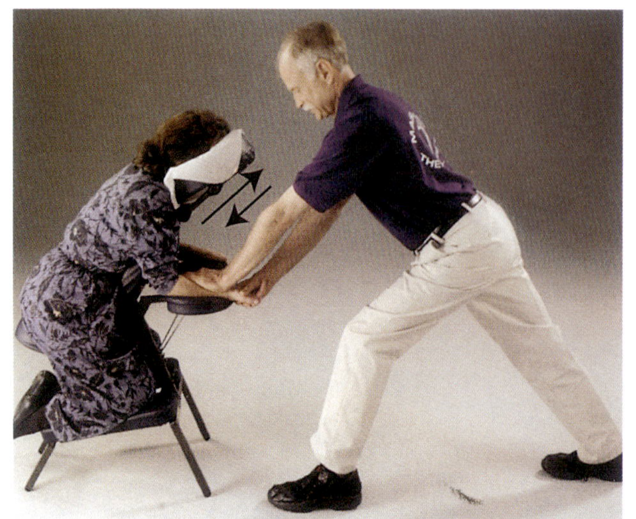

图9–15 **用手掌的根部对前臂伸肌进行挤压**。手的其他部分要放松。整个前臂做三次。

2.用你的两只手来按摩和拉伸客人的手(及手指),按摩的方式要能使客人感到放松和镇静(图9–18)。

结束手臂的治疗

完成手臂的治疗时,可以使用摇动手臂的方法。方法描述如下:

1.用你的另一只手像握手一样地握住客人的手。

2.轻柔地,但要有活力地摇动客人的上臂。摇动时,你的手腕要放松,增加客人腕部、肘部和肩的活动。

3.向内、外,同时也向前、后移动客人的上臂。开始时,移动幅度要小,幅度慢慢变大,然后再变小。

4.轻轻地将客人的前臂放回到椅子扶手上(图9–19)。

实践经验

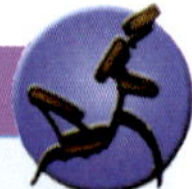

两种挤压法

挤压按摩法可以有两个操作方式。一个方式是挤压一次,然后,向下一个部位移动,再挤压,再移动,以此类推。顺序是从手腕到肘部,再回到手腕,在肘部结束整个程序。对于整块肌肉或部位做三次挤压。另一个可以获得同样效果的方法是在同一个部位连续挤压三次。然后,移动一手宽的距离,到下一个部位,再挤压三次,以此类推,直到你完成对整个部位的挤压。两种方法都是对同一个部位挤压三次。两种方法都尝试一下,再决定你喜欢哪一种方式。

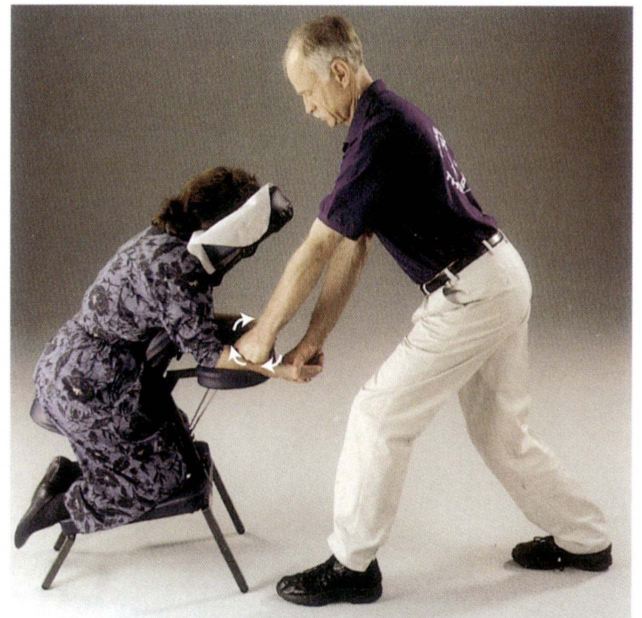

图9–16 **松握拳,用循环深度摩擦治疗伸肌**。从腕部开始,按摩到肘部,再回到腕部,每次1~2寸的距离,每只手打5~7个圈。

5.如果想使按摩更具有活力,在结束前臂的按摩时,可以加入叩抚法,以增加效果。然后,对没有治疗的那一侧重复整个肩、臂和手的程序。

再次按摩背部

现在,再回到客人的背部。使用与前面相同的技

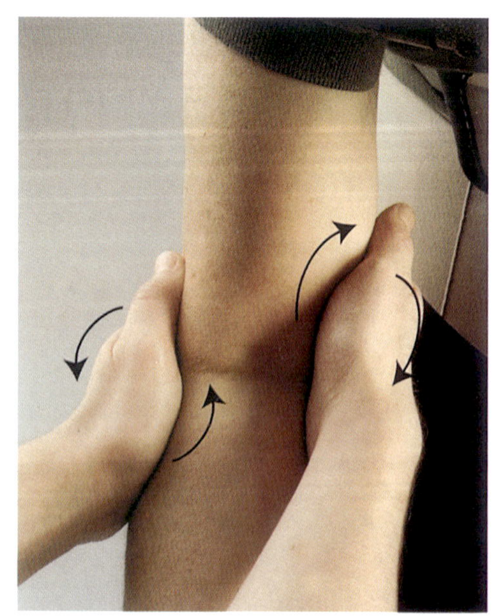

图9–17 **使用循环深度摩擦治疗附着在肘部肱骨两上髁的肌腱**。使用中等压力,速度由中到快,直到客人感觉组织有热量为止。

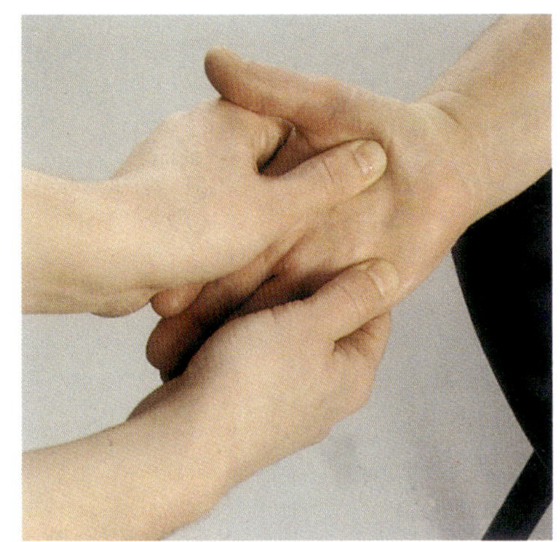

图9–18　**用拇指和其他手指抓住客人的手，并进行按摩。**

法再次按摩，以巩固客人的放松效果。这一步骤的长短可依照治疗所剩余的时间。下面，我们针对此程序给出一些建议。根据你所剩余的时间和客人的状况，你可以全部或部分地采纳这些建议。

1.以弓箭步的姿势站在客人的身后，使用手掌或松握拳对客人的背阔肌进行循环深度摩擦。从肩胛骨下方开始，向下按摩至髂骨(胯部)。打5~7个圈，每次移动一手宽，重复进行。两侧可以同时治疗(图9–20)。如果双侧同时治疗会让你感觉不适，也可以每次按摩一面。是否舒适，通常与你的身材和客人身材之间的比例相关。一定要保证按摩时，你的人体力学的使用是舒适的。

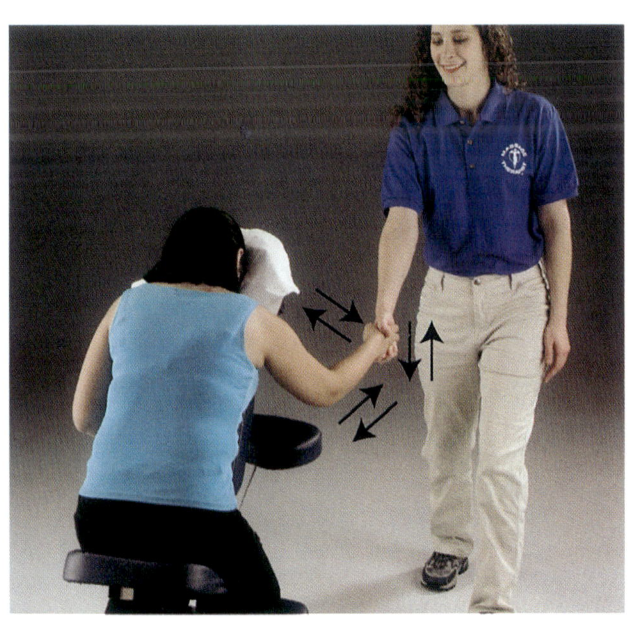

图9–19　**以摇臂振动来完成臂部的程序。**以握手方式抓住客人的手臂向各个方向摇动，从上到下，由内到外，从前向后。开始时要轻柔，逐渐增加力度，变成快速的摇动。然后再慢下来，恢复轻柔的动作。最后将客人的手臂放回到椅子的扶手上。

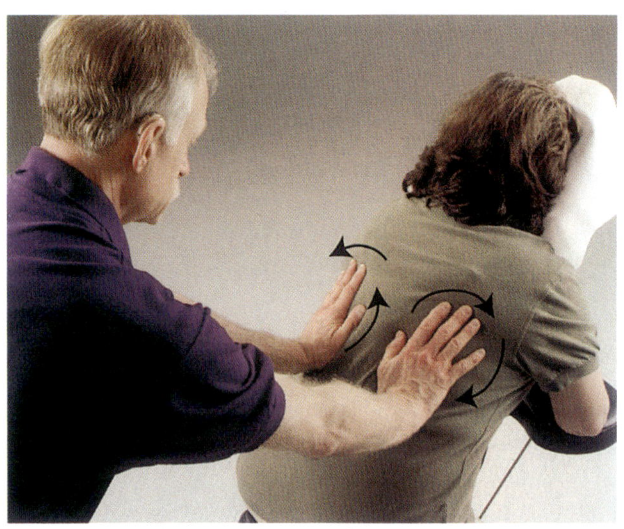

图9–20　**用手掌对背部进行循环摩擦。**从肩胛骨的下角开始按摩到髂骨，两侧同时进行(如果是为了配合你身体机能的舒适度，也可以每次做一面)。然后向中间移，沿脊椎旁按摩，至颈的根部为止。

2.如果有时间的话，你可能希望用循环摩擦的方法沿脊椎旁从下到上再做一遍。同开始时你采用的方式一样，同时按摩两侧。

3.也可以重复揉捏斜方肌的步骤。

4.你可以在颈的后部重复钳式揉捏的方法。从你先前操作的相反的一面开始。

5.在操作这个步骤时，可以将你的节奏调整到更慢且轻或更快且深。节奏快慢的调整要根据你是希望客人结束后感到镇静还是兴奋而定。

实践经验

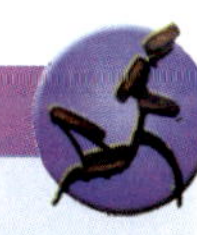

按摩胯部

如果你认为需要治疗客人的胯部，不要直接按摩髂骨嵴。因为这样做很可能会使组织受伤，从而使客人感到酸痛。要避开这个部位，按摩胯部1英寸以下的部位，在胯部周围用循环深度摩擦进行按摩。根据客人和你自己身材的比例，每次按摩一侧会比较好。按摩胯部时，你应该采用弓箭步的姿势，同时两脚要分开的大一些，以保持对人体力学的正确的使用。治疗这个部位时，不要因为用力过大而伤到自己。客人由于采用的是坐姿，肌肉拉得很紧，而且这个部位很低，距离地面很近，因此操作起来不方便。要使用中等力度，循环摩擦。这样能促进客人的体内循环，让客人感觉良好。你可能还需要按摩胯部外侧下面1/3处的部位，或能够舒适地按摩到尽可能远的部位。对于这个部位，以中速击打叩抚(松握拳)和有力的按压也是很有效的。

拉伸

拉伸可以给治疗带来动力并增加活动量。因为你仅按摩了后侧,而客人前侧的肌肉还是紧张的。前侧肌肉也需要放松并拉长,从而使你在前面按摩后侧肌肉所获得的放松的效果延长。拉伸是达到这一目的的最有效方法。下面我们介绍了几种拉伸的方法。你可以使用任何你认为对客人有效的拉伸方法,包括:AIS、PNF或第8章中介绍过的静态拉伸法。如果你对这些拉伸的技法还有疑问的话,可以复习一下第8章。从胸到肩的部位至少做2次拉伸,颈部做1次。如果有时间,可以多做几次。记住,教会客人某一种拉伸的技法,回家去自己做练习。这样做会很好。挑选你认为对客人最有帮助的一套拉伸技法。这样在治疗中,客人有参与感,同时,也会促使客人将来继续预约。

1.让客人慢慢地坐在椅子上,身体坐直。

2.臂伸直,做胸大肌胸骨纤维的水平外展及三角肌前部分的拉伸。这样可以减缓客人肩胛骨之间的肌肉紧张程度。两侧肩部可以同时进行。要保证客人不拱背或向后倾倒。让客人收缩腹部肌肉,或有必要的话,你可以用胯部帮助支撑(图9-21A)。

3.让客人曲肘,将双臂放在颈后。以此姿势做水平外展拉伸。这样可以拉伸胸大肌的肋骨纤维和胸小肌。在你辅助客人进行拉伸时,可以增加轻度的引体向上,以增加胸小肌的拉伸效果(图9-21B)。

4.做治疗肩部的直臂向上的拉伸(图9-22)。

5.做颈部侧面的弯曲拉伸(图9-23),或做每一面的斜后拉伸。

6.做完拉伸后,让客人向前倾,趴回到面部支撑装置上。

你现在可以做收尾的按压了。

收尾按压程序

收尾时所选择的按压方法要根据你希望客人在结束后收到的效果而定。如果,你希望客人在结束时,收到镇静的效果,则在客人的背部使用轻抚法和神经按压。如果你希望客人获得的是兴奋的效果,则以叩抚法及快速的神经按压来结束。有些按摩师会在结束时同时使用两种类型的按压方法,以混合两种不同的效果。

以镇静的效果收尾:轻抚法和慢速神经按压法

如果你希望客人达到最高的放松状态的话,很有必要采用有镇静效果的收尾方式。对于那些过度紧张、焦虑、休息或睡眠有困难或想一般性了解坐式按摩的客人都非常适用。如果客人在按摩结束后要回到先前的状态中去,需要在按摩后可以立即清醒的话,最好是用兴奋的手法来收尾。如客人是:驾车、操作机器、运动员比赛或其他一些需要有充沛精力的情形。产生镇静效果的收尾技法总结如下:

1.使用手掌,在背部进行从下到上、从内到外长

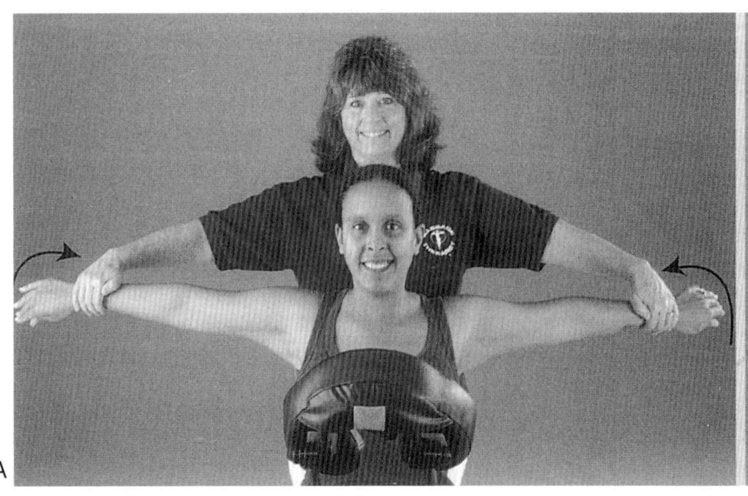

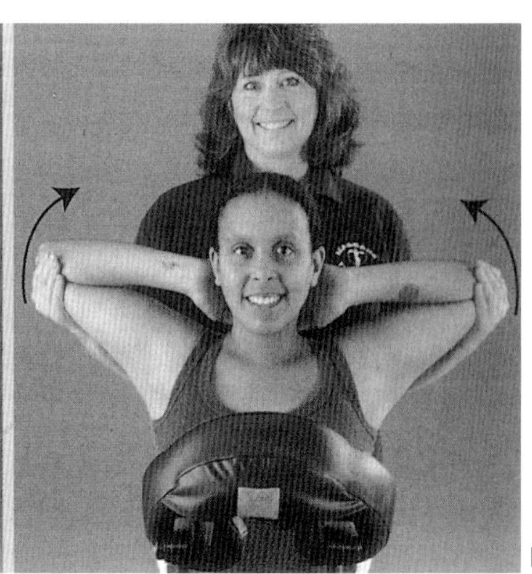

图9-21 **水平外展拉伸**。这两种拉伸的方法可帮助缓解紧张,并拉长肩前部和胸部的肌肉。(A)直臂拉伸胸大肌。(B)手放在头后,拉伸胸大、小肌。以向后和向上的压力进行辅助。

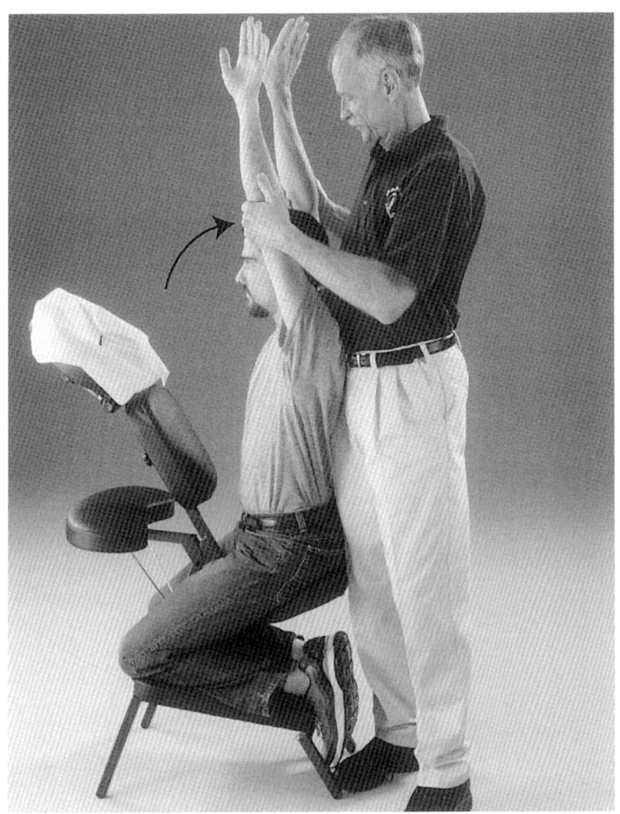

图9-22　**直臂前上举拉伸**。按摩师胯部支持客人防止拱背。使两臂正常伸直。

距离按压。力度以不使衣服轻易滑动为宜。

2.使用轻抚法收尾时，轻轻地扫动颈部侧面到肩及三角肌下面（图9-24）。

结束治疗时，逐渐将轻抚法换成神经按压法。用你的指尖轻轻地刷客人背部的下面，力度随每一次的按压而减小，直到你的手完全离开客人的身体（图9-25）。

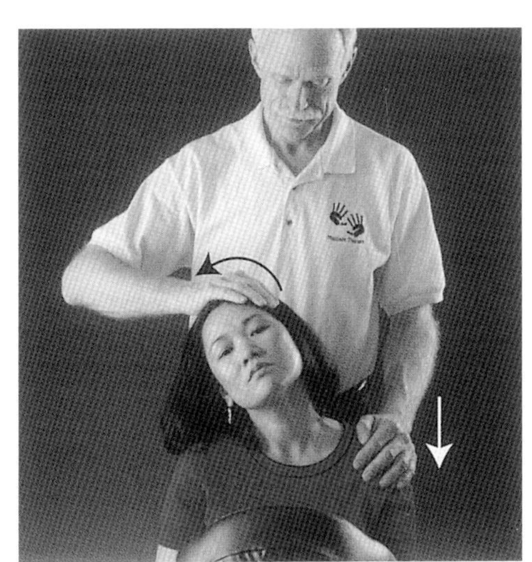

图9-23　**颈部侧屈拉伸**。耳朵朝向肩部，身体不要向侧面倾斜。图中显示的按摩师在辅助客人拉伸，同时稳固住客人另一侧的肩。

此外，你还可以使用在前面几个步骤中介绍过的相同的方法，用轻抚法通过客人的肩峰，从外向内按压。如果你选择这样做的话，我们建议收尾时，可以沿脊柱的两侧从上到下直接按压下来。

以兴奋的效果收尾：叩抚法和快速神经按压法

如果你希望客人在结束时处于兴奋的状态，虽然放松，但是很清醒的话，则要以比较兴奋的技法来收尾。加快节奏，并使用叩抚法，快速振动，并操作轻快的神经按压。这样可以使客人恢复到高度清醒的状态。这是客人要立即去面对一个紧张的情况所必需的状态。这些紧张的情况包括：发表演讲、驾车、从事户外工作，做决定等。

叩抚法

叩抚法也许是按摩技法中最具有刺激性的方法。每秒钟的叩击越多，刺激性就越大。双手交替叩击比同步叩击的刺激更大。同步叩击时，双手击打身体的时间和部位均相同。与用单只手的效果是相近的。同步叩击仍有刺激作用，只是不如交替叩击时大。叩抚法通常只用在背部。但是，也可以用于肩部、前臂、胯部、大腿外面，及轻轻地用于头颅。下面给出在坐式按摩中使用叩抚法的例子：

1.在肩部和背部使用叩抚法时，用砍击和打击的方式。不要在肾、腰方肌或棘突的部位使用叩抚法。除了这些部位以外，在背部多做几遍（图9-26A）。

2.打击的方法对胯和大腿的外侧很有效。这些部位在治疗中通常不会涉及。我们在前面已经介绍过原因。击打叩抚法操作起来很快，也很简单，同时对按摩师的人体力学无特殊的要求（图9-26B）。

3.双手交替，用手指的指肚，轻轻地叩抚头颅。叩抚时，手要直进直出，以免弄乱客人的头发（图9-26C）。

4.结束时，再在客人的肩部和背部进行砍式和击打式叩抚。

快速神经按压法

在完成叩抚后，我们建议你用力度稍小些的按压来完成整个治疗。我们通常认为神经按压法具有很好的镇静作用。但是，如果力度过大，或节奏稍快，效果则会变得兴奋。如果在达到兴奋效果的治疗中，在收尾时这样做，效果会非常理想。

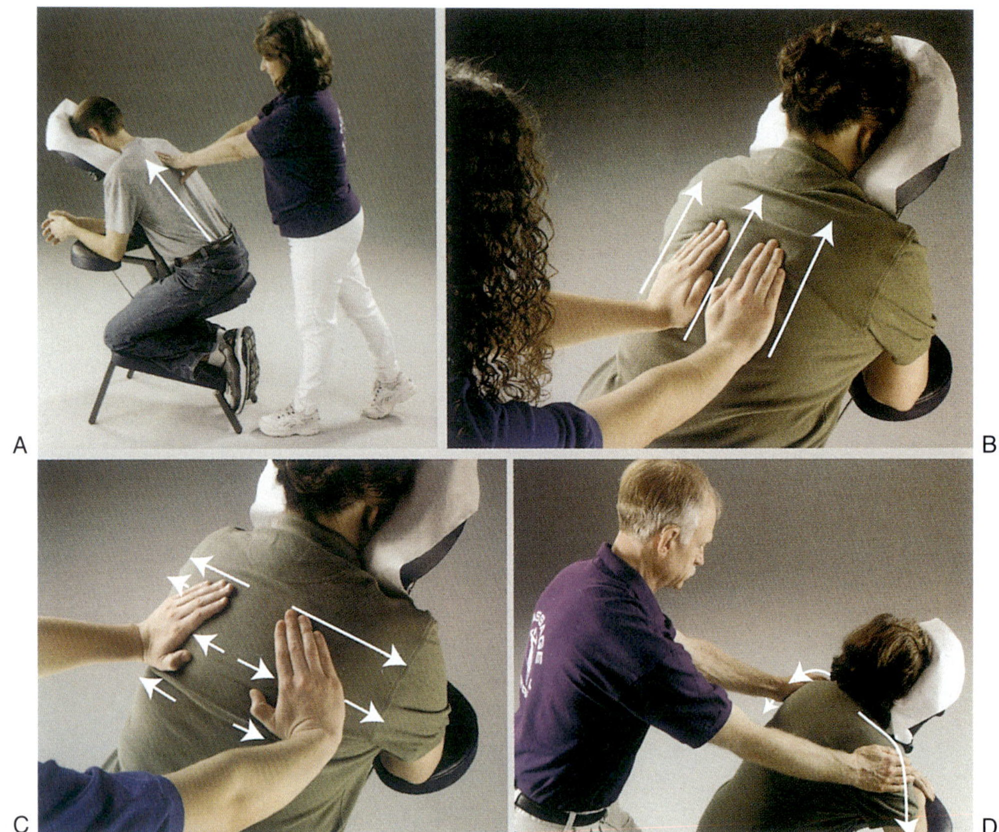

图9-24 **收尾技法:轻抚法**。(A)用长距离的轻抚按压在背部向上移动,双手拱起,每次按压一面。(B)使用手掌,用长距离的轻抚按压在背部向上移动,两侧同时进行。(C)使用双手轻轻地在从中间到侧面的部位进行轻抚。两侧同时进行。(D)用双手从颈到肩,再向下到三角肌进行轻抚按压。两侧同时治疗。

要达到这样的效果,仅用你的指尖进行速度很快的神经按压,快速而轻巧地扫过客人的背部。与前面介绍过的镇静式收尾方式相同。力度逐渐减轻,直到你的双手离开客人的身体。

休息

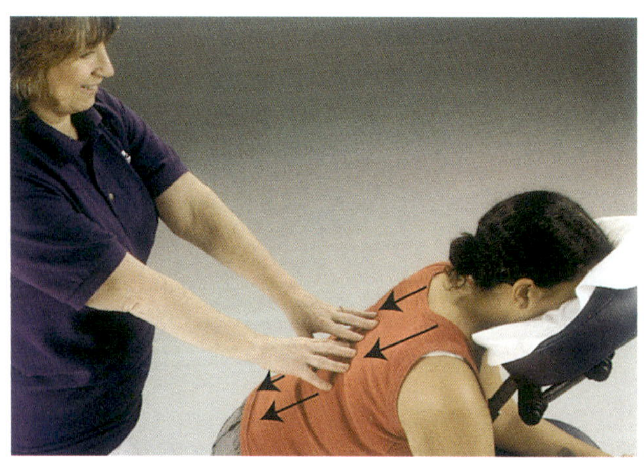

图9-25 **用神经按压法进行收尾**。使用双手的指尖,用缓慢到中等的速度,轻轻地从肩部向胯部按压。在随后的按压中,按压力度应越变越轻,直到最后手离开客人的身体。

现在,让客人休息约15~30秒。然后,让客人坐起来。指导客人坐直,在站起来之前做几次深呼吸。

按摩程序的收尾

在完成了放松程序后,很重要的是对整个按摩业务程序也有很好的收尾。首先,让客人向你描述他按摩后的感觉,如果他有任何疑问,要表达出来。此外,提醒他回去要多喝水。

其次,不要忘记收费(除非你是在做慈善活动或

实践经验

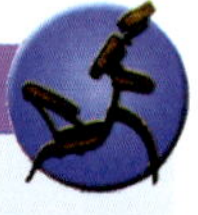

辅助客人站起

有些客人在按摩后站立不稳。要保证在客人需要时,你在其身旁辅助。

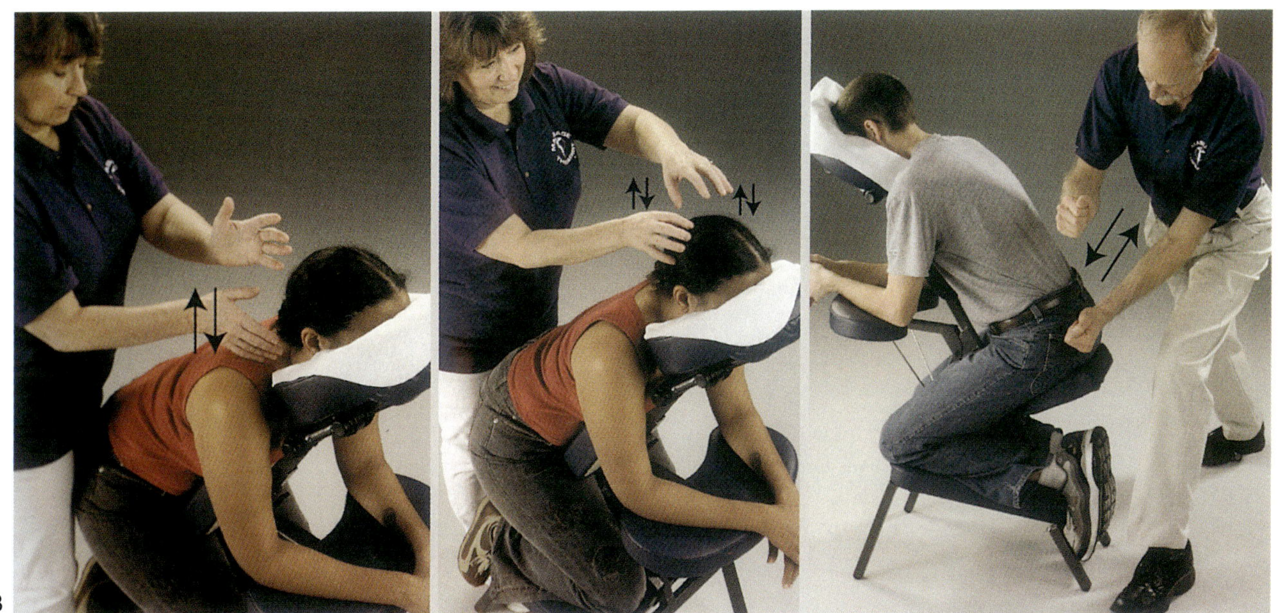

图9-26　**叩抚法**。(A)双手交替在客人的肩上砍式叩抚。(B)在头盖骨上，双手交替(用指尖部分)轻拍。(C)双手交替或松握拳，在客人的胯部及大腿的侧面击打式叩抚。

业务推广。如果是这样，不要忘记把你的名片给客人)。有些情形下，收费是间接操作的，你并不直接向客人收取费用。例如，活动推广商向你支付一个平均价格，或者雇主按小时计费，或者你把账单交给委托服务的承办机构。

第三，询问你的客人是否要预约下一次。可以向他建议一个时间，可以是一周后的同一天的同一个时间，或者是同一周内的几天后。如果客人现在不想预订时间，你可以问客人什么时间方便你再打电话预约。不要忘了记下客人的电话号码。

实践经验

变换你的节奏

要在按摩后获得更镇静的效果，操作时节奏要慢，要平稳。要使按摩获得更兴奋的效果，则需要加快动作的节奏。一般来讲，最好要有节奏的变换，为治疗的过程带来一些活力。开始时，节奏可以轻快些，然后变为慢速；在治疗快结束时，再增加速度。另一种方式是：在开始时节奏慢，治疗过程中，加快节奏，在快结束前再放慢速度。一定要记住：你为客人治疗要达到的目的是什么。并以此来调整你的节奏，选择技法。如果某位客人头痛，你应该在肩和颈部使用慢速，而在臂部使用快速。这也是按摩艺术的一部分。在你学习坐式按摩时，要有意识地去考虑节奏和动力的问题。最终，这种有意识的考虑会成为你的另一个自然习惯。

实践经验

头发、化妆及面部按摩

要尊重客人的容颜。在为他们按摩时，不要弄乱他们的头发和化妆。她可能在按摩后要立即回去工作，没有时间再去整理头发或化妆。在客人的头部要使用轻拍的叩抚法。注意，手指要直接进去，直接出来，因为这样可以更少地接触客人的头发。在头皮使用深度摩擦法比使用叩抚法对头发的拨动少。如果客人的发型精心地打理过，你在接触客人的头发或头皮前，要先征得客人的许可。按摩头颅不是很重要。如果客人不愿意按摩这个部位，就在其他部位多花些时间。

虽然在本书中没有涉及面部按摩(因为，在坐式按摩时很少涉及)，但是在坐式按摩时，也可以加上这个部分。在太阳穴和咬肌进行深度摩擦会使客人的颌部感到很放松，通常客人趴在面部支撑物上时也可以操作。按摩眼睛和前额时，客人要坐起来。如果客人化过妆，需征得客人的同意才可操作。

第四，在客人的档案中做简单的记录：日期、时间、何种治疗方式，包括任何异常的发现。这些都是在做放松性按摩时HxTxCx表格上的内容。(除非你是在诊所或其他医疗环境中进行按摩。因为在这种情形下，你需要做类似于SOAP记录。)

最后，清洁你的手、设备，并为下一个客人做准备。

按摩程序的修改

前面所介绍的放松程序只是在你学习坐式按摩时为你提供一个蓝图。这只是一个教学的工具,教会你将所学到的许多中技法组合起来成为实用的程序。这样的程序在一段时间内可以使你作出很有效的治疗。掌握好了这个程序,你就可以自信地开展坐式按摩业务了。

然而,很快你就会发现,在实际情况中,这样的程序并不是对任何情况都适用的。有些人只需要一个5分钟长的按摩,而有些人则需要20分钟。有些客人是腰部发紧,肩和颈部还可以;而有些人则是斜方肌紧张;有些人可能是因为在圣诞节的时候去商场买东西,拎很重的袋子,使得手和前臂发紧。那么,你如何用一次10~20分钟的治疗程序来解决他们的问题?这些程序你都已学会,每个步骤也要牢记于心,在必要的时候可以进行修正。你可以将程序缩短或加长;也可以将某一部分多做一些,而另一个部分少做一些。要根据不同客人的情况进行修改。

如果你开始就没有掌握好,则你对程序的修改也会非常笨拙,搞不好还会陷入尴尬。因此,先要很好地掌握所有程序,并反复练习,直到你可以不假思索地操作每一个步骤。然后,再根据每位客人的情况进行修改,为客人选择对他最有帮助的步骤。你会对你的下意识和程序的融和感到惊讶。你的修改会使你的操作流畅地适用于每一位客人的情况。要记住,要想达

提示 9-1

放松程序概要

I.接待客人前的准备工作

A.放置好按摩椅,清洁按摩椅及其他支撑设施(第2、3章)

B.接待客人,做按摩前的访问(第5章)

C.为客人演示如何坐上按摩椅或如何使用支撑设备(第5章)

D.调整按摩椅或支撑设备,以适应客人的情况(第2章)

E.和客人进行有关治疗的沟通(第5章)

1.如果痛请告诉我

2.如有牵扯性疼痛也请告诉我

3.感觉好些的时候请告诉我

4.如果我用力过大,请立即告诉我

5.在嘈杂的环境中,你要想一下客人如何与你做以上情况的交流(例如:竖起拇指或举起手等。)

II.背部

A.慢速的椎旁按压,同时做深呼吸

B.椎旁深度摩擦

C.腰方肌部位的循环深度摩擦

D.后背中间部位由内到外循环摩擦

E.斜方肌上方-钳式揉捏及按压(另一种方法:使用前臂按压斜方肌上方)

F.颈后部(揉捏颈的后部)

III.肩部

A.肩部按压

B.肩后部的循环深度摩擦,用另一只手支撑肩的前方

C.关节囊深度摩擦

IV.臂部

A.放松臂部

B.前臂伸肌和屈肌肌肉

1.按压

2.循环深度摩擦

C.肘:对两侧肱骨上髁同时进行循环深度摩擦

D.手

E.结束臂的按摩

V.再次按摩背部:

回到背部。如果时间允许,且客人也有需要的话,再次治疗背的中间部位,椎旁肌肉,斜方肌和颈的后部。

VI.拉伸:

肩部至少拉伸2次,颈部拉伸1次;拉伸次数越多越好(第8章)。

VII.结束时的按压技法

A.以镇静效果为目的的结束:轻抚法和慢速神经按压法

B.以兴奋效果为目的的结束:叩抚法和快速的神经按压法

VIII.休息

IX.按摩程序的收尾工作

A.让客人坐起,深呼吸

B.让客人站起来;如有需要,你要站在他身旁,提供辅助

C.询问客人的感受,解答他的疑惑和问题

D.提醒客人回去多喝水

E.收费

F.把你的名片给客人

G.和客人预约时间(或决定何时再和客人联络)

H.完成客人记录(客人的档案记录和收费记录)

I.清洁手和设备,为下一位客人做准备

到这样的境界需要经过一段时间,同时需要大量的练习和积累实践经验。为了帮助你对从事坐式按摩前期遇到的情况进行有效的修改,下面我们提供了一些建议。

缩短按摩程序

- 每个步骤少重复几次。
- 对于时间较短的按摩(5分钟),询问客人哪个部位感觉最紧张。先做椎旁按压和深度摩擦,然后再按摩客人感觉紧张部位,并仅治疗这一个部位。
- 在臂部仅做松弛的按摩,这样会给你节省出时间按摩其他部位,如肩部。
- 不做"再次按摩背部"的步骤。
- 节奏稍加快,但又不是很兴奋。
- 完全不做臂部按摩。
- 完全不做某一个部位按摩。
- 完全不做某两个部位按摩。

我们强调,任何一次的按摩,即使仅有5分钟,都要以椎旁按压开始,从而使客人将注意力集中在呼吸上并放松脊柱。背部按摩可以以快速或慢速的节奏完成神经按压。在按摩过程中,如果时间允许,可以使用任何你认为适当的技法。

加长按摩程序

- 每个步骤可以做两遍。
- 任何部位都可以再做一次,或做三次。
- 任何两个部位都可以再做一次,或做三次。
- 可以增加一个或多个"实践经验"中给出的部位,如枕骨下肌肉、胯部及/或面部。
- 操作速度放慢。
- 做更多的拉伸。

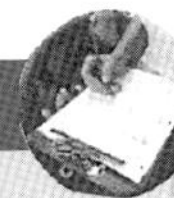

案例学习

灵活运用放松程序

在一次聚会上,客人雇你来做十个10分钟的坐式按摩。聚会上的节目时间很紧凑,因此,你不能超时,而是在2小时内装置好你的设备,给每位客人按摩,收拾好你的物品,然后离开。而正常的放松情况下,你的每个程序需要15分钟。

你如何灵活调整你的程序,从而可以按时完成,同时仍可获得好的治疗效果?要记住,如果你的治疗有效果,这些客人中有些人会成为你今后的客人。

无论是任何一种情况,我们都不建议客人的坐式按摩时间超过30分钟。

总结

本章中介绍的放松程序由于两个原因而非常重要。第一,这是所有坐式按摩的基础。后面章节中介绍的治疗程序都是在此基础上发展出来的。你一定要学好这些程序和技巧。只有学好它们,你才能继续学习治疗的技巧。第二,坐式按摩常见的用途是放松和缓解压力;因此,除非你是在医疗环境中从业,否则,客人在你提供的坐式按摩服务中,对放松效用的需求大于对治疗的需求。如果你希望自己的坐式按摩业务开展得很成功,你需要学会提供全身性的,而非局部的按摩,正如本书中介绍的程序一样。不断练习这些程序,争取使其变成你自然的操作习惯。

提示9-1从接待客人的准备工作到收尾,对整个程序进行了总结。你可能会需要将这个表复印下来,和你的按摩椅放在一起,以方便参考。你会随着为客人提供此程序的次数的增加而不断积累经验。

第 10 章

背部和颈部的治疗程序

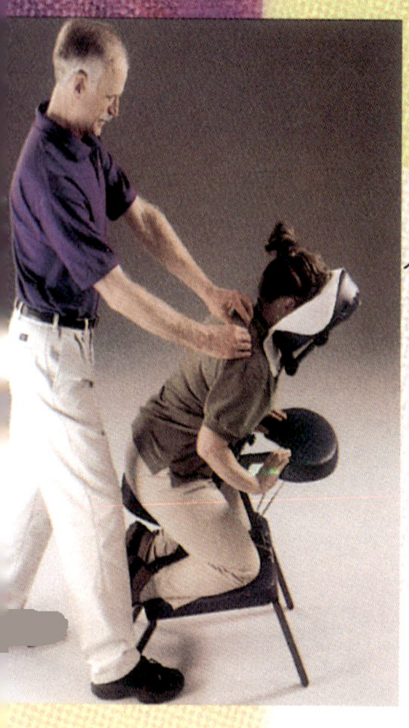

“要对身体运动的基本原理有所了解。客人比我们的技法更加重要,每一位客人的身体健康都要比我们对系统和程序的遵循更加重要。”

Robert K.King

本章内容提要

- 在10~15分钟内,进行背和颈部的局部坐式按摩的治疗程序
- 决定应该检查客人的哪一块肌肉才能确定客人不适的成因
- 解释坐式按摩程序的操作方法和治疗目标

关键词

椎板沟：在每个椎骨（第一颈椎除外）的棘突和横突之间形成的槽状或沟状的空间部位。在这个部位有深浅分布的椎旁肌肉。

部队颈：当颈椎失去自然的弯曲，及椎骨变直的时候，通常角度向前，就会形成颈部变直、头前倾的姿势。

治疗性程序：以减轻局部软组织不适为目的，通过检查和治疗来完成的按摩程序。

鞭梓损伤（突发扭伤）：这是一个不太准确的词，用来描述头和颈部由于过度伸展和弯曲导致的颈部加速度、减速度的损伤。就像汽车突然停止或坠落，此种损伤包括骨折、关节脱位、扭伤、劳损，甚至震伤。

在本章及随后的两章中，我们会在你前面学习到的放松技法中融入局部肌肉的治疗技法。本章介绍的是背和颈部的治疗程序，第11章介绍臂的治疗程序，第12章介绍肩部的治疗程序。放松程序的基本形式是治疗程序的基础。如果你对放松程序的学习还没有达到不用看书就能操作的地步，那么你就还没有做好学习的准备。你要先在放松程序中掌握姿势、人体力学原理，才能有效地操作更高一级的程序。

治疗技法可以使你帮助客人解决局部的不适，如腰痛、肌肉痉挛、头痛、肩胛骨之间的疼痛、鞭梓损伤或几乎任何背部软组织的问题。即使是对最大限度的放松按摩而言，治疗性按摩也是使人们生活更好的刺激性操作。我们可以使用学习到的原理和技法，使我们的专业水平达到新高度。这样使你从仅是放松和减少紧张发展到能解决局部组织的不适。当客人没有具体的问题，只是要缓解压力和放松时，用治疗性按摩解决软组织问题也被广泛地使用，即使是对进行放松按摩的客人也是如此。很多时候，你有责任让客人了解你是如何为他们解决不适的。因为许多客人根本不了解按摩可以帮助他们解决哪些问题。

有效的治疗性按摩需要你对解剖学有全面的了解。当你学习本章时，要仔细地研究本章中的插图，做到详尽地了解。当你练习这些技法时，要在接触每块肌肉时，去想它的名字。操作时要告诉客人这些肌肉的名字，特别是触到有酸痛感的肌肉。这样做不但能帮助你学习解剖学，还可以对客人进行教育。每天想到并说出这些肌肉的名字可以帮助你记住解剖学的名词。此外，你也可以向客人表明你知道自己在做的事情，同时由于你很关心客人，所以你也希望客人了解他自己的情况。这样可以让客人树立信心和建立对你的信任，并可转化成对你的技术的忠诚，会不停地来你的诊室，并对他人介绍你。

学习完本章后，要开始进行练习，直到你熟悉了每一块肌肉及针对不同肌肉应使用的技法。最后，在你接触的典型的治疗中使用这些技法进行治疗，直到你可以顺畅地开始进行治疗，解决局部的不适，转换到结束时应采用的技法，并在规定的时间内完成治疗。从全身到局部，再从局部到全身。要意识到，你接触到的每位客人的情况都有些许不同。因此，在操作时，不要拘泥。对每个部位能舒适地操作即可。

在我们开始学习这些技法之前，我们先来考虑治疗的方法和目标。

治疗的方法和目标

治疗性按摩的目的可以总结为主动的改变。我们要在每位客人的身上带来变化。我们通过触摸和活动给神经系统带来刺激来完成这样的变化。这样做会带来神经反应及机械性效果，从而给神经系统提供额外的感应信息，通过不同的系统带来反身反应。我们实施正确的刺激，身体会作出反应，并出现我们所期望的变化。我们所期待的变化主要是降低肌肉的强直性痉挛，以促进循环，提供活动的幅度并减小疼痛。我们要使全身的副交感神经做出反应，基本上是全身性的。这个目标可以通过使用第9章中介绍的坐式按摩全身性放松按摩程序的开始程序来达到。然而，我们也要获得局部或具体部位的治疗效果。这也就是造成疼痛的部位。

除了压力外，多数人还有其他严重的问题，如疼痛。因此，正如放松性按摩的目的是缓解紧张一样，治疗性按摩的目的是要减缓疼痛。疼痛是一个警示信号，告诉我们身体出现了问题，神经系统通常把它看作是一个威胁。实际上，疼痛本身就是一个有意义的紧张性刺激。多数的疼痛是因为本身缺血，意味着在疼痛的部位缺血。因此,解决局部疼痛的任务就是要找出不正常的、缺血的组织,并使其恢复正常。这就需要实施一些刺激来放松正常的组织,并通过他们促进血液循环。这也需要一些活动,如当肌肉放松后,通过拉伸来使肌肉恢复到正常的长度。

此外,由于许多人是在局部一小块肌肉发生损伤(直径只有1寸的一块肌肉可导致极其严重的疼痛),治疗的方法包括对疼痛部位的识别。我们需要通过触诊全面、准确地检查组织,找出不正常的缺血部位。治疗性按摩最困难的部分就是找出问题存在的部位。一旦不正常的部位找到了,治疗起来就没有那么困难了。

这个程序的操作方法是通过引导性的或全面的治疗为客人带来副交感神经反应。然后,我们便可以开始有步骤地检查每块肌肉,找到有酸痛感的不正常的肌肉、触发点向心收缩(变短)的肌肉及离心收缩(变长)的肌肉。我们要仔细、准确地对这些起点、止点及肌腹进行检查,使用深度摩擦按压,一块一块地进行检查。要注意,不正常的肌肉摸起来有酸痛感(酸痛点)。如果还有触发点的话,也会造成其他部位牵扯性感觉。当我们找到这些不正常的部位时,便可以开始治疗。我们的基础技法,"持续按压",可以使其恢复正常。我们也可以使用深度摩擦法、轻抚法及拉伸技法来影响不正常的肌肉。在治疗结束时,我们再以一般性的技法来加强副交感神经的状态。无需赘言,这需要你对解剖学、触诊技巧及客人的反应有很好的了解。

实践经验

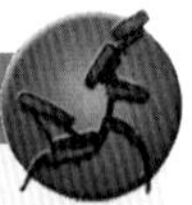

避免导致疼痛

经常会出现的问题是,按摩师如何在做检查时避免造成疼痛?

首先,用正常的压力进行触诊时,正常的肌肉是不会疼痛的。肌肉缺血才会疼痛,或者最起码在用正常的压力时感到酸痛。如果使用正常的压力检查肌肉时,客人感觉良好,你可能也会突然间碰到一块不正常的肌肉,客人会有痛的反应。可能是口头告诉疼痛,或有身体上的反应,或是两种情况都有。这个时候,要快速减轻压力,换成轻度的、一般性的轻抚法或循环深度摩擦法,使用你的手快速地缓和这个部位。然后,再进行局部按压,缓慢地向肌肉的深处按压,直到客人感到不适,但并非感觉疼痛为止。不能使客人身体紧张(无意识僵直)。

此时,持续按压,直到客人的敏感反应减轻为止。慢慢地释放,并继续进行检查。每一节中,对酸痛的部位做2~3次按压。在回到酸痛点时,要停顿30秒到1分钟,让客人的肌肉"回弹"起来。对触发点使用同样的方法。这样可以使你有效地进行检查并治疗,同时又不会导致疼痛。记住,检查和治疗时出现的不适是可以接受的。但是刺激客人出现非自主收缩的疼痛是有害的,同时,那也是我们不想见到的。

治疗前的准备

治疗性按摩的准备与放松性按摩的准备工作相同。与我们在前面的章节中介绍的和第9章及提示9-1中介绍的开始程序是一样的。一定要使用第5章中介绍的治疗沟通方法。无论何时何地,都要对客人的反应保持敏感,并避免给客人带来疼痛。

在你接待客人并了解情况时,要确定客人的主要症状,并将你的治疗集中在这些有症状的部位,对其他的部位做一般性的治疗。进行坐式按摩时,经常会是在某一个部位使用治疗性按摩。坐式按摩时,可以治疗的主要部位是颈部、肩部上肢、胸部(背部的中间部位)及腰部(背部下方)。在本章中,我们将特别地讨论背部和颈部的治疗性按摩技法。

开始时,先预热客人的组织,使用第7和第9章中介绍的方法,包括慢速椎旁按压,伴随深呼吸及对椎旁的深度循环摩擦。现在你就可以继续进行局部的治疗了。

颈部

许多客人需要颈部治疗性按摩,因为,我们很多时候都使用头前倾的姿势。在我们坐着、驾车、洗碗、阅读、操作电脑,甚至在进行按摩时,通常头部都在肩部前面。颈部后面的肌肉经常被拉长。这些被拉长的肌肉会张力过强并缺血,经常会持续疼痛。有时还会造成头痛,偶尔还会限制行动范围。其他客人会在意外的突发扭伤中伤到颈部,如在摔倒、汽车撞车或运动损伤中造成肌肉痉挛、触发点、瘢痕、意外的粘连,最坏的情况是出现脊椎损害。一个人出现头部前倾或受伤是常见的。有时,颈部的疼痛是由于在不舒适的床上睡觉或长时间用一只耳朵听电话造成的。当客人的不适是在颈部,或客人说头痛时,可以采用我们下面介绍的颈部治疗程序。

由于人的身体各部位是相互连接的，颈部从功能上来讲不仅限于从颈-1到颈-7的部位。如肩胛提肌、斜方肌和椎旁肌肉止点在颈部，但是，这些肌肉的起点则远在骶骨。头部前倾的姿势也与胸部前面的肌肉相关，如胸大肌和胸小肌及颈部前面的肌肉。因此，颈部的治疗程序可以治疗并拉伸颈部肌肉。拉伸技法可以用来治疗颈前的肌肉。而对于颈后部的肌肉可以同时使用按摩和拉伸的方法。

作用于颈部的主动性局部拉伸法(AIS)程序，及第8章介绍的用于肩部水平外展拉伸程序可以支持下面介绍的按摩程序。配合颈部后面的按摩技法在缩短的颈前肌肉如果得不到放松和拉长时，会使头部前倾的问题变严重。在坐式按摩时，要同时配合拉伸。

我们极力推荐你在颈部按摩中同时使用拉伸。可以在颈部程序开始或结束的时候使用拉伸，可以根据你的偏好和客人的实际情况而定。有些客人由于疼痛而不能在开始时进行拉伸。AIS斜后拉伸可能是在颈部程序中最普遍采用的一种技法。完整的拉伸技法及操作描述请参见第8章。

我们要从斜方肌上方开始。这是背部上方及颈椎部位最表浅的肌肉。

斜方肌上方

在头部前倾或头侧倾的姿势中，斜方肌上方是延长最大的一块肌肉。由于长时间地支撑头部弯曲，这块肌肉会很“疲劳”，也经常会痛。更糟的是，还会形成头侧部的触发点，造成耳朵周围的疼痛，并传至太阳穴[1]。这样一来，头上或头侧部的碰撞很容易引起扭伤。斜方肌上方会限制头部的活动，特别是做旋转及侧弯时受到限制。

开始时要先预热这个部位的肌肉，并让这个部位接触按摩。

1.以弓箭步的姿势，直接站在客人的身后(图10–1)。

2.把双手放在客人的肩上，开始轻轻地揉捏斜方肌上方，并向颈部的中间及肩峰的侧面移动，然后再回到斜方肌上方的中间部位。

3.用每只手做一遍这三种按压，然后移开。这样可以预热这个部位的肌肉，同时让这个部位开始接触按摩。

按压组织

现在，客人的肌肉可以接受按压了。

1.现在，使用你的拇指和其他手指，用钳式的方法抓住并按压斜方肌上方。

2.持续按压7秒，然后慢慢地释放。

3.移动你的手，重复。每次抓住一把肌肉，进行按压，双侧同时进行。

斜方肌上方肌肉的局部检查

站在客人的背后，同时检查双侧的斜方肌上方是很有效的。双手放在两侧。然而，当找到酸痛点或触发点时，只治疗有问题的部位，对于没有问题的部位不要用力。双侧同时检查，而治疗时要单侧进行。

1.为了进一步准确地检查斜方肌上方的肌肉，用拇指和其他手指抓住肌肉。拇指在后面肌肉的上缘下面2寸的位置，将其他手指放在斜方肌上方的前面(图10–2A)。

2.慢慢地弯曲手指，向上慢慢移动手指并稍向后面一些。在肌肉上拉动手指，揉捏肌肉并去感觉肌肉纤维中的硬结(图10–2B)。

3.如果客人感觉酸痛或牵扯性疼痛，在这个点上停止弯曲的动作，并停留8~12秒。询问客人力度是否适度。如果你的力度适度，客人会告诉你在这段时间里敏感度降低。

4.按照按压的步骤，尽量检查斜方肌上方，在发现酸痛点和触发点时，停下来用持续按压的方法开始治疗。先按压颈部的内上方，到颈的侧面，然后是肩峰侧面。每次握住一把肌肉来操作。使用钳形的轻抚法可以帮助你感觉到客人的肌肉结。使用这个方法，可以非常有效地确定客人太阳穴痛和动作受限的触发点。

实践经验

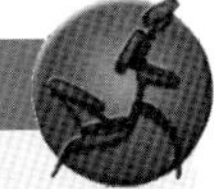

为身材高大的客人，修改你的方法

如果你的客人身材高大，不要试图同时按摩双肩而损伤你的身体力学或造成你自己的拉伤。尽管双侧同时进行比较有效，同时会节省时间，每次单侧操作也是可以的。首先检查并治疗一侧，然后再操作另一侧。如果你感觉不适，或者出现拉伤，可以改变姿势和方法，让自己感觉舒适。

每次抓一把肌肉，从中间部位向颈的根部按摩。继续向颈的侧部按摩，直到斜方肌上方的肌肉很小已经用手指抓不起来为止。

在颈侧抓住一把肌肉向肩峰部位按摩。肩峰部位的肌肉很少，抓不起来。

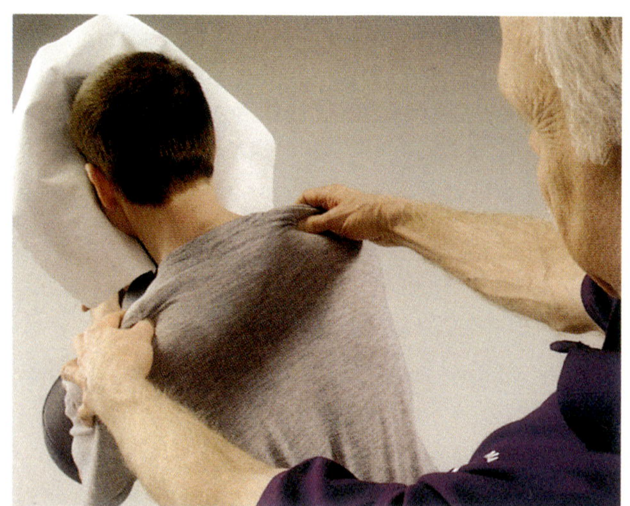

图10-1 对上斜方肌使用揉捏法按摩，双侧同时进行。在进行深度的局部检查之前，揉捏肌肉进行预热。

5.操作完以上程序后，再治疗一次酸痛的部位。

实践经验

双侧同时检查，每次单侧治疗

同时检查双侧的斜方肌上部很有效率。然而当你遇到酸痛点或触发点时，要停下来开始治疗，且必须单侧进行。治疗客人感觉不适的一侧（如果客人双侧都感觉不适，则先治疗比较严重的一侧）。因为，两侧同时进行治疗对多数人来说刺激过大。客人的身体可能由于受到过量的感应而紧张起来，也可能他的反应是眼睛根本无法观察到的。尽管有些人能够接受双侧同时的治疗，而多数人不行。因此，要先治疗一侧再治疗另一侧，然后再继续进行双侧同时的检查。当所有肌肉的检查都结束后，再一次治疗前面已发现的酸痛点和触发点，看情况是否有所好转。然后，再进入下一个步骤。

实践经验

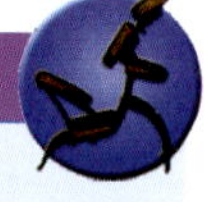

治疗三角肌，使得斜方肌上部放松

对有些客人而言，斜方肌上部触发点对持续按压没有反应。无论治疗多久，持续按压就是无法使问题消除。斜方肌上部纤维止于肩峰的部位，与三角肌纤维共同有一个筋膜连接点。似乎是由于三角肌收缩带来的紧张感阻止了斜方肌上部的放松。如果你先检查并治疗三角肌，然后再回来检查和治疗斜方肌上部，通常治疗效果会好一些。治疗三角肌的介绍详见第12章。

斜方肌上部治疗的收尾程序

在检查完斜方肌上部后，再使用给组织预热时使用的一般性轻抚法操作：使用检查时的力度，并越来越轻，最后你的手逐渐离开客人的肌肉。在治疗收尾时，我们建议使用颈侧部屈肌拉伸的方法。

斜方肌中部

斜方肌中部几乎水平地贯穿颈-6至胸-3的棘突，外侧到肩胛岗和肩峰的上缘(图10-3和10-4)。它们位于斜方肌方的下面和肩胛岗的上面。它们的作用是向后拉动肩胛骨，并和胸大肌形成对抗的力量。因此，如果斜方肌中部感觉发紧或酸痛，可以拉伸胸大肌、胸小肌和肩胛下肌(见第8章，肩部治疗部分)。这个部位肌肉的触发点导致肩部和颈后部上方到头根部之间的疼痛[1,2]。通常由于我们坐车开车和工作时习惯性的内旋姿势导致斜方肌中部拉长且发紧。

要隔离开斜方肌中部，你不要用双手抓前面的肌

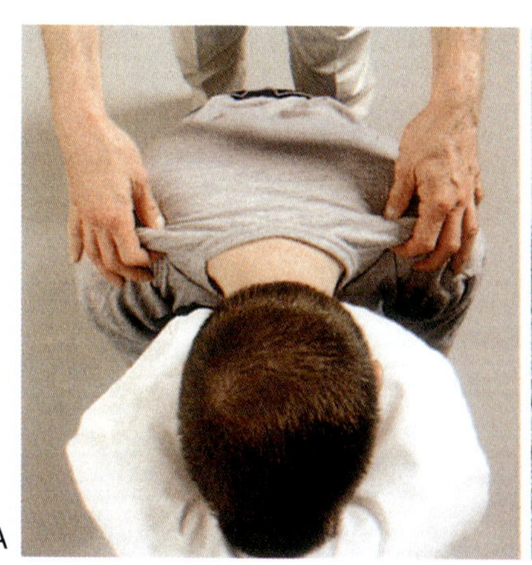

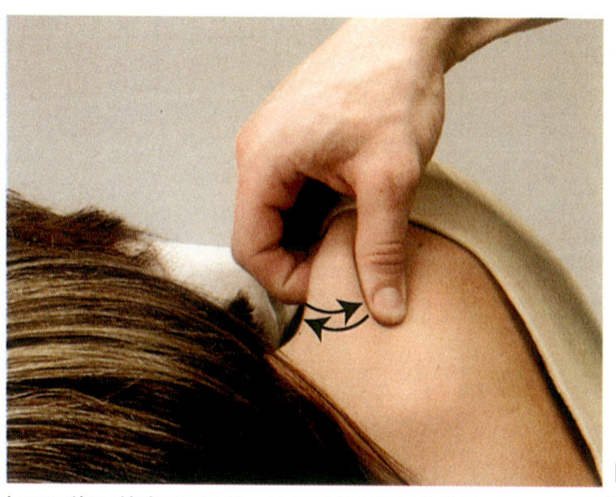

图10-2 上斜方肌的特殊检查。使用钳形手法，弯曲手指“打开”前面的各层肌肉。(A)双侧同时进行检查。(B)手合起，抓住肌肉象征性地进行运动。

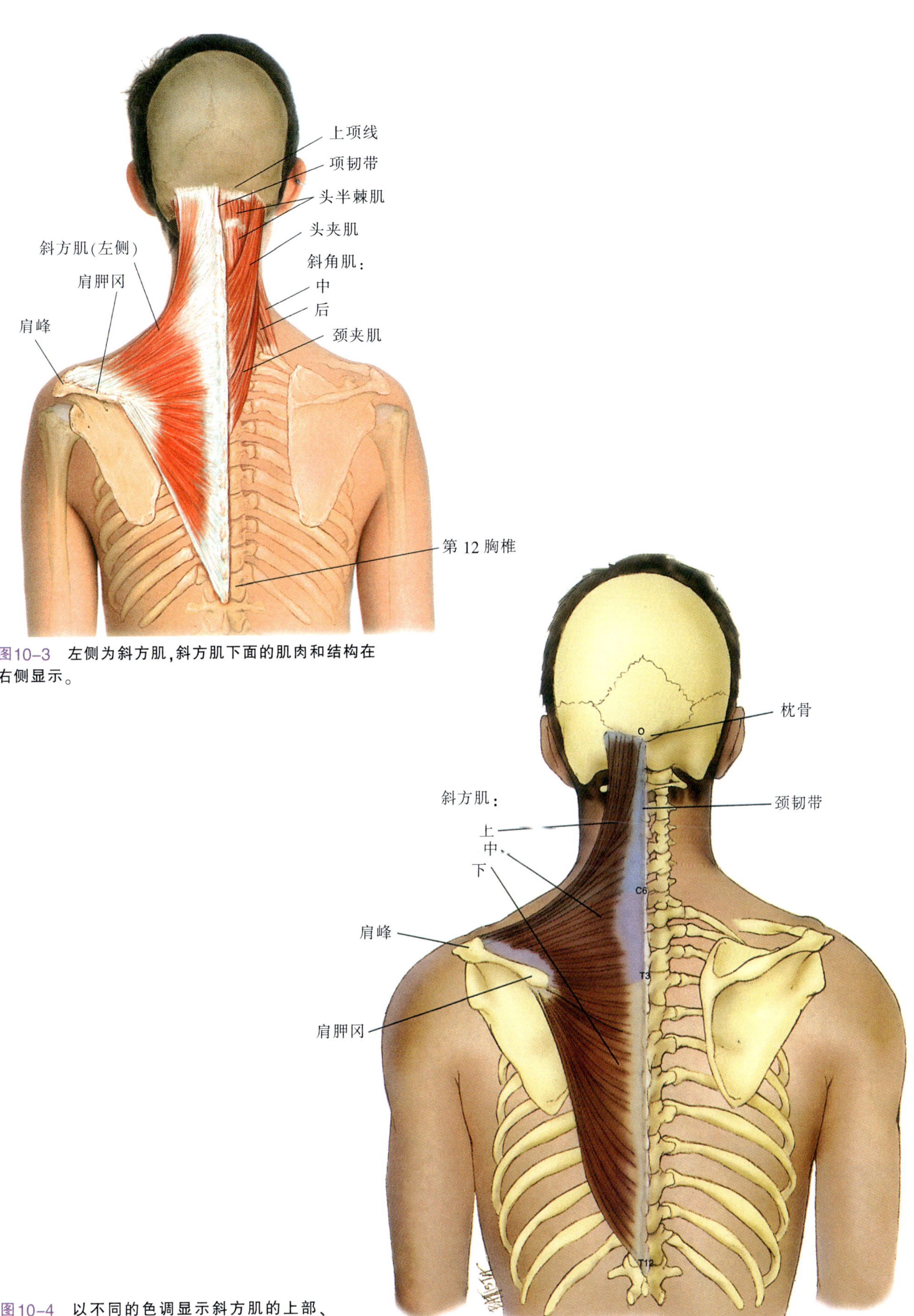

图10-3　左侧为斜方肌,斜方肌下面的肌肉和结构在右侧显示。

图10-4　以不同的色调显示斜方肌的上部、中部和下部。

肉。而是拎起肌肉平面处的中间部位,也不要拎上面的边缘部位。

1.如果可以的话,使用深度循环摩擦,进一步使肌肉预热。开始时要轻,然后增加到中等力度,均速操作。

2.要达到斜方肌中部治疗的最佳效果,需要缩短这个部位的肌肉。因为在我们采取坐姿时,这个部位的肌肉被拉长。进行这样的操作时,要让客人将手放在椅子扶手的背部。这样可以使肩胛骨轻度地收回,使斜方肌中部得到极大的放松。

3.在脊椎的一侧使用双手同时操作,抓住斜方肌中部肌肉,使用手指,以钳形手法进行揉捏。在不移动手和手腕的前提下,将你的手指向两侧和上下移动。从棘突外侧面半寸的部位开始,每次按压一手宽的面积,直到移至肩胛岗的末端为止,或直到肌肉的面积已变得很小,手已经抓不起来为止(图10–5和10–6)。

4.在酸痛部位停住8~12秒。如果时间足够的话,酸痛部位都要按摩两次。

5.在完成斜方肌中部的检查后,用手掌进行几次深度循环摩擦。在按摩整个部位的肌肉时,先使用中等压力,再逐渐减轻。

6.在另一侧重复这样的程序。

7.将客人的手或前臂放回到椅子扶手上。

在这个程序中不隔离斜方肌下部肌肉。因为,由于人体在按摩椅中的位置,使得斜方肌下部被拉开,因此,很难抓住这个部位的肌肉。特别是当隔着衣服时。在操作胸部程序时,可以治疗斜方肌下部。因为,检查菱形肌和后锯肌时会经过这个部位。

肩胛提肌

由于我们头部前倾的姿势,造成肩胛提肌通常是处于向外的、紧张的且被拉长的状态。这个部分的肌肉需要不断地工作,而不是通过提升肩胛来保持头部挺直(颈部伸直)。这种长期的超负荷的状态使得这个部位的肌肉形成触发点,牵扯到颈根部的问题。在这个部位有触发点的人经常会向后挺,并用相反方向的手去抓住颈的根部。如果客人说这是他的主要的、或次要的问题,则需要全面地检查肩胛提肌。

这个部位肌肉的止点在肩胛骨上角和颈-1至颈-4横突。我们按摩从下面的附着处开始。(注意:在解剖学肌肉的专业术语中,止点向起点移动。由于肩胛提肌可以拉伸颈椎或提起肩胛骨,肌肉的起点和止点是任意的,根据这个部分的肌肉所从事的功能而变化。因此,在本书中,这两个部位的肌肉都称为止点。)

1.开始时,先检查肩胛骨上面肩胛提肌下面的止点。站在客人的背后,与你要治疗的一侧形成45°。

2.手指弯曲,向肩胛骨上角上面的肌肉按压下去,然后,再向下面按压,到达肩胛上角,使用深度横向肌肉摩擦法,从外侧向内移动肌肉。调整动作的角度以适应骨骼的形状,并对整个部位进行检查。

3.如果有酸痛感,则持续按压8~12秒(图10–7和10–8)。

4.为了更容易地接触到客人需治疗的部位,让客人将接受治疗一侧的前臂侧面放在后腰处。这样会使肩胛骨微抬,肩胛骨的上角则突出来,比较容易被触摸到。当然,有些客人不能舒服地摆出这个姿势。如果是这种情况,让客人恢复标准的姿势,继续操作到第8个步骤。(注意,发生这种情况时,说明你过后需要为客人治疗肩部,解决其肩部内旋的问题!)

5.用第1个步骤的方法再次检查肩的上部。用你的手指钩住客人的肩胛骨上角,尽量大面积地检查这个部位的上面和前面(图10–9)。

6.如果有必要,检查客人的酸痛点和触发点。

7.操作完毕后,将客人的手臂再放回到椅子扶手上。

8.使用肘部的尺骨鹰嘴突,用另一只手引导肘部

实践经验

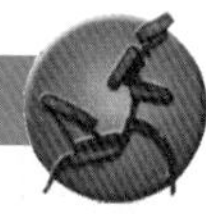

分离斜方肌中部

由于斜方肌中部的下方有多层肌肉,所以在对其进行检查和治疗时将其抓住并提离较深的肌肉层最为有效。如果这样做客人报告有触痛或牵拉痛,则可确认问题就出在斜方肌中部。如果你则一压入肌肉进行检查客人即报告不适,你就不能确认问题是出在斜方肌中部,还是出在肩胛提肌、冈上肌、椎旁肌肉或大小菱形肌。因此,只要可行,最好通过钳夹法抓掐提起斜方肌中部来进行隔离。

不幸的是,有时斜方肌中部非常紧实,粘附在深层组织上,或者上面覆盖有很多脂肪组织,从而很难(有时甚至不可能)将此肌肉用钳夹法提起来。在这种情况下,一定要让客人的手尽可能远地放在手臂架上,这将使你用力最小。如果这样做毫无帮助,应采用环形或交叉式深层摩擦法,压入并移动斜方肌纤维,使该组织内产生活动。这个部位用肘或按摩工具最有效。用能耐受的压力来治疗任何有病变的组织。这种方法虽不严谨,但总比不检查或不治疗要好得多。

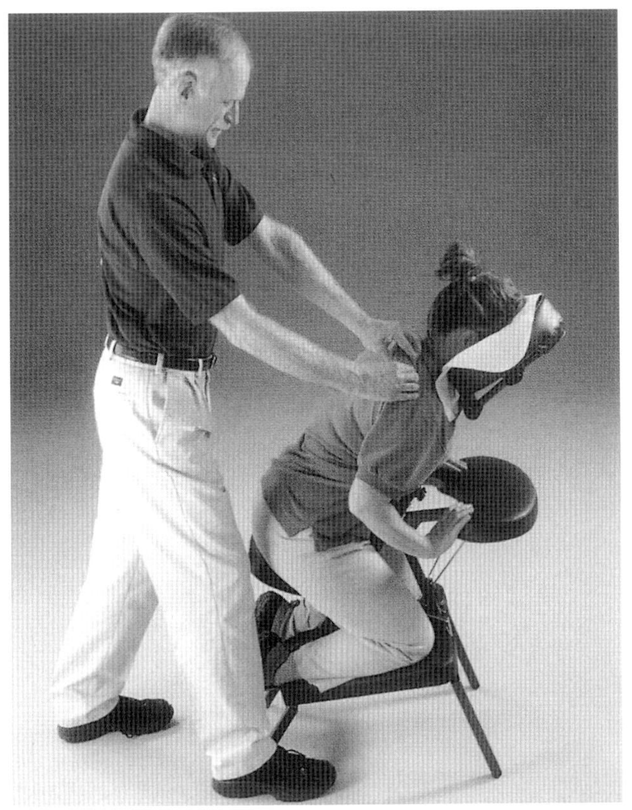

图10–5　**使用钳形手法检查并治疗斜方肌中部。**在一侧两手同时操作可以较容易地抓住肌肉。从脊柱侧面开始操作，顺侧面按摩至肩部。注意：客人的手要放在椅子扶手的后面，以缩短并放松斜方肌中部。

的操作，检查肩胛提肌的肌腹。从肩胛骨的上面部位开始操作，向肌肉深处按压。使用横向纤维深度摩擦法，向外和内活动肌肉(图10–10)。

9.做5~7次按压，向上移动，稍稍靠近中间的部位。然后重复。

10.如此操作下去，直到按压到客人颈椎的根部。许多人都是在这个部位肌肉紧张和充血。因此，对整个部位要做彻底的检查。你此时检查的是肩胛提肌，及其各层的肌肉，如斜方肌、椎旁肌肉及部分上后锯肌。你也可以不用肘部，而是用拇指或按摩工具进行引导。

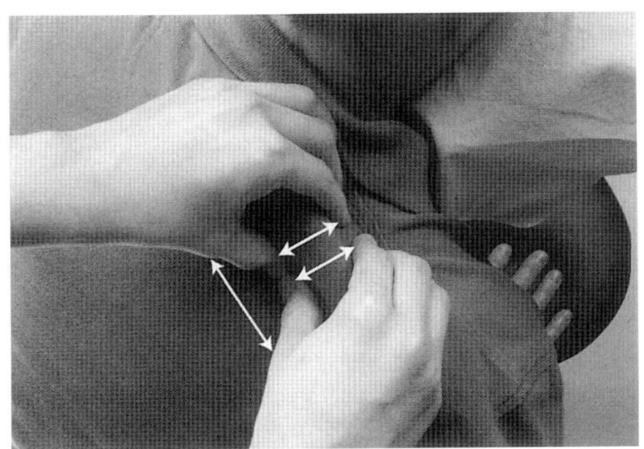

图10–6　**在脊柱旁，用双手抓住斜方肌中部。**注意，手不要太向前，而抓到斜方肌上部。

11.要检查颈椎横突后面的止点，可以用拇指或拱起的手指进行操作。从颈-4开始检查，按住颈部后面的外侧肌肉，进行循环深度摩擦。开始时要轻，并循环地向肌肉深处按压，并随之增加到中等力度。在这个部位不要进行重度按压。因为颈部的结构相对比较脆弱。注意，你按压的部位必须是有骨头的部位。要摸到横突的外侧缘，按压至后面时将动作停住。

12.循环按压5~10次后，向上移动约一寸到上一节椎骨。重复这个动作，直到颈-1节椎骨为止。记住：颈-1节椎骨的宽度约为其他椎骨的一半。它正好位于枕骨的根部，约半指宽，在乳突的内后方。

13.在客人有酸痛感的任何部位停住，进行持续按压。

14.用轻抚法结束提肩胛肌的治疗。轻轻地循环摩擦，或是慢速的神经按压。

15.你可以两侧同时进行检查和治疗(图10–11A)。为了使操作更准确、更好地控制并适应你的身体机能，也可以一次检查和治疗一侧(图10–11B)。一定要对双侧都进行检查。

16.向前弯曲或前面的斜向拉伸可以使肩胛提肌得到伸展。当然，由于人们经常采用头前倾的姿势，提肌本身就很长。通过向后斜方拉伸被缩短的肩胛提肌对抗的肌肉，头前倾的问题可得到缓解。

颈后部肌肉

颈后部的肌肉分为几层。在图10–3的右侧可以看到其中的一部分。有些是止于颈部的大块肌肉(如：头夹肌和颈夹肌，斜方肌上部和头半棘肌)。有些是椎骨之间的小块肌肉(如：多裂肌和回旋肌)。这些通常是伸肌和颈椎的旋肌。但是，有些肌肉也有侧向活动的功能。

在人处于头前倾的姿势时，这些部位的肌肉会延长。在出现扭伤、摔跤或出现运动损伤时这些部位的肌肉会受伤。颈部深处的疼痛通常是位于深层的小块肌肉上。颈夹肌部位的触发点会造成颈根部的敏感，

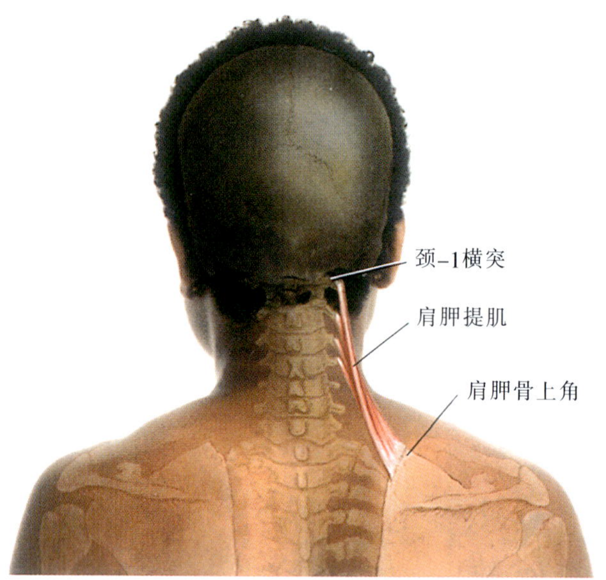

图10-7 **肩胛提肌。**

与提肩胛肌处出现的问题相似。在这个部位出现的其他触发点会导致头痛、颈部疼痛及运动限制。对于各种颈部的不适，都要彻底检查颈后部的肌肉。

1.检查颈后部肌肉时，要站在客人的侧面。

2.同时用双手，用钳式手法抓住颈后部，用轻抚法按摩项韧带及棘突部位的附着组织。你可以将这个操作方法想成是抓住颈背。将手指由内向外、由一侧向另一侧移动数次。开始时力度要轻，逐渐向肌肉的深处按压，力度增加到中度，或直到客人有反应为止。

3.当找到了客人的敏感部位时，停住，并进行8~12秒的持续按压。

4.将此操作持续几次向上移动，到枕骨的根部及颈-7节的下面(图10-12A)。

5.将你抓的面积扩大，并去找到颈椎棘突和横突之间的椎板沟。在抓住肌肉的同时，去感觉腰部的椎板沟。用拇指和手指，以“挖”和“扫”的手法，从侧面向中间部位深度摩擦。用钳式手法抓住肌肉，活动椎板沟上面的皮肤。

6.然后，再向枕骨方向和颈-7节前面移动。

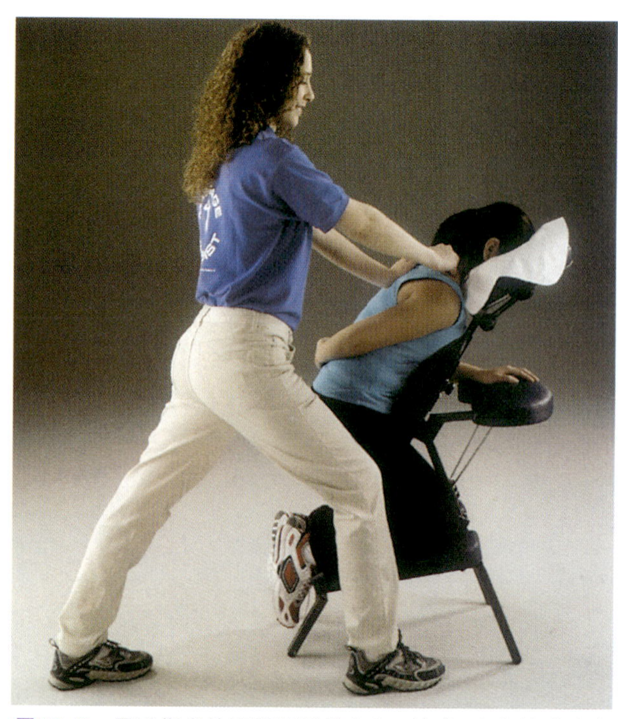

图10-9 **用手指尖检查肩胛骨的上角。**注意，客人的手臂放在腰后的部位。有些客人无法做出这个程度的内旋姿势。

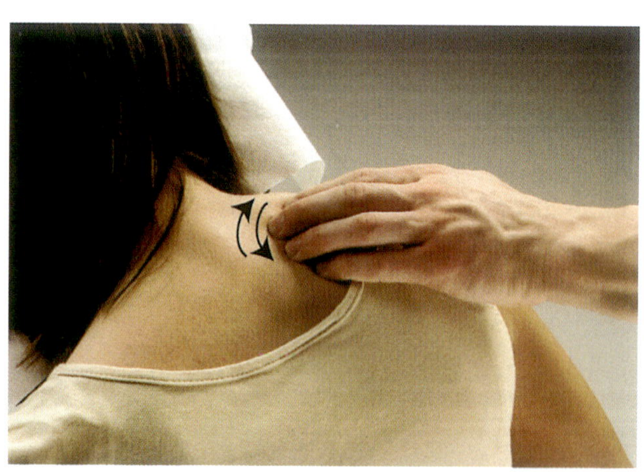

图10-8 **在肩胛骨的上角，用手指尖勾住肩胛提肌肌腱。**使用深度横向肌肉摩擦法，轻轻地预热肌肉，同时增加压力以进行检查。如果发现酸痛点，用同样的手势进行持续按压，并在有酸痛点的部位停住。

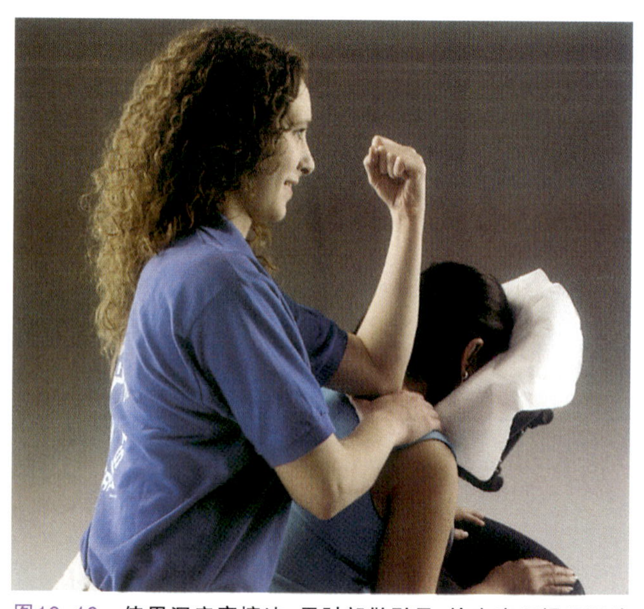

图10-10 **使用深度摩擦法，用肘部做引导，检查肩胛提肌肌腹。**

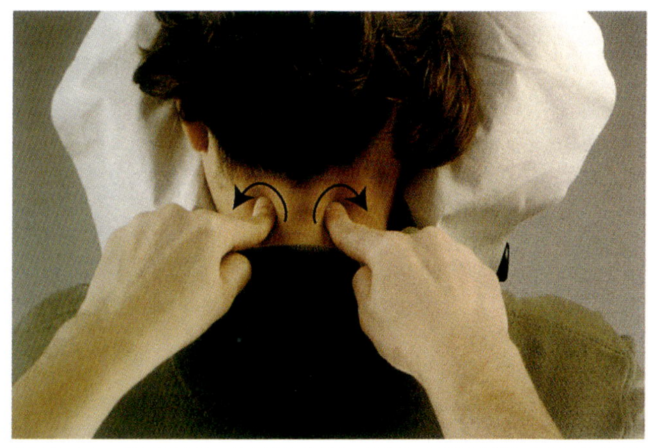

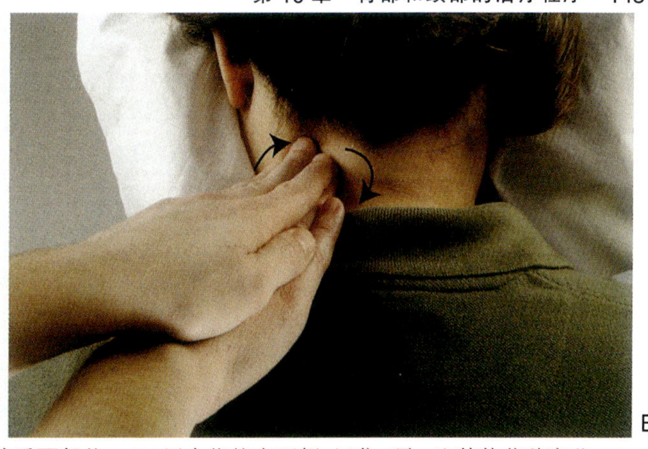

图10-11　**使用指尖，从颈椎的颈-4到颈-1节深度循环摩擦横突的后面部位。**(A)用食指按在两侧，记住：颈-1比其他节稍宽些。(B)用拱起的指尖检查一侧，在压痛点停住。

7.由于拇指是比较有力量的触诊工具，转到客人的另一侧，重复整个步骤。这样你就可以用拇指检查另一侧的肌肉了。操作时，想象你能感觉到的每一节脊椎。

枕骨下的肌肉

枕骨下的肌肉是一个小块的肌肉，控制客人头部的倾斜、摇摆和旋转的动作。它们位于枕骨和颈-2之间，是这个部位最深一层的肌肉。它们经常由于扭动而受伤，同时也是由于头部前倾的姿势造成的长期肌肉紧张。如果某人长时间头向下或向前倾，这个部位的肌肉就会承受向外的超负荷延伸。如果某人直立时头前倾(部队颈)，这个部位的肌肉就会向内收缩，这是他试图弯曲头颅从而使眼睛能向前看而造成的。无论是哪种情况，他的情况都会发展形成触发点。这个部位的触发点会反应在头部。导致中度至严重的头痛。这类头痛的特点是：好像帽子紧箍在头上。感觉好像脑袋卡在花瓶里。枕骨下的触发点会深入到头部，导致眼后部的疼痛。这种情况颇似偏头痛，导致假性的偏头痛。客人经常将这个的头痛形容成从枕骨到眼眶[1]"到处都痛"。当客人说头痛、扭伤或头、颈部动作

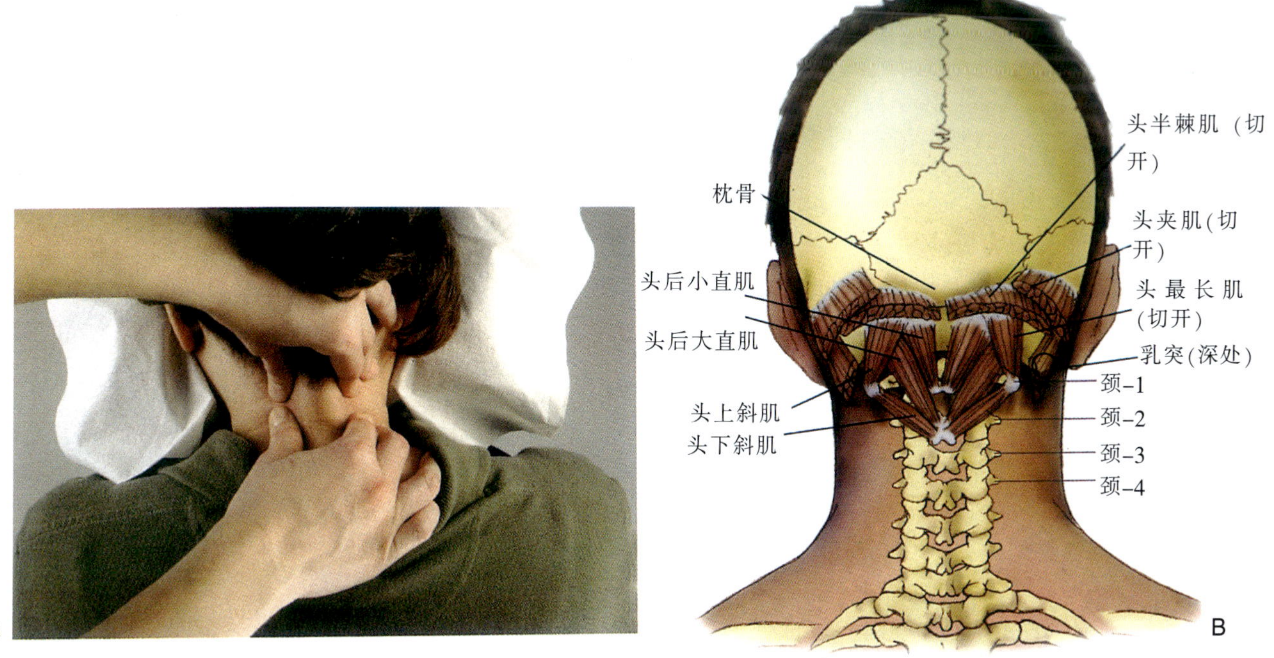

图10-12　**颈后部肌肉。**(A)按摩师用钳式手法检查颈后部位。从横突到棘突，从颈-7到枕骨，用揉捏和深度摩擦法，不要到椎体外侧，那里有神经根。(B)枕下肌肉、颈-1、颈-2、枕骨和乳突。

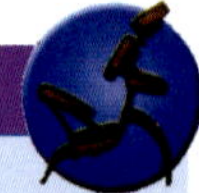

实践经验

仔细调整客人颈部的体位

可能需要调整按摩椅上的面托来最大限度地接触到颈后部的肌肉。因为适合每个客人的姿势可能是不同的。当这样做时，不要让客人向前弯曲得太厉害。因为这样会使客人的颈后肌肉拉紧，你便不能将手指按进组织进行有效的检查和治疗。尽量让面托升起，使客人坐直或稍有弯曲。这样你才能更好地接触到客人的颈后肌肉。当然，这样的姿势对有些客人不是很舒服。记住，在按摩完这个部位后，尽快地让客人恢复到舒适的姿势。让客人的坐姿更方便你的操作，但是不要使客人感觉不适并引起疼痛。

受限制及任何有头前倾的问题，都要检查这个部位的肌肉。

在这一组肌肉中，共有8块肌肉，每一侧有4块。枕骨和颈-1节颈椎之间的头后小直肌及头上斜肌控制头的摇摆和倾斜。枕骨和颈-2之间的肌肉头后大直肌及颈-1和颈-2节之间的头下斜肌控制头的旋转。在进行检查时，尽力去想象这些肌肉的位置。很快你便会在多数客人的颈部感觉到它们(图10-12B)。

1.站在客人身后，以弓箭步的姿势，稍靠向一侧。

2.将两个拇指或两个拱起来的指尖以正确的姿势靠在一起，胳膊尽量伸直，肘部不要夹住，先从颈后部头颅的根部正中线开始按摩。按压前面，位置在枕骨和颈-1向上的45°角处。

3.带动此部位的肌肉，使用深度横向肌肉摩擦活动它。从内向外活动5~7次。这是个使用单向深度摩擦的绝佳部位。在外侧进行按压，移到中间部位时，手抬起。然后，再向侧面移动，手按下去，重复5~7次。开始时要轻，随着每一次的按压逐渐增加力量，直到力度达到中等，并保持此力度。记住，你现在是要活动几个层面上的肌肉。因此要前后移动地摩擦按压才能对更深处的枕骨下肌肉产生作用(图10-13)。

4.当客人说酸痛或有感觉时，停住，持续按压8~12秒。

5.按压侧面时，每次移动一个拇指或指尖的宽度，并重复进行这个程序。每次进行一个步骤，直到你感觉使用深度摩擦法已按压到侧面的乳突部位为止(图10-14)。

6.现在，仍在枕骨和颈-1之间的部位从下向上按压。然后，向中间移动一拇指宽的距离，重复这个程序5~7次，直到你按压到中线为止。你刚刚检查(如果有必要也治疗)了颈-1及枕骨之间的部位。这样能使你解决客人头后小直肌、头后大直肌上半部和头上斜肌的问题。下一步则要检查颈-1和颈-2的肌肉，来治疗枕骨下的肌肉，即头后大直肌下半部和头下斜肌。

7.将你目前按压的方向变为直接向前，或将拇指向下移动半寸。尽量去为椎板沟或颈-1与颈-2之间的肌肉进行触诊。在某些客人身上是很容易触摸到这个部位的，而在另一些客人身上则不然。这取决于每位客人颈部的体态及颈部肌肉的状况。要去想象这些部位。当你在十几个客人身上实践过后，你会对这些部位更敏感，更有信心。当然，如果你无法感知到这个部位，要相信，如果你严格按照以上介绍的步骤操作，也会很接近这个部位。

8.检查颈-1和颈-2之间的肌肉，按压时从中间部位向侧面操作。从中线部位到颈-2横突边缘操作，每次按压一个拇指宽的距离，重复5~7次。当你感觉到椎骨边缘部位开始并从这一点向侧面打圈时，停住，并转换成从下向上的按压方式(图10-15)。

9.进行5~7次的向上按压，然后以每次一指宽的距离向中间按压。重复，直到在颈后部按压到颈椎棘突为止。

10.此时，停住，对于任何客人感觉酸痛或有反应的部位进行治疗。

11.现在，转另一面，重复同样的程序。

12.枕骨下肌肉拉伸可以包括向前和向颈部的侧面弯曲及颈部旋转。

现在，你要考虑一下还剩下多少治疗时间。如果剩下的时间不多，你就要开始进行收尾的程序操作。如果所剩时间还可以进行其他程序的操作，那么你要决定还可以治疗哪些部位。原则上是治疗客人次重点的不适部位。

胸部

胸部或背的中部由大、小菱形肌、上、下后锯肌组成，同时还有椎旁的肌肉。也有专家说背阔肌也是这其中的一个组成部分。然而，我们在12章的介绍中，将其视为肩的一个组成部分。菱形肌在所有这些肌肉的表层。但是，在前面的介绍中，我们将其视为颈部的一个组成部分。在关于胸部的介绍章节中，我们会对此

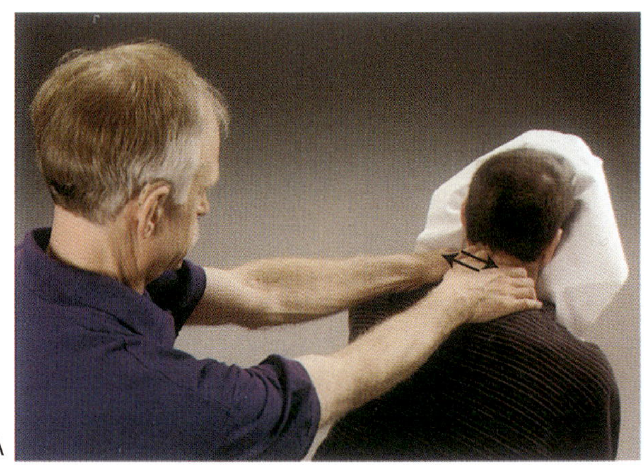

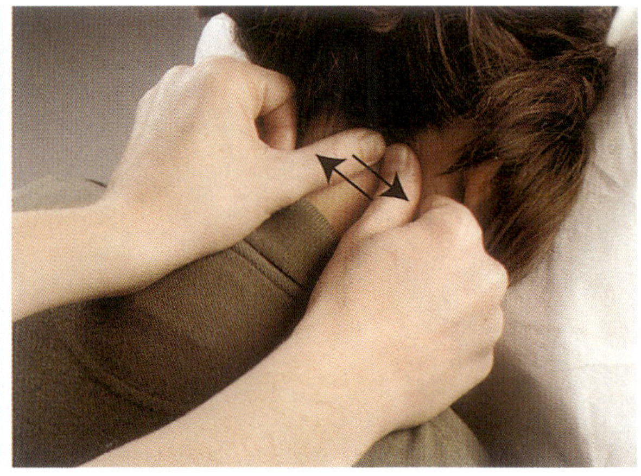

图10–13　**检查枕骨下肌肉。**(A)使用两个拇指,在枕骨和颈–1之间的45°角由上向下按压。使用深度摩擦法,将肌肉从中间向外侧活动。从身体的中线部位开始。(B)在进行了5~7次深度摩擦后,向侧面移动一寸,再继续检查。继续在乳突部位的边缘由外向内移动,每次移动一寸的距离。在酸痛点或触发点上停留8~12秒。

(特别是其下部的肌肉组织)进行完整的介绍,因为,我们在此章节的介绍中以下层的肌肉为介绍重点。由于肩部之间的不适是坐式按摩医师所遇到的最常见的问题,我们从菱形肌的治疗程序开始介绍。

菱形肌及上后锯肌

许多人都会感到肩胛骨之间的不适。这通常是由于头前倾及裹肩的姿势造成的。浅呼吸通常是有这一问题的典型标志。当然,按摩菱形肌可以治疗此问题。但是要记住,菱形肌得到放松后会使前面拉紧的肌肉将客人拉向更加不良的姿势。记住,作为治疗方案的一部分,要做一些拉伸的动作,来拉长内旋的肌肉(胸大肌、胸小肌和肩胛下肌)。这样可以为客人带来更持久的缓解。

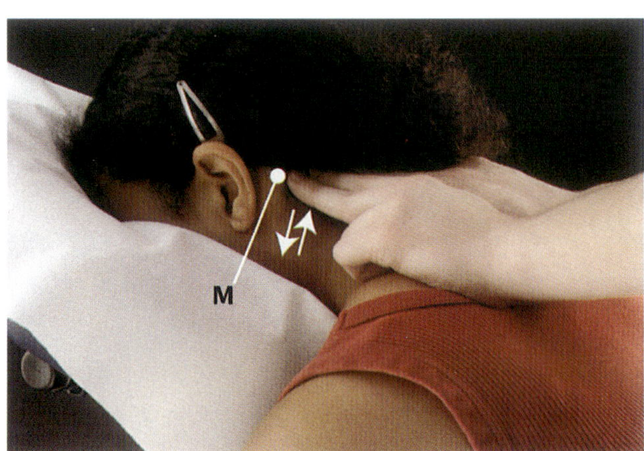

图10–14　使用指尖检查枕骨下。在乳突的部位,按压颈-1及枕骨之间的肌肉(M)。将外侧的按压转换为向上按压,再按压回中线部位。每次移动一寸的距离。

菱形肌的触发点位于紧靠上部胸椎的部位。而上后锯肌(位于菱形肌的下面)的触发点则通过身体传到前胸,同时向下传到手臂。在菱形肌的下面是椎旁肌,这个部位的肌肉需要用力来支撑起脊柱。

1.站在客人的身后,稍偏向于你正在做治疗的一侧。这样,你工作起来会比较舒适。

2.如果有需要,使用你的手掌或松握拳进行循环深度摩擦,来先预热菱形肌。开始时使用中速,力度要轻,并随着肌肉组织的预热并变软,向肌肉的深处按压。再预热棘突到肩胛骨内缘的中间部位及肩胛骨上角到下角之间的部位(图10–16及图10–17)。

3.检查你在第一步中预热的那个部位的每一寸肌肉。利用拇指、引导的肘关节或按摩工具进行循环深度摩擦。每一个按压点循环摩擦5–7圈。另一个方法是使用横向及纵向深度摩擦,形成“十字形”按压,进行4次从外侧向内的按压,然后进行4次从上到下的按压。然后,移动一寸的距离,再重复先前的程序(图10–18)。

4.检查菱形肌在棘突的起点,平行于棘突使用深度横向按摩法。调整你的位置,让自己站在你为客人治疗的身体一侧稍靠外的位置。你的身体应正对着被治疗一侧的椎板沟。使用两个拇指、拱起的手指或按摩工具,在中间部位向前的位置以45°角在棘突的根部按压下去。由上向下活动此部位的肌肉(图10–19)。

5.检查颈–5和颈–6之间的部位。每一处按压5~7次。你可以向下按压,一直到胸–12部位,以治疗斜方肌下部和下后锯肌的起点部位。

6.持续按压酸痛点和触发点8~12秒。在按摩过程

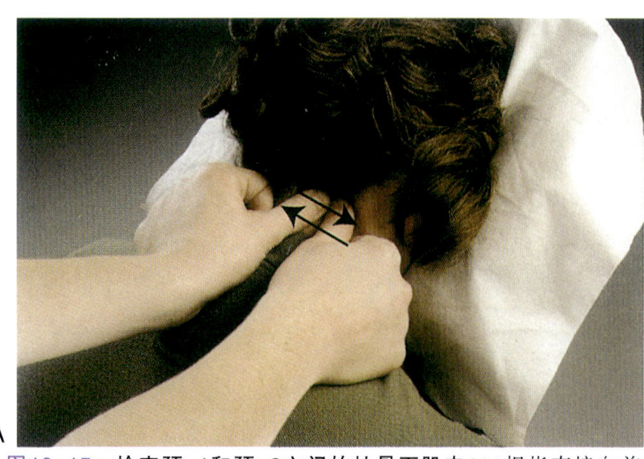

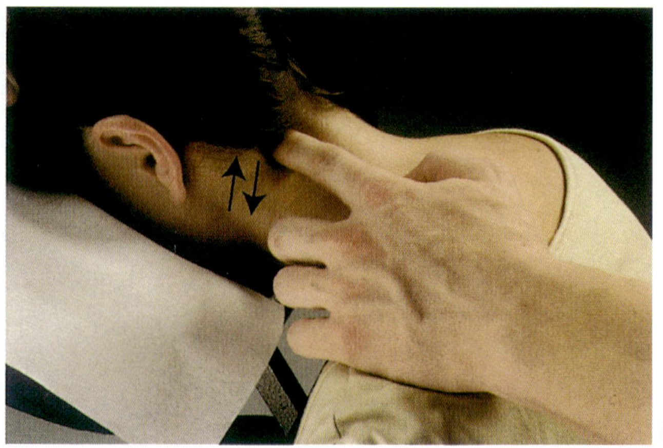

A B

图10-15 **检查颈-1和颈-2之间的枕骨下肌肉**(A)拇指直接向前施压,在枕骨上方约半寸、颈-1和颈-2的沟槽的位置。从内向外侧活动肌肉,按压5~7次。然后向外移一寸,重复。(B)用一个指尖检查颈-1和颈-2之间的部位。使用深度摩擦的方法。直接向前按压下去。从颈-2节脊椎的外侧开始按压,按回到中线。最好将手指拱起来操作。

中将这两个部位重复治疗2~3次。

7.将进行治疗使用的手指从棘突部位向侧面移动约半寸,检查腰部椎板沟的椎旁肌肉。检查时,你能感觉到菱形肌下面纵向的肌肉组织结。使用纵向和横向的深度摩擦法(即从上到下,从左到右)按压。根据客人的不适程度和治疗所剩的时间,你可以检查从胸-1到骶骨之间的肌肉。最大、最明显的肌肉束是纵向的,位于棘突外侧约半寸到一寸的位置(图10-20)。

8. 让客人活动被治疗一侧的手臂,并放在后背处。这样,你可以检查肩胛骨内侧缘的菱形肌的起点。这个姿势可以使客人的肩胛骨从后背肋骨部位稍抬起。如果客人无法轻松地做出这个姿势,或无法在这样的姿势停顿下来,可以让她将前臂再放回到椅子的扶手上。此时,你只能尽最大的努力来完成这个程序了。记住:为了更容易地接触到上后锯肌,可尝试用一只手抓住肩关节,向后面和中间拉。然后停住,用另一只手治疗。可以在客人将前臂放在后背时进行此操作,这样可以更容易地接触到肩胛骨下面的肌肉。当客人不能充分地内旋肩部,不能将前臂放在后背,而必须放在椅子的扶手上时,也可以使用此方法。(当然,这就意味着,在按摩的后面时间里,你需要为客人按摩肩部。注意要告知客人这种情况!)

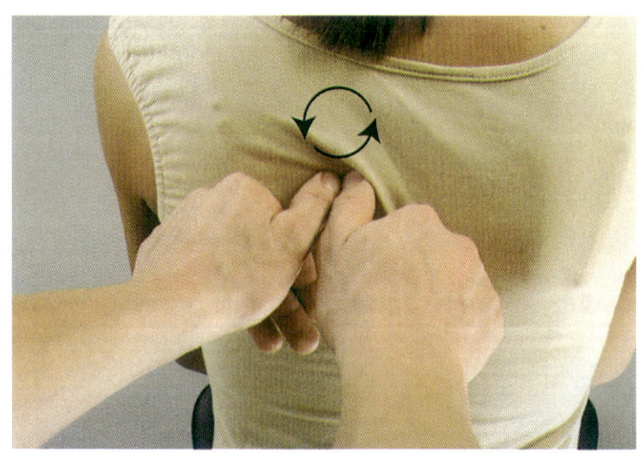

图10-16 **检查斜方肌上部**。使用两个拇指做深度循环摩擦。打5~7个圈,然后,移动一寸的距离,重复,直到整块肌肉都检查完毕为止。遇到酸痛点时,在按压的位置上停住。

9.重新调整你的位置,让你的身体面对客人肩胛骨的内缘。

10.用两个拇指、拱起的指尖或工具,使用从上到下的按压检查整个肩胛骨的内缘。记住:菱形肌附着在骨头的边缘部位,而不是下面。因此,要记得检查边缘的部位(图10-21A)。

11.持续按压,以治疗酸痛点和触发点。

12.当客人将前臂放在后背时,检查肩胛骨内缘部位下面的肌肉。注意:后锯肌位于菱形肌的下面,刚好止于肩胛骨下面第三到第五肋骨之间的部位。因此,会在此点形成酸痛点和触发点。使用循环深度摩擦法,按住肋骨上面的菱形肌。隔衣服活动皮肤,能移动多远,就移动多远。需要打5~7个圈,才能有效地治疗深层肌肉(图10-21B,C)。

13.使用持续按压治疗酸痛点和触发点。在按摩过程中重复治疗2~3次。

14.将客人的前臂放回到椅子扶手上。

15.在完成此部位的按摩时,用手掌或松握拳、以中到慢速进行深度循环摩擦。力度逐渐减轻,直到完成按摩为止。你还可以使用轻抚法,在客人的衣服上滑动,力度逐渐减轻,最终转换为神经按压的力度。

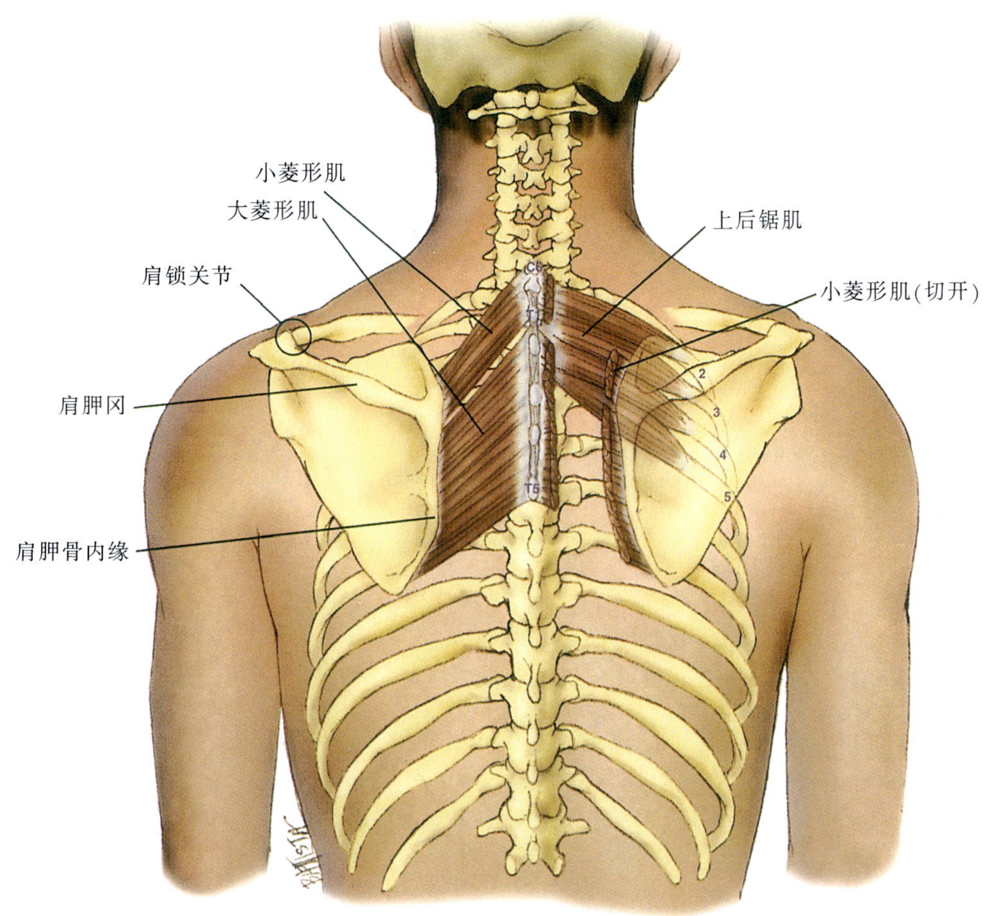

图10-17　**菱形肌(左侧)和上后锯肌(右侧)。**

下后锯肌

这块肌肉位于背阔肌和胸腰筋膜的下面，起点是胸-11到腰-2节棘突，并止于第8至12肋骨之间的部位。它可帮助肺部呼吸力度的延续，也是腹部肌肉的一部分，参与伸展和旋转的动作。此块肌肉在第10节肋骨处容易形成触发点，造成恼人的疼痛。但是这种疼痛没有什么危险[2]。

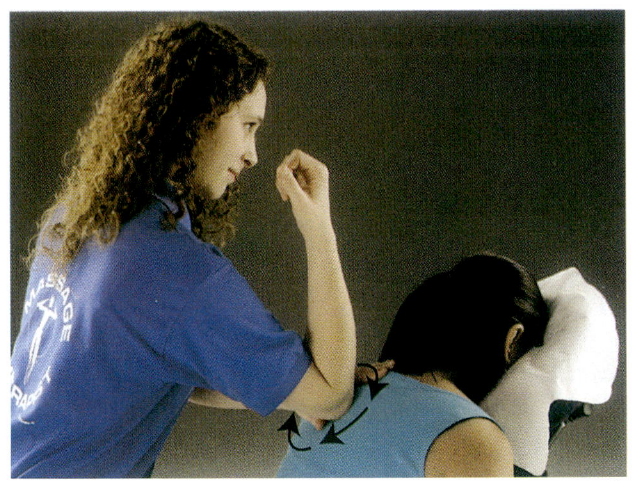

图10-18　**用被引导的肘关节按摩菱形肌。**用深度循环摩擦法，打5~7个圈。以不会在皮肤上滑动为原则，深度摩擦时，操作的面积越大越好。注意：按摩师用左手的拇指和食指引导肘关节的操作。

1.用手掌或松握拳进行深度循环摩擦预热这个部位的肌肉。这个部位的起点是棘突旁2~3个手掌宽处，从肩胛下角到第12肋骨处。

2.使用两个拇指、拱起的指尖或按摩工具进行深度循环摩擦，全面彻底地检查这个部位。从距肩胛骨下两指远的部位开始，到第12肋骨，检查这个部位的每一块肌肉。在第11和12浮肋处要减轻力度。因为，过度用力会使浮肋骨折。如果你发现了触发点，客人会感觉到尖锐的疼痛从你按压的部位向外辐射。通常位于脊柱外侧2英寸远的第10肋骨处(图10-22)。

3.持续按压8~12秒，治疗酸痛点和触发点。如果需要缓解，则对每个点重复治疗2~3次。

4.用手掌或松握拳，使用大幅度的循环摩擦来完成这个部位的检查。

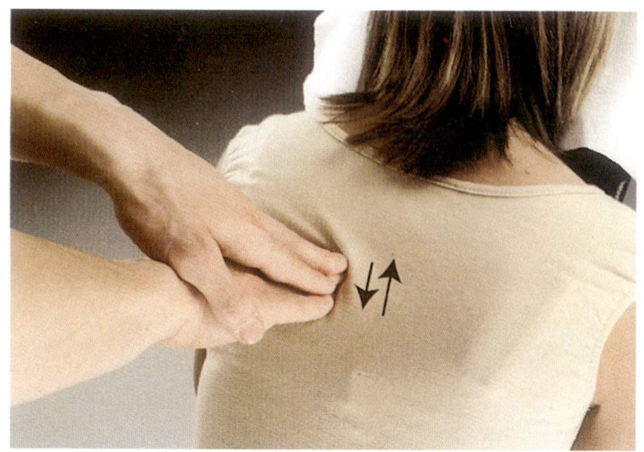

图10-19 **检查菱形肌起点**。指尖拱起，以45°角从中间和前面按压椎板沟。从上向下活动颈-6到胸-5之间的肌肉5~7次。继续按压，从胸-12至斜方肌下部处。

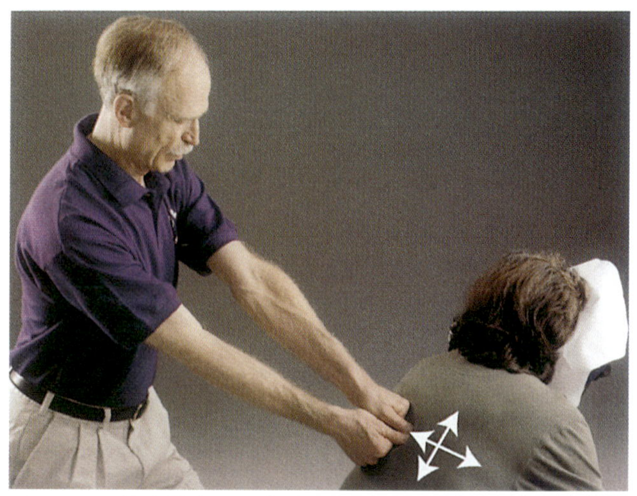

图10-20 **检查椎旁肌**。使用双向的深度摩擦治疗脊椎横突和棘突之间的椎板沟部位的肌肉。

注意，你可能没有足够的时间同时对菱形肌和下后锯肌部位都进行彻底的检查。可以对客人感到不适的部位进行特别的检查，对其他部位进行一般性的检查。如果任何部位都没有特别的不适感，则使用大幅度的深度循环摩擦按压。将时间放在治疗客人主要和次要的具体不适部位。

腰部

在坐式按摩中，腰部是较容易操作的。腰方肌及椎旁的表层和深层肌肉都可以使用以下程序来按摩。

腰方肌

多数后腰的疼痛都与腰方肌有关，而坐式按摩对这个问题的治疗是最有效的。如果你擅长治疗腰方肌，你会给许多人带来帮助。

这块肌肉的起点是髂嵴和髂腰韧带（图10-23）。这部位的肌肉附着在第12肋骨上，中间是四块独立的肌肉束，附着在腰-1至腰-4的横突上。当受到张力时，附着在脊椎上的肌肉束会对腰间盘造成压迫及损伤。就是这些横隆突上的肌肉止点形成腰方肌上的触发

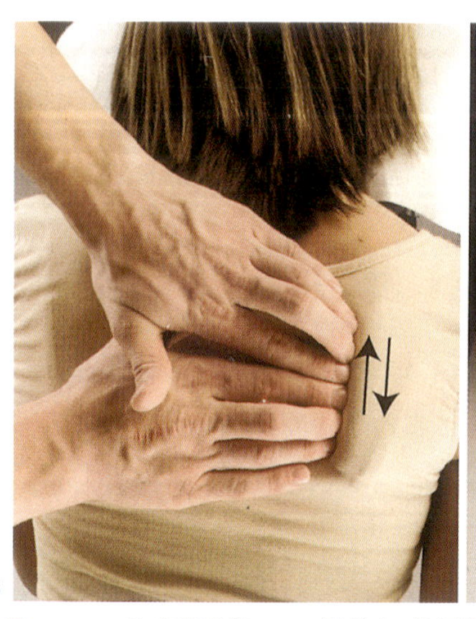

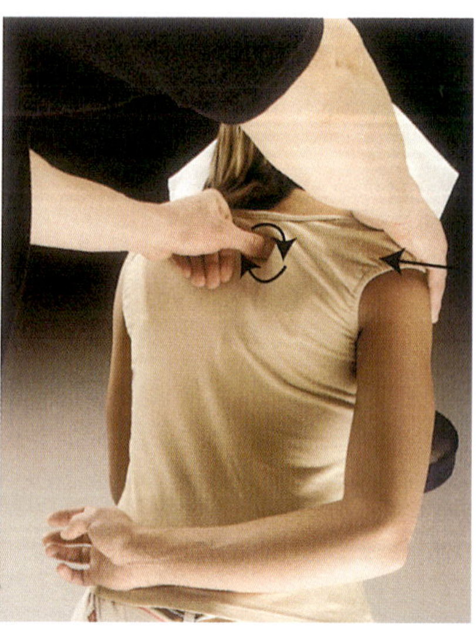

A，B

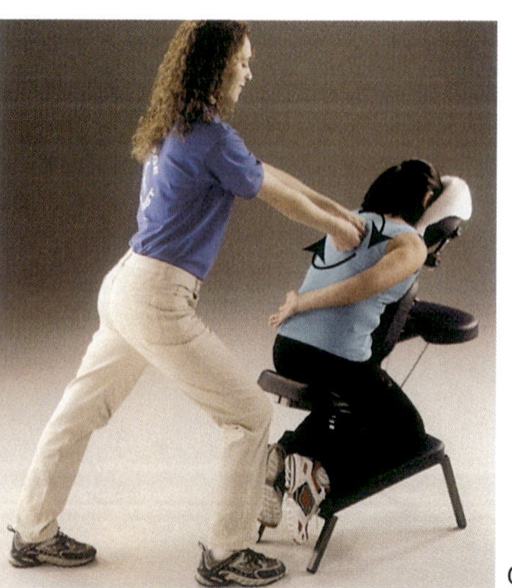

C

图10-21 **治疗菱形肌**。(A)用指尖，使用深度横向摩擦检查肩胛骨的内缘菱形肌的止点。这块肌肉仅与骨的边缘相连。如果客人可以将其手臂弯曲放在后腰上，这样可以使内缘部位抬起，更易于操作。(B)按摩整块菱形肌，以检查上后锯肌。注意：按摩师的手横向地向后面和内拉动客人的肩。此时客人的前臂放在后腰处。按摩师的手或拇指在中间部位向肋骨发力，尽量向肩胛骨下面的部位按压移动。(C)用两个拇指一起按摩整块菱形肌，以检查上后锯肌。注意，此时客人的前臂应放在后腰上。

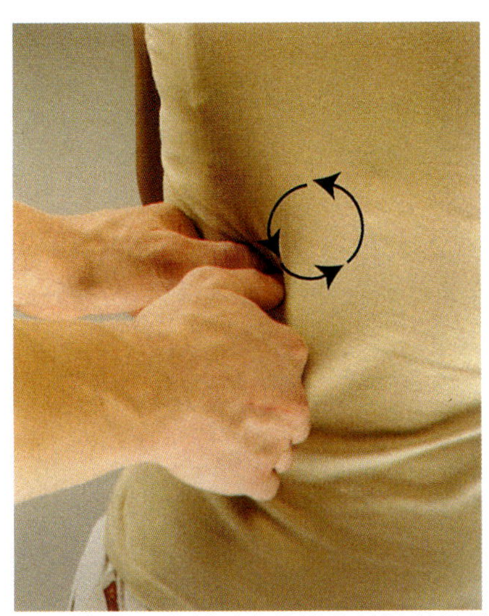

图10-22　下后锯肌。使用两个拇指进行深度循环摩擦来检查胸下部。

点。在髂嵴和第12肋骨腰方肌的外侧缘是容易形成触发点的位置。这些触发点会发放散到胯部从上至下的部位和外侧及骶骨,有时也会出现在腹部。

有一个简单的方法来判断腰方肌是否是造成后腰痛的根源:让客人将双手放在腰侧髂骨嵴上,向下按[1]。这样便将稳固腰方肌的负荷传递到胯部,如果,疼痛的根源确是腰方肌,此时疼痛会消失。即使这样的测试不会解决问题,作为对腰方肌的检查也是有意义的,因为,这个部位可能会有除主要不适外的酸痛点和触发点。

实践经验

检查并治疗下后锯肌

通常,下后锯肌会由于咳嗽、打喷嚏或弯腰、扭动、做上举动作时受到损伤。这块肌肉的疼痛会在局部。触发点以圆形放射形式在周围发生,疼痛会仅限于这个部位。如果你的客人在这个部位出现问题,他会反应说后腰疼。他指出的疼痛部位会是肋骨、腹部的上面和肩胛骨下面。如果客人在这几个部位感到不适,你所采取的治疗方法应该和治疗菱形肌的程序是一样的。要检查肩胛骨下面和第11肋骨之间的整个部位,即:从棘突到肩胛骨下角外一寸的位置。要一寸一寸地检查整个部位。遇到第11和第12肋骨时,力度要减轻,因为,浮肋是很脆弱的。

如果客人的这个部位没有具体的不适感,则用一般性放松按摩的方法来处理,用手掌或松握拳,进行大幅度的循环摩擦。如果你可以的话,可以两侧同时按摩,或者也可以用第9章中的方法单侧进行。

实践经验

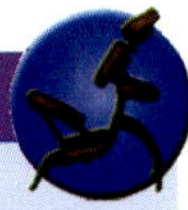

使用按摩椅治疗急性腰痛

对于许多腰部急性疼痛的人来讲,最痛苦的莫过于上、下按摩椅或按摩床。当然,他们通常可以骑上按摩椅,再坐下来。这样,痛苦会最小。因此,无论在你的办公室,还是诊室或外出现场出诊都要为这些客人准备按摩椅。特别是在按摩腰方肌、多裂肌和竖脊肌的时候。一旦这些部位的肌肉得到松弛,客人通常便可以自己上按摩床,不适的程度也会减轻。实际上,有些时候,客人在接受坐式按摩后,疼痛就已经减轻了许多。当然,对于某些严重的情况,我们是无法预测的。要能判断何时客人的状况是你力所不能及,此时要介绍他去其他的地方就诊。

在检查和治疗腰方肌时,先预热肌肉,然后深度摩擦。使用持续按压来治疗酸痛的部位,程序会在下面进行介绍。

1.用第9章中介绍的一般性放松治疗技法预热腰方肌。利用手的尺骨一侧深度循环摩擦肋骨和脊椎外侧的髂骨之间的部位(图10-24A)。

2.站在客人的身后需治疗的一侧,与客人的背部成45°角。用两个拇指,或拱起的指尖来触诊肋骨和髂骨之间腹部的组织。向上按压,稍向前以接触到胸廓的下面部分。轻轻接触胸廓下面的部位。去感觉第12根肋骨外侧的尖端(图10-24B和10-25)。

3.进行按压,治疗第12肋骨的下面部分。

4.使用横向深度摩擦,带动肌肉,由后向前活动肌肉,做4~7次。

5.向中间移一寸的距离,重复。

6.如果客人感觉酸痛或有反应,要停住,并持续按压8~12秒。

7.接下去检查第12肋骨的下面部位。如有必要,治疗触发点和酸痛点。继续向中间部位按压,直到你触到一个有硬度的骨骼结构时要停止再向中间移动。这个有硬度的骨骼结构便是腰-1横突部位。这个部位的实际位置可能比你预想的要偏外侧 (图10-24C)。腰方肌在竖脊肌的外侧。

8.将你手指按压的角度转换成向前和向内的45°。这样,你便可以对第腰-1横突外侧的部位进行按压(图10-26)。

9.使用循环或横向深度摩擦的方法,或从上至下地检查腰方肌的附着部位。

10.如果客人感觉酸痛或有反应,用持续按压的

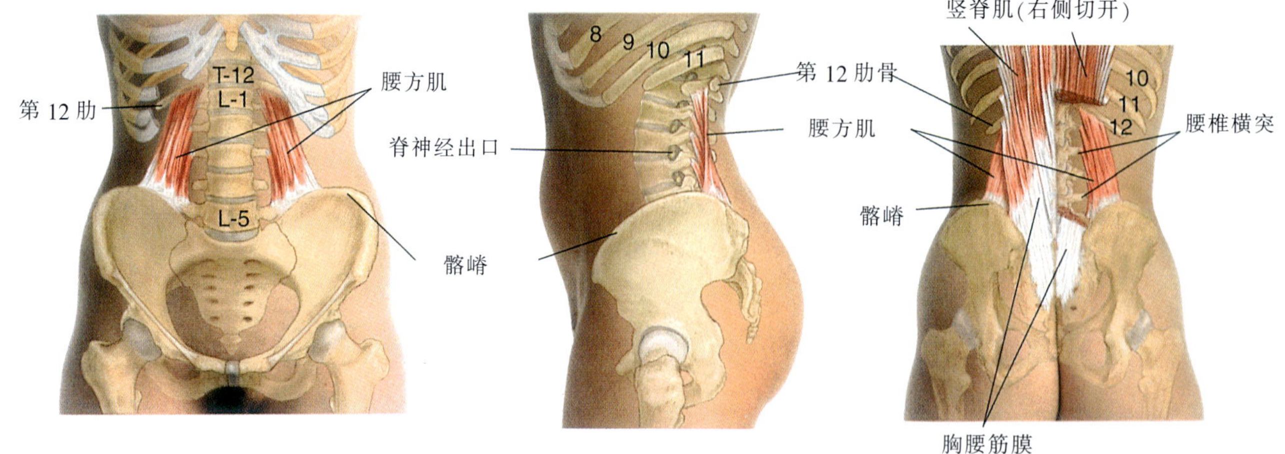

图10-23 腰方肌的不同视图。

方法治疗。不要在中间的部位直接按压在横突的外侧点，因为这个部位的骨骼比较尖锐，你会对被检查的肌肉造成损伤。

11.向下移动约3/4寸。这时，你的手指会位于第腰-2的横突上。你可以使用检查和治疗腰-1同样方法来操作。

12.向下移动约3/4寸，治疗腰-3节。然后，再继续向下操作，直到触及髂骨的骨骼处为止。注意：根据每个客人情况的不同，你可能不需要为每个客人都按摩到腰-4节。这与客人髂骨的形状和骨盆向下旋转的角度有关。有时，你甚至都不需要按摩腰-3节。你所要做的是彻底检查从第12肋骨向下到髂骨顶部的所有肌肉组织。

13.现在，检查腰方肌在髂腰韧带和髂嵴的起点。稍向前下的部位按压。使用横向深度摩擦，并配以侧压。从中间向侧面顺序按压，每次1寸的面积。做5~7次侧面(横向)深度摩擦来进行检查。在酸痛点和有反应的部位使用持续按压。继续向侧面顺序按压，至少要按压到身体中线的部位。这样，你不但可以检查腰方肌，同时也可以检查背阔肌的附着处、内外斜肌和腹横肌(图10-27)。注意：腰方肌处于所有这些肌肉的最深层。实际上，它位于髂嵴的前缘。因此，你最好对髂骨的前缘及上面的部位都继续检查。在有些客人，你可能由于其存在的酸痛点或肌群而无法深入地检查这个部位。特别是在刚开始治疗的时候。你只要尽力而为就可以了，不要造成客人无法忍受的疼痛。

14.再回去，对任何酸痛点和触发点进行重复检查和治疗。

15.在身体的另一侧重复此检查和治疗的程序。

16.在最先治疗过的身体的一侧，再最后治疗一次(第三次)，然后，对身体的另一侧也再最后治疗一次(第三次)。

17.腰方肌部位的治疗收尾时，使用循环摩擦法。用手的尺骨一侧来操作，就如同你为肌肉做预热时的方法相同。开始时，力度要中等，逐渐变轻，直到你的手彻底离开客人的身体。

禁忌证

胸廓和横突

当对胸廓下面部位进行触诊时，注意所使用的力度对第12根肋骨是适当的。要只按压在肋骨的下面部位，不要再往深处按压。在肋骨下面的部位不要向前或向上按压，因为这样会伤到肾脏。同样的禁忌也适用于腰-1至腰-4横突。你发力的角度应该是向内向前45°。手指不要向内或直接向下压，因为横突部位比较尖锐。如果按下去可能会伤到肌肉组织。一定不能按压横隆突的下方，因为这样会伤到其他器官及血管。按压仅局限于横突部位的外侧。

多裂肌

腰方肌内上的一大组肌群称为椎旁肌群。这一组肌群的表层称为竖脊肌。其深层包括多裂肌和旋转肌。多裂肌位于腰部，面积很大，而到胸部和颈部时，面积则大大缩小(图10-28)。多裂肌是后腰深层疼痛的根源部位，也就是我们常说的腰痛。当客人后腰疼痛时，通常会涉及这个部位的肌肉。当你学会如何快

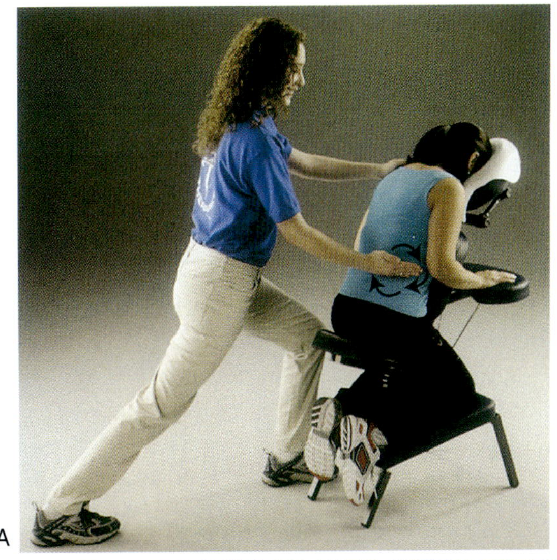

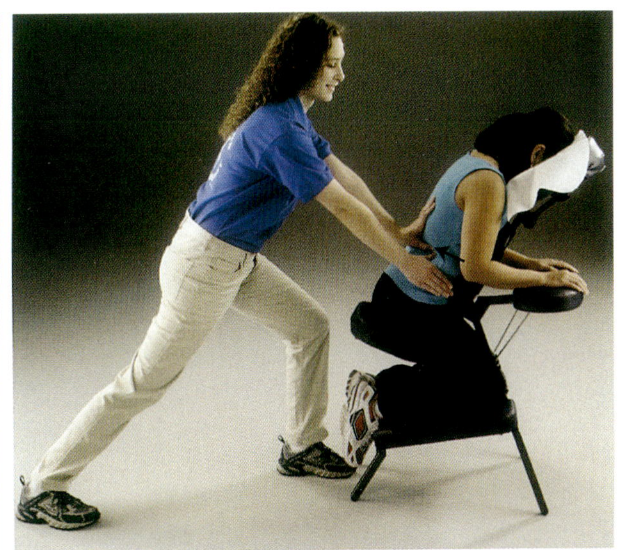

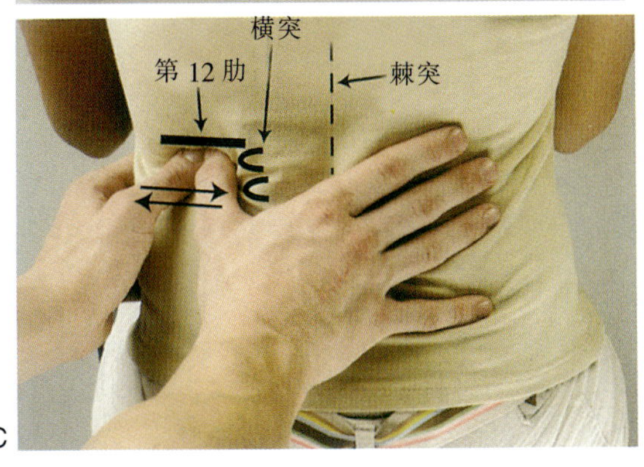

图10-24 **治疗腰方肌**。(A) 用手的尺骨一侧预热腰方肌，活动第12肋骨边缘、横突和髂嵴的肌肉。(B)从外侧向内深度横向循环摩擦，检查第12肋骨下面的腰方肌止点。按摩师的拇指要抵住腰-1的横突。(C)第12肋骨处腰方肌的起点检查结束。注意侧面的第12肋骨及横突与棘突的关系。

速且有效检查并治疗腰方肌及多裂肌时，你会惊奇地发现：你可以在很短的时间里解决腰痛的问题。

1.准备检查多裂肌时，站在你要治疗的客人身体的一侧，稍稍位于客人的身后。用拇指或拱起的指尖，找到腰-1或腰-2的腰方肌止点的横突(图10-29)。

2.从这个位置开始，移动拇指，稍稍偏向内后方。

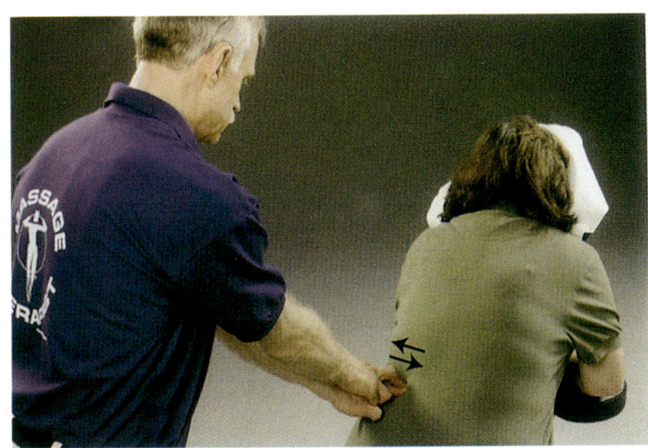

图10-25 **用拱起的指尖，从外侧向内深度摩擦按压，来检查腰方肌在第12肋骨的止点。**

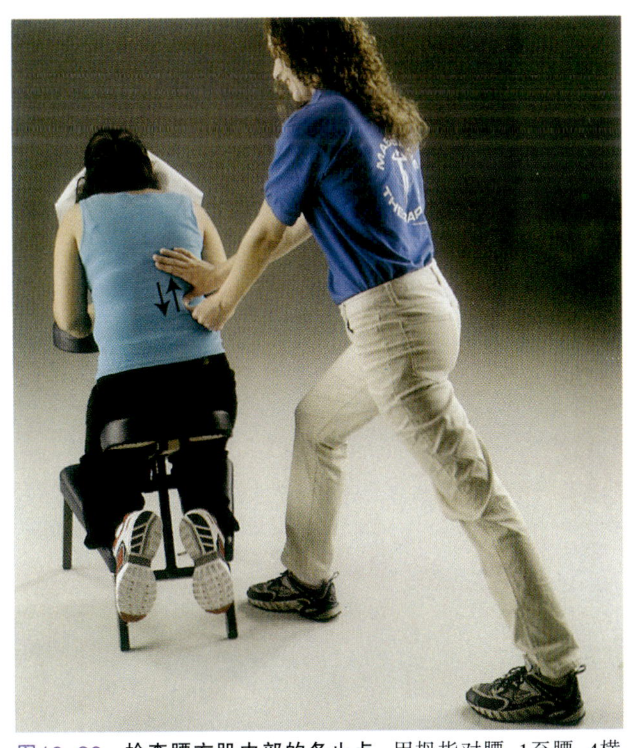

图10-26 **检查腰方肌中部的各止点**。用拇指对腰-1至腰-4横突后外侧部位进行深度摩擦。

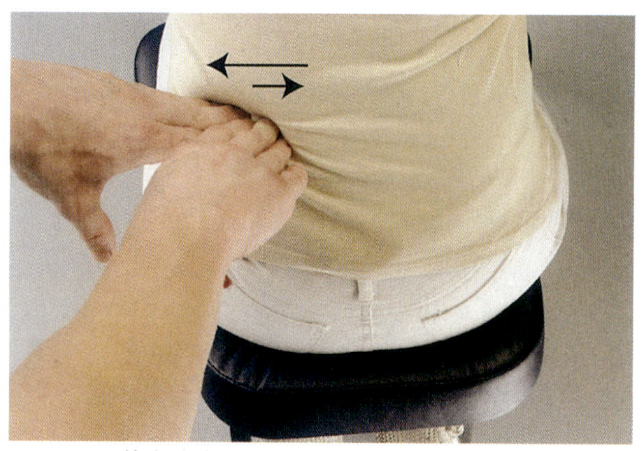

图10-27 **检查髂嵴前缘腰方肌的起点**。用指尖(或拇指)深度摩擦,由前面向中间顺序按压。主要是以侧向按压的方法进行治疗。

你会触及椎旁肌束的厚边。

3.手位于前内的位置,以45°角按压肌肉束。

4.从上向下活动肌肉5~7次。然后再从前向后活动5~7次。开始时,按压力度要温和。然后,随着检查的深入,力度也逐步加大。你现在按压的是髂肋肌,会对其下面的多裂肌深层肌肉产生影响。

5.如果此时客人感到酸痛或有牵扯性疼,持续按压8~15秒。

6.向下移动1寸,重复。每次向下移动一段距离,直到触摸到髂嵴为止。

7.回复到开始时的位置,在同一个部位再次进行按压,并再次检查这个部位。

8.向上移动一段距离,重复。每次向上移动一寸的距离,到胸-10时停止。

9.对所有的酸痛点和触发点再次进行治疗。

10.在客人身体的另一侧重复这个程序。

表层椎旁肌肉(竖脊肌)

表层的椎旁肌肉或竖脊肌由三组肌肉组成。其起始点是髂骨和骶骨,一直向上到颅骨为止。它们的作用是伸展并平衡脊椎和胸廓[2]。这三组肌肉像葡萄藤一样附着在每根肋骨上。从内到外,这三组肌肉分别为:棘肌、最长肌及髂肋肌。每一组肌肉又由腰、胸和

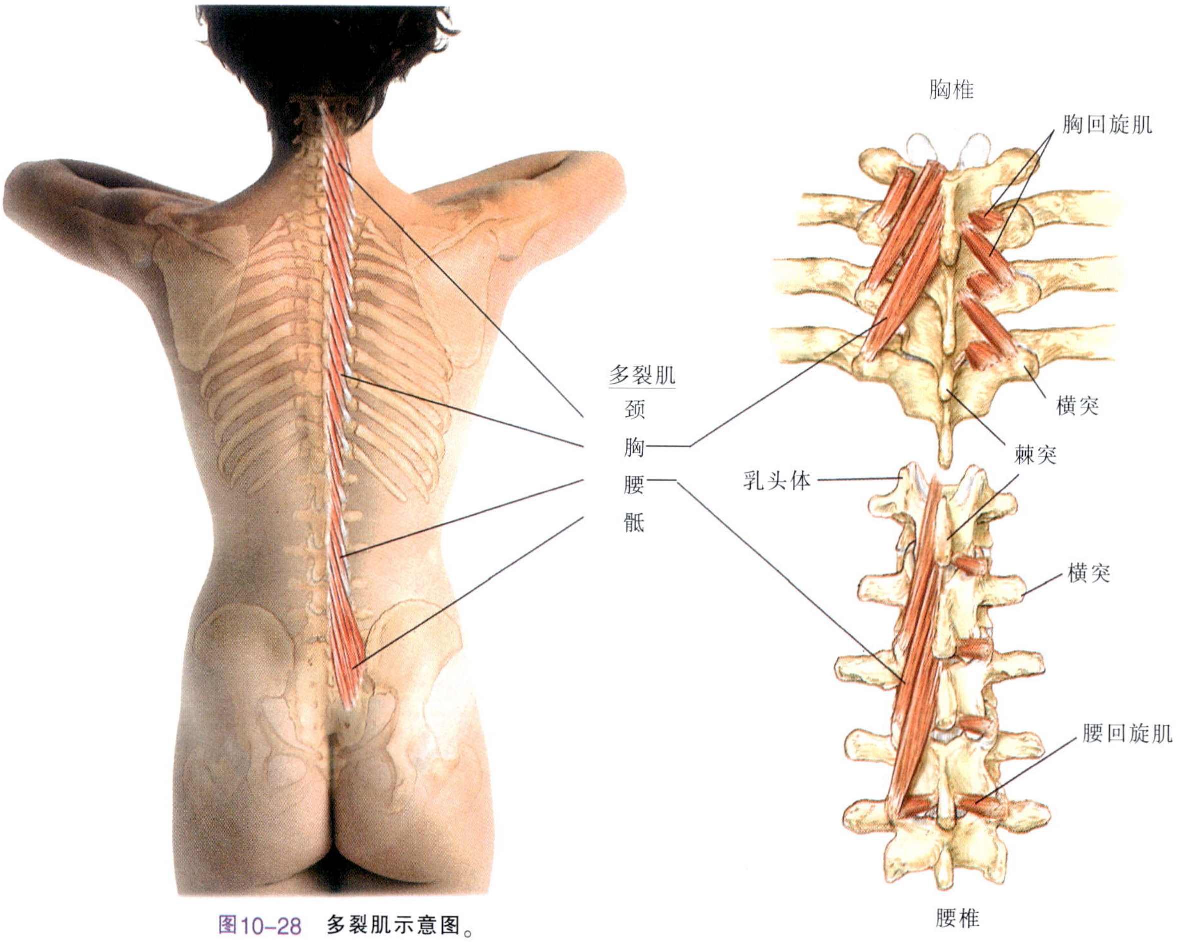

多裂肌
颈
胸
腰
骶
胸椎
胸回旋肌
横突
棘突
乳头体
横突
腰回旋肌
腰椎

图10-28 **多裂肌示意图**。

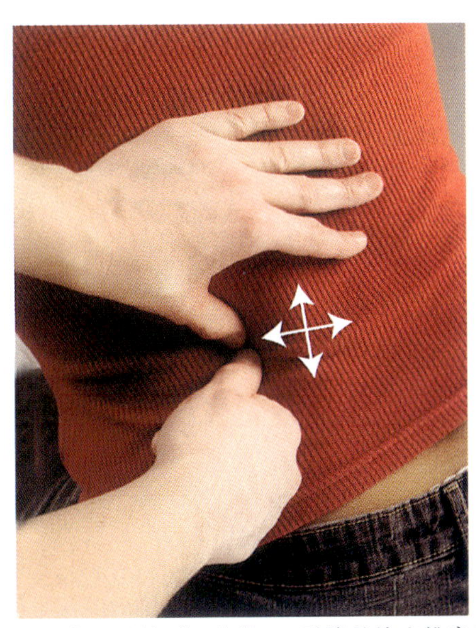

图10-29 **多裂肌**。用拇指，从胸-10到髂骨检查椎旁肌肉束的外侧，经过按压竖脊肌的髂肋肌，从而对位于深处的、厚实的多裂肌产生治疗的效果。在内前方成45°角进行按压。动作是从上到下、从前到后。

颈这几个部分组成。这几组肌肉发生的触发点会导致沿脊椎向下直到胯部的疼痛。有时疼痛会传到前胸。治疗这个部位的时候，首先要进行肌肉按压和循环摩擦。现在，对这个部位的肌肉进行彻底的检查。在接受坐式按摩时，使用循环和横向深度摩擦及静态压力会有效地检查和治疗这部分肌肉。

1.检查椎旁肌上其他层的竖脊肌时，要站在侧面稍向后。同时用双手的指尖，排放在一起，稍弯曲。抓住胸-12到胸-10之间部位的竖脊肌。用中度的压力，从外侧向内活动这个部位的肌肉7~10次。随着每一次的击打增加按压的力度。直到客人感觉到酸痛点或有牵扯疼，或者按压已经很用力时停止加力(图10-30和10-31)。

2.持续按压8~15秒，以对酸痛点和触发点进行治疗。

3.向上移动。每次移动你治疗时所使用的手指的宽度，重复进行。触到颈的根部时停止(颈-7节到胸-1节之间的部位)。

4.然后，再向下沿原路按压回去，到骶骨处停止。这个操作技法可以有效地治疗棘肌和椎旁肌的最长肌束。注意：客人后腰痛时，其酸痛点通常为骶骨的背面[2]。在进行坐式按摩治疗时，由于骶骨距地面很近，同时客人的衣服紧包在胯部都给治疗带来难度。如果你需要检查或治疗后骶骨，要注意对人体力学的正确运用，不要使手部过于紧张。

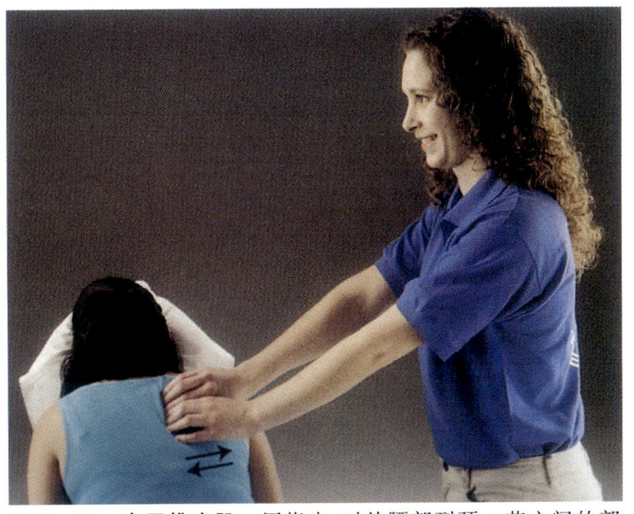

图10-30 **表层椎旁肌**。用指尖，对从腰部到颈-7节之间的部位，深度按摩竖脊肌。轻摇客人会让客人感到非常轻松。但是，如果活动量过大会伤到客人的颈部。操作时要询问客人的感觉舒服。

5.在进行如上程序操作时，将客人从一侧向另一侧轻摇，以帮助客人放松。但是，不要用力地摇动。躯干侧面的活动会给客人的颈椎带来严重的拉伤。因为，此时客人的头被固定在面托上，颈椎无法随之向侧面移

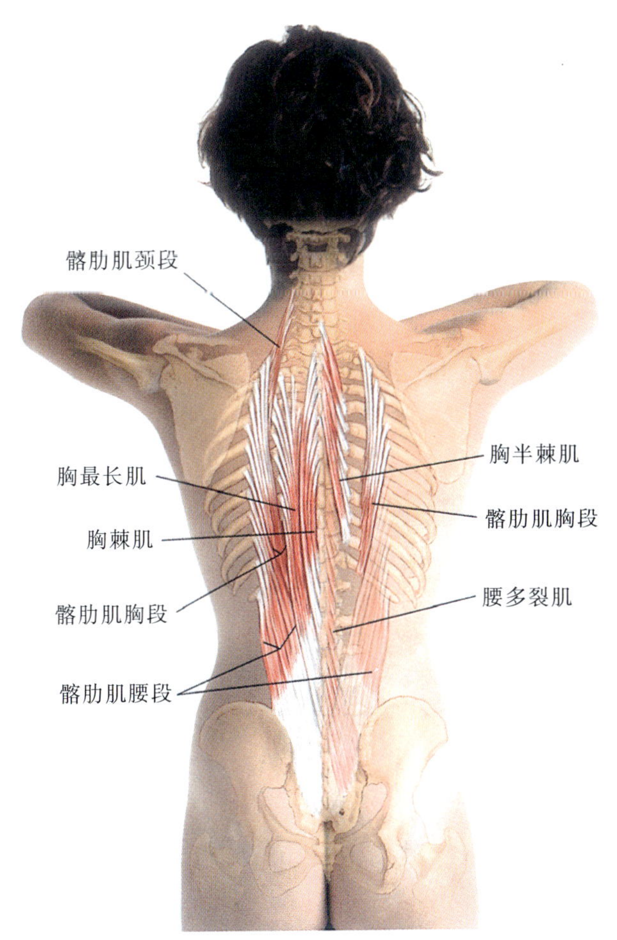

图10-31 **表层椎旁肌肉(竖脊肌)**。

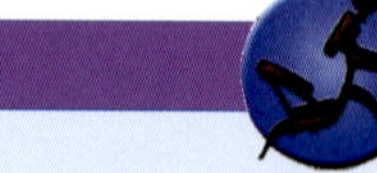

实践经验

操作时，让客人的身体自然弹回

人体喜欢有节奏的活动。缓慢的节奏使人镇静，而欢快的节奏使人兴奋。每个人都有与其身体振荡和摇动速度相适应的节奏。要找到这个节奏的话，你需要站在客人的侧面，用双手的手掌轻轻地将客人推离你的身体约一寸，然后放开。让客人自己向你站立的位置弹回。注意其弹回的速度。再推，在客人的身体弹回到位时，立即再推。找到客人身体的自然节奏，并以这个节奏在椎旁肌上做深度横向敲击。这就是客人感到最放松的节奏。每个人的适合节奏都不相同，因此，要找到适合每位客人的节奏。

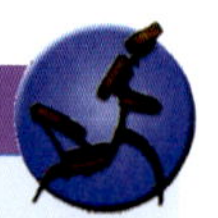

实践经验

摇动客人时，要保证按摩椅的稳固

在从一侧向另一侧摇动客人时，你需要保证按摩椅的结实和稳固。如果在你摇动客人时，按摩椅随之摇动，客人会感到不安全，因此便不会感到放松。摇动客人时，必须保证按摩椅的稳固，否则，就不要操作此程序。

动。在做这个程序时出现的过度侧面活动会伤到客人。对已经有颈部问题的客人更是如此。

6.在你进行中间部位的敲击时，要注意你的手在侧面的摆放位置，从而保证在结束敲击时，你没有将肌肉组织“撞到”棘突的边缘部位。

7.要治疗位于竖脊肌最外侧的肌肉束和髂肋肌，你需要对客人的身体进行“横向”的治疗。站在客人的右侧来对其左侧进行治疗。

8.将你的指尖放在肩胛骨内缘的侧面，使用第一个步骤中介绍的横向检查技法来检查这个部位肌肉的肌肉束。向下敲击到第12肋骨的部位，向上敲击到第1肋骨(图10-32)。

9.触诊检查肩胛骨位置上的髂肋肌，最好让客人将前臂放在腰后，使其肩胛骨的中间部位稍抬起。如果客人做这个姿势时感到不舒服，就不必这样做。髂肋肌是一条垂直的肌束，正好位于沿肩胛骨的内缘，或刚好在这个部位的下面。它的位置是在斜方肌和菱形肌的下面。通常这个部位的触发点的位置，是在肩胛骨下角的内下方。这个部位的触发点是由于长期习惯于头部前倾的姿势给肌肉带来过度疲劳而造成的。

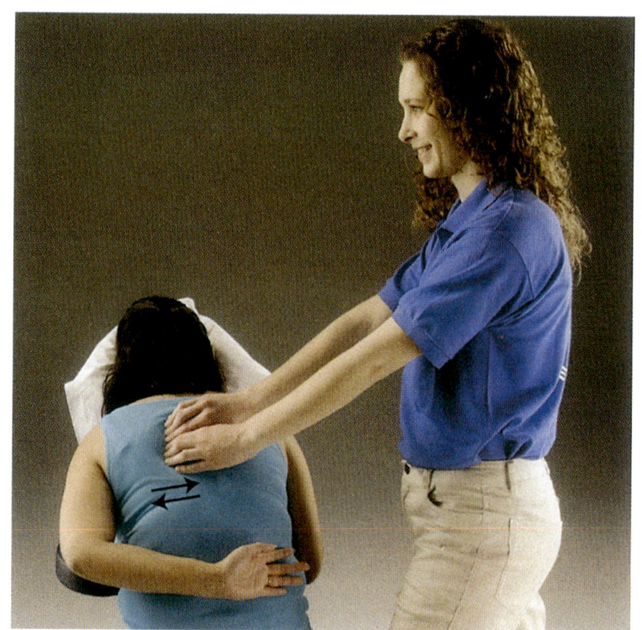

图10-32 **髂肋肌**。用指尖，通过横向或深度循环摩擦来检查髂肋肌束。如果客人将双臂放在后腰上(如图所示)，会更容易地接触到这个部位的肌肉。

10.对所有触发点和酸痛点再次进行治疗。

11.重复全部的程序来检查和治疗客人身体另一侧的竖脊肌。

拉伸

除以上介绍的按摩技法外，拉伸也是按摩技法中非常重要的部分。拉伸可以在按摩过程中的任何时候进行。你可以在客人趴在面托上之前进行拉伸；或者在治疗的过程中，让客人坐直，拉伸某个部位的肌肉；或做完整的拉伸程序。有些部位的拉伸可以是将客人的头部放在面托上时进行，如：肩胛下肌的外旋拉伸。

即使在坐式按摩时无法直接进行拉伸的肌肉，在进行其他相关肌肉的拉伸时也会受到有效的影响。例如：坐式按摩操作中，任何拉伸对腰部肌肉的组织或腰部关节都没有很好的效果。然而，不要忘记，身体是一个相互连接的整体。头前倾的姿势、内旋肩和手臂的姿势都会给胸部和腰部的肌肉带来超负荷。腰部伸肌(即椎旁肌和腰方肌的部位)要使出更大的力气使得有头部前倾姿势的人不会摔跤。因此，拉伸颈部屈肌和肩部的内旋肌可以使腰部和胸部的治疗效果更长久。第8章中有拉伸技法的介绍，对治疗性按摩程序有辅助的效用。这些技法可以在按摩过程中使用，也可以作为客人回家后的练习。

无论在何种情况下,都要在治疗过程中加入拉伸的程序。有些情况下,缺少了拉伸的治疗被证明对治疗性按摩是有害的。例如:我们以上讨论的用于治疗胸后部的肌肉和颈后部的肌肉的技法可以使这些部位的肌肉得到松弛。而如果这些位于前面的肌肉没有拉伸出来的话,则紧张的胸前肌肉将客人拉向更加不良的姿势。因此,在治疗性按摩的程序中要加入拉伸,以避免使客人的情况变得更糟糕。

按摩收尾时的敲击

案例学习

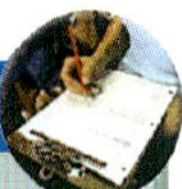

患严重腰痛的病人

你的一位老客人周六打来电话,说:今天早上起床时,突然间感到后背剧烈地疼痛。而他用双手双膝在地上爬行时感觉最舒服。从椅子上站起来或坐下去都会感觉很痛。而躺到床上或起床时感觉到的疼痛也令他难以忍受。为判断他是否是严重的腰间盘损伤,你应询问客人疼痛感、刺痛感和麻木感是否传向任何一条腿(坐骨神经痛);他是否希望有向不感觉疼痛的一侧倾斜的现象。他对两个问题的回答都是"不"。这意味着他的腰间盘很可能没有受到损伤。由于疼痛,他自己无法驾车到你的诊所来,因此希望你过去给予他帮助。你同意去他家看一看是否能够帮助他。

1.在你到他家之前,你会建议他怎么做?(提示:冷敷可以减缓神经冲动传导的速度。)

2.你是否会建议他在来之前不要吃任何止痛药物?

3.你会带按摩床或按摩椅到他家,还是两样都带?(提示:他是一个身体状况良好的客人,并没有出现下肢的损伤或不适。)

4.当你到达后,你会要求他将双手放在两侧髂嵴,向下压。然后问他:"你这样感觉好些吗?"他说:"是的。疼痛减轻了。几乎不疼了。如果我一直这样压着,就可以走路了,不感觉被抓住走不动。"那么,很可能是哪一块肌肉导致他后背的疼痛?

5.列出你所要检查的部位,及20分钟的坐式按摩中你会使用到的几个技法。你会使用怎样的节奏?是否适合做一些拉伸?一定要列出治疗开始时和结束之前所要使用的技法。治疗结束后,你希望客人处于什么样的状态:放松还是兴奋?

治疗性按摩的收尾技法和第9章中介绍的放松程序的收尾技法相同。收尾步骤的选择要符合你希望按摩结束后使客人达到的状态:有时要镇静、有时要兴奋,而有时则介于两者之间。轻抚法和缓慢的神经敲击法会使人镇静;而轻敲法和振动法可以使人兴奋。

总结

本章中,我们在放松程序的基础上,增加了具体部位肌肉的治疗技法,从而使你可以为客人解决背部和颈部的问题。我们介绍了效果更加深入和持久的放松程序,而不仅仅是基本的放松程序。另外还介绍了有效的治疗程序,可以减轻处于疼痛中的缺血肌肉和刺激性的触发点。

由于在实际的坐式按摩中没有足够的时间按照以上介绍的方法全面地检查背部和颈部的每一块肌肉,你必须能够确定客人的主要不适和次要不适是什么,从而仅对相关的肌肉进行治疗。让客人指给你他认为其疼痛的来源位置或示范给你看感觉疼痛或疼痛增加的动作。然后,先使用一些放松的技法来和客人接触,再平缓地转换到对肌肉治疗性检查的技法。

要掌握好时间。要尽量对客人所有感觉不适的部位都进行操作。避免对一个部位过度治疗,但是要一次性地彻底检查和治疗所有部位,然后再对酸痛点和触发点进行第二次治疗,最多做3次治疗。在任何适合的情况结合使用拉伸技法。最后,平缓地转换到收尾的程序。

在治疗程序的最后,让客人再做一次带给他痛感的动作,检验治疗的效果。有必要的话,要给客人留"家庭作业"(通常可以是做一两次拉伸练习),提醒他按摩后要喝大量的水。然后预约下一次来访的时间、收费并道别。每一次治疗所使用的程序都会有所差别。因此,治疗的程序无论对客人还是按摩师都不会枯燥。

参考文献

1. Travell, JG, Simons, DG, Simons LS. Myofascial Pain and Dysfunction. In: The Trigger Point Manual, vol. 1. *Upper Half of Body*, 2nd ed. Baltimore: Lippincott Williams & Wilkins; 1999.
2. Clay JH, Pounds DM. *Basic Clinical Massage Therapy: Integrating Anatomy and Treatment*. Baltimore: Lippincott Williams & Wilkins; 2003.

第 11 章

前臂、腕部和手部的治疗程序

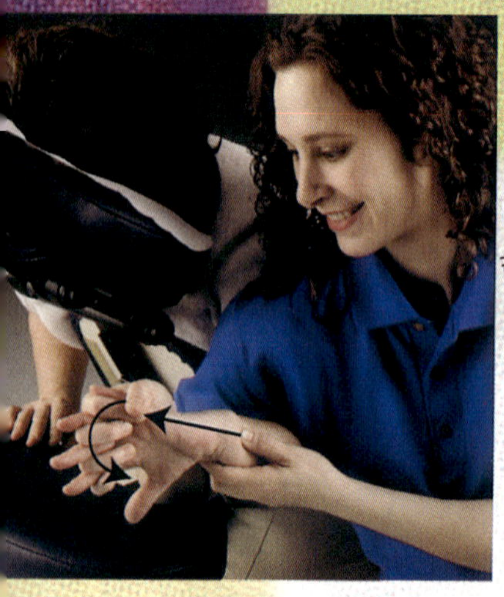

"我看到的每一双手对我来讲都是动人的…有些人，他们的双手散发光芒。因此，与这样的手相握温暖我的心"。

海伦·凯勒（1880–1968）

本章内容提要

- 进行臂部评估测试，来判断其目前的状况
- 确定治疗臂部问题的技法
- 为臂部进行拉伸的程序
- 对前臂、手腕和手进行治疗

关键词

上髁：长骨关节旁的突出部分或“指节”（在此指臂肘）。内侧和外侧均有。

西伯登（Herberden）结：位于手指关节末端，豌豆大小的小硬结。开始时会在此部位感觉痛。但是，会逐渐感觉不到疼痛。通常终生都不会再感觉疼痛。

动力链：帮助我们完成某个特定动作的一系列的结构。对手部而言，动力链包括前臂、肘、肱骨、肩关节、锁骨、肋骨和颈。

正中神经：前臂部位的主要神经。此神经经过腕管，支配拇指和前三个手指。手腕部位这部分神经的问题称为腕管综合征。

多数来就诊的客人会表现为前臂、手腕和手部的不适。常见的症状通常包括外上髁症（网球肘）、中上髁症（高尔夫肘或小球队员肘）、腕管综合征、扭伤及手腕部、手指和拇指拉伤、麻木、刺痛和灼热感（神经压迫）。幸运的是，坐式按摩的操作可以很容易地接触到臂部（与卧位按摩的效果异曲同工）。因此，坐式按摩对于这些部位问题的治疗是很有效的。然而要注意，你的按摩椅的扶手要足够稳固。按摩椅的摆放位置要符合身体力学，能够使你舒适地为客人操作。

本章中，会教你治疗客人常见的臂部症状。首先，我们会介绍如何诊断客人的不适并辨别不适的原发部位。我们会教给你5个检查的方法，帮助你辨别多数常见的臂部症状。其次，我们会回顾本书中前面章节里介绍过的臂部一般性放松和拉伸操作程序。这些程序可以有效地运用于在你为客人进行具体的治疗前的准备活动。最后，我们将介绍前臂、手腕和手部的综合性治疗程序。

一般性治疗的经验

在考虑客人臂部不适时，很重要地是不要忘记手是动力链的末端。动力链起点在颈部，经过肩，向下直到臂部。多数手部的不适并不是直接外伤所造成的（如挫伤、拉伤、扭伤、错位和骨折）。手部不适通常是动力链上部的原因。这样的原因之一是姿势变形，如：头部前倾（“部队颈”）或肩内旋（“圆形肩”），或两种情况都有[1]。将这些可能的因素告知客人，要准备为客人做从臂部到颈部的一般性按摩。通常，你会有必要对肩部和颈部进行具体的治疗，因为肩关节囊的触发点通常会造成牵扯痛或前臂、手腕和手臂的痛感。

在开始的几次治疗中，要治疗这个部位以减轻局部不适。这样的操作通常会即刻减轻客人的不适。在接下来的几次治疗中，开始向动力链的上部操作，发现并减轻远端的不适因素。在操作过程中，要让客人了解你的操作程序。客人会感激你让他了解自己疼痛的状况及造成疼痛的原因。有些时候，疼痛完全是动力链上部触发点导致的。当你在不适部位发现极小块的不正常组织时就会对这一点有所了解：尽管小块肌肉治疗起来很容易，但是不适症状会依然存在。如果情况确实如此，要在开始的几次治疗时将注意力放在动力链的上部。

如果不适属于重复性拉伤（RSI），也称为“重复压迫拉伤”及“累积性外伤症”（CTD）。这种情况经常发生在非外伤性的前臂和手腕部不适，从而需要进行动作矫正。此类症状的治疗不属于本书讨论的范畴，也可能不属于你的服务范畴。如果是这种情况，你可能需要介绍客人去职业治疗师、医生或其他专门治疗重复性拉伤的医师处（包括评估站和动作培训机构）治疗。如果有此状况的是运动员，他们需要教练来帮助矫正训练的形式和训练方法。对于所有的客人来说，你可以通过评估他们的姿势和矫正上半身的不良姿势来使其恢复。

如果客人的不适状况是由直接的外伤引起的，则应先判断是否有肿胀和发炎。如果这两种情况都不明显，不要直接在肿胀和发炎的部位治疗，而是在这些部位的上面和下面操作。如果你接受过淋巴结引流技法的训练，这些技法也适用于这种情况[2]。一旦肿胀缓解，你便可以直接按摩受伤的部位了。要谨慎，不要引起客人的疼痛。因为受伤的肌肉通常会缺血和酸痛。（如果重复性拉伤中出现发炎的情况，可以使用同样的方法。）

提示 11-1

腕管综合征

腕管综合征（CTS）是最常见的重复性拉伤之一。这个拉伤可导致强烈的不适感而且花费也很大。现场的坐式按摩是治疗和预防手腕RSI综合征的最佳方法。我们从对50岁以下、患腕管综合征不足10个月患者的治疗记录中发现：多数情况下，采取保守治疗效果很理想。这一发现可以为你从事坐式按摩的业务带来广阔的市场。

腕管综合征主要会影响到长期用手从事工作的人以头部前倾和肩内旋的姿势。处于此姿势时，你的手位于身体的前面、肩呈圆形（内旋肩）、头前倾，并通常眼朝下看。长时间处于这个姿势的人，通常不会做特别的活动。坐在电脑前、商店收银员、编织及从事按摩工作都是有这种问题典型例子。对于从事按摩工作而言，我们需要用到下蹲的姿势。做此姿势时，身体前倾，会出现头前倾和肩内旋。因此，本书特别强调正确的工作姿势，并建议进行拉伸的练习，以平衡这个不利姿势带来的影响。

在身体呈头部前倾的姿势时，斜角肌会缩短并提高第1肋骨，从而使第1肋骨和锁骨之间的距离减少。这样会限制臂部的神经支配和循环。内旋肩则意味着胸小肌缩短，缩小喙突下面肌腱的臂丛神经的距离，因此也会限制臂部的神经支配和循环。这一情况会减低臂部、手腕部和手部肌肉对于重复性活动的承受力。

此外，当开始进行新的重复性活动或极大地增加重复性动作的频率和时间长度时（如电脑操作、编织或按摩），人通常会出现CTS现象。因为人体不能这么快地适应新的动作，因此会出现损伤。人无论在工作或娱乐时，都需要逐渐地去适应持续的激烈的动作。根据疾病控制和预防中心的统计报告：尽管RSI通常是由于工作而导致的，而只有47%的CTS手术所治疗的是与工作相关的损伤。记住，我们一生中只有14%的时间用于工作。而非工作引起损伤的因素包括肥胖、酗酒、睡眠姿势和缺乏锻炼。

CTS这个名称来源于手掌根部的中心点。这个部位包括9个屈肌肌腱和正中神经。由8块呈U型的腕骨组成。横向的手腕管韧带在这个U型的沟部拉住，在手腕管上形成一个很结实的"顶"。屈肌肌腱穿过并布满腕管，并包围正中神经。正中神经使拇指和前三个手指受到神经控制。

当肌腱周围的肌肉因为长期和重复的拉伤并压迫正中神经而出现肌肉肥大或发炎时，就会出现CTS症状。其症状包括：肌肉的控制力降低、神经功能减弱或消失、握力减弱、麻木、刺痛、疼痛，肌抓力和收缩力的减退[2]。

尽管一些长期的、慢性的腕管综合征需要进行手术，但是，通过按摩、拉伸和加强力量也可以进行治疗。即使已经选择进行手术，也可以在手术前进行按摩，使客人的状况有所改善，或术后按摩加强恢复的效果。此外，手术仅是治疗损伤本身，而对姿势的矫正、肌肉萎缩和酸痛点及客人存在的生活习惯的问题没有任何帮助。这些问题都属于客人腕管综合征的直接导致因素。因此，通常手术结束后，客人又恢复原有的习惯，导致损伤重新出现。

按摩师对于减少客人的CTS引发因素，如：不良姿势、神经受压、肌肉萎缩和酸痛点，从而加快其术后恢复可以起到非常重要的作用。教会客人在第8章中介绍的有益于颈、肩、前臂、手腕和手部的AIS拉伸技法可以帮助客人的术后的恢复，并可以预防复发。

症状评估技法

在开始治疗前，很重要的是评估客人的情况，判断客人不适的根源。通常会遇到的客人肘部和手腕部出现的问题有三个：高尔夫球肘、网球肘和腕管综合征。下面介绍的5个评估技法可以帮助你诊断客人出现的是上述的哪一种情况。

高尔夫球肘的诊断

内上髁炎通常称为"高尔夫球肘"、"小球队员肘"或"投手肘"。内上髁炎是发生在手和手指屈肌肌腱的投掷伤或重复性拉伤。造成肘部内上髁或恰好在内上髁近端的疼痛。对这类损伤进行检查时，可以对紧缩的屈肌产生阻抗。

客人的臂和手要直，肘部锁住。你开始发出阻抗力量。此时客人极力地试图弯曲手腕，而你则要阻止其手腕的弯曲。以3~4种姿势进行检查：开始时是手腕伸直的姿势，然后是弯曲45°（见图11-1），最后是弯曲90°。如果在做这三个姿势时均未感觉到疼痛，则可以让客人将手腕伸展45°。如果此时在肘部内侧或末端感觉到疼痛则说明是高尔夫球肘，特别是此时的疼痛与客人先前所经历的疼痛相吻合时则更是如此。

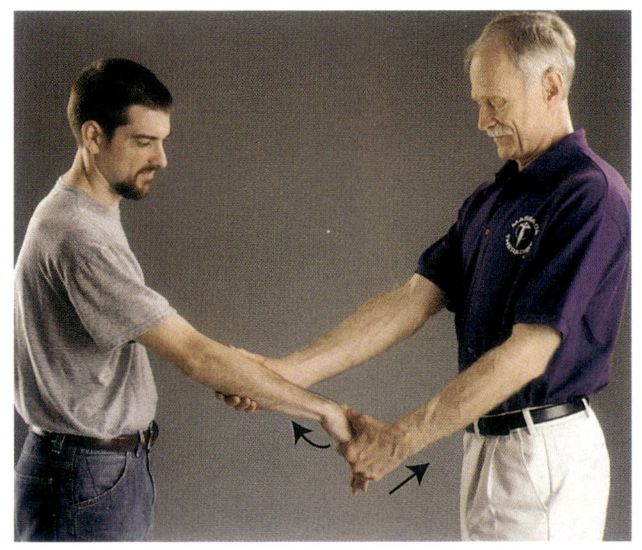

图11–1　**高尔夫球肘的检查**。客人将臂伸直，手伸开，阻止手部几个部位的弯曲，如图所示，伸展45°。如果客人感觉疼痛，检查并治疗前臂屈肌和内上髁。

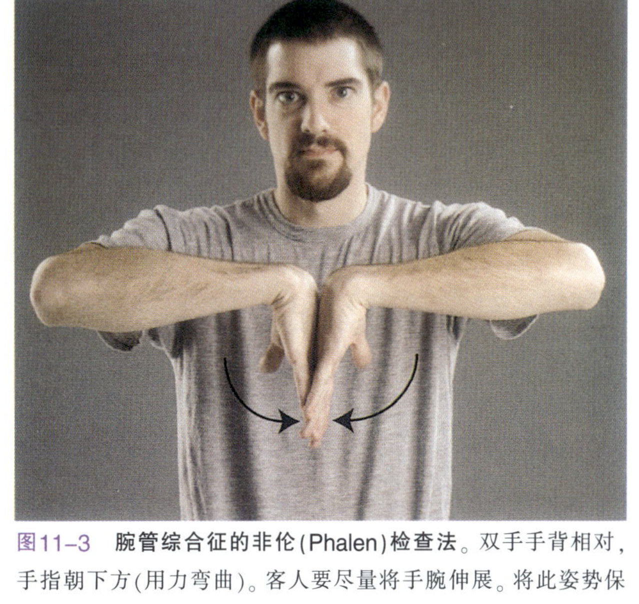

图11–3　**腕管综合征的非伦(Phalen)检查法**。双手手背相对，手指朝下方(用力弯曲)。客人要尽量将手腕伸展。将此姿势保持30~60秒。如果客人说在正中神经分布的部位有刺痛或麻木的感觉，则说明是腕管综合征。而如果客人的疼痛在手腕部或手部，则可能不是腕管综合征。

网球肘的诊断

外上髁炎也称为“网球肘”。这种损伤与内上髁炎相似。唯一不同的是问题发生在伸肌肌腱的外侧。检查的方式也相同，只是检查的方向相反。

客人的臂和手伸直，肘部锁住。客人极力收缩时，你要阻止其伸展的动作。你要检查3~4个姿势：手和手腕伸直；手腕伸开45°(如图11–2所示)，手腕伸开90°(或者让客人尽量伸展)。如果在这三个姿势上客人都没有感到不适，则让客人将手腕弯曲45°。如果客人的肘部外侧或刚好在肘部末端感觉疼痛，则说明是网球肘。特别是当客人先前感到的不适与此时的疼痛部位相吻合时更是如此。

腕管综合征的非伦(Phalen)检查法

客人呈站直或坐直的姿势，让客人将双手手背相对，手指朝下方(用力弯曲)。让客人尽力将手腕伸展，这样，两个手背用力相压。将这个姿势保持30~60秒。如果客人说在正中神经分布的部位有刺痛或麻木的感觉，则说明是腕管综合征。而如果客人的疼痛在手腕部或手部，则不是腕管综合征(图11–3)！

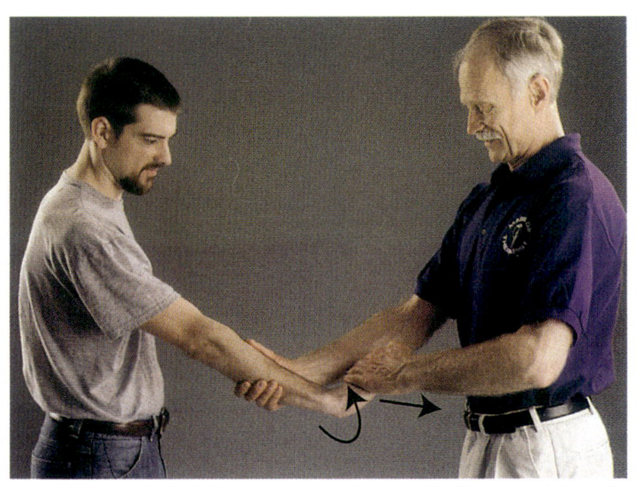

图11–2　**网球肘的检查**。客人臂伸直，手弯曲，阻止手部几个部位的伸展，如图所示伸展45°。肘外侧部的或其远端的疼痛感表明其肘部正常。检查并治疗前臂伸肌和外上髁。

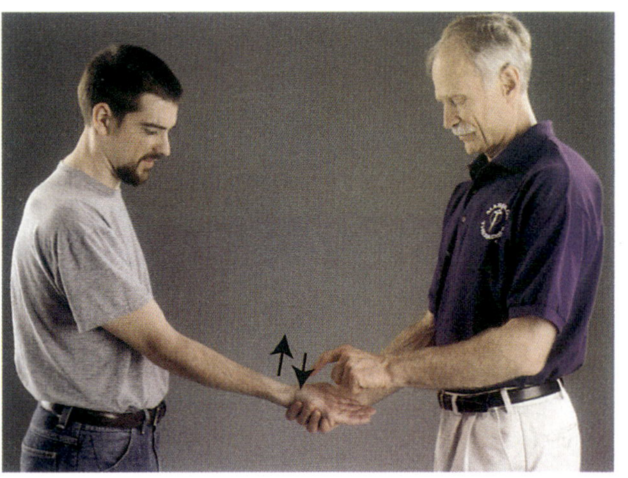

图11–4　**腕管综合征的提内尔(Tinel)检查法**。按摩师将一根手指放在腕管用力拍打(轻敲击打)。如果此时客人手部正中神经分布的地方有电击的感觉，说明是腕管综合征。

腕管综合征的提内尔(Tinel)检查法

支撑住客人的手腕,用力拍打。将一个手指放在手腕管上重复拍打(轻敲击打)。如果此时客人手部正中神经分布的地方有电击的感觉,则说明是腕管综合征(图11-4)。

使用按压拇指程序检查腕管综合征

支撑住客人的手腕，用一拇指压向手腕管深处。压力中等。如果客人在手部正中神经分布的地方感觉刺痛或麻木,则说明是腕管综合征(图11-5A)。

如果正中神经的检查的结果是阳性,则进行下面介绍的整条手臂的检查程序。也要对客人的前臂和颈部姿势进行评估。如果在还有剩余的治疗时间或客人进行了下一次的预约,则要为客人进行检查和治疗。

现在臂部的肌肉已经被预热，我们可以用第8章中介绍的方法来进行AIS前臂、手腕和手部的拉伸了。这样的操作方法对于腕管综合征和内上髁痛的治疗是非常重要的。对于客人来讲,回家后最重要的练习是屈肌拉伸和每个手指的拉伸。如果你需要温习这些拉伸的方法,可以查阅第8章中AIS部分。

拉伸可以在开始按摩之前操作,也可以如本章中建议的:在进行一般性按摩和具体部分的治疗性按摩之间进行。或者,也可以在所有按摩结束后进行。你可以根据自己的经验和直觉自行决定。根据AIS的评估内容,本书的作者倾向于在一般的放松性按摩和具体部位的按摩之间采用拉伸的技法。

需要提醒的是,AIS拉伸技法用于按摩师本人前臂的操作效果最佳。即使在没有任何辅助的情况下,在按摩前拉伸,来进行预备,并在按摩工作结束后再次进行拉伸。

治疗的准备工作

在开始进行专门的治疗之前，先操作第9章中介绍的臂部一般性放松程序。为了帮助你回顾这个程序,我们将其总结如下:

1.让客人将臂垂在体侧。此时,用你的双手推撞或摇动客人的整个上肢(图11-6)。从肩部下面的部位开始,然后向下至手腕,最后再反向进行。来回反复几次,每次移动一个手掌宽的距离。

2.将客人的前臂放在椅子扶手上,手掌朝下。

3.站在椅子前面,身体和客人的前臂在一条线上,面向客人。使用手掌的根部或松握拳,从手腕到肘部对前臂的伸肌一侧进行挤压敲击,做三遍。

4.让客人手掌朝上。

5.用在伸肌上使用的相同的操作方法,对屈肌进行同样的敲击。

6.让客人手掌朝上。

7.使用手掌的根部或松握拳,从手腕到肘部对前臂的伸肌肌肉进行5~7次深度循环摩擦。

8.让客人手掌朝上。

9.使用手掌的根部或松握拳,从手腕到肘部对前臂的屈肌肌肉进行5~7次深度循环摩擦。

如果你对这些步骤记不清楚，请重新温习第9章的内容。所有高级的技巧都是以这些程序为基础的。

前臂

现在,你已经完成了对客人的评估、预热和拉伸,便可以开始操作治疗的程序。在本章余下的部分,对于需要治疗的主要部位(前臂、手腕和手)都将进行操作方法的详细描述。先从前臂的操作开始描述。前臂的主要肌肉,起于肘部附近,止于手腕和手。要解决这两个部位的问题,都要对前臂进行按摩。因此,在对这个部位进行预热时,先要使用将这个部位肌肉组织松弛并放松的技法。然后,要使用更加具体的技法检查起于上髁的前臂肌肉。要对整个前臂进行检查,从而在多层的肌肉组织中确定酸痛点和触发点的位置。客人在前臂起止两个部位感到的不适,多数与前臂的肌肉高张力和触发点有关。无论怎么强调这点都不为过。最后再治疗手腕和手。

我们将分步骤地指导你如何彻底地检查整个前臂、手腕和手。这样做花费的时间会较长。在一节治疗中，有15~20分钟可能会花费在对一只手臂的治疗上。尽管这样做从时间的花费上看起来不太平衡,但是,其实网球肘或腕管综合征本来就会使客人的身体看起来不平衡。只治疗一侧比对其身体的每一侧进行相同数量的敲击按摩会使客人更加平衡。按摩另一只手臂时,要快速地进行预热和收尾。如果你觉得有必要按摩一下另一只手臂时,可以仅用几秒钟的时间来完成。

为节省时间，你可以省略对解决某位客人的不适不是非常必要的步骤。例如：如果客人感觉肘部酸痛，你便不需要再进行腕管综合征的检查。如果客人的问题是网球肘，你就没有必要再进行手腕、手和手指的按摩。通常，一个部位不漏地进行按摩并对每一个手指实施的活动技法对于腕管综合征并没有什么治疗作用。而对手腕的减压按摩仅对手腕部的问题起作用。尽管我们最好按照书中介绍的顺序来学习各种技法(这些顺序是有其逻辑性并有意义的)，但对操作顺序完全掌握后，对某些客人你也可以跳过一些没有必要的步骤。我们现在就要从上髁开始，顺着臂部开始我们的治疗了。

外上髁

外上髁是肘外侧(肘外面)一个有大块骨头的标志性部位(11–5B)。这是手腕、手长伸肌和肱桡肌附着的位置。用深度摩擦的方法进行检查，用静态按压进行治疗。

1.弓箭步下蹲，站在椅子前面，稍偏向一侧。

2.用相对于客人来讲靠内一侧的手抬起客人的胳膊。

3.将客人的手掌转向朝上，抓住客人的手腕。

4.用另一只手，将客人的前臂握在你的手中，将手向客人的肘部(向上)滑动。当你的手指触到客人外上髁大块的骨感部位时，停住。

5.向各个方向进行深度摩擦，检查整个上髁(图11–7)。上髁是肱骨的一部分，其一部分附着的肌腱沿肱骨的外侧缘达1~2寸长。

6.然后，使用深度摩擦，检查刚好位于上髁下面的(远端的)伸肌肌腱，距上髁2寸。朝上髁的位置进行1次纵向敲击和1次横向敲击。

7.发现酸痛点后持续按压8~12秒。如果肌腱或附着处感觉酸痛，则意味着整个前臂的伸肌一侧都需要按摩并拉伸，而肌腱是伸向远端直到手的位置。如果仅仅治疗肌腱，通常不会解决客人的不适症状。

内上髁

内上髁是手腕和手的长屈肌肌肉附着的位置，穿过手腕管的8个肌腱的起点都位于内上髁 (指深浅屈肌)。因此，对这一位置进行治疗是治疗腕管综合征的第一步。这也是高尔夫肘受伤的部位。多数按摩师会在自己发现这样的酸痛点。如果你是这样的情况，则要开始进行定期按摩、拉伸，并进行锻炼以预防其发作。这个部位的按摩程序会在下面的部分进行描述。

保持和治疗外上髁是同样的姿势， 替换手的位置。你内侧的手放在内上髁或内上髁的附近。用与检查外侧相同的方法检查内侧(图11–8)。

注意，尺神经位于表浅，在内上髁的后面远端。如果在你摩擦这个部位时， 客人感觉肌肉顺着臂部发紧、刺痛则将摩擦位置向前移。不要继续治疗布满神经的部位。

前臂屈肌

前臂屈肌起到使手腕和手指弯曲的作用。最长的屈肌的起点在内上髁。短一些的屈肌起于桡骨和尺骨的部位。屈肌肌肉有好几层。如果发育良好，这组肌肉可以有几寸厚。表层和深层的肌肉都会出现触发点，并放散到手腕和手， 其表现会与腕管综合征相类似，或仅仅导致明显的不适。对于表层肌肉的轻度按摩不会发现或减轻触发点的症状。记住，触发点是小块的、拉紧的纤维束。你必须要一寸一寸地检查整个前臂。按压时要深入到肌肉的深处，才可以对深层的肌肉和触发点产生效果。你对每一个部位的按压时间要足够长，这样才能使客人在有酸痛感或牵扯痛时产生治疗的反应。严谨而全面的操作才会使你的治疗产生效果。而这样的效果是许多其他按摩师所无法实现的。对于屈肌治疗的程序的介绍如下：

1.将客人的手臂放在椅子扶手上，手掌向上。

2.面朝椅子，弓箭步下蹲的姿势，与需要治疗的手臂在一条直线上。

3.深度摩擦，对整条前臂的弯曲一侧进行检查。将拇指或手指拱起，以保证按压有足够的深度。在每个部位深度摩擦，打5~10个圈。随着每一圈的深度摩擦，向肌肉组织的深层按压。要按压得足够深，从而给深层的肌肉带来治疗的效果。然而，按压时要掌握度，不要超过客人对疼痛所能忍受的范围。一定不要使客人的肌肉紧张起来。从客人手的根部开始治疗，然后从外侧向内侧，横向治疗手腕(图11–9)。

4.然后向近处移动一指宽的距离，从内侧向外侧治疗下一排触发点。

5.再向近处移动一指宽，从外侧面向内横向按压。

6.继续按之字形的路线进行按压，一直到肘部。一定要沿此路线检查屈肌肌腱，直到内上髁。也可以

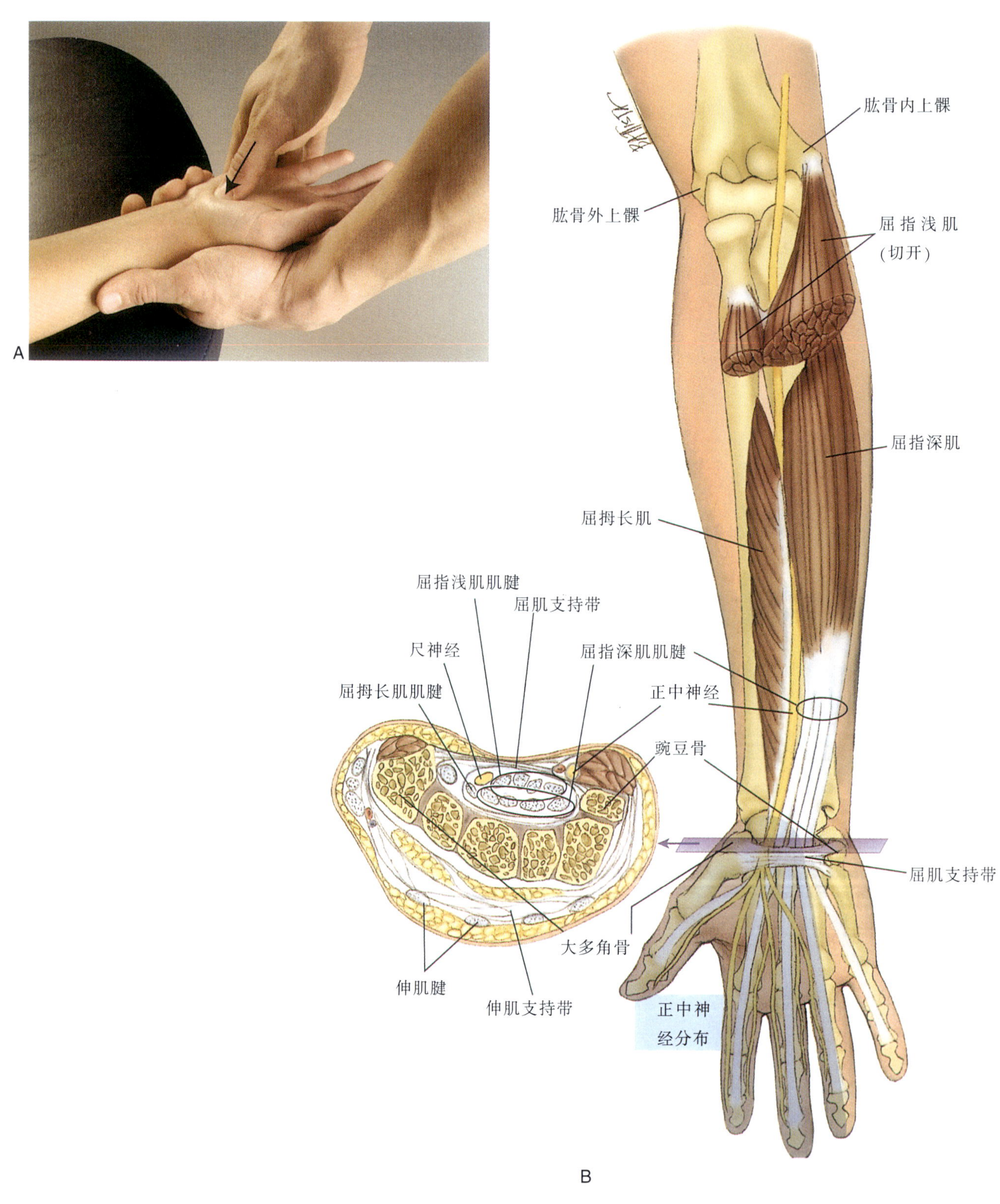

图11-5 **拇指持续按压检查**。(A)用拇指在客人的手腕管上进行持续按压。如果客人在手部正中神经分布的地方感觉刺痛或麻木，则说明是腕管综合征。(B)前臂和手的示意图。此图中显示穿过手腕管的肌肉和肌腱，及手部正中神经的分布(阴影部分)。手腕部的水平面所显示的是手腕管的详细结构。

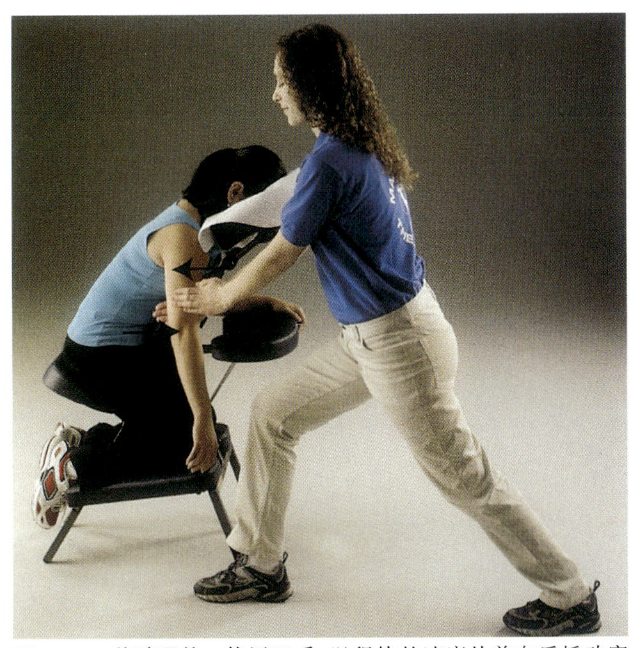
图11-6　**前臂预热**。使用双手，以很快的速度从前向后摇动客人的臂，但力度要中等。向下移动到手腕，再回到肩部的下方。将这个程序重复1~2次。

用工具来操作，避免拇指过度劳累。

7.当遇到酸痛点和触发点时，停住，持续按压8~12秒。

8.要不断地询问客人的感觉，以保证对客人所感觉到的酸痛点和触发点的按压力度适宜。

9.在客人感觉发紧、酸痛点或触发点的部位，你可以让客人弯曲或伸展手腕。你可以停在这些部位或进行循环深度摩擦按压。这样做可以拉伸肌肉组织并促进血液流通。

10.如果可以在多个部位有酸痛感，为了让你的拇

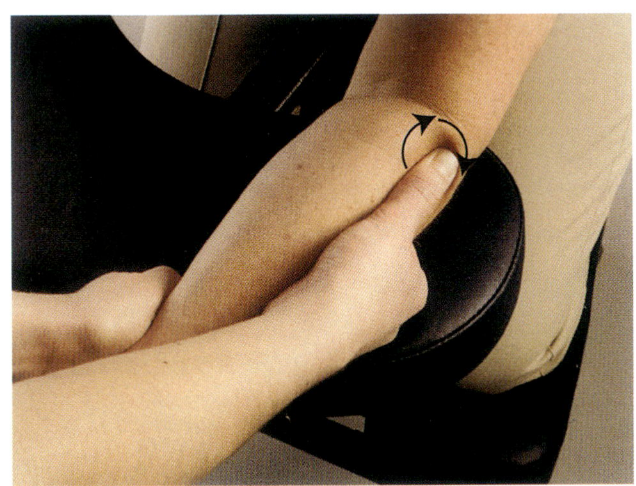
图11-7　**外上髁**。深度摩擦上髁进行检查。并分别在上髁向上和向下1~2寸的部位继续进行检查。用持续按压来治疗酸痛点。

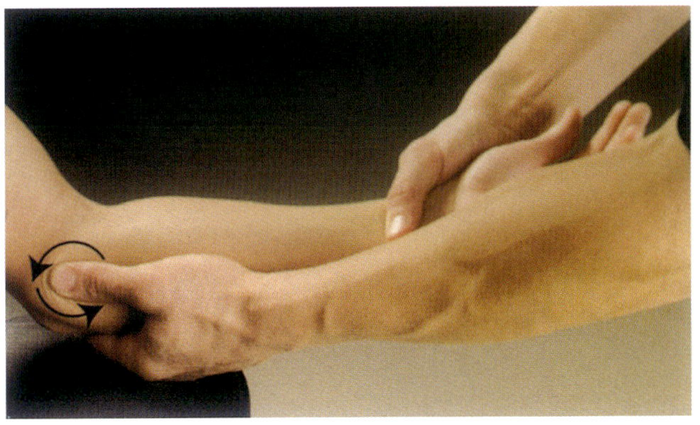
图11-8　**内上髁**。深度摩擦上髁进行检查。仍对离开上髁2寸远的部位继续进行检查。不要按压上面和后面的部位。因为尺神经位置表浅。用持续按压对酸痛点进行治疗。

指得到休息，每隔几分钟，你要用手掌在前臂上进行几次深度摩擦。力度可以是轻度至中度。这样做可以使客人在重度按摩过程中得到轻松的感觉。你也可以做3~4秒钟的中速至慢速振动按压，来代替深度摩擦。

提示 11-2

上髁损伤

肘部上髁的损伤通常是由于重复性的拉伤造成的。通常，按摩师会发现他们自己的上髁和肌腱也很酸痛。出现RSI损伤时，很少会伴有发炎的症状。通常是由于重复性的拉伤导致胶原退变。而胶原退变不是肌肉撕裂及消炎的过程引起的。使用按摩治疗这种类型的损伤很有效果。特别是使用深度摩擦效果更佳。有关RSI的发炎症状，请参见第6章。由于运动及工作中的活动会给肌腱和上髁骨膜带来极大的负荷，也会引起上髁的损伤，造成肌肉撕裂[3]。

例如：篮球、高尔夫球和使用锤子都是需要使用屈肌的活动。这样的活动会伤害到内上髁的肌肉附着点。而使用伸肌的活动，如：网球中的反拍击打，会伤害到外上髁的肌肉附着点。由于身体试图自己愈合受撕裂的部位，会出现发炎的现象。当为客人治疗急性损伤时，由于炎症依然存在，要轻轻地拉伸并按摩有发炎症状部位附近的区域。建议冰敷发炎的部位，并让此部位休息，待炎症消失后再治疗。因为持续的抛物活动或短时间内继续从事类似的活动会使受伤的部位继续受到刺激。一旦发炎症状消失，便可以直接用深度摩擦对末端上髁和肌腱进行治疗。如果有必要，同样在发炎部位的远端开始进行检查和治疗，直到手腕部为止。如果客人是在高尔夫球和网球运动中受伤，则需要使用正确的运动方式和技法，以防止再次受伤。建议接受有资格的教练的辅导。

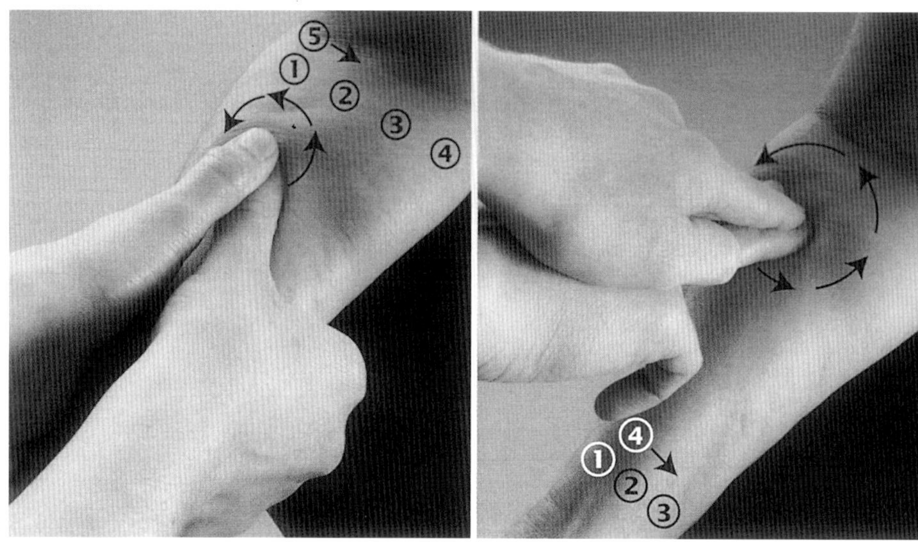

图11-9 **使用循环深度摩擦检查并治疗前臂屈肌。**(A)拇指拱起。拇指上方标注的号码显示的是拇指放置位置的顺序。用这样的方法来检查前臂上的每一处肌肉。(B)用拱起的指尖，而不是拇指。指尖下面标注的号码显示的是检查整个前臂时的操作顺序。从手腕部开始检查，一直向上，直到肘部。

伸肌肌肉

多数情况下，伸肌和屈肌是相呼应的。伸肌位于前臂的另一侧，起始部位是外上髁和桡骨及尺骨的后面。屈肌的作用是使手腕和手指伸展，与屈肌的作用相反。伸肌与腕管不同，其结构不会出现问题。然而，这个部位的肌肉也会出现张力亢进的问题，出现触发点，或发生重复性的拉伤。例如，操作电脑键盘时，伸肌会用力或比屈肌用力大。从而由于过力出现肌腱炎。检查前臂伸肌时的具体方法与检查屈肌相同。翻转前臂使手掌朝下，并重复整个程序。唯一不同的地方是对肱桡肌下面旋后肌的检查方法。其程序描述如下：

翻转客人的前臂，使其手掌朝下，在伸肌部位重复在屈肌部位的操作程序。一定要使用深度摩擦的方法，在肱桡肌近端3寸的位置使肌肉活动起来并“挖”这个部位的肌肉。用这样的方法来检查旋后肌。旋后肌位于肱桡肌的下面，会形成肘部和拇指疼痛的触发点。旋后肌通常是网球肘发病的部位，会牵扯到桡神经，造成手部刺痛、发麻及动作失控(图11-10)。

一定要检查这个部位的每一块肌肉。在每一个点上进行5~10次的摩擦，以作用于深层肌肉，并让客人的肌肉有足够的时间进行反应。此时可以使用代替拇指的按摩工具。

手腕

手腕关节是由尺骨头、桡骨远端和8块手腕骨组成。所有这些部分由复杂的韧带连接在一起。指挥手部动作的大量肌腱和神经从这些复杂的结构中穿过，并由很结实的筋膜结合在一起。这些筋膜称为屈肌和伸肌的支持带。腕关节会出现扭伤和过力损伤。下面

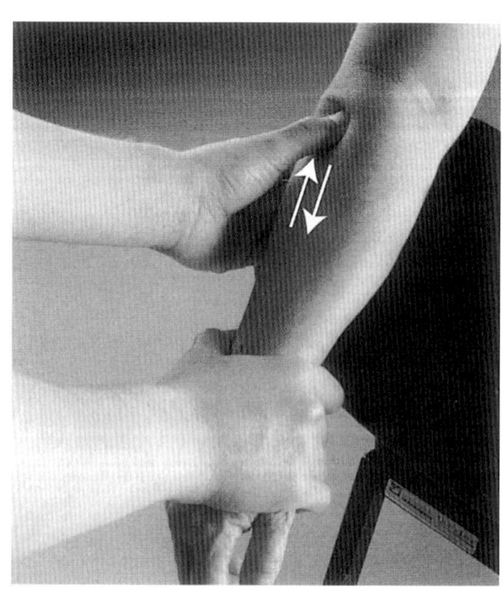

图11-10 **旋后肌。**按摩师正在以45°角在侧面按压肱桡肌下面的部位。同时，通过深度摩擦按压来检查旋后肌外侧部分。重复，从内侧检查旋后肌的另一半部位。

一个治疗步骤的目的是进行拉伸，使支持带恢复正常，减缓肌肉的缺血和粘连。这个步骤可以通过肌筋膜拉伸和深度摩擦，并伴以压痛点上的静态按压来完成。然后，再进行一系列的操作，用牵引、肌筋膜拉伸、轻抚法及活动关节的方法对手腕部进行减压。这样的一套程序基本上可以解决所有的手腕部不适。无论是扭伤，还是腕管综合征都能得到治疗。

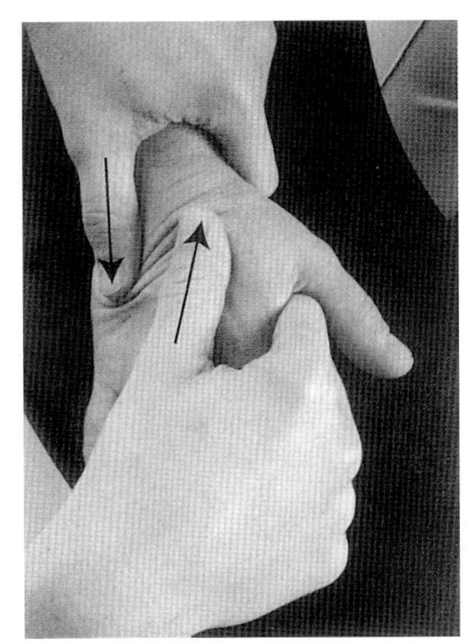

图11-11 **伸肌支持带**。对客人手腕部伸肌（背侧）进行横向肌筋膜拉伸。停住，找到拉长的感觉。拉伸3~4个部位，然后拉伸肌肉。

手腕部的肌筋膜拉伸

腕管手术方法之一是在屈肌支持带的下面放一个探针，并向前拉，以拉伸支持带，让手腕管处有更大的空隙，以此减少对正中神经的压力。这种手术拉伸肌筋膜的方法很有效，但却是有创性的。同时也不是我们本书的讨论范围。肌筋膜拉伸的目的是从外部达到相似的效果。筋膜从伸肌一侧背侧、左侧和右侧周围开始被拉伸。最后是屈肌一侧和腕管部位。其步骤描述如下：

1.使用拇指或指尖，在手腕的四周，向不同的方向进行肌筋膜拉伸。

2.将皮肤拉紧，握住，寻找组织拉长或“肌肉散开”的感觉。此步骤目的是拉伸或拉长腕部支持带。

3.从伸肌一侧（背侧）开始，横向拉伸肌肉，然后拉伸伸肌支持带。伸肌支持带位于腕关节和腕骨上（图11-11）。

4.拉伸桡骨（拇指侧）和尺骨（小指侧）侧，先是拉伸横向的肌肉，然后是向着屈肌一侧扩张（放松）这个部位的肌肉。

5.最后拉伸屈肌一侧，先是横向拉伸肌肉（由远到近），然后是由外向内。如果时间有限，只做屈肌一侧的拉伸（图11-12A）。

腕部支持带深度摩擦

按照手腕部四周各方向的深度摩擦方法进行肌筋膜拉伸。仍然将重点放在手腕部四周的支持带部位。每次在每一侧按摩一指宽的距离。如果时间允许，在完成深度摩擦治疗的步骤后，在屈肌一侧再次进行肌筋膜拉伸。注意，如果腕管有炎症，你按压腕管时，客人会感觉非常疼痛。对于有这一现象的客人，按压的位置要局限于手腕管两侧、上面和下面（图11-12B）。

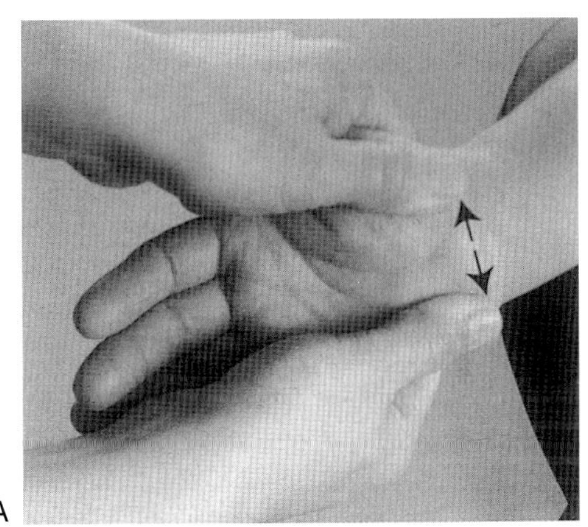

A

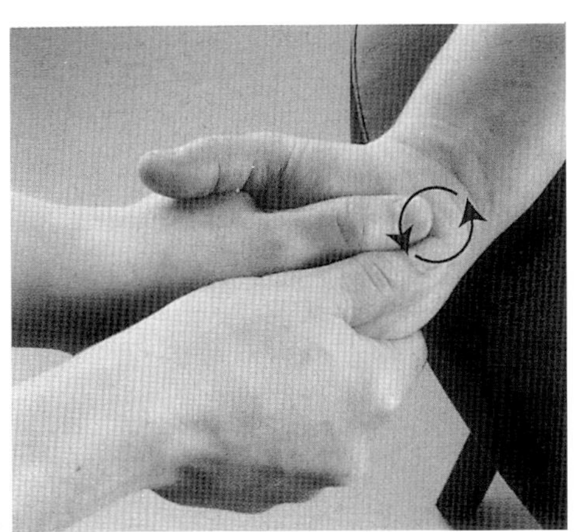

B

图11-12 **屈肌支持带**。（A）对客人手腕部的屈肌（掌侧）进行横向肌筋膜拉伸，拉伸肌肉。（B）深度摩擦手腕部的屈肌。要避开手腕管。但是如果主述手部有痛感或刺痛感，要对手腕部的四周进行治疗。

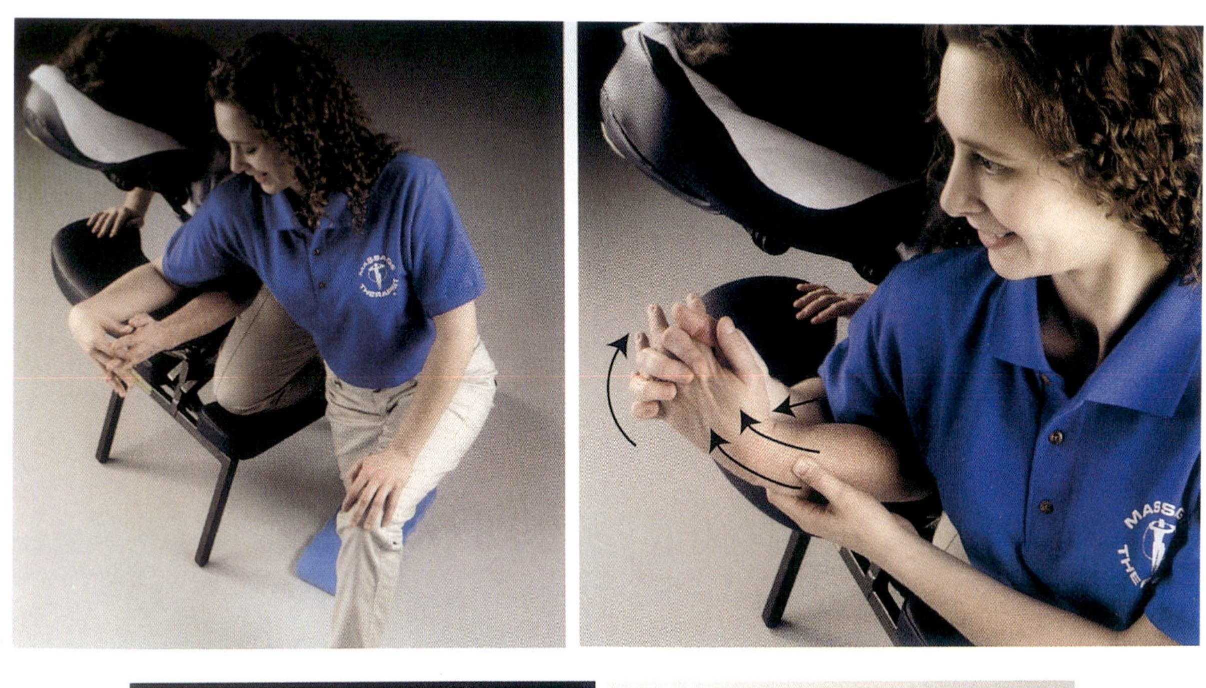

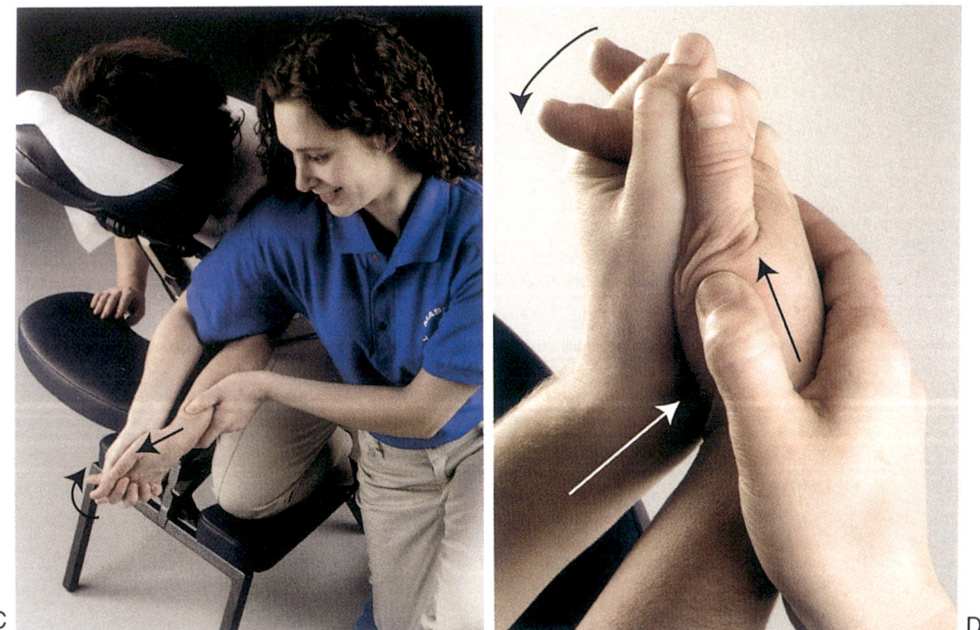

图11-13 **腕部活动**。(A)姿势1:跪在客人身旁,手臂放在客人内侧,手掌合在一起,手指相互交叉。(B)姿势2:客人手部弯曲,并牵引住,治疗客人手腕伸肌。从客人手腕近处2寸的位置开始轻抚按压到距手腕远处2寸的位置。(C)姿势3:治疗客人手腕桡侧(拇指侧)。保持屈曲和牵引力。偏向尺侧,然后向远端横向轻抚按压手腕关节,直到拇指第1个关节。(D)第3个姿势的特写镜头。

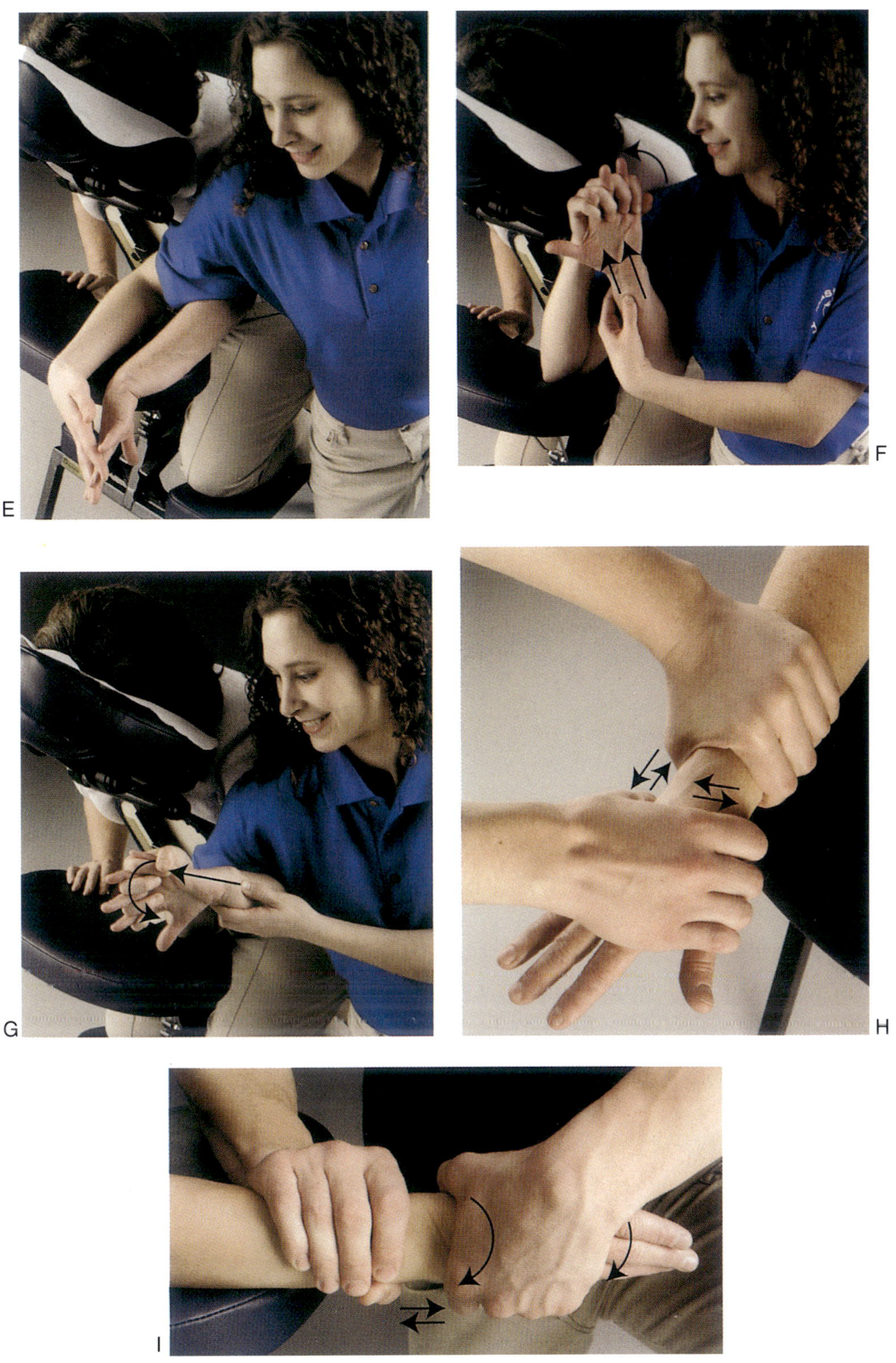

图11–13　(续)(E)姿势4：重新摆放姿势，使你的手掌抵住客人的手背，手指相互交叉。(F)姿势5：治疗屈肌一侧。(G)姿势6：治疗尺侧(小指侧)。保持屈曲和牵引的姿势，偏向桡侧。然后，从远端横向轻抚按压手腕关节，直到小指的第1个关节。(H)姿势7：牵引和切应。将手腕关节拉开时，要稳住客人的前臂，然后向外侧和内侧移动客人的整个手部，重复5~6次；再从前向后(在这个姿势时，是从地板向天花板的方向)重复5~6次。(I)姿势8：牵引和扭矩。保持向远端牵引，稳住客人的前臂，逆时针转动客人的手。在这个位置上停住6~10秒。然后，顺时针转动客人的手，停住6~10秒。

实践经验

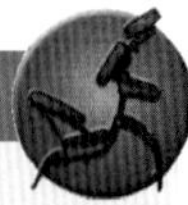

检查伸肌腱病变

如果你的客人被诊断为腕管综合征(CTS),而且客人需要长时间地操作电脑,那么就要进行本章中介绍的CTS检查。客人患有伸肌痛或伸肌腱病变的情况很普遍。这种情况会被误诊为腕管综合征(CTS)。让客人指给你看他感觉疼痛的部位。如果是手腕的背面,他极可能患的不是腕管综合征。

现在电脑的键盘功能都很敏感,因此,不需要用多少力就可以操作。而操作电脑的人抬起手指需要的力度比把手指按下去的力度要大。因此,会造成伸肌肌腱疼痛。要使用本章介绍的方法,彻底检查肘部外上髁的伸肌及其附着点。拉伸时,重点要放在手和手指的屈曲上,以拉伸伸肌。一旦客人的状况有所缓解,要进行伸肌的加强练习。在第6章中,我们介绍了几个有效的伸肌练习。

手腕部活动

屈肌和伸肌的重复收缩会压迫手腕骨和手腕关节。这一系列的操作方法可以减轻压迫并活动这个重要的部位。这个操作分为两个部分。第一步是使用牵引和轻抚法向手腕部的四周拉伸筋膜。第二步是使用切应力牵引和旋转的动作来活动腕关节。在继续进行操作之前,要了解下面介绍的禁忌证。

1.跪在或坐在按摩椅旁,面部与客人朝相同方向。(进行此操作时,使用其他的坐式支撑系统可能不太有效。)

2.将你的肱骨放在客人的肱骨上,你的肘部向内,稍位于客人的前面。

3.将你的手掌和客人的手掌合在一起,并与客人的手指相交叉(图11–13A)。

4.将客人的臂抬起,将他的肘弯曲,约45°。

5.然后,展开你的手,向远处压客人手的根部,从而使客人的手屈曲。这个动作可以拉伸客人肘部和手之间的部位,为肘部减压。而更重要的是,这个方法可以为客人的手腕关节减压。注意,如果你的前臂比客人的长,则将你的肘部向内靠,与客人的肘部有一段距离,这样会形成一个大的三角形。如果你的前臂比客人的短,则将你的肘部抵住客人肱骨前面。在某些情况下,可能会有必要在客人的前臂上放一块毛巾或垫子之类的东西,进一步抬高按摩师的肱骨。

6.保持住牵引力,使用你另一只手的拇指,横向轻抚按压客人的手腕关节。从客人手腕部近处2寸的部位开始,到距手腕部远端2寸的部位结束。在操作这个步骤时,想象客人的腕骨和腕关节的压迫感减轻(图11–13B)。

7.在整个手腕部伸肌一侧对此重复操作。不需要使用润滑剂。但是,要调解力度,从而可以在皮肤上滑动。按压要实,但不要引起客人皮肤的疼痛或拉起客人的汗毛。

8.保持客人手腕部的牵引和屈曲,用指尖朝着客人手部的小指一侧(尺侧)点击手腕,并轻抚按压手腕的外侧(拇指侧)。从手腕的近处向远处移动2寸,直到触及拇指的第1关节为止(图11–13C,D)。

9.将手腕归位,轻轻释放加在客人手腕部的牵引力。

10.放开客人的手,但是还要将你的肘部和前臂放在原位(客人前臂的内侧)。

11.旋转客人的手,使其手背抵住你的手掌。

12.再次和客人手指相互交叉(图11–13E)。

13.将你的手腕转成伸展的姿势,同样将客人的手腕伸展开。

14.使用你另一只手的拇指,在客人手腕屈肌一侧,从手腕近处2寸的位置开始向远处2寸的位置轻抚。同在伸肌一侧的操作方法相同(图11–13F)。

15.在客人手腕的整个屈肌一侧重复3~5次。

16.然后,保持伸展和牵引,向着拇指一侧(偏向桡侧),用指尖点击客人的手腕,并治疗手腕部的小指一侧(图11–13G)。注意:要记住你和客人的手指在交叉,不要将客人的手指捏在一起。用你的指尖抓住客人的手指,不要将手指的指骨挤在一起,因为这样做客人会感到很不舒服。

17.从伸展的姿势还原,放开客人的手。

18.让客人摆动手腕。客人此时应已感觉轻松,活动更自如。

手腕部减压的最后程序是将手腕关节牵引开,并用切应和旋转的动作活动手腕关节。切应的动作是当关节在原位时或"垂直"时,其动作方式与关节轴线成

禁忌证

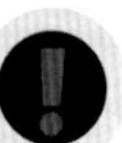

急性手腕部损伤

出现急性手腕部损伤时,如果出现严重的肿胀或有骨折的可能,则不要进行手腕部的活动。建议客人去找医生进行诊断。

正交。

1.站在客人一侧,面向他的手腕。将其手掌朝下,用你的双手抓住他的手腕,抓在其手腕和臂的背面。将你的一只手放在客人手腕关节的远端,另一只手放在近端。

2.牢牢地将关节拉开。

3.保持这个姿势。在侧面,将客人的手直线地向后、向前(从侧向内)移动4~6次。将客人的前臂扶稳。这是一个在手部手腕骨和前臂尺骨和桡骨小幅度的动作(图11-13H)。

4.继续拉伸,将客人的手从前向后活动4~6次。这个动作即不是弯曲也不是伸展(不要让客人的手腕部弯曲)。关节的一侧水平地向关节的另一侧移动。

5.保持手腕部的伸开姿势,不要让客人的前臂移动。逆时针旋转客人的手。在动作停下来时,保持6~10秒。在拉长时,寻找"蠕动"的感觉(图11-13I)。

6.然后,顺时针拉伸并旋转,停住6~10秒。

7.放开手腕部。

8.让客人摆动手腕部,在能力所及的范围内活动手腕。问一下客人感觉如何。

注意:在抓住客人的前臂时,要靠近两侧的关节部位。在做切应和旋转动作时,一定要先牵引。在预防手腕部受伤和恢复性的治疗中,这个方法是效果极佳的。

手部

手部的内在肌肉也会由于前臂或手腕骨的神经牵扯刺激而张力亢进。放松这些部位的肌肉有助于减轻残留的疼痛。当客人手部受伤或有关节炎都会出现手部疼痛、僵硬、失去灵活性及其他的不适症状。手部肌肉也会出现触发点及相近似的症状,如:关节炎。除非客人所描述的手部或手指的不适是其他的情况,否则,我们没有理由不进行细致的检查。具体步骤在下面的章节中介绍。当然,如果你的工作场所是美容院的话,在美甲前使用手部的程序是很好的。在你认为适当的时候,为客人使用手部的治疗程序。手部按摩总是非常受欢迎。

掌骨间隙

本节所介绍的内容的重点是位于掌骨间的骨间肌和蚓状肌。这个部位的肌肉帮助从事微小的动作,特别是掌指骨关节的动作。最容易接触这些肌肉的位置是在手背。在手掌也有骨间肌。从手掌,你可以操作到拇指肌肉及其他的手部肌肉。掌骨肌肉也会出现触发点,并牵扯到手掌、拇指蹼及第一手指和小指。这样的痛感类似关节炎的痛感,并在指骨关节间的远端出现酸痛结,即称为西伯登(Herberden)结[4]。由于掌骨间的缝隙很小,可以用小指或小的按摩工具来接触到掌骨间的深处。程序描述如下:

1.将客人的手臂放在椅子扶手上,手掌朝下。

2.站在客人面前,面朝按摩椅,与客人要治疗的一侧前臂成一条直线。

3.用一个指尖,在手背的掌骨间进行深度摩擦。摩擦时的方向与掌骨平行。从指蹼开始摩擦,向近端移动。每次1/2英寸的距离,直到手腕骨为止。每两个手指之间和拇指与食指之间都要进行摩擦(图11-14)。

4.将客人的手转为掌心朝上。在手的掌心一侧重复刚才的步骤。

手指

当客人手指受伤,或酸痛、疼痛时需要进行对手指的治疗。这样的治疗也有助于促进手指的动作功能。虽然这很耗费时间,但是这样的治疗对于有手部不适的客人很有帮助。在操作如下的步骤时,要使用轻度到中度的压力。

1.给每个手指关节囊的四周进行4~6次的纵向深度摩擦,包括掌指骨关节(图11-15)。

2.在摩擦小指时,沿第5掌骨,进行向上摩擦到尺骨。这个部位的肌肉是小指展肌。你也可以用钳式手法夹起这个手指并进行检查。这个部位肌肉的触发点可以牵涉到整个小指[4]。

3.握住指关节的两侧,用同样使用于手腕部关节的操作方法活动指关节。

禁忌证

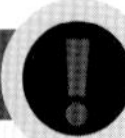

变性关节炎及骨质疏松症

对于患有变性关节炎的客人,未经医生允许,不可以为其使用手腕部和手指的活动技法。同时,当为有严重骨质疏松症的老年客人活动手指关节时,要特别加以小心。

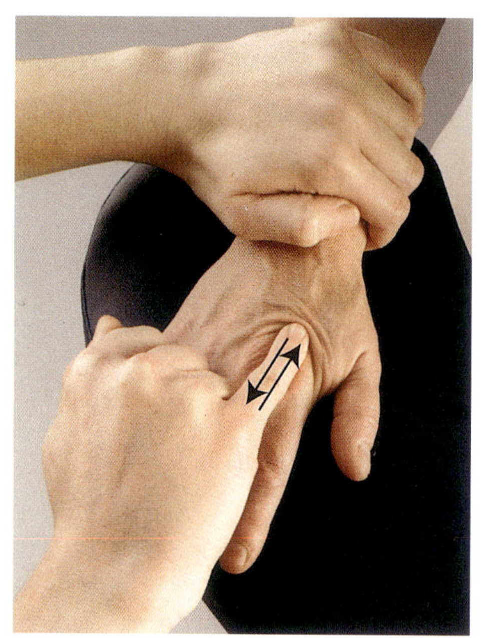

图11–14 **掌骨间隙**。用小指，使用纵向深度摩擦检查手的伸肌一侧(手背)。

4.将关节拉开，从相反方向活动关节的两侧。从外侧向内并从前向后进行这个切应的动作。注意一直要保持住牵引力(图11–16)。

5.继续以上述的方法握住手指，拉动并旋转每个指关节。从关节的远端向近处操作(掌指骨关节)。逆时针旋转，然后在进行牵引时顺时针旋转。将手指拉开时，保持住几秒钟。

注意：记住，对于拇指也要进行以上步骤的操作。

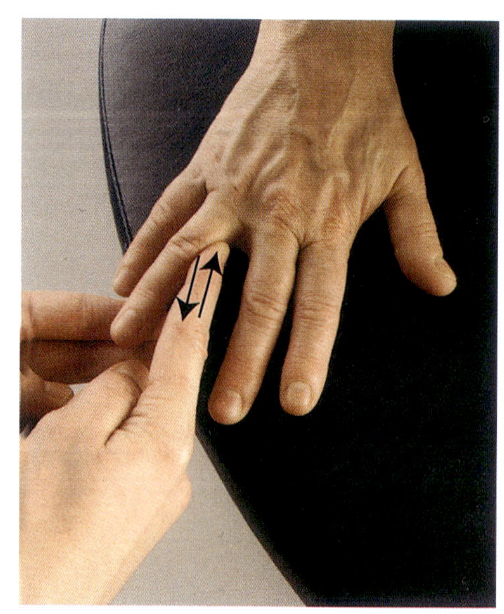

图11–15 **手指**。深度摩擦4~6次，治疗关节囊。治疗每个手指关节的四周。撑住被治疗的关节的相反的一侧。注意图中显示的不正确的支撑姿势。

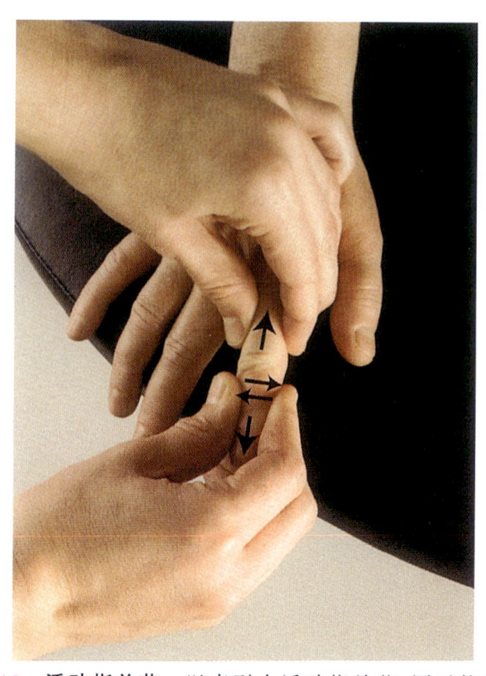

图11–16 **活动指关节**。以牵引力活动指关节，同时使用切应方式从外侧向内，从前向后活动，并同时旋转。每一个关节囊都要进行这样的操作。

指蹼

手指治疗的下一个步骤是检查每一个手指的指蹼。用钳式的手法压、捏这个部位的肌肉。如果有酸痛感，要持续按压(图11–17)。

拇指

每个人的拇指的用途都很多，特别是按摩师更是如此。下面的操作程序适用于拇指疼痛的客人。注意，此处要结合第8章中介绍的AIS拇指拉伸技法。

1.使用钳式手法按压和揉捏这个拇指的指蹼肌肉。

2.在拇指根部周围进行深度摩擦，彻底检查这个部位。

3.检查手掌内侧的高出部位(拇指的掌垫)。使用循环深度摩擦按压下去。然后，尝试着拉起来这个部位的肌肉，用钳式手法按压并揉捏。

4.如果发现酸痛点和触发点，持续按压。拇指肌肉的触发点会牵扯到拇指的局部[4](图11–18)。

操作程序总结

最后，手臂的治疗程序可总结成如下步骤：

1.重复检查前面所发现的酸痛点和触发点。

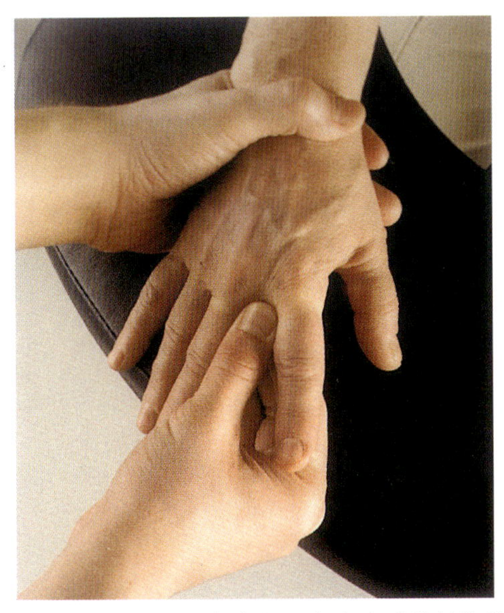

图11-17　**指蹼**。用钳式手法压、捏每个手指间的指蹼。

2.回顾拉伸技法，可给客人留回家做的练习。

3.对动作受限制或疼痛的部位，再次进行拉伸。

4.将客人的手臂从椅子扶手上移开，垂在体侧。

5.使用治疗开始时的方法，用双手，从后向前滚动臂部的肌肉，最后在手部结束。

6.用握手的方式，抓住客人的手，用中等的力度向外摇动手臂，向不同的方向摇动，进行“放松”。逐渐减轻摇动的幅度。将手臂放回到椅子扶手(摇动震颤)。

7.为了使客人在按摩结束时有兴奋的效果，你也可以使用轻敲法。当然，在触发点部位不要使用轻敲法。这样会使触发点再次出现。

8.为了使客人在按摩结束时有兴奋的效果，使用较不剧烈的程度滚动和摇动手臂。然后，以轻缓、慢速的敲击结束，并转为缓慢的轻度神经按压。

9.如果时间允许，并适合需要，对另一只手臂重复以上全部或部分程序。

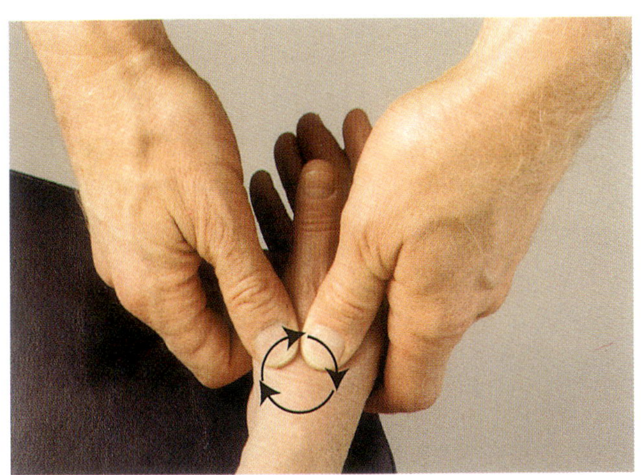

图11-18　**拇指**。使用循环深度摩擦检查拇指的根部。

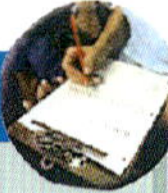

案例学习

网球肘

在你所在城市的一个大型健身中心进行坐式按摩。这个中心正在主办城市网球公开赛。这是一场三天的赛事。你被许可在网球馆附近的一个人流量很高的地方开展按摩。为了这个机会，你要好好准备。

1.要设计一个坐式按摩程序来评估网球肘。

2.在15分钟左右完成你的操作程序。

注意：如果时间有限，且客人的双臂都有问题，对有严重问题的一只手臂使用以上的程序，而对另一只手臂进行一般性的治疗。

总结

前臂、手腕和手部损伤非常常见，使用坐式按摩对于这些部位的治疗与卧位按摩一样同样有效。前臂的治疗程序的基础是第9章中介绍的放松技法。开始时使用的一般性技法和结束时使用的技法都是相同的。两者之间的差别是每一个具体部位检查的程序，即：对每个部位一寸一寸地检查，寻找酸痛点和触发点。当发现后，进行治疗，使其恢复正常。

上髁和腕管的检查可以帮助你判别客人不适的根源。网球肘是肱骨外上髁手长伸肌附着点的损伤。而高尔夫球肘是手长屈肌在内上髁附着点的损伤。腕管综合征是由于重复性受伤而导致腕管正中神经受牵制所致，直接导致手部疼痛和功能不良。

第8章中介绍的AIS程序在一个程序中概述了检查和治疗的步骤。使用AIS拉伸技法可以检查并治疗活动和动作中的疼痛问题，也可以作为客人回家的练

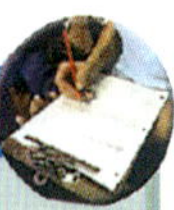

案例学习

老年人的手部疼痛

你在养老院为居民进行坐式按摩的志愿者服务。几位老年人有指关节肥大症状和手部疼痛问题。

1.老年人适合用哪些技法？

2.会有哪些禁忌证？

3.你如何发现某位客人有禁忌证？(提示：此处是否有护士站？)

习。同时对按摩师本人前臂的锻炼也有帮助。

基于客人的不适情况,你必须决定在每次按摩中使用哪些程序或哪些部分的程序。对于一些患有腕管综合征的客人,没有必要进行手指和拇指的治疗。同样,对于患有网球肘的客人,也没有必要治疗手腕和手。每个治疗程序都可以根据你的需要、基于时间和客人的不适程度而单独使用。

参考文献

1. Academy of Orthopedic Physicians. "Cumulative trauma" claims driven by job happiness, financial incentives. *Academy News*. The Annual Meeting Edition of the AAOS Bulletin, March 22, 1998.
2. Tortland PD. Nonsurgical management of carpal tunnel syndrome. *Techniques in Orthopedics*, 2003;18:23–29.
3. Lowe WW. Condition on focus–Medial epicondylitis. *Orthopedic & Sports Massage Reviews*. Issue 38, January/February, 2001.
4. Travell JG, Simons DG, Simons LS. Myofascial Pain and Dysfunction. The Trigger Point Manual, vol. 1. *Upper Half of Body*, 2nd ed. Baltimore: Lippincott, Williams & Wilkins; 1999.

笔记

第 12 章

肩部的治疗程序

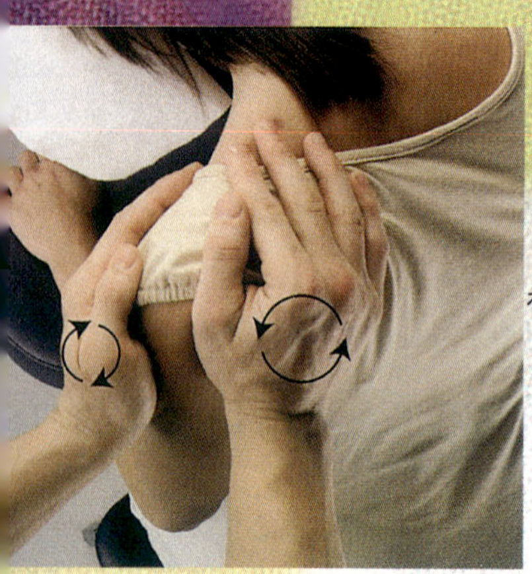

“所有为人类进步所做出的努力都是痛苦的过程。没有什么可以替代这样的努力。”

马丁·路德·金

本章内容摘要

- 列出需要肩部治疗的常见症状
- 在肩部进行AIS拉伸程序
- 在治疗的准备工作中，要预热肩部组织
- 治疗肩部每块肌肉的治疗程序

关键词

心绞痛：收缩性疼痛、刺痛、麻木及从胸部向手臂的放射性疼痛。通常是由于心肌缺血造成(心脏病)。当然，也会由于肩带的触发点引起"假性绞痛"。通常发生的部位是胸大肌、胸小肌、前锯肌及锁骨下肌。

黏液囊：与滑膜和液体连在一起的囊。通常形成于产生摩擦的部位，如：肌腱或肌肉与骨头摩擦的部位。

黏液囊炎：通常是由于与肌腱的摩擦而产生的压力过大或使用过度而形成的黏液囊发炎。

窝：骨头或某部位水平面下的窝或凹进去的部分。

关节窝：肩胛骨头上凹进去的部位。此处与肱骨头相连，形成肩关节。

盂肱关节：肩关节。

结节：骨骼上轻轻隆起的部分或骨骼上的结。是肌肉在骨骼上附着的位置。

如果客人的不适涉及的是肩部，你会需要花些时间来彻底地检查和治疗肩带的每一块肌肉。幸运的是，坐式按摩可以使我们如在卧位按摩中一样容易地接触到这些部位的肌肉。(除下肩胛骨下部外。使用坐式按摩时，我们无法如在卧位按摩中那样完全而有效地治疗肩胛骨下部。)

通常出现的需要采用特别治疗程序的肩部症状包括：

- 不需要进行手术治疗的肩关节囊受伤
- 需要手术或已经进行了手术的肩关节囊受伤
- 冻结肩
- 肩关节的动作限制问题
- 肩部的疼痛
- 腕管综合征
- 高尔夫球肘和网球肘
- 圆肩(内旋肩)
- 头部前倾的姿势
- 高或低肩

下面将介绍的肩部治疗程序可以很有效地解决上述不适症状，通常都会减轻不适的程度。这一程序会占用一个标准的坐式按摩治疗程序中的大部分时间。因此，你要使客人了解，你将没有时间进行其他部位(如：后腰)的治疗。

本章开始部分将先回顾肩部"主动局部拉伸技法"(AIS)，介绍预热肩部肌肉的方法。然后，针对肩部的每一块肌肉，讲述其治疗程序。

治疗开始前的准备工作

肩部AIS治疗程序在第8章中有详细的介绍。从这个部位开始进行治疗是非常好的方法。因为，这样可以对肩部哪块肌肉太紧或有触发点的问题进行彻底的检查。例如：在拉伸时如果动作受限，表明某块肌肉张力亢进或出现痉挛(太紧)，这就说明有触发点存在。疼痛则说明是肌肉痉挛及缺血。牵扯性的疼痛表明有触发点存在或可能是神经受压。

遗憾的是，有些客人的肌肉萎缩或受伤的情况可能非常严重，从而在开始时无法接受拉伸治疗。如果情况如此，则在开始时先进行按摩。另一种方法是在按摩程序结束时再进行拉伸或在检查并治疗了每块肌肉后进行单块肌肉的拉伸。

下面的内容是对肩部一般性AIS技法的回顾。如果你需要参考仅针对肩部的拉伸技法，可以翻看第8章"肩部程序"中的"主动局部拉伸技法"一节。

1.让客人在按摩椅上坐直。

2.建议客人在拉伸过程中收缩腹肌以避免产生背部疼痛。拉伸时要吐气，回复到开始时的姿势时要吸气。

3.当客人的动作在拉伸过程中停止时(此处为客人的第一个障碍点)，辅助客人找到第二个动作障碍点。记住：客人应该自行完成动作，而你仅在每个动作结束的时候，用1~2磅的力量进行辅助。

在完成拉伸后，你为客人预热肌肉，以使其为接下来的治疗程序做好准备。步骤如下：

1.站在客人身后，靠其需要治疗的一侧。

2.用手扶住客人的肩，手放在肩的前面，同时身体离开客人一段距离。

3.用另一只手的手掌或松握的拳循环摩擦整个后肩胛骨肌和肩关节的后面(图12-1)。

4.用相对于客人的身体而言位于外侧的那只手在客人肩关节的外侧进行循环摩擦。

5.往客人身体的侧面移，用双手抓住客人的肩关节。在肩关节的前面和后面进行循环摩擦。让客人在

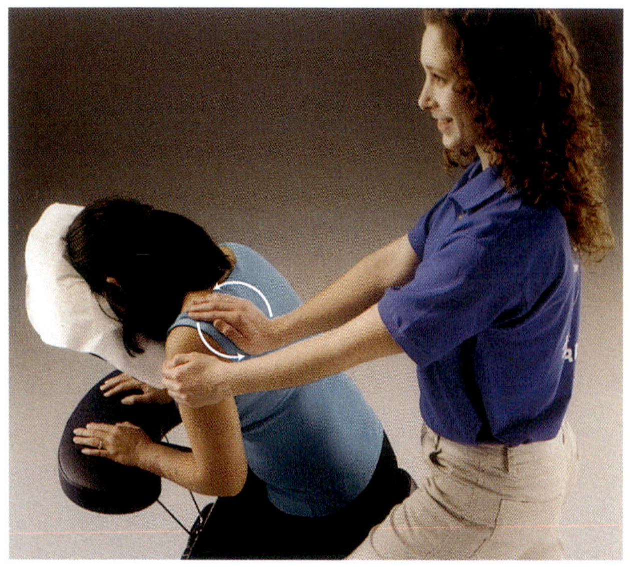

图12-1 **预热肩部的后面部分**。按摩师在用其手掌进行深度循环摩擦。注意:按摩师在用其左手支撑并稳固住客人的肩部。

其肩关节感到热量时告诉你(图12-2和12-3)。

冈下肌

冈下肌包括肩胛骨后侧的大部分范围。其起点为肩胛骨的冈下窝,止点为肱骨大结节。其从上到内的部分被斜方肌覆盖。冈下肌主要是臂部外回旋肌,与小圆肌和后三角肌协同工作。它同时也在人做动作时稳固住关节窝上的肱骨。

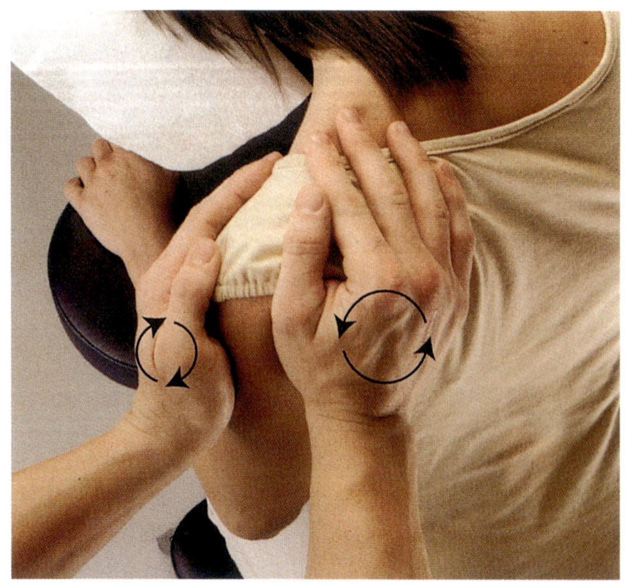

图12-2 **预热肩关节**。按摩师站在客人的侧面,使用双手在客人肩关节的前、后侧进行深度摩擦。

冈下肌出现问题的客人会在做向背后的动作时感觉到有困难并感到疼痛。运动员会因肩部的疼痛而限制其发力。冈下肌出现问题的客人会感觉到剧烈的疼痛,以至于不得不坐着睡觉。侧卧入睡也会压迫冈下肌或使冈下肌肉拉长。有时,即使仰卧也会感觉不舒服。此块肌肉的触发点可以出现在任何部位,但通常会沿脊柱部位和肩胛骨边缘的内侧出现,疼痛会牵扯到三角肌、菱形肌,并沿手臂向下蔓延,到达手部。此症状与内神经压迫(腕管综合征)[1]的疼痛相似。

通过按摩对这个部位的肌肉治疗很有效。但是要对整块肌肉的每一处都进行治疗。治疗时要花费足够的时间和力度,这样才能对深处肌肉有效果。此部位肌肉通常厚度为1寸。内旋拉伸此部位肌肉。在进行坐式按摩时,最好是使用循环深度摩擦来预热并检查冈下肌。步骤如下:

1.找到肩胛骨部位,并找到肩胛骨的下角、外和内缘及肩胛冈。骨化的肩胛冈,从肩峰到内侧水平走行。冈下肌在肩胛冈的下面。其名称即为此含义。

2.站在客人身后,稍靠需要治疗的一侧。

3.由肩胛骨的内侧边缘开始操作,即刚好是肩胛冈的下面。用拇指或指尖带动起肌肉组织,并进行循环摩擦(图12-4)。这个部分肌肉位于肩胛冈的根部,有1寸厚。因此需要5~10次的循环按压,才会对深层肌肉起到作用。

4.向侧面移动一拇指宽的距离,重复。继续进行,直到肩胛冈的外侧为止。

5.然后向下移动一拇指宽,再回到内侧的边缘部位。

6.以之字形的路线进行按压,将整个肩胛骨后面全部检查完毕。

7.记住:要单独检查小圆肌和大圆肌的起点部位附着处。它们位于肩胛骨的后面,刚好是在肩胛骨外侧的内缘。冈下肌的外侧肌肉很厚。当你的离开其外侧时,你会感觉好像是将肩胛骨的边被按压得散掉了。其实并不是这样。冈下肌的外侧刚好有一个边缘。两个圆肌就附着其上。要使用深度循环摩擦法彻底地检查这个部位的肌肉。这些附着点通常会有很酸痛的感觉,并牵扯到肩关节和上臂(图12-5)。

8.用手掌或松握的拳进行一般性的深度循环摩擦来结束对冈下肌及小圆肌的检查。

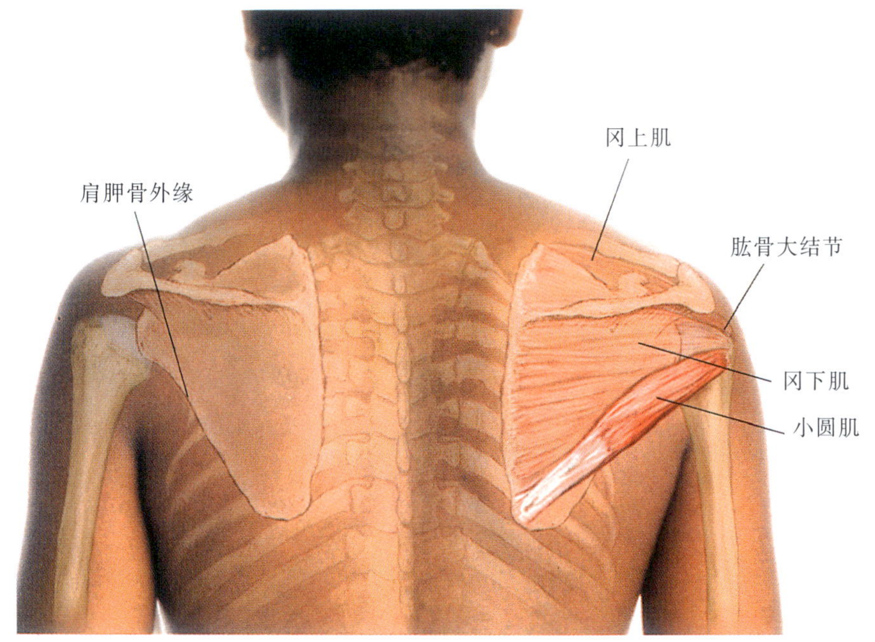

图12-3 肩部示意图，示出三块回旋套后面的肌肉。

冈上肌

冈上肌位于肩胛骨的冈上窝，在肩胛冈的上面。其肌腱蔓延到肩峰的下面，并附着在肱骨大结节的上面。冈上肌的功能是使手臂抬起（与三角肌协同工作），并在手臂提起重物时，防止肱骨向下移动。

这个部位的肌肉通常会因为拎行李而受伤。因此，如果你在机场开展业务的话，非常有必要检查此部位的肌肉。在臂上举时，冈上肌的疼痛感非常剧烈，而在臂部不进行工作时，又感觉不到疼痛[1]。触发点会在肱骨头或肌腹部形成，并主要会牵扯到三角肌部位，其症状是类似于出现下三角肌黏液囊炎时的疼痛（黏液囊发炎）。有时会出现在肘外侧及前臂。

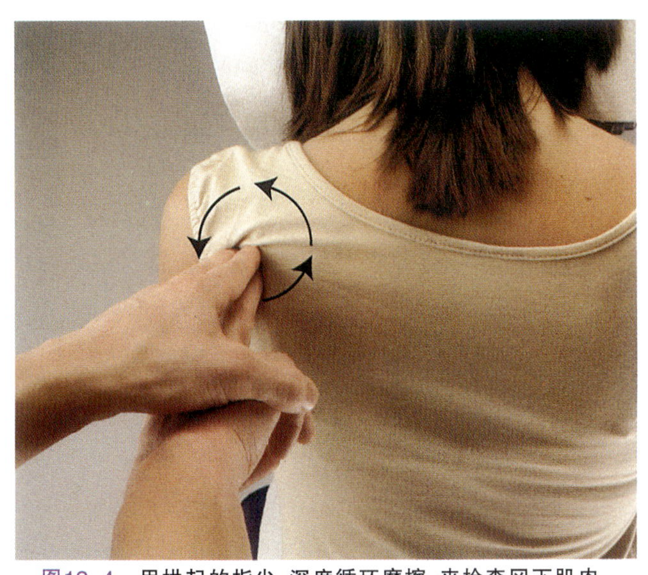

图12-4 用拱起的指尖，深度循环摩擦，来检查冈下肌肉。

按摩及拉伸对治疗这个部位的肌肉很有效。如果要使拉伸有效，则让客人将臂放在背部，并让其朝另一侧尽量向远处伸。尝试做PCF（本体感受神经肌肉接通）、CRAC（肌肉收缩-放松，阻抗-肌肉收缩）拉伸，从而增加动作的幅度。按下面的步骤对肌肉进行检查。

1.还是先找到肩胛冈。冈上肌在肩胛骨的上面，位于骨头的深沟里。这个深沟称为：冈上窝。冈上肌在中斜方肌的深处，因此，你必须使用向不同方向进行深度摩擦的方法，用拇指或指尖对中斜方肌彻底进行检查。

2.从内缘开始检查。每次一拇指宽，直到你触到一个“V”形的结构，使你无法再向侧面继续时为止。这个“V”是肩锁骨关节。这个部位的肌肉深藏在“V”形结构的下面，在肱骨头部的上面才可以看到。

3.由于有时按摩师很难在保持其正常的身体姿态时接触到这个部位，你可以在另一只手的食指和大拇指的指引下，用你的肘尖进行检查（图12-6和12-7）。

注意：面对按摩椅站在客人前方稍偏向侧方，你可以很容易接触到此肌肉。

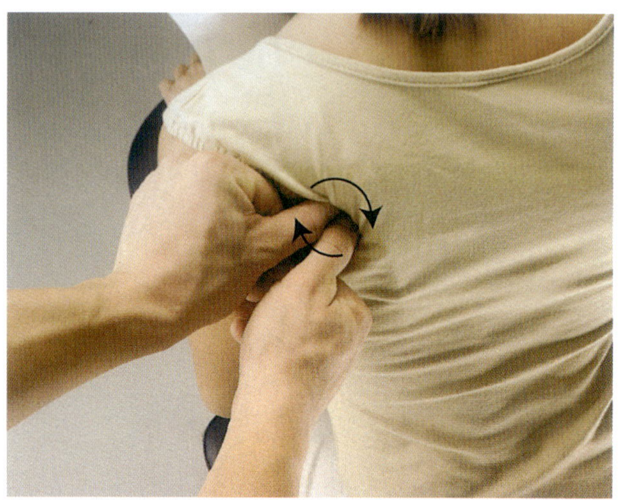

图12-5 **使用深度循环摩擦检查侧肩胛骨的小圆肌起点。**这个位置在冈下肌的外侧，其外侧边缘的后面部分。

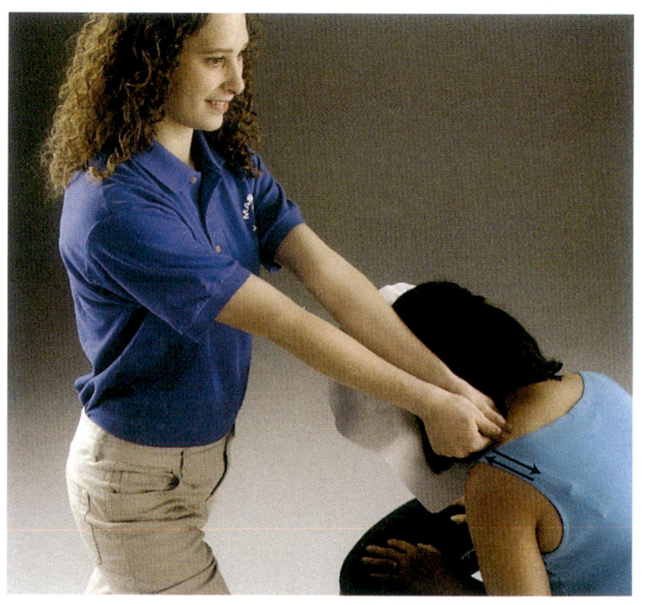

图12-7 **用大拇指，深度摩擦，来检查冈上肌。**站在客人正面可以帮助你良好地保持身体机能。你可以使用肌肉按压、横向肌肉按压或循环按压。

背阔肌

背阔肌又称为"砍木肌"。此块肌肉的起点是胸-8到腰-5节之间的棘突和骶骨及髂骨的前嵴，实际上是腰背筋膜。这是躯干下部最为表层的肌肉。它的止点是肱骨二头肌沟在大圆肌的内侧[2]。背阔肌与大、小圆肌一起形成腋后缘或腋窝"蹼"。

背阔肌会外展、内收、内旋并后展肱骨。当人游自由泳或砍木头时，这块肌肉会将臂向下拉。它也会压迫肩部。当人用拐杖走路时，会调动起这个部位肌肉的下面部分来支撑躯干。很典型的情况是，背肌感觉疼痛的客人会在上举或臂向前伸时感觉到疼痛，即调动这部分肌肉向下或向里用力时。此时，肌肉或肩或臂的下面部分会感觉疼痛。这也可能是背中部疼痛的原因。有时会不停地疼痛。触发点会在肩胛骨下边形成，同时牵扯到背中部并沿双臂向下蔓延。有时甚至会牵扯到环指及小指[1]。位于约第11肋骨处的下方的触发点会导致腹部外侧的疼痛。

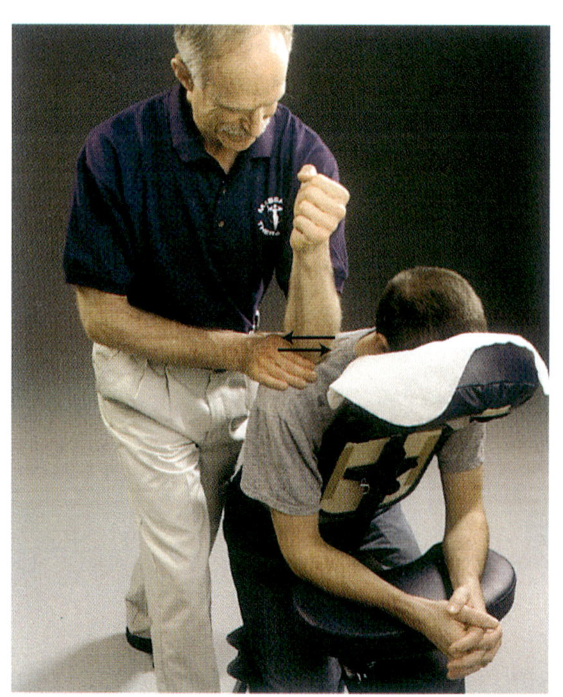

图12-6 **用肘部指引，使用深度摩擦来检查冈上肌。**

向前及向侧面的肌肉提升拉伸对于治疗这块肌肉很有效。背阔肌除受到大圆肌和肩胛下肌的影响外，也会受到冻结肩的影响。从后腋窝蹼的部位，及沿着胸的侧面都可以接触到背阔肌。方法描述如下。根据按摩师与客人的相对身高，按摩师可能有必要跪下来或坐下。这样，在治疗这个部位的同时，按摩师又可以保持正确的身体姿态。

1.站在(或跪或坐)后面，稍靠被治疗的肩部的侧面。将你的手指尖放在肩胛骨的外侧缘。

2.用钳式手法，慢慢将你的拇指向客人腋窝处移动，并施以揉捏法来检查整个后腋窝蹼的部位。从后腋窝蹼的中心部位开始检查，每次一拇指宽，向上移动，直到到达肱骨停止。

3.然后，将你拇指的角度向上。继续向上按压，尽量按压到腋窝里面。最后你会发现，水平方向有一个肌肉束。这是三头肌的长头。

4.再向相反方向进行按压，每次一拇指宽，直到

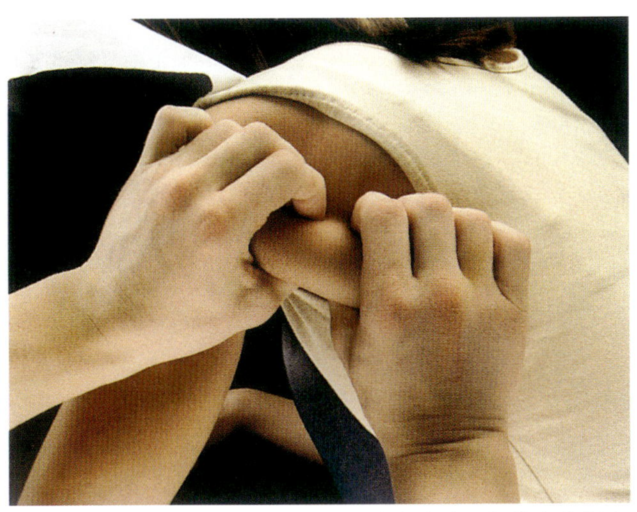

图12-8 **以钳式手法，用双手，在后腋窝蹼的位置检查背阔肌和大、小圆肌**。将指尖放在肩胛骨的外侧缘，拇指放在下面，沿肩胛骨继续彻底检查。

触到肩胛骨的下角停止。

5.在背阔肌的部位继续向下进行检查，每次一拇指宽。从肩胛骨的下角开始。尽量向下。只要还能捏起肌肉就继续向下检查。用拇指和指尖捏起肌肉继续揉捏(图12-8和12-9)。

6.用持续按压治疗酸痛点和触发点。治疗结束后拉伸肌肉。

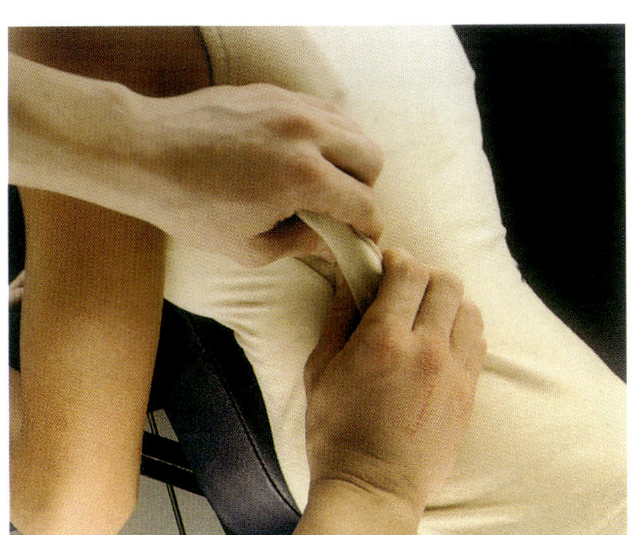

图12-9 **用钳式手法，按压并揉捏肌肉，检查胸壁外侧的背阔肌**。当为一位背阔肌很发达的客人治疗时，你可以采用图中显示的方法来操作。对于有些客人而言，其肩胛骨下面的肌肉太小，很难抓起来。

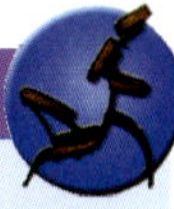

实践经验

冻结肩的检查

背阔肌和肩胛下肌是与“冻结肩”问题相关的两块主要肌肉。其次相关的肌肉是大圆肌，有时也会是小圆肌，偶尔也会与三角肌相关。要对所有这些相关的肌肉进行检查。出现冻结肩问题时，通常会有触发点。使用按摩和拉伸通常可以减轻不适并可以恢复动作的功能。

三角肌

三角肌在肩关节上形成一个帽，并负责启动多数的肩部动作。三角肌在三个部位参于动作的发生：肩的前面、肩的中部和肩的后面。肩的前部和后部肌肉起相互对抗的作用。三角肌在肩前部的起点是锁骨的外三分之一；中部的起点是肩峰的外侧缘；后部的起点是肩胛冈。所有这三个部位的止点都是三角肌粗隆，即：肱骨外侧的突起。

前三角肌指挥臂向前弯曲(举起)；外侧三角肌(沿冈上肌)使肱骨外展(侧举)；后三角肌负责肱骨的伸展。通常会发生的情况是在肩的前后两个部位会存在

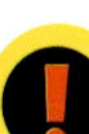

禁忌证

腋窝处的臂丛

腋窝由4块肌肉的肌腹组成。都要进行检查。当然，臂丛，即一些主神经束和血管丛从这个部位穿过。对这个部位的检查要非常当心，不要侵及到神经和血管。检查这些肌肉是安全的，稍疏忽就会触到臂丛神经。如果你能够感觉到脉搏，要立即放手并重新寻找位置。如果你的客人突然说感觉到顺着臂部有刺痛感、电击感或有其他的疼痛的感觉，要立即停止按摩。此时要轻缓地揉摩并缓和这个部位。然后，仔细地检查你的手部按摩的位置并再次进行尝试。客人对治疗部位的感觉应该是这些肌肉部位的触发点顺着臂部向下传导。神经的直接刺激反应通常会是更大的电击感和紧张的感应。应该注意的是，把握的部位要准确。同时在治疗腋窝和肱骨内侧部位时，要与客人保持密切的沟通。

触发点,并局部地牵扯到肩关节部位[1]。三角肌处的触发点和酸痛点问题通常会被误诊为黏液囊炎[2]。受伤的起因通常是由于跌倒或进行体育运动时发生的突然性撞击带来的扭伤。客人通常会抱怨活动肩部时,或是用受伤的一侧睡觉时,这块肌肉会痛。游泳、投掷物品或从事球类运动时也会导致这个部位肌肉的拉伤和酸痛。当客人有任何肩部的不适时,要按照下面描述的步骤彻底地检查这块肌肉。

1.用一只手或双手,深度摩擦,来预热三角肌。

2.用拇指和指尖拎起三角肌,轻揉。用这个方法检查整块三角肌(图12-10)。

3.然后用钳式挤压和轻揉的方法将前三角肌、后三角肌和侧三角肌分隔开。最有效的方法是站在客人身体的侧后方,检查前三角肌。然后站在客人的侧前方检查后三角肌。检查中三角肌时,站在哪个位置都可以(图12-11)。

4.将双手的手指尖顺前三角肌肌肉的方向摆放,在肌肉的边上进行横向深度摩擦。记住,前三角肌从肱骨的三角肌粗隆开始,到外侧的锁骨外三分之一。

5.抓住前三角肌肌肉,拎起。用力拉一下,将肌肉拉紧,从而和深层的肌肉分开。

6.用这个方法,沿前三角肌肌肉按摩,然后再按摩后三角肌肌肉。

7.用拇指或指尖深度摩擦,检查肩峰处的三角肌粗隆。

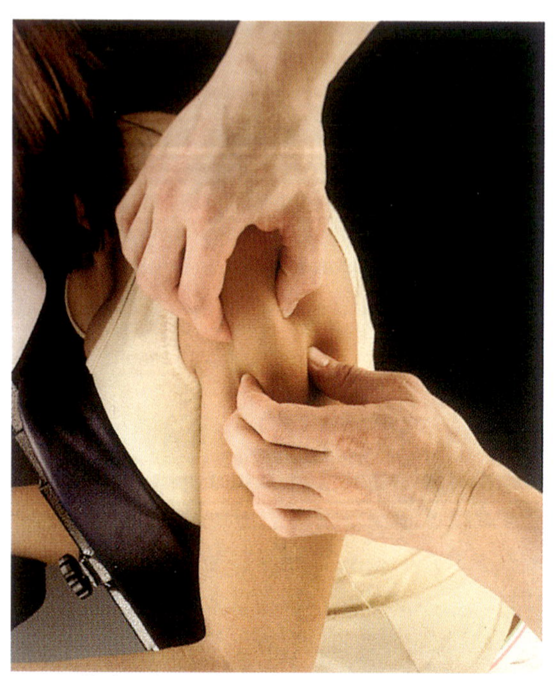

图12-10 **检查三角肌**。沿肌肉整个的长度,用钳式法夹住、拎起、挤压并揉捏肌肉。

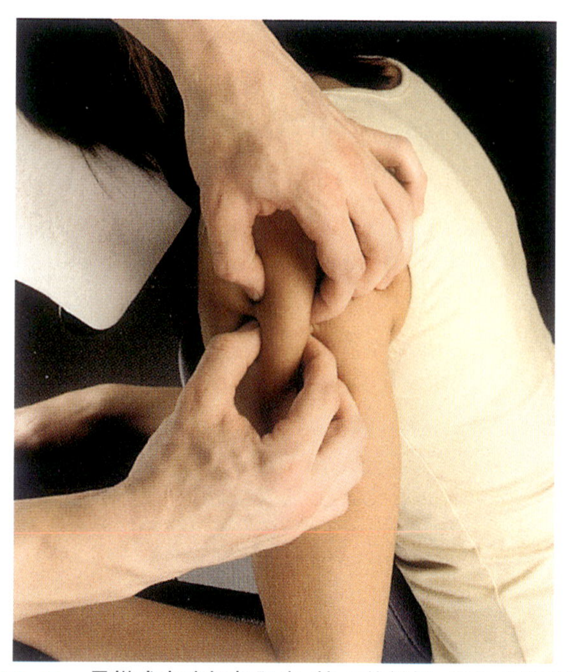

图12-11 **用钳式方法捏起肌肉,挤压并轻揉,以此方法来检查中二角肌。**

要引起注意的是,你可能也需要使用深度摩擦检查肩峰处三角肌的起点和锁骨下外三分之一(图12-12和12-13)。

如果三角肌酸痛或有触发点时,可以用这个方法来操作。其他需要检查三角肌起点的原因是三角肌部

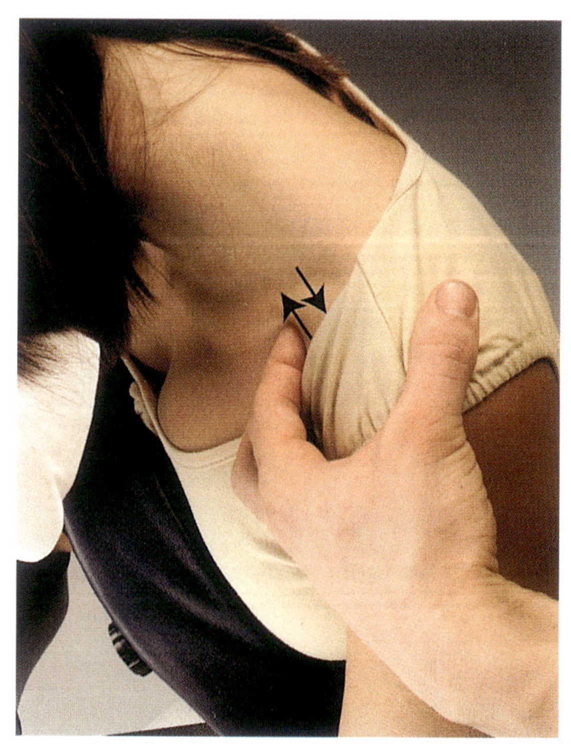

图12-12 **用一个手指,使用横向深度摩擦检查锁骨外三分之一三角肌的起点**。检查锁骨前。然后继续沿肩峰的周围检查,一直到肩胛骨的肩胛冈。

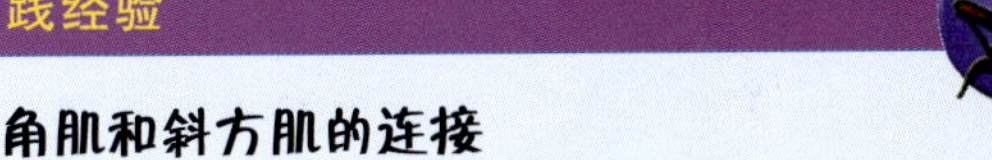

三角肌和斜方肌的连接

如果三角肌不能对压力进行正常的反应和放松，则要检查斜方肌的上、中部。同样，如果斜方肌不能正常地放松，则要检查三角肌。三角肌和斜方肌的肌肉组织都是附着在肩峰部位，并通过滑膜相互连接。

位的局部疼痛、肩带受抑制时出现的自然损伤、跌倒、碰撞及这个部位发生的挫伤。

回旋套

回旋套是连接到肱骨上端的一组肌腱，为肩关节提供动作和稳固的功能。当我们过度使用肩关节、拉伤和出现直接的受伤时，这些肌腱会受到损伤。当这些肌腱受伤时，按摩可以帮助修复，并帮助防止过力和拉伤。对于在工作和业余生活中大量使用肩部的客人，对他们的肌腱附着处都要进行检查。我们通常将这些肌腱称为SITS。因为这些肌腱由冈上肌、冈下肌、后面的小圆肌和前面的肩胛下肌腱止点组成（图12-14）。我们要按照书中列出的顺序进行检查。由于这些肌腱被三角肌所覆盖，因此必须用深度摩擦的方法来进行检查。如果客人报告说有酸痛的感觉，则持续按压8~12秒钟来治疗。

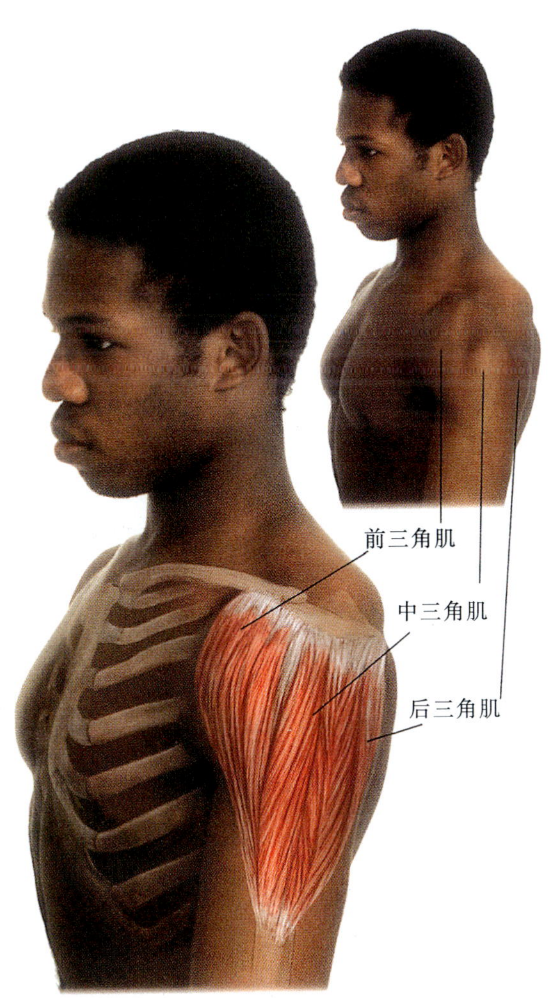

图12-13 三角肌。

1.将客人的姿势摆正确。如果使用按摩椅的话，采取标准的坐式按摩姿势。肩部要自然内旋，肱骨内收(肘部在体侧)，前臂放在椅子扶手上。这是非常理想的检查回旋套后部肌腱的姿势。

2.找到肩锁骨关节的“V”形部位。沿肩峰外侧移动，一直到离开肱骨头端的突起。

3.用拇指或其他手指，以由前向后的顺序进行深度摩擦。这样可以对从三角肌到冈上肌腱部位施以横向的摩擦。

4.向后下方移动一拇指宽的距离，在这个位置上你可以找到冈下肌腱。

5.在这个部位进行横向深度摩擦，来治疗冈下肌腱。向下移动一拇指宽，从而使你的手位于肱骨头端的后面部分。这个部位就是小圆肌肌腱(图12-15)。

6.向前按压，横向深度摩擦后三角肌肌腱，由上向下移动肌肉。

7.现在，将客人的前臂移至椅子扶手的外侧。这样一来，客人的前臂便向外旋了。

8.直接检查肱骨头的前面部分，并治疗冈上肌腱。

9.向后按压前三角肌肌肉，由下向上深度摩擦(图12-16)。

胸大肌

胸大肌是一块扇形的肌肉，由三组肌肉组成。其起点为锁骨内侧的2/3处，胸骨的外侧缘及第2~7肋骨软骨部位。有些肌肉组织汇入腹部的腹壁肌肉。所有三个部位的止点都在肱骨二头肌外侧。

这块肌肉主导着各种各样的动作机能，主要有内收的功能、臂在胸前水平动作的功能及内旋的功能。所有三个部位都有产生触发点的可能性，并牵扯到乳

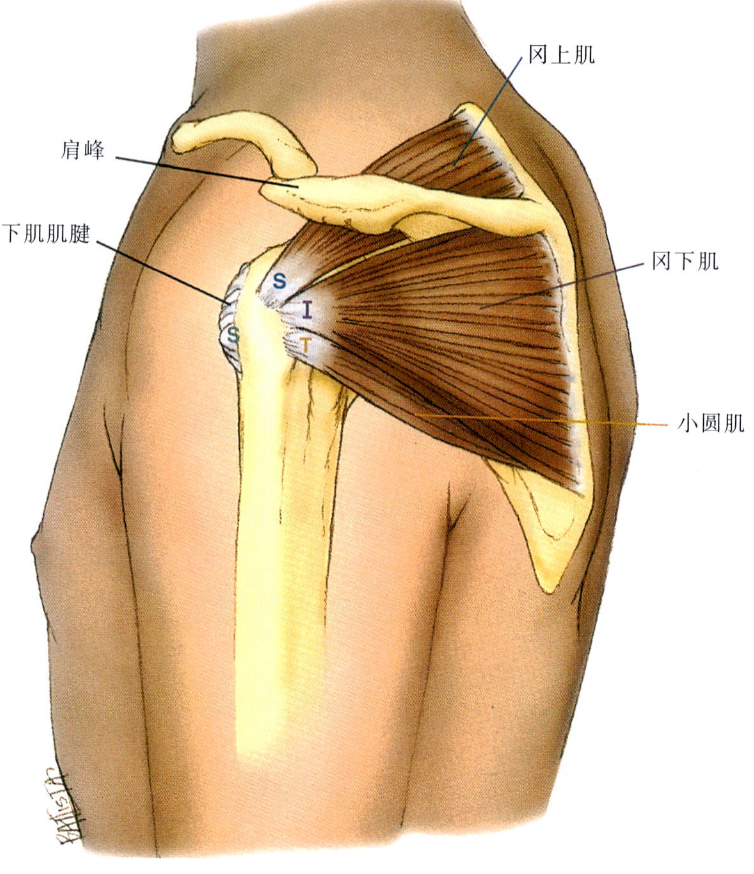

图12-14 **肩关节的回旋套肌腱(SITS肌腱)**。冈上肌位于上部，冈下肌位于后、下部位的45°角处，小圆肌位于肩关节后面90°处，肩胛下肌位于前面。注意，肩锁骨关节成“V”形。这是用于确定冈上肌腱的坐标。冈上肌腱在“V”的正侧面。

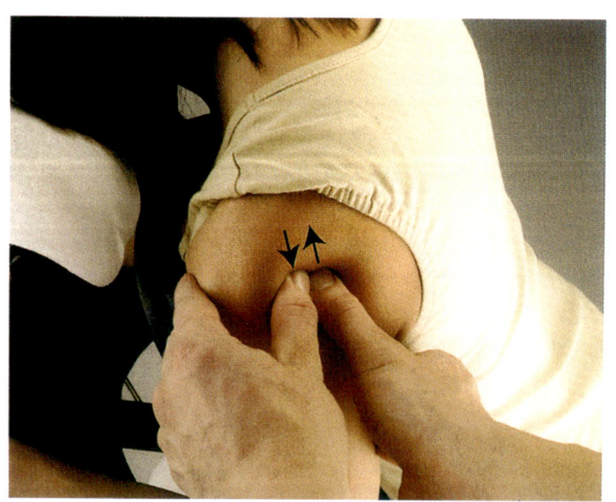

图12-15 **后回旋套肌腱**。按摩师用拇指横向深度摩擦回旋套部位的小圆肌肌腱。通过这个方法检查这个部位的肌腱。按压部位是在肱骨大结节的后面，直接向前压。如果你向上移动约一拇指宽的距离，并向前下方按压，则可以检查冈下肌腱。再向上移动一拇指宽的距离，应该是冈上肌腱的位置。冈上肌腱位于肱骨大块结节的上端，恰好是肩峰的边缘部位。

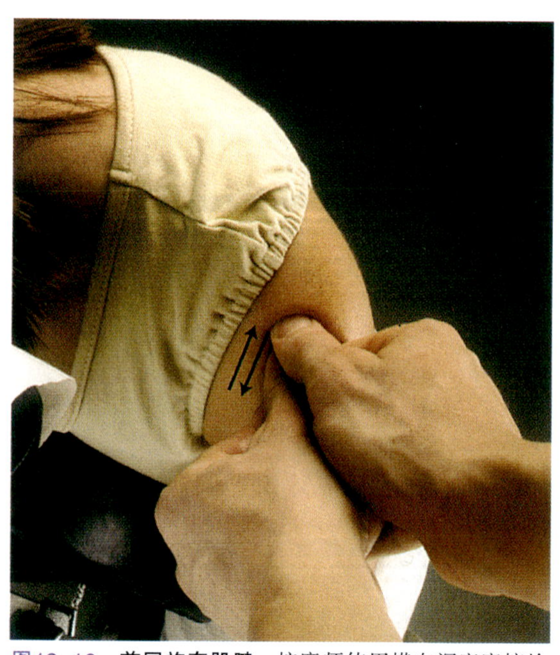

图12-16 **前回旋套肌腱**。按摩师使用横向深度摩擦检查位于肱骨小块结节处的肩胛下肌腱(也可以使用循环深度摩擦法)。如果客人可以将臂向外旋转到椅子扶手的边上，按摩师则可以最容易地按摩这个部位。

房、三角肌，顺臂部向下直到中指。当出现圆肩、头前倾和“姿势不良”情况时，很大程度上是这块肌肉的问题。此时需要进行按摩并拉伸[1,2]。当客人报告或显示出如下问题时，你应该检查他的胸大肌：

- 胸痛，
- 臂痛，
- 肩和臂的姿势前旋，
- 肩和臂部的动作受到限制，
- 希望加强肩部的动作及功能。

检查肩前部的肌肉时，你需要面对客人跪在或坐在椅子上，位置稍靠近客人肩部的前面。背挺直，头抬起，双手要协调。

1.让客人呈标准的坐式按摩姿势坐好。在靠近客人肘部的位置抓住客人的肱骨。这样，客人的肱骨在肩关节伸直，并与地面平行。

2.用你的另一只手，呈钳式，抓住客人的胸大肌(即组成腋窝前蹼的部位)。

3.尽量大面积地挤压并轻揉这个部位的肌肉。但是如果客人是女性，不要挤压其胸部组织(图2-17)。

4.在酸痛点停留8~12秒。

注意，在向后及(或)向上活动肱骨上的肌肉时，你也可以挤压这个部位的肌肉，并稍做停顿。这样可以拉长肌肉。胸大肌是很结实的肱骨内旋肌。这个部位的肌肉也会有触发点并牵扯到胸部、乳房并顺臂部向下发展。如果这个问题出现在左侧，其表现会类似于心绞痛，就像心脏病发作时感觉到的疼痛一样。

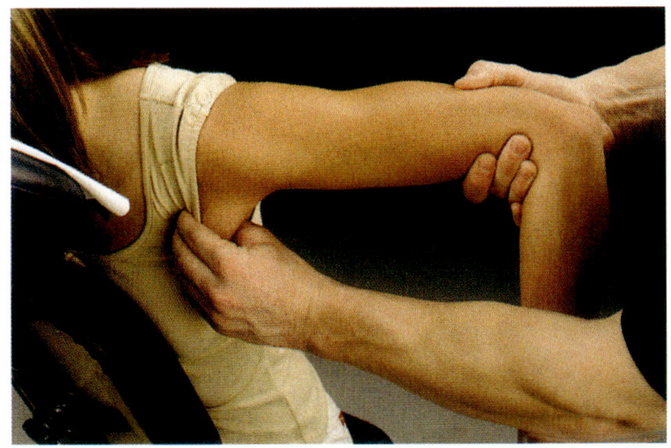

图 12-17　**胸大肌的检查**。用钳夹手法按压和揉捏腋窝前蹼。按图示支撑客人的上臂。如果你跪下或坐在小凳上最好用你的身体做支撑。检查女性客人时要停在乳房组织的外侧或上方。

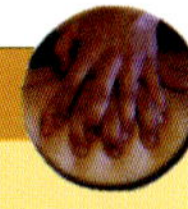

实验性练习

肩部姿势和动作范围

坐直。做一个深度呼吸，并随着深呼吸将胸和锁骨提起。将颈的后部伸长。换句话说，就是要将姿势摆正。现在，将手臂在胸前抬起、伸直(前举)。你能伸多远？你的前臂应该抬过耳朵并与身体的冠状平面协调。

将手臂放下，吐气。将胸部回缩，让肩部内旋，从而形成圆肩和头前倾的姿势。现在尽量做手臂在胸前抬起的动作。现在，你的手臂又能伸多远？又会出现什么现象？

胸小肌

胸小肌位于胸大肌的下面。其起点是肩胛骨的喙突的中点，并分为3个头。这三个头分别止于第3、第4和第5肋骨。这个部位的肌肉是上肢姿势不良问题的主要原因，且当肩部做前内旋的动作时，这个部位的肌肉需要起很大的作用。当肌肉缩短时，胸小肌会牵扯从其下方穿过的臂丛。这种情况会引发胸部出口综合征，也称为臂丛压迫综合征。此外，这块肌肉通常也会由于受肩带抑制的身体一侧发生的意外而受伤。这种情况也很可能是腕管综合征。本书作者和其他专业人士发现胸小肌缩短及肌肉成不等边三角形的形状是腕管综合征的诱发因素。当客人出现肩部向前弯曲(圆肩)时，会无法将手臂举过头部。这一动作受限制的现象是冻结肩的初始现象。

这块肌肉存在的触发点会牵扯到胸部，并和在胸大肌的情况相同的方式顺手臂向下传导，有时和心绞痛的感觉相似。

当客人有如下不适症状时，需检查这块肌肉：

- 肩、臂痛
- 臂刺痛、僵硬或发麻
- 腕管综合征
- 高尔夫球肘
- 网球肘
- 肩部做动作感觉受限制或疼痛
- 肩内旋的姿势

1.握住客人的臂，向身体后拉，不要将胸大肌拉得太紧。将臂拉到胸大肌下2~3指宽的位置(图12-18和12-19)。

2.将你的指尖朝前上方，并放在约第5肋骨处的

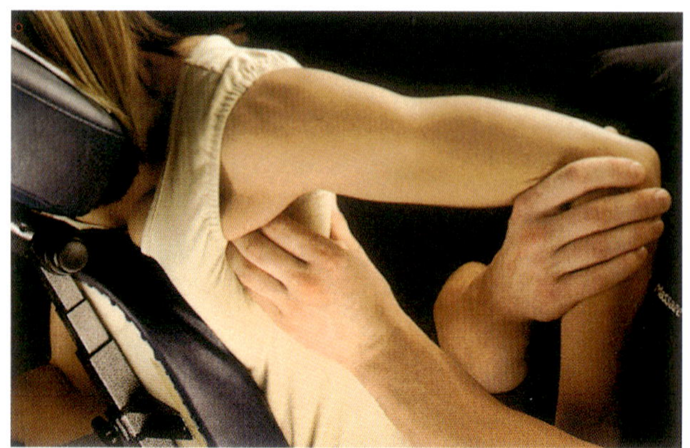

图12-18 **检查胸小肌**。轻轻地将指尖滑到内上侧胸大肌的"蹼"下，尽量多地向内滑动，同时，以图中所示的方法支撑住客人的臂。然后，弯曲指尖，抵住客人的肋骨，向外侧滑动。随着你的指尖向侧移，你应该能够感觉到你手经过的肋骨上的一层组织，这层组织就是胸小肌。轻轻地沿肌肉纤维的方向(由上到下)按摩治疗，并横向按摩治疗。对酸痛点进行持续按压。这个部位的肌肉可能会感觉很酸痛，动作要轻且慢。

外侧胸壁上(约在乳头水平的位置)。

3.将操作的那只手的指尖轻轻地向前方和内侧滑动，活动起胸大肌，向前方将胸大肌从肋骨上拎起，尽最大可能活动它。

4.然后，弯曲指尖，按在肋骨上的胸小肌肌肉上，向内侧按压，并由外侧向内移动指尖(横向深度摩擦)，带动起皮肤。如果客人非常敏感，则从上向下，进行肌肉按压。这样疼痛的程度会轻些。找到有些纤维感的肌肉层。这个肌肉层的排列方向有些偏纵向。当你的指尖向外侧移时，你的手会离开肋骨上的这层肌肉。

5.做3~5个横向摩擦按压，然后将指尖向上方和内侧移动约1寸，重复此动作。胸小肌很柔软，因此动作要轻。

6.将这个程序再重复一遍。

7.继续进行，每次检查一寸的宽度，一直到喙突部位或直到由于组织紧张而不能再向上继续为止。

8.如果发现了酸痛点或触发点，停住并持续按压8-12秒。在某些情况下，这个部位的组织甚至会酸痛到都不会有所反应。如发生这种情况，你要问客人他是否可以承受在4个部位的3次按压(或任何你认为适宜的按压力度)。如果客人同意如此操作，就按你们达成一致的方案进行。每一次按压都要记数。不要影响

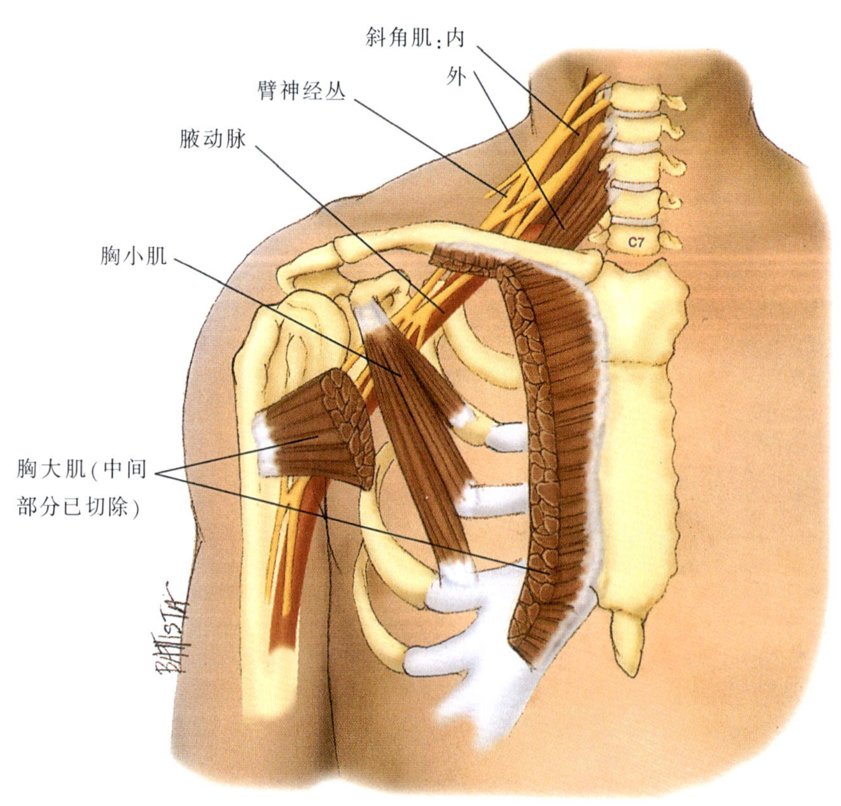

图12-19 **胸小肌连同臂丛拉其结构的图示**。胸大肌已切除。注意沿锁骨和第1肋骨间通道处的潜在受压位置。

客人对你的信任,也不要违背你们达成的协议。让肌肉休息,同时(或者)做外旋拉伸。然后,在每一次治疗中再多重复两次。很快,这块肌肉就会对你的按压和拉伸有所反应。

肩胛下肌

肩胛下肌是回旋套的前部肌肉。此块肌肉起点是肩胛骨肩胛下窝的前面,止点是肱骨的小结节。它是回旋套的内旋肌,同时也辅助肱骨的内收和肱骨在关节盂的稳固。这块肌肉由于内旋的姿势和做动作时的姿势(如:按摩、打字、编织、驾驶等)而变得很短,也很结实(张力亢进)。当张力亢进时,这块肌肉会限制臂举过头顶,因此这也是形成冻结肩的主要的原因。肩胛下肌的触发点会顺着手臂牵扯到腕部,有时感觉会和腕骨沟神经牵制时的感觉类似(图12–20)。

当客人报告说手腕痛、肩痛、肩部动作受限、冻结肩、重复出现的前面脱臼及腕管综合征时,要检查和治疗客人的肩胛下肌。

治疗这个部位时,无法最大限度地接触到这个部位的肌肉。进行坐式按摩时,效果也不甚明显。但仍然是值得去做的。因为按摩可以缓解以上提到的那些症状。进行外旋拉伸可以强化你的按摩效果。

1.像前面介绍的对胸肌的操作方法一样,将客人的臂向身体后面拉。

2.将2~3个指尖放入腋窝,手指肚朝后(图12–21和12–22)。

3.轻轻地向肌肉深处按压,指尖碰触到肋骨时停止。

4.向外、稍向前,牵引客人的臂到肩胛骨的部分。

5.将指尖稍向内、向后移,尽量放入肩胛骨和肋骨之间。

6.现在,向后压,将指尖弯进肩胛骨前面的肩胛下肌。

7.进行检查并治疗:深度摩擦并持续按压。

8.沿肩胛骨向肱骨上移动,每次移动一指的宽度。随着手指向上移动,在到达肌腱部位时,组织应更有纤维感。同时向下移动到尽量接近肩胛下角的位置。如果肩胛下肌感觉很酸痛, 则应该征求客人同意在3~4个部位只按压3~4次。这种情况与介绍在胸小肌的操作相同。

9.治疗完成后,使用外旋拉伸来拉长肩胛下肌。

完成

再回去治疗一遍前面发现的酸痛点和触发点。特别是对于直接导致客人不适的部位更要再次治疗。由于肩部的功能经常会用到,为有肩部不适的客人进行

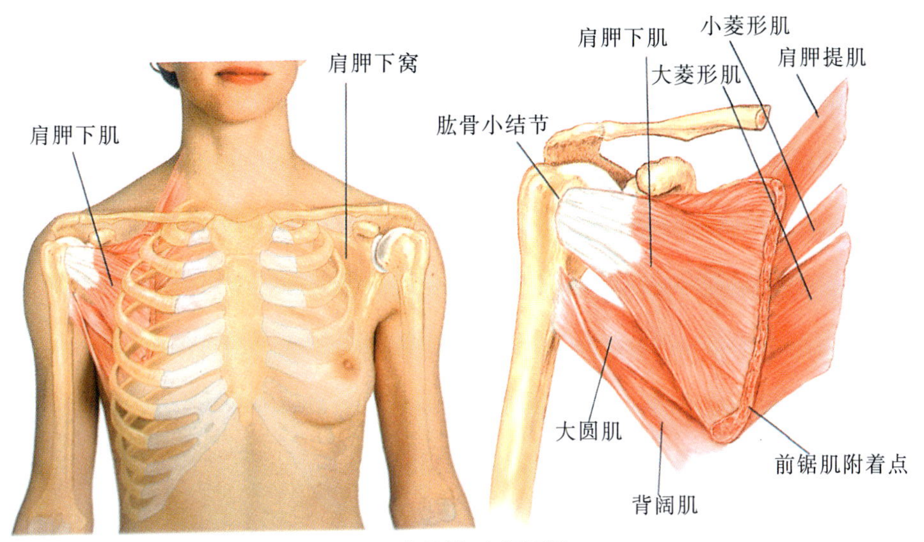

图12–20　**肩前部:肩胛下肌。**

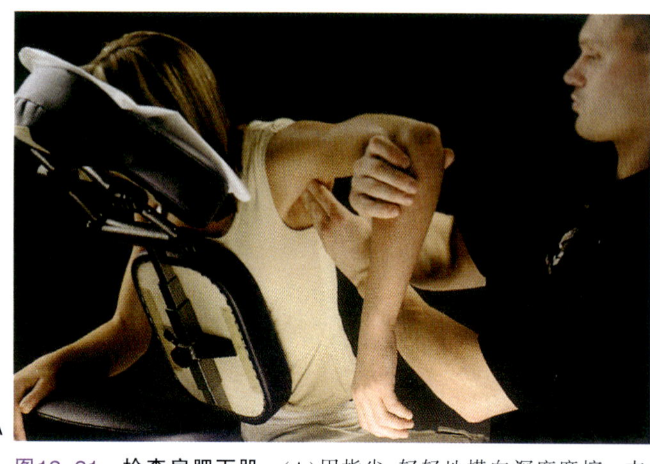

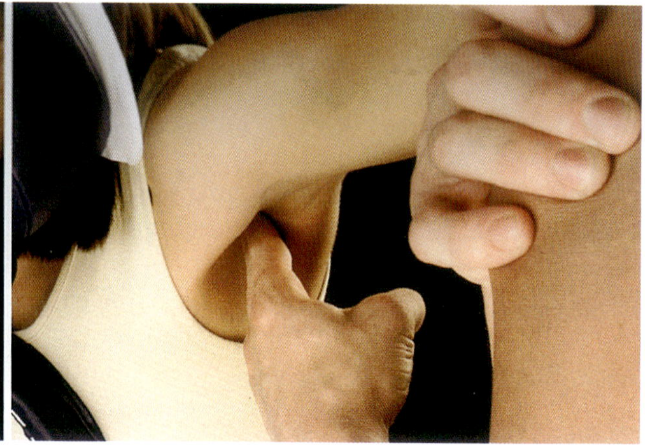

图12-21 **检查肩胛下肌**。(A)用指尖,轻轻地横向深度摩擦。支撑住客人的手臂,向外侧和前面牵引,从而使肩胛骨的位置更向外侧。向内侧,用指尖向腋窝中心位置按压,触到胸廓。然后,将手指向后弯曲,放在肩胛骨前面。向不同的方向深度摩擦,进行检查。向上检查到骨,向下检查到肩胛骨上肌肉不能再捏起的部位。用持续按压的方法治疗酸痛点。(B)特写镜头。

完整的肩部治疗程序非常重要。通常时间会不够用,那么你应集中治疗客人最主要的不适部位。例如,如果时间仅够你按摩后面的肌肉,那你至少要拉伸前面的肌肉。当然,要告诉你的客人为什么需要检查并治疗整个肩部,同时为什么也可能会需要检查并治疗另一只肩。

使用任何你认为适宜的拉伸技法来结束肩部的治疗。轻轻地、大面积地循环深度摩擦整个部位,随后轻轻地摇动振颤整个手臂。此时可以使用叩抚法,使客人在按摩结束后感觉兴奋。

总结

肩关节很容易发生多种情况的损伤。而多数情况都和姿势有关。肌肉和神经系统都是控制姿势的,特别是肩关节的姿势和位置。

坐式按摩是治疗肩部不适的很理想的方法。因为,使用坐式按摩和使用卧位按摩一样可以很容易接

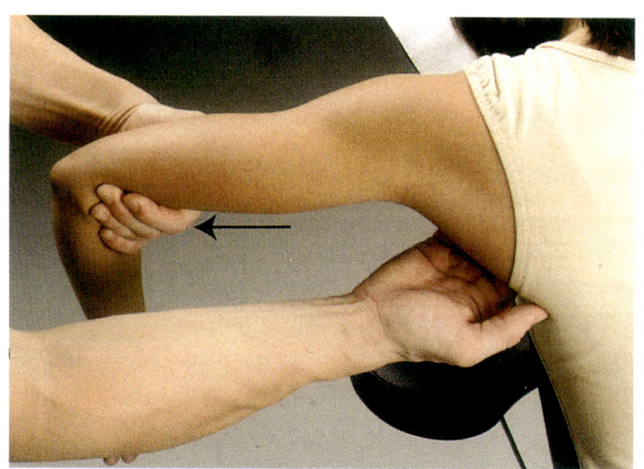

图12-22 **检查肩胛下肌:肩胛下肌的后面观。**

案例学习

肩部疼痛

一个周二的早上,你在一家大型的会计事务所进行坐式按摩。这家公司的老板今年50岁,是位运动员。他从未接受过坐式按摩。他走过来,看上去非常疲惫。他问,坐式按摩是否可以帮助他放松肩部。你向他保证能收到这样的效果,并请他填写客人情况表格。当你向他了解情况时,他打了一个很大的哈欠。此时你说,他今天看上去很疲惫。他说:本赛季他第一次打了网球后,他的肩部痛得很厉害,以至于有两天夜里都无法入睡,而不得不在躺椅上睡觉。他在床上无论侧卧还是仰卧都感觉不舒服。

1.这位客人的不适可能是哪块肌肉的问题,是否可能会存在触发点?

2.应该为他进行哪种拉伸比较适宜?

3.因为他在接受了按摩后还要继续工作,你应该以哪一种效果来结束为他的按摩:是放松的效果,还是兴奋的效果?

案例学习

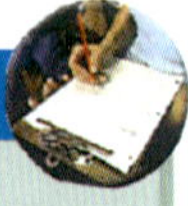

冻结肩

一个冬天的早上,你正在一家健身中心进行服务。此时,一位70岁的老妇人来到你进行坐式按摩的地方,询问你是否可以帮她解决肩部疼痛的问题。她说,平时不感觉痛,而在家里从碗橱里拿杯子时,或在做健身时感觉痛。最近,情况加重,现在她打网球时,已经不能发球了。她的医生告诉她是患了冻结肩。医生现在毫无办

法。只有等到情况更严重一些时，进行手术。

1.发生冻结肩时，是哪块肌肉的问题导致臂不能前举和外旋？

2.在你为她按摩时，适宜做哪些拉伸？

3.适合让她回家后做哪一种或两种拉伸练习？

4.设计一个15~20分钟的治疗程序来解决她的问题，并进行练习。

触到肩部(除肩胛下肌外)。与卧位按摩相比，坐式按摩的优势是可以操作卧位按摩时无法操作的各种肩部拉伸。

肩关节处的主要肌肉是回旋套肌肉，也称为SITS肌(或肌腱)。冈下肌、冈上肌、小圆肌和肩胛下肌都是SITS肌肉。这些肌肉的肌腱在肱骨形成一个套，并可以把肱骨稳固在肩胛骨的关节盂，并主导关节的主要动作。由于重复的活动会损伤这些肌肉。特别是运动损伤和直接扭伤，如：跌倒。此外，肩关节肌肉包括三角肌，三角肌在关节上形成一个帽子；还包括背阔肌和大圆肌，这两块肌肉主导向下击打的动作；还有胸大肌。胸大肌是强有力的内旋肌和外展肌。这块肌也可协调姿势。此外还包括胸小肌。胸小肌也是控制姿势的肌肉。保持肩胛骨到胸骨的连接，并且是牵制臂丛的潜在诱因。臂丛位于肩胛骨的下面。肩部肌肉的触发点会牵扯到关节部位，并通常会沿臂部向下传导到手部。这个部位的牵扯性敏感会被误诊为关节炎、黏液囊炎、腱鞘炎，甚至腕管综合征。

要按步骤，彻底地检查每一块肌肉。评估客人的姿势和活动范围。还要融入第8章中介绍的拉伸技法。结束时，要大范围地、一般性按压，来“使肩部肌肉整合”，并使用镇静的或兴奋的按压技法。

要练习肩部按摩程序，达到能自信地进行触诊的程度。很快，你便可以治疗大多数肩部的问题了。

参考文献

1. Travell JG, Simons DG, Simons LS. Myofascial Pain and Dysfunction. In: The Trigger Point Manual, vol. 1. *Upper Half of Body*, 2nd ed., Baltimore: Lippincott, Williams & Wilkins; 1999.
2. Clay JH, Pounds DM. Basic *Clinical Massage Therapy: Integrating Anatomy and Treatment*. Baltimore: Lippincott, Williams & Wilkins; 2003.

第13章 如何开展坐式按摩业务

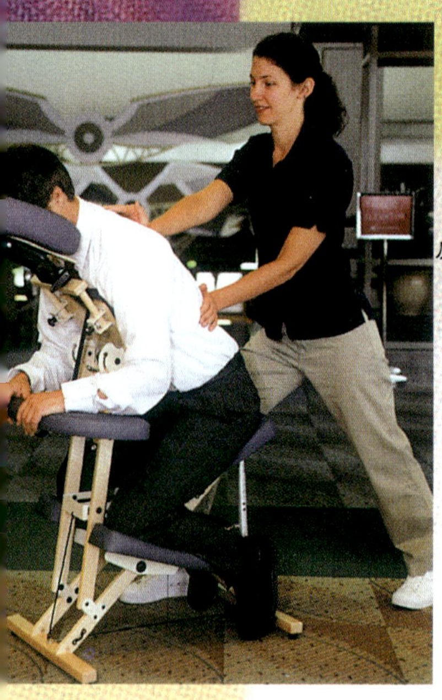

"人,不是生来便注定是胜利者或失败者——人,生来便有选择权。我们应该选择成功。"

本章内容提要

- 确定你的主要业务目标
- 写下你事业的使命和远景,及你要实现的目标
- 描述被雇佣或自我从业的优势和劣势
- 列出常用的业务模式,并简单地进行描述
- 确定你的市场目标,并列出几个开展业务的市场推广策略
- 列出三个在你开始开展业务之前获得从业执照所需要联络的政府部门
- 描述在确定收费标准、寻找客人及独立承包商时考虑的主要因素
- 列出几个保持专业操作及留住回头客的业务策略

关键词

应收账款：某人或某公司得到你（或你的公司）的帮助或服务而应支付的费用。这些钱是你应该收到的。通常账期在10~30天。

法人：永久性的、独立的法人单位，受州政府法律的管理。州政府法律同时也保护股东的个人权益。可以匿名，并享受税务优惠。允许通过股票交易转让股东权益。

C类法人：多数企业或国际性公司所使用的主要的企业架构。

一般性合作伙伴：由一些个人性质的合伙人组成的企业法人单位。在发生破产时，对个人不进行破产保护。当合伙契约无力偿还债务时，个人或合伙人对债务及责任负有全部的责任。但合伙人退出、死亡或破产时，合伙契约关系也随之终止。

独立承包商：与其他公司签署承包服务协议（通常为书面协议）的个人或公司，通常涉及提供人力资源的服务。但并不是客户的雇佣员工。

联合的及独立的债务：意为契约关系中的每个合伙人都对合伙债务负有部分的或全部的责任。通常根据每个人的支付能力而确定。因此，债权人（们）会找到资产最多的那一位合伙人，直到所有债务都已偿还，或所有合伙人都破产为止。

有限权益公司（LLC）：一种较新型的企业法人机构。它通过转移合伙人的收入，与企业的有限权益相结合。在某些州，LLC类型的企业可适用于S类法人。这样对个人股东或少数股东有利。LLC可以是专业公司的另一种形式。

市场营销：用某种方式向潜在客户推广产品或服务，从而激发他们的购买欲望。

使命宣言：对企业目标及职能的宣讲。

个人服务性企业：也称为“专业型公司”。是由IRS（美国国税局）指定的C类法人。其公司由一些领域的专业人士组成：如保健、兽医服务、法律、工程设计、建筑、财会、艺术或咨询。对此类企业均征收35%的所得税。这并不是一种理想的法人单位。其另一种形式可以是S类法人或LLC。

S类法人：使用美国国税局2553表申请C类法人的企业也可以向美国国税局申请成为S类法人。S类法人便成为转移给为数不多的股东的企业。S类企业也可以成为个人专业性服务公司（如按摩师）的另一种法人形式。

股东：拥有企业股份的人，是企业拥有者的基本单位。股东可以指定并执行公司的运作方式。通常每一股的所有权可以使拥有者具有一票的投票权。一个公司的所有股份可以是某一个人拥有，或多数人共同拥有。股份可以自由买卖。

唯一所有权：这是一种简单的公司形式。在这样的公司结构中，即使你的公司有公司名称，你个人的资产和权益与你公司的资产和权益是相同的。除非你建立一个正式的组织架构，否则，因为你拥有唯一的所有权，你属于自我雇佣。

企业远景：根据你个人的愿望而为企业设定的未来目标的宣言。

坐式按摩不但是一个保健专业，而且也是一项业务。要在这个领域取得成功，你不但要掌握前面介绍过的技法和操作程序，还要了解业务运作的基本概念。本章的目的就是要向你传授一些业务运作的基础概念，从而使你掌握成功运作按摩业务的方法。无论你的具体目标是什么，学习这些内容都很有益。

本章还会对你事业的规划、如何制定企业使命、远景以及如何制定企业目标进行特别的指导。本章中，还对几种主要的业务模式进行了介绍，供你从中进行选择。此外，我们还介绍了几种市场推广的策略，供你在宣传公司业务时参考使用。然后还介绍了一些取得业务许可证和营业执照方面的实际操作的指南。包括指定收费标准和合同内容拟定方面的考虑。最后我们也传授一些在长期从业过程中不断提高业务技能的技巧，包括如何找到导师、训练职业修养、留住你的客人。

我们建议你先完整地阅读本章所有内容。然后，再重新开始制定业务目标的练习。这样，你就可以开始制定业务计划了。最后，实施你的计划。

发现价值并制定目标

在开始坐式按摩之前，非常重要的工作是清晰地确定你想从中得到什么，并制定切实可行的目标来达到你的目的。开始时的业务计划会指导你如何进行从业计划的决策，这是你取得成功的关键要素。

愿望：是所有成功的起点

“任何人要取得成功，都要具备这样的特质：那就是具有清晰的目标，应该具备的知识及拥有知识的强烈渴望。通过不被人所察觉到的、具有神奇力量的'精神化学反应'，大自然会为你的强烈冲动注入力量，这股'神奇的力量'不承认"不可能"的存在，也不接受失败。"

拿破仑·希尔

许多成功的人无不是对他们的目标怀有强烈的渴望。你只要渴望，就能实现。否则你就不会渴望。只有你自己设置的限制才会阻碍你发挥你全部的潜能。如果你认为自己不能做到，你就很可能做不到。然而，如果你相信自己能做到，你就很可能做到。你要深入自己的心灵，去发现与你生命共鸣的渴望。在你的生活中会有许多渴望，而任何实现人生愿望的方法都是相同的。当然，在现阶段，你要将主要精力集中在搞好按摩业务上。

搞好按摩业务是你自己的愿望。并不是别人强加给你的愿望，或对你寄予的希望。不要因为他人说你不能做而停滞不前，或限制你在按摩事业上所能取得的成功。如果你有强烈的愿望，而且你的目的是诚实且合乎道德的，就要听从你内心的召唤，不要被他人的想法所左右。要确定了解你真实的渴望，并写下来。

你希望构建什么样的按摩业务？

对你而言，怎样才意味着成功？达到什么样的境地你会感到满意或有成功的感觉？这些是在你开业之初便要问自己的问题。因为，对这些问题的回答能帮助你确定建立何种业务模式。当你试图回答这些问题时，要清楚地了解：是你自己对成功的定义，而不是别人的成功定义，才能引导你走向成功。要记住：如果对你的成功定义与其他按摩师的不同是很正常的。

例如：要考虑到，开办按摩诊所需投入的时间和人员。从事这一职业的妙处是你可以按照自己的愿望确定从业的规模。你不需要每周必须工作40个小时。实际上，有些按摩师每周只工作几个小时。如果你是一位母亲，可以在孩子去上学的时间段工作。因此，对于一位母亲而言，她的成功定义可能是每周只工作4天，每天工作4个小时。她可能不计划将业务分包出去或雇用其他按摩师，从而扩大业务规模。她的愿望可能只是为家庭带来些额外的收入，同时又有时间在家里陪伴孩子。她的从业愿望与他人会完全不同。别人可能计划开办大型的诊所，有相当可观的收入，雇佣10位按摩师在诊所内工作，同时还有其他的一些按摩师在外面进行现场的坐式按摩业务。但是，无论是哪一种形式的成功，每个人都要清楚自己的愿望，并指定相应的计划实现自己的业务目标。尽管他们的目标大有不同，但是他们都可以获得成功。

因此，很重要的是，在接下来的几天里，你要找一个安静的、不受打扰的地方，冷静思考你的目标是什么，你希望建立何种业务模式。如果你的回答是：希望为别人提供按摩服务的话，这样的目标是远远不够的。要问自己下面的问题：

- 你是计划从事坐式按摩，还是卧位按摩，还是两种方式都提供？
- 你是计划提供现场的按摩服务，还是在固定场地内的服务，还是两种都提供？
- 你是计划在医疗机构，如：诊所或医院，还是在家里接待按摩客人，或以家为联络点，出外应诊？或者是其他的情况？
- 每天或每周你计划接待几位客人？你所期望的收入是多少？
- 你是否计划提供一般性的按摩服务，即：接待由于任何原因来寻求按摩服务的任何客人？
- 你是否计划专门服务于运动员、老人或肌纤维痛的客人？（注意：如果你计划仅为高尔夫球赛提供坐式按摩的话，你可能需要由从事一般性的坐式按摩服务入手，待接到足够的比赛按摩需求后，再专门从事此类按摩服务。但是，要有清晰的业务目标。）

只有确立了清晰的业务目标、可以清楚地口述你的目标，并将其写下来时，你才可以说："对。这就是我的目标！"否则，你不可能实现自己的目标。就如同开车一样，如果你开出去时还不清楚自己的目的地，你很可能不知道自己开到了什么地方。成功与达到目标紧密相连（或者说成功是由你的目标决定的）。因此，没有清晰的目标，就不可能获得成功。

"我们每个人都可以从天气的规律上学习到一点，即：天气对他人的议论不屑一顾。"

制定业务远景和使命

现在，你在已经清楚地确定了自己的从业目标后，便可以着手制定实现目标的计划。这个计划的第一步是制定清晰的业务远景宣言。远景宣言是对你的目标结果的准确描述。例如，你的远景可以是："独立拥有一个现场按摩的业务机构。每周工作5天。每天接待8位客人（即每周接待40位客人）。每位客人的按摩时间为15分钟。收费标准为：每分钟1美元。则：每周收入为600美元。"

下一步是要为你设想的业务目标制定使命宣言(即业务目标的内容)。使命宣言的内容要短而清晰。要能够记得住，并可以每天重复。使命宣言的内容应围绕如何满足客人的需求。

使命宣言可以这样来写："提供高质量的、专业的现场放松性和缓解肌肉疼痛的坐式按摩。每周接待40位客人。服务水准应超越客人的期望值，并以这样的服务来帮助客人改善他们的生命质量。"

设定目标

现在，你要制定一个实现使命宣言的业务计划。你需要设定目标并制定时间表。如果不为每一项工作设定应完成的时间期限，每项工作的延迟都会破坏整个计划的实施。你要决定需要做哪些事情，以什么样的合理顺序来做。目标就像你从甲地去往乙地的地图。你的目标大致类似如下的情形：

- 第一个目标：做调查，在2XXX年1月份前，挑选到最好的按摩学校，并报名入学。
- 第二个目标：在2XXX年12月1日前，完成按摩学校的课程。毕业时，成绩应在班内前10%优异成绩的范围内。
- 第三个目标：在2XXX年12月1日前，完成名片、司标、海报和工作服的制作，并完成公司法人结构的确定。
- 第四个目标：在2XXX年2月1日前，购置好按摩椅、旅行袋及胸垫。
- 第五个目标：在2XXX年2月1日前，通过认证考试，并获得从业执照。
- 第六个目标：在2XXX年4月1日前，接受坐式按摩的高级培训课程，掌握所有治疗技法和操作程序。
- 第七个目标：在2XXX年4月15日前，列出所有会对坐式按摩感兴趣，同时我希望建立业务关系的机构。开始在每周的每天对两个潜在客户进行业务介绍。
- 第八个目标：在2XXX年5月1日前，每周与10个客户签订服务合同。
- 第九个目标：在2XXX年7月1日前，每周与20个客户签订服务合同。
- 第十个目标：在2XXX年10月1日前，每周与30个客户签订服务合同。
- 第十一个目标：在2XXX年12月30日前，每周与40个客户签订服务合同。
- 第十二个目标：在2XXX年12月31日到转年的1月4日期间，在康乐中心，举办为期5天的"庆功会"，来庆祝我们业务取得的成功，并为获得的成就犒劳自己。
- 注意：你也可能需要更多的计划步骤。每个时间段中，还可能需要再细分。

你现在既有业务目标，又有实现目标的计划。你现在还可以跟踪每一项工作是否按照预定的时间表在进行。当然，时间表可能会需要调整，因为并不是每一件事都会按照我们既定的时间表完成。但是，要记住，如果某件事没有在设定的时间内完成并不意味着你的失败。只要你还按照计划向前推进就可以。要面对现实中出现的任何障碍，并合理地调整你的时间表，并向着你的目标和最终的渴望锲而不舍地推进。用提示的形式记录你的工作进展。每次实现了阶段性的目标后，要以适当的有意义的方式奖励自己。

雇佣方面的考虑

进行业务计划时一个非常重要的内容是计划你自己的雇佣方式：是被别人雇用，还是自己做老板。两种方式各有利弊。在你做决定时，利弊两方面都要充分地考虑。

对自主创业者而言，你还要考虑到你的业务架构模式。无论是有意还是无意而为之，任何业务都要有一个业务架构。当然，最好是特别地对业务架构进行设计。这个设计过程通常称为"企业实体规划"。因为任何一个业务都是一个法人实体，我们因此这样来称

提示 13-1

业务计划的制订

要取得按摩业务的成功，从一开始就要有详尽的计划，保证有明确的方向和目标。下面列出的，在你制订计划的过程中会起到帮助作用。

- 将业务远景宣言写下来，背诵，并每天重复。
- 将使命宣言写下来，背诵，并每天重复。
- 每一项工作目标都要设定应完成的时间。
- 实现业务愿景和使命的计划。
- 对进程要定期监控、评估、更新。

提示 13-2

对经验丰富的按摩师的提醒

尽管本章的所有内容是针对即将从业的新的按摩师，但是，对于任何按摩的从业人员，无论你的经验已经多么得丰富，使用本章中介绍的方法来评估你的从业愿望和目标都是有极大帮助的。特别是，如果你希望扩大业务规模，或对现有业务模式进行大幅度的改造的话，也要先回顾一下你的业务远景宣言（如果没有，应该尽快制定）。通常情况下，你的业务远景宣言随着你业务的发展会有所变化。可能你计划每周要接待50位客人，而不是40位。也可能你计划开展卧位按摩，并用在现场服务的一半时间从事卧位按摩服务。或者，你计划减少一般性放松按摩的接待量，同时提高特殊按摩治疗的接待。重要的是，你应该定期地回顾你的业务远景和业务使命宣言，使其与你当时的业务状况有紧密的联系。当使命宣言更新后，要将新的目标写下来。这样做，通常会为你的业务带来新的面貌和工作热情。

通常，为了保持业务的持续活力和发展，你也需要不断地更新你的业务远景和使命。

你要不断地吸引新的客人，学习并实践新的技法。即使非按摩技法也要学习，如开展业务的技能和进行扩大投资的技能。如果你对自己目前的业务状况不满意，就必须要作出改变。重新构建你的业务架构，将业务带向新的发展水平。

谓。有几种企业架构形式你可以采纳，我们接下来会进行讨论。无论你选择了哪一种，你都应该咨询专业的律师。如果你是公司的唯一所有人，你所有需要向律师进行咨询的就不过是年底的税务问题。如果，你希望建立一个比较正式的架构，你可能会需要寻求业务代理律师、会计师或金融专家的帮助。这样做的原因有两个。第一：在建立公司结构并保证其正确运转时，你需要专家的专业指导。第二：会计师、律师和金融专家也是你的潜在客户。也可能会定期来按摩，为你带来固定的收入。

至少你需要税务顾问的帮助。并不一定要是有CPA（具有认证资格的公共会计师）认证的税务顾问。但是要具备一定的资格，并有操作退税方面的经验。还有一个聪明的作法是和一位在企业或律师行工作的律师建立长期的工作关系。即使你不一定定期地需要他的服务，如果有法律方面的事务，可以向其进行咨询。另一个好的做法是和你经常使用的银行的某位职员建立关系，在你需要贷款、与银行方面出现问题或需要财务方面的建议时，可以得到帮助。在你认识了这些人后，你既可以就业务方面遇到的问题进行咨询，他们又可以成为你的潜在客户。

雇员

可能在制定业务计划时，你需要问自己的一个最基本的问题是：我是想做自己的老板，还是想受雇于他人？作为雇员，你可能被另一个或是被一家企业雇用。他们支付你工资、规定你的工作时间、制定你应遵守的规则，对你所做的事情、做事的方法和时间有所控制。你需要用W-2表格申报你的收入，用1040表格申报所得税。你的雇主要从你的工资中扣除你的社会保险费、医保费、所得税等。这样作用为作为公司雇员的你带来方便，但是在税务方面却不太有利。作为雇员，你并不真正属于从业。你是参与别人的业务，你在“打工”。

做雇员，对某些人很适合。如果你希望为别人打工，那就应该去找一份工作。对有计划将来自己开办公司的人，为别人打工也是通往自己创业路上的第一步。在自己创业之前，为一家成功的企业工作可以学习到很多经验。

如果你只是一个雇员，你不需要考虑企业架构。当然你也要记录在工作过程中发生的业务费用和投入的费用。许多这样的情况可以获得减税。这种情况包括：参加再教育讲座、设备方面的投入、交通费及其他费用。要完整地记录好所有的发票、交通里程及工作时间表，以备征税时使用。向税务咨询专家征求专业的建议。

当去医院、诊所及其他按摩师求职时，要解释你为什么选择为他们工作。要回答如下的问题：你是否信任他们的业务使命和公众形象？你是否愿意帮助他们取得更大的业务成功？你能为他们带来什么帮助？为什么雇佣你会对他们有帮助？他们为什么应该选择你，而不是其他的按摩师？

如果你愿意为某特定的人群提供服务，但又不计划开办自己的业务，你可以考虑去找一家业务成熟的公司。如果他们雇佣你，你可以向他们建议将目前的业务扩大到你建议的特定市场。例如：考虑一下如下的情形，你希望去联络你所在城市的会计事务所，为他们提供坐式按摩。但是，你并不想成立自己的诊所。你的叔叔是这座城市里有名的会计师。因此，你对这个市场有所了解和接触。此外，你接受过系统的坐式按摩的训练。因此，决定去联络XYZ按摩服务公司。这是有多位专业从事坐式按摩的按摩师组成的公司。他们专门为会议、活动服务。你可以和他们配合,通过进入会计师市场来拓展他们的业务范围。你有机会这样做的原因是你具备按摩技能,同时你的叔叔是本市受人尊敬的会计师,他也喜欢你提供的坐式按摩服务。你这样做比你自己创办公司所能获得的业务量还要大。并可以在平日替专门的会议服务按摩师工作。因为他们通常仅在周末和晚间提供服务。现在,你对XYZ公司充分地说明了他们应该雇佣的理由。这是一个对双方都有利的建议。

如果你不确定应该将业务重点设定在哪部分市场,可以在你所在的社区建立关系网,去了解哪类工作会出现受伤的情况,并适于进行按摩治疗。这类需要按摩的情况可能是高发的腕管综合征(或其他重复性拉伤)、后腰损伤、或其他与使用电脑相关的损伤。你还可以和美容院及诊所取得联系。因为这些地方尚未提供软组织损伤的治疗。你做好调查研究后,你可以特别制定一份业务计划,为这些目标人群提供帮助。

你可以找有空缺的地方去打工,也可以如我们前面讨论的情况那样,说服某位雇主雇用你,为你专设一个职位。你还可以有另一个选择,就是自己创业。

自己创业

如果你已决定不想打工,或者你不能找到一份满意的工作,你也可以像大多数按摩师一样自己创业。这意味着你要建立公司。这听起来挺难,会使你没有胆量创办自己的业务。其实,这相对来讲比较容易。实际上,个人创业最简单的就是你要大胆地去做!而使业务持续发展并成长同创办公司相比才是最具有挑战的。当然,你会发现,做自己的公司比受雇于他人有很多好处。最大的好处就是你在控制纳税方面有更多的选择。做自己的老板比打工也会使你更有成就感。同时,在经济方面也会更令人满意,同时也更有主人翁的自豪感。你需要确定如何做公司的架构,决定你或你的新公司是否要直接地为客人提供服务,或者做独立承包商。我们接下来会进行这方面的讨论。

独立承包商

如果不想受雇于人,还有一个选择就是自我雇佣,成为独立承包商(有时也称为独立分包商)。这么做可以有很多税务优惠,也让你有更多的方法使业务成长。作为独立承包商,你的工作是和另一家公司签订承包合同。这和你为别人打工有些类似,业务方向也要和这家公司保持一致。从法律的角度而言区别很大,因为你是独立地开展业务。在这种情况下,你可以避免进行大量的投资、没有管理费用、没有固定资产的权益(如:办公室、设备等),及管理和推广业务的费用。同时还可以享受自我雇佣的好处。承包给你业务的那家公司承担了所有的业务开展的费用,因此,无需你的支出,也会省去这家公司的工资核算、工人的赔偿和收入税。如果操作得当,关系融洽的话,是双赢的做法。当然,作为独立承包商,你应负责交纳自己的收入税、社会保险和个人保险。个人的责任的提高带来自由度的提高,并需要自我进行约束。

作为独立承包商,你负责推广自己的业务,也可以同时和几家公司进行承包。你可以每周有两天承包某家美容院的生意,同时承包一家周末提供会议及大型活动的坐式按摩公司的生意,并且每周有一天以你自己公司的名义开展业务。或者其他形式的业务,这些都是可以商议的。

作为独立承包商,你按照事先约定好的时间和约定的方式提供服务,开展业务。就像女性家政服务人员一样,在不同的时间段为不同的人提供清洁卫生和家庭设施保养的工作。当然,在你去做按摩时,有第三方(客人)的参与,支付你提供的服务的费用。这部分钱由你和承包给你业务的公司进行分账。这种关系从法律角度来讲具有复杂性,税务方面也很复杂。如果你只是在约定的时间和地点出现,按要求提供服务,并由承包给你业务的公司按每小时支付费用,则你与受雇于人无异。美国税务局也将视你为雇员。特别当你仅在某个固定的地点工作,并多数情况下都是在那里工作时,更与打工无异。如果你与某家公司已签订了几年的独立承包商合同后,而美国国税局仍视你为打工的话,他们可以启动税务罚款条例。因此,正确地建立承包关系是很重要的。

因为,有些公司将雇员称为独立承包商,只是为了逃避工资、纳税及其他的权益。美国国税局制定了严格的条例定义独立承包商的条件。依此条例,确定独立承包商条件时,有三个主要的考察因素:

1.行为管控

2.财务管控

3.双方的关系

我们很有必要重视这些因素中的区别。详细情况列举如下。这样当你为他人工作时,你可以了解你的权利[1]。

行为管控

如果某家公司制定你的工作目标并管理你，或有权利制定你的工作目标并管理你，你通常会被定义为是这间公司的雇员。这种情况包括：

● 这间公司的老板(或他的代理人)告诉你如何从事你的工作。

● 这间公司的老板对你进行业务操作程序和方法的培训。

● 这间公司的老板规定你应该使用的工具或设备。

● 这间公司的老板也提供工具、设备和物料。

● 这间公司的老板规定用何种方法、何时、何地开展工作。

当然，独立承包商也会接受业务方向和业务开展方式方面的指示，但是，接受业务指示时，要使用自己的判断。

财务管控

独立承包商有权利决定自己的财务事宜。通常包括：

● 员工对于工作中使用的设备有所经济投入时，此员工可被视为独立承包商。

● 公司对员工工作中发生的部分或全部营业性支出或使用的物料不给予报销时，此员工可视为独立承包商。

● 如果员工对业务中产生的损益负责，此员工可被视为独立承包商。

● 谁出面收取费用？如果你直接向客人收款，然后将部分收入转付承包给你业务的公司的话，你可视为独立承包商。而如果是这家公司收取费用，然后再支付给你的话，则不属独立承包商范畴。

双方的关系

独立承包商和承包出让方之间应签署承包合同。合同应为书面形式，并双方签字。最好是签署“工作协议”。有时也称为“独立承包商协议”。在文具店里可以买到标准的协议书，或打印成电脑的格式，如家庭律师协议式的格式。

作为独立承包商，你本人就是一家企业。也要有相应的企业架构。

选择你的公司架构

如果你已决定成立自己的公司，你就要选择一种企业法律架构。我们在下面一节中会介绍几种最常见的架构或“实体”形式。包括：独立所有者制、合伙人制、企业法人制和有限责任公司制。每一种模式均有其利弊。你自己要确定哪一种模式的架构适合你。多数按摩师在开始时会选择独立所有制或合伙人制。而随着业务的发展，再采取更较为正式的体制，如：企业法人制。

独立所有者制

独立所有者制是一种最基本的业务实体形式或业务架构。或如果当你建立公司时，没有选择某种特别的体制，其自动成为独立所有者体制。采纳独立所有者体制时，你可以选择成为另一间公司的独立承包商，如：

提示 13-3

雇员与独立分包商的区别

如果你是为别人工作，将你的雇佣关系做正确的归类是很重要的。这样，你的权利才能得到保护，并避免与美国国税局发生麻烦。下面列出的因素是用来说明哪种情况下你被归类为雇员，而哪些情况下你被归类为独立承包商。

可以将你归类为雇员的因素包括：

■ 要求着工作制服

■ 对工作时间有要求

■ 你无需自行处理销售发票或进行收款

■ 你不是自己亲自去预约

■ 公司为你提供培训

■ 公司为你提供毛巾、按摩膏、及/或其他物料

■ 公司为你提供健康保险及/或其他福利

可以将你归类为独立承包商的因素包括：

■ 你掌握“公司的钥匙”，或任何时间都可以进入公司

■ 你自行进行按摩服务预约

■ 你自己购买物料，或至少部分物料

■ 你有自己独立的业务电话

■ 你有独立的权益并自行支付健康保险

■ 你自行支付社会保险及自行纳税

■ 你有自己的法人公司[1]

承包一家美容院或现场坐式按摩公司的业务。当情况如此时，按前面的描述，则你的公司是以承包的方式为另一家公司提供服务。当然，你可以独立地开展工作或雇佣其他按摩师，甚至再进行分包。当然，如果你雇佣了其他按摩师的话，同时会产生新的公司责任，如：承担雇员赔偿及失业保险，并制作必要的工资单，并从雇员工资中扣税。我们建议在建立人事制度时，你应该寻求专业机构的帮助。因为，如果操作不正确，你会被处以罚款、受到惩罚并受到损害。

就所得税而言，你的业务收入及所有与业务相关的支出都以税务登记C表的形式进行申报。这方面是一个很现实的好处。因为，这样一来，你可以控制你的支出。你的支出会在C表申报时，从收入中减去。剩余的部分才交纳所得税。这个剩余的实际收入部分在1040表格上申报。这是几种“转移业务实体”中最简单的一种。“转移业务实体“仅将净收入(减去费用后的所得)在1040个人所得税申报表上显示。也就是说，你的独立所有制的企业法人不需缴税。你的业务净所得以个人所得税形式交纳。与业务直接相关的任何费用或采购支出都可以从收入中减去。其包括的费用还有：再教育、采购按摩椅、面托罩、旅行袋、广告、推广、印刷、建立网站、应付款、期刊预定、制服，及一些家里的用品，如：房租，如果在家里开诊，还有用于按摩服务的能耗及其他种种。记住要留好这些发票、服务时驾驶和旅行的凭证及业务记录，以备纳税时出示。对于你的这种情况，可以咨询专业的税务顾问。

采用独立所有者制的不利之处是，你个人要对所有的债权债务或经营的结果负责。你和你的公司是一个整体，即使你使用的是DBA(以XX公司的名义开展业务)的公司名称也是如此。即使他人使用你公司的名义开展业务，如果发生法律纠纷受到起诉时，被起诉的也会是你。同样，如果你被起诉，就等同于你的公司被起诉。当你或你的公司，或你的配偶(如果你已婚)被诉讼的话，你个人及公司的财产都会被罚没。如果你个人财产不多，起诉者也得不到什么。但是，一旦你的业务拓展很成功，你的资产和财产价值很高时，最好将公司的架构设计为与个人财产相脱离。这样的公司架构对于未来根据你的收入水平而降低纳税额也有帮助。

合伙人制

法定的合伙人实体有多种形式。最常见的形式是一般合伙人制。如果你同意(以口头或书面的形式)与另一个人或几个人一起做生意，你所实行的就是合伙人制。一般性合伙人制和独立所有者制很相似。唯一的区别是，有更多的人承担债务。每个合伙人对其他每个合伙所拥有的资产、债务及所作所为都负责任。你和你的合伙人有连带的及多项权益。这意味着无论你是否直接地参与业务，你都负有全部的责任。如果你的合伙人有债务，你也要对全部的债务负责。你既同你的合伙人共同负责，同时你自己也全部负责。在实际发生时，债权人会先要求还债能力最高的合伙人偿还，再要求还债能力其次的人偿还，依此类推，直到所有债务还清，或直到所有合伙人都破产为止。合伙人制是一个简单的公司实体。但是，在你和他人确立这样的关系之前，要搞清楚，你从这样的实体中的所得应高于你的所失[2]。

当一个或多个合伙人脱离这个实体，或破产时，合伙人关系即结束。如遇合伙人死亡，你可以和他的继承人(配偶、孩子、父母或其不动产)形成合伙人关系。一般性合伙人也是另一种转移实体。和独立所有者制实体一样，无须纳税。其减去其他合伙人费用后的净收入根据每个合伙人所拥有股份的百分比分配给每一个合伙人。然后，每个合伙人根据个人的所得支付个人所得税(1040表格)。你所应承担的费用(即其他合伙人不共同承担的费用)可以在使用1040表格申报时减去。但是，这种方式所得的优惠没有独立所有者使用C表申报时得到的那么多。税法的变动比较频繁，请向税务顾问咨询。

如果你想建立合伙关系，要收集完整的法律和财务知识。在没有将书面的合伙协议交律师审核前，不要盲目开始建立任何的合伙人关系。即使你是计划和朋友或亲戚(姐妹、甥侄等)一起做生意，也要有书面的协议。书面协议(合同)有利于你们保持朋友关系。协议中应列明每个合伙人的责任和义务，及合伙关系改变或终止时应如何操作。

由于合伙人制中义务的多方承担特点，一般性合伙人制是一个很理想的公司架构。对你可能会比较适合。但是，我仍建议你考虑使用比较正式的公司架构，如：有限责任公司(LLC)或公司。

公司

公司是最为复杂的企业结构。公司的股份转让手续很简单，并对其股东、董事和执行官的权益给予极大的保护。公司是独立于股东个人的法人实体,并受州政府法律的监管。公司所有者也称为股东,可以拥有公司一定比例的股份。股东个人对公司行为、债务和权益不负有责任。公司也不对其股东的个人行为负有责任。同样,即使某人担任公司的执行官或董事,其个人财富也会受到保护。也就是说,如果你本人被起诉,公司没有连带责任。当然,如果律师起诉个人或公司时,律师会试图“揭开公司的面纱”。但是,如果所有的程序操作正确,同时书面文件也准备得当,从而使个人权益与公司权利隔离开,则律师很难使个人对公司负有连带责任。要非常谨慎,合理地制定公司的章程、公司流程及编写书面文件,从而使公司业务成为独立的法人实体。集团不能仅是股东的代表。(基于此原因更应该征求专家的意见,从而保证公司运转的方式合法。)

董事和股东(有时会是同一个人)负责制定公司章程和政策。执行官负责公司的业务运作。你可以既是公司的股东,也是执行官,同时又是董事。你可以集所有的职务于一身。集团公司分为两类,“C”类公司和“S”类公司。

C类公司

C类公司在美国是最主要的一种积累财富的实体。富豪和一些大公司使用C类公司的形式来控制财务并保护财富。这是一种非常正式的公司结构,并被赋予多种税收和利益方面的优惠。通常,多家集团公司联合在一起,保护某个人的个人财富和资产。这个联合体中的每一家公司都提供一层保护。法律允许这样的公司为员工提供免税的福利,如:养老金计划、保健计划、保险。这样的公司在为其员工、执行官和股东提供福利的方式上选择更多。然而,由于美国国税局的某些规定,对于个人按摩师,即使是多个按摩师以提供按摩服务为主要业务形式,要使用C类公司的形式也会有难度。美国国税局要求按照个人服务公司(PSC)进行注册登记。提供个人服务的公司所提供的服务包括:保健、兽医服务、法律咨询、表演艺术、咨询等。PSC的税率都是35%。因此,如果你想获得自己营业收入中更多的比例,这种公司结构不太有吸引力。如果你拓展业务范围,不仅仅提供服务,还销售商品、推广训练课程、提供房产管理的话,C类公司则会比较适合。如果不是这种情况,S类公司是最适用的。建议根据你的具体情况,找税务顾问或律师进行咨询。

S类公司

S类公司是C类公司的一种形式,即在填写美国国税局2553表格时,要求选择S类。S类公司与我们前面讨论过的几种体制一样,现在也变成了一种税务转移的实体,但是仍然为公司提供资产保护。S类公司不纳税。利润不留存在公司内(法律所规定的公司可以留存的利润,而又不会受到税收罚款的额度所限)。利润按照每位股东所拥有的股份比例进行分配,并由每位股东按个人收入纳税(1040表格)。你可以独立拥有一个S类的公司,或几位按摩师可以共同拥有一间公司。S类公司的股东数量受到限制。当然,这对按摩师而言通常不是问题。如果你的业务开展非常成功,需要增加股东数量或决定上市,你可以将公司升级为C类。

S类公司对于从事专业服务的公司来讲是一个可行的选择,且从事专业服务的行业税率很高。比起其他转移性实体而言,采用S类公司的形式可以有更多的纳税方式和获利的选择,并同时可以保持公司的独立性,及公司希望得到的保护。采用这种公司结构所能享受到的个人税务的减免也是值得考虑的因素之一。

有限责任公司

有限责任公司(LLC)是一个相对来讲比较新的公司结构。目前这种结构越来越受欢迎。特别是对于那些不仅仅想作为独立所有者或一般性合伙人的企业更有吸引力。这是另一种企业本身无需纳税的转移实体。因此,财务方面的工作相对来讲比较简单。其设置方法和公司相类似。其企业架构的设置可以使一个小公司(S类公司)所能得到的优惠最大化,同时又不需要繁琐的章程和财务程序。甚至在有些州的LLC(有限责任公司)的结构中也可以选择S类形式。这样,实际上一个有限责任公司与S类公司完全相同。而公司架构上又不必那么复杂。S类公司可以又多个股东,每位股东的股份相等或不等。这样一个有限责任公司就更适合几个按摩师共同经营,而不必采用合伙人体制。与独立所有者制和合伙人制的企业相比,有限责任公司有更多的纳税策略可以选择。对于LLC而言,其业务可以成为一个独立的实体,与个人权益分离,从而保护股东的个人权益不受其他股东或公司的牵连,更像是公司的架构。这就是说,你的个人财产(房子、车子、财产、钱)不会被罚没,用于偿还公司诉讼失败后所欠的债务。LLC对于个人从业者(如:按摩师)

来讲,对个人资产可以提供很好的保护。对LLC类的企业比对独立所有者制的企业在财务制度上的要求要高。如果做得不对,或不能按时完成,会使应受到的保护失去作用。但是无论怎样,其在税务优惠和资产保护方面的好处远远大于维持这样的公司体制的成本及所花费的精力。再次强调,有关LLC体制的法律条款在不断地更新。因此要向专业人士了解现行的规定。

市场推广

"因为企业的目标是找到客户,所以,企业有两个功能,而且仅有两个功能:推广和创新。只有市场推广和创新能给我们带来业绩。所有其他的活动都是成本。"

Cheri S. Hill,《综合性市场营销的神奇力量》

在建立了公司架构之后,你下一步需要关心的是让你的潜在客户了解你的业务。这个推广业务,吸引潜在客户的过程称为市场营销。因为对于需要按摩的客人而言,他们有许多(按摩师)选择。你必须要问自己"为什么他们要选择我?"原因可以很多:

- 你对你的领域很精通
- 你非常专业
- 你很可靠
- 你很诚实
- 你能够帮助他们

除了要告诉别人你公司的存在外,还有清楚地告诉他们你的公司能够为他们带来的利益。

确定你的市场定位,并捕捉市场机会

在你开始进行市场推广前,要先清楚地确定你的目标市场。做按摩师的最大好处就是你可以决定自己独特的业务模式。你可以提供一般性的按摩服务(如放松性按摩),或者是某个具体的目标市场(如高尔夫爱好者)。开始时,你可能要从接待一般性按摩需求的客人入手。而你的市场推广还是要将重点放在你选定的特定目标人群。

例如,如果你的目标市场是围棋爱好者,你做市场推广的目标就是要解释坐式按摩如何为围棋爱好者提供帮助。对围棋爱好者的帮助可以包括:研究结果表明[3],坐式按摩可以使其计算更加准确,提高机敏性,减少背部和肩部的疼痛,并通过减缓压力增进体能,从而提高免疫系统的功能。这些好处对其他的人群也有吸引力,如:会计师。因此,开始时,任何类型的客人可能你都应该接待。当你的业务有了一定的基础后,你的围棋爱好者客人越来越多,就可以专注地服务于这个人群。当然,你可能要面对这样的现实:在你所处的区域,围棋爱好者数量不足以支撑你的业务量。这样的话,你就要扩大你的目标客人范围。当然,你仍然可以将业务重点放在围棋爱好者人群上,有可能的话,帮助他们推广围棋,增加爱好者的数量。这样也会使你的目标客人基数增加。

要让更多的围棋爱好者了解你的业务,你可以在当地的所有围棋馆放置名片、宣传册和宣传单页。去结识当地围棋社团的领导。向围棋爱好者了解他们在肌肉和骨骼方面常发生的不适。并设计出解决他们的不适的按摩程序。在当地的围棋俱乐部举办讲座,介绍按摩在哪些方面(精神上、身体上、情绪上)对棋手有帮助。尽量去找当地社区知名的棋手,给他们提供一些按摩的价格折扣。作为回报,他们会帮助你宣传。

这个例子想说明的道理是,你要对你的主要目标客人有清楚的了解,明确按摩给他们带来的益处。然后,再去找到你的目标客人,与他们进行沟通。

自我推销

测试你所制作的任何推广材料的方法之一是:是否能在你的目标客户群中激发接受你的服务的欲望?如果你的推广材料可以唤起你的目标客户群(例如:律师)对接受你的服务的愿望,那就很好。如果你的推广材料可以使普通大众对你的服务感兴趣,则吸引越多的人越好。以下介绍的是一些简单却有效地对你的目标客户群推广服务的方法。

名片

名片上应清楚地写明你是谁、你的服务内容是什么及你的联系方法。名片上清楚地写明业务信息是至关重要的。避免使用深奥的专业术语。普通大众一般不了解许多特殊的业务形式,但是都会知道按摩是怎么回事。此外,名片的样式要能够显示你是专业的、有职业道德的按摩师。名片的设计越简单越好:要包括你的名字、你的按摩中心的名称(如果和你本人的名字不同的话)、你的业务范围(如:"坐式按摩服务"),及你的联络方式。现在,在名片上除电话外也可以提

供邮箱地址和网址。名片上所提供的电话号码不要超过两个,否则看上去很乱,不易读,也让人感到迷惑。会使你的潜在客人在选择电话号码时无所适从。如果他们无法确定,通常会放弃打电话。地址可以根据你的实际情况而定。实际上,你可能需要制作两种名片:一种是,上面仅提供电话号码,用于一般性的派发;另一种写明地址和其他的联系方式,派发给可以信赖的人。

印刷品

由于现在有了台式的简易印刷设备,制作漂亮的单页、海报、宣传册和其他促销印刷品变得简单而经济。一些按摩协会组织和供应商提供通用型的单页和宣传册。你可以买来,在上面盖上你的名字或将名字印上去。每个人都喜欢能看到、读到、亲自感受到并能拿在手上一些信息。因为,基本上按摩仍然是新生事物,有些人会不太了解。制作精良的宣传册是很有用的工具。可以派发给你准备提供坐式按摩服务的某公司的职员。印有营业时间和登记方式的宣传单页可以贴在宣传栏上,可以对希望了解的人提供帮助。

对于你的名片和印刷品来讲,上面所使用的公司的名称很重要。应该能够描述你的业务内容,并让人从名字上可以产生对业务内容的联想。此外,设计一个公司标识也很重要。它可以帮助潜在客人记住你的名字,并能识别出你的公司。如果你自己没有能力设计出漂亮的标识,可以考虑找专业的公司来制作。尽管这样会有花费,但是是值得的。因为,标识一旦确定,它会在很长时间内帮助你提高知名度。

互联网

作为有效沟通计划的一部分,你应该申请一个电子邮箱。基本的邮箱服务不贵,有些还是免费的。现如今,很多的企业和个人都通过网络进行沟通。这也是别人了解你和你去找客人的额外途径。相比较印刷和邮寄的通讯刊物,一般性的通讯品也可以免费发送到你的客人的手中。已经证明,定期的刊物可以带来大量的预约,特别是当你在期刊上发布你的销售信息时,更是如此。

随着业务的发展,另一个聪明的做法是投资建立自己的网站。一个简单的网站对感兴趣的潜在客人就很有效。一些互联网提供商提供免费的网站空间。这样你至少可以在互联网上有曝光度。网站可以帮助你建立业务形象。随着业务的发展,你可以花钱制作更复杂的网页,发布你的邮箱地址。这样,你的邮箱地址可以是bill@billsmith.com或jane@citywidemassage.com。当别人看到你的邮箱地址时,就会知道你的网站。

你在网站上可以发布礼券、假日优惠信息及你的服务的地点(特别是当你在机场及购物中心这些公共场所服务时)。同时还可以提供信息并对客人进行按摩知识方面的教育。最后,你还可以设立购物车,销售礼券、提供预约服务并在网站上销售一些商品。有很多写得很好的书介绍网络营销及如何设立网站。要利用这个有效而廉价的推广工具的优势。

建立网络

最有效的推广策略之一可能是建立潜在客人或可以为你介绍客人的人际网络。例如,捐赠或赞助当地的表演艺术剧院可能会为你带来知名度,并赢得在剧院工作的客人,如:舞蹈演员、音乐家、演艺人员。这些人对支持他们的人会有很高的忠诚度。此外,通过做这样的事也会让你结识其他的捐赠者。这些人也会成为你的潜在客人。他们会在捐赠者名单上认出你的名字或在相关的活动上遇到他们。因此,在需要按摩服务时,选择你的机会比较高。有时你还可以利用你所捐助的机构举办的活动,来进行服务预约。你的预约表要保持清晰,要能够记住你在一、两天内的预约情况。要支持你所在社区的活动,他们反过来也会支持你。

另一个建立人际网络的方法是在“聚餐会”社团的活动上讲话。这些社团,如:“狮子俱乐部”,他们会每周或每个月聚会一次,吃一顿饭,进行社交活动。这些社团的活动会接纳你参加,并在活动中给你机会介绍按摩的好处。了解谁是这样的活动的策划人。策划人通常会寻找讲话嘉宾。这样的社团通常由专业人士组成。这些人都能支付得起你的服务。因此都是你的潜在客户,或者可以为你介绍潜在客户。

通常,人际网络或口头传播的方式对于推广而言比花钱购买的宣传媒介更有效。要最大限度地利用这一免费广告的优势。下面是一些免费促销策略的介绍:

- 与保健中心、企业家和其他社会人士建立联系。
- 寻找机会向新结识的人介绍坐式按摩、介绍你的业务。
- 花时间参与专业人士和慈善团体的活动、聚会及组织。
- 为企业或组织介绍坐式按摩的好处。
- 在家庭剧场、美容院、水疗馆、健身俱乐部、展销会、健康食品商店和大型活动上进行坐式按摩的公开演示。

- 对潜在的客人进行销售演示。

要学会结识陌生人，并记住他们的名字。你建立人际网络的能力取决于你展示自己的能力。从外表和行为上都要显示专业性。要学会行动快捷、有礼貌、富有同情心、关怀他人，并乐于为别人提供帮助。你的善举会让他人更易于接近你。

下面介绍的方法可以让你能更容易地结识陌生人，并使他们乐于听你的介绍：

1.说“你好”，或使用不使人感到威胁的方法打招呼。

2.问他们是做什么工作的，或他们来这里做什么。

3.认真地、有礼貌地听别人讲话。

4.最后，多数人会问你：“你是做什么工作的？”

5.那现在你已经引起他们的注意了。可以向他们解释你的工作及你的服务可以为他们带来的帮助。

广告

除了我们前面讨论过的免费促销策略外，付费的广告也可以帮助你对外宣传你的坐式按摩服务。当然，做广告时要注意，你要保证你的广告投入能够给你带来相应的回报(我们建议，回报率至少要在5:1)。有三个地方对于按摩师做广告是有效的：本地电话簿、报纸杂志、网络。

电话簿

一般来讲，在电话黄页和白页上做广告是很好的主意。如果你在电话黄页上做广告，应将广告放在符合大多数人寻找按摩服务习惯思维的栏目下面。例如：出现在“按摩”一栏，比出现在“健身运动”或“身体再训练”栏目里更易于潜在客人查找。最好刊登在“按摩治疗服务”或“认证按摩师服务”这样的栏目下，如果有这样的栏目的话。这样会给你提供的服务以更明确的分类。

在电话白页上，除列出你的公司的名称外，最好也列出你自己的名字。因为，许多客人记住你的名字比记住你公司的名字更容易。但是无论是哪种情况，要让你的潜在客人能够很方便地记住你。因为，如果他们找不到你，你就失去了业务的机会。

尽管在电话簿上做广告对许多按摩师都很有效，但也并不是对每个人都有效。因此，你要对你所在的市场和广告需求进行评估，并决定广告对你是否有效。在某些城市，特别是在那些没有被认证的州，黄页上列出的都是一些无用的电话。而许多按摩师联系业务时只使用移动电话。而移动电话的号码是不出现在传统的电话簿上的。当然，如果你不选择使用电话簿，就要使用其他形式的广告来提高你按摩服务业务的知名度。

报纸杂志

在报纸杂志上做广告也很有效，但通常会很贵，因此你要仔细地评估。多数报纸都会提供广告位置。杂志通常要求你自己制作好广告并交给他们。除非你是设计师，否则让专业设计人员设计又是一笔额外的开支。联络发行商，让他们介绍你和广告或销售代理联系。他会和你见面。如果你计划定期地做广告，他们通常会给你优惠。当然，不要签订长期的合同。通常这样的广告在头几个月会给你带来客源，然后，反响就会消失。此外，终止合同要被罚款。

做广告的最好方式是发布促销、特殊优惠或是优惠券。例如，发布第一次按摩给予25%优惠的优惠券，或是4次按摩给予一个特别折扣，或对于礼券给予折扣，这些方法都很成功。根据你的业务形式，你可能希望吸引为员工提供坐式按摩的企业客户。对于这种情况，要在特别的杂志上做广告，如：商会的期刊或你所在社区的其他在企业间发行的杂志。推出一些尝试服务或多次服务的特价优惠，如：签订每周三次按摩的前三个企业可以获得优惠，或提供一次免费的体验按摩。推出优惠券时，要记住在上面规定有效期。这样可以促使客人快速使用，避免他们拿到优惠券两年后才来使用。

平面广告的回报率很高，但是也可能是浪费。注意不要过度承诺，要灵活。如果广告不起作用，要能够进行调整或者终止优惠活动。一个聪明的做法是咨询你所在地区的其他使用过平面广告的按摩师。

广播媒介

有些按摩师使用广播或电视广告取得很好的回报。但是这两种媒介的制作和使用费用很高。对于刚刚开业的按摩师而言可能会太贵。但是对于生意稳定的按摩师来讲会有效。这两种方式在特殊的季节会很有效，如：母亲节、情人节、圣诞节，或者是你提供服务的社区的特殊活动季节。通常可以在节假日发放礼券。在电视上做广告的最好方法是在某些活动中接受采访。没有哪种方法是肯定奏效的,可以考虑以上介绍的方法,并要有自己的创意。

一些城市有有线电视台。有线电视台可以为你免费做节目,或只收取很少的费用。你可以做你自己设计的健康及按摩主题节目的主持人。

获得知名度

另一个引起你所在社区注意的方式是经常出现在正面的文章或新闻报道中。发布新闻是一个方法。每当你参加会议或讲座、拿到证书、开新的诊所、预约量达到新的水平或在竞选中获胜时,可以给当地的报纸、电视台及电台发稿。有时,他们可能没有时间或者版面进行刊登。但是当没有重大新闻时,你就可能成为头条新闻。媒介人士也是你的潜在客人。因此和他们建立联络很有必要。如果他们发现你的业务在成长,而且很积极地参与社区活动,他们可能会选择为你做一个人物专访。这样你会获得很高的知名度。

在你写新闻稿时,要言简意赅。不要超过一页纸。先写最重要的信息,再写细节。一定记住要将自己的名字和电话写进去。这样记者有需要时,可以给你打电话。如果可能要附上照片(电子版或纸张版),特别是在报纸上发表时。

营业许可及营业执照

无论你选择的是哪一种体制,无论你的目标市场是什么,有一些行政方面的工作是每一个按摩师都需要去打理的。其中之一就是获得各种营业许可及营业执照。这样你才能符合州、县、市政府的相关法律规定。在开业之前,你要保证你从业的合法性。

州执照和许可证

多数州要求按摩及健身从业人员领取营业执照。坐式按摩也属按摩范畴,因此也需要取得营业执照。你必须向你从业地点所在的州政府咨询相关领取营业执照的要求。通常由公众健康部或专业人员法规部负责。当然,有些州负责发执照的部门名字比较特别。

你还要和州政府的税务部或负责零售税的相关机构咨询。有些州对按摩业务收取营业税,而有些州则不需要。当然,如果你同时还进行商品销售,你很可能需要交纳营业税。这些部门通常位于州议会大厦。

县级执照和许可证

县级政府的办公地点通常在这个县所位于的城市。如果你不知道县政府的办公地点,可以向所在城镇的市政厅询问。有些县要求有营业执照和许可证,而有些县则不需要。通常,如果你的公司使用的不是你本人的名字,而是一个DBA(以XX名义开展业务)的名字,县政府会要求你登记公司的名字。

直辖市执照和许可证

向你所在城市或从业的城市的市政府工作人员或有可能的话向市政府律师咨询有关从业许可、营业执照、市级营业执照、所需的审察和分区要求的信息。有些州在收取州营业税之外,还需要收市营业税。因此,要了解清楚。市政府的工作部门通常称为市政厅。

绝对有必要向各级政府了解规定,以保证你合法从业。如果你从业不合法,则你的保险将无效。你会受到你所在的行业协会或国家治疗性按摩认证部门的不公正处罚及制裁。此外,最重要的是,你可能会被逮捕。被逮捕会对你的业务带来很坏的影响。任何法律方面的麻烦对你来说都是代价高昂的、耗时的事情。要有专业性,把事情做对。

我们建议你花几个月的时间将许可证和执照办理好。要提前做好计划,在业务计划里留出足够的时间来做这些事情。有些按摩师在从已取得执照的州搬迁到另一个州时,要花上6个月的时间。

财务

另一个作为经营者需要面对的事情是财务。制定收费标准、订立合同和建立财务制度都是你在开业之前要熟悉的财务工作。

制定收费标准

在接待个人付费的客人时,按摩师都是以按摩的分钟数来计费。在我们编写本书时,平均收费标准是每分钟1美元。客人每次会讲明他们要按摩多少分钟。或同意每次以按摩程序完成后，按所使用的分钟数付费。

另一种收费的方法是按照每节的按摩程序收取固定的费用或按照特定的服务内容或治疗程序收费。每一种的费用都是固定的。例如：坐式按摩的固定收费是15美元。而按摩师所使用的时间自行掌握。这种方法可能会有风险。因为每次所使用的时间可能不一样。如果你今天为某人按摩花费了20分钟，而明天却用了10分钟，而收费是一样的，那么每分钟的收费标准就会有矛盾。他再来时可能期望的是20分钟的按摩。或者如果他某次只接受了10分钟的按摩，他会感觉受到了欺骗，以后再也不来了。当然，按摩时间随机的方式对某些按摩师是适用的。

坐式按摩的收费标准表是这样的：

治疗性坐式按摩：

5分钟 – 5美元

10分钟 – 10美元

15分钟 – 13美元

20分钟 – 15美元

按摩时间越长，其每分钟的收费越低是不奇怪的。这样是为客人提供价格折扣，鼓励他们每次来时，做按摩的时间长一些。当然，你也可以无论总的时间多长，每分钟的收费都一样。

提供给你一些建议。你要自己决定哪一种情况适合你。收费标准在有些地方较高，而有些地方较低。要对你所在市场的其他按摩师的收费情况做调查。你的收费标准要与他们的有可比性。价格战对保健服务行业不是很有推广价值。你会把你的健康交给最廉价的按摩师，还是最贵的按摩师？你对一个宣传自己的价格最低的牙医是否会持怀疑态度？你的定价要和市场的水平协调。然后，你可以提供特价、优惠券、折扣，或其他促销。如果你接受过超越一般按摩师的训练，或提供特殊的治疗性按摩服务，你可以比仅提供一般性按摩服务的按摩师收费高。客人会愿意支付更高的费用来减轻疼痛，或增强运动能力。再次强调，你可以做促销活动，或对于预付一个月费用的客人给予特殊折扣等。

不要忘记，按摩是一项有价值的服务。没有任何其他职业能与按摩相比。公众愿意为按摩带来的好处付费。为提供特色服务而收费，你不需要感到惭愧或犹豫。当然，也不要收费过高。你的付出和回报要等值。

除直接收取个人客户的费用外，按摩师可能也会向企业主收取为他的公司员工服务的费用。这样的收费有几种方式，在提示13-4中列出。

业务开展对象可以是公司、大学、专业办公室、活动推广人、聚会的主办人等。当为一个企业的员工按摩时，要制定预约系统。这同给个人客户服务时是一样的。有时，公司的保健部门负责预约。有时会需要按摩师自行安排。这时，就要在公司内部做推广宣传，让员工知道你的服务。例如，可以在员工宣传栏张贴宣传单页，或分发给可以接受按摩服务的员工。你可以在公司的安全会议或保健会议上介绍，包括演示。这些方法比较有效。可以和一位员工配合做演示。这样他也可以去宣传坐式按摩的好处。在开始服务前，你应和企业谈妥财务事宜、时间安排及推广活动，都要以合同的形式进行书面记录。

合同

理想的作法是，你直接向每个客人收费。最好是在按摩结束即收费。当然，如果你是受雇于一个企业到工作现场进行按摩，或受雇于个人在聚会或活动场所进行按摩，可能就要记账。这样的支付方式就产生了某个接受你的服务的企业和个人对你的欠款。这样的欠款称为应付款。在你同意接受这样的付款方式前，要将所有的内容写成书面的协议。

付款协议应包括：

1.你提供什么服务，服务次数是多少，每次时间为多长，服务地点，及收费标准。收费方式可以按每个人、每小时、每天等。

2.收发票和报表的联络人姓名。

提示13-4

企业服务的付款方式

有几种为企业在现场提供服务的收款方式，如下：

■ 企业允许你在规定的时间到他们公司去，为有需要的员工提供服务，员工直接将费用交给你。

■ 企业按一定的服务时间量，支付给你固定的费用。在你在场的时间内，为任何需要服务的员工进行按摩。

■ 企业按接受服务的员工数量，每人支付一个固定的费用。

■ 企业按接受服务的时间付费。

■ 企业为员工支付一定比例的费用，员工个人支付剩余的费用。如同共同支付的保险体制一样。这个方法对鼓励员工进行按摩很有效。

提示 13-5

礼券

礼券对于吸引新的客人进行按摩是很有效的手段。要让你的个人客户和企业客户知道你提供礼券。情人节、母亲节和圣诞节是销售礼券的大好时机。当然,礼券也是很好的生日礼物。你可以自己制作礼券或从行业协会或按摩用品销售商店购买印制好的礼券。一次购买数量多的要给予折扣。

3.出现问题时,你可以联络的财务负责人姓名。

4.你送交单据的频率:每天、每周、每月,还是每个季度。

5.客户受到单据后,多久付款。通常为10~30天。

6.如果付款延迟,利息是多少。

7.付款地址。

8.合同失效或续签时间,终止合同条款。

9.清楚地规定双方的义务。

合同是协议的有效形式,因此,内容要对各方都很清晰。你有权保证个人或企业客户按时付款,不要允许付款延迟。首先,每个月要及时递交单据,对于延迟支付的余款要收取利息,并保证利率的兑现。如果你对应付款的支付时间不严格管理, 客户了解后,会延迟付款,或你找他们多次后,才付款。你应该关注应付款的支付情况,这样做表现了你的专业性,你的客户也会更尊敬你。

此外,你也要及时支付你的应付款。如果你不按时支付他人,别人为什么要按时支付你?按时付款会对建立你的信誉有帮助。而拖延付款会立刻损害你的信誉。

随着你的业务的发展,你可能会决定雇用其他的按摩师为你工作。你作为企业所有者要去寻找客人,而你的员工则提供按摩服务。那么,你现在既需要和客户签订合同,又需要和你的员工签订合同。你雇用的按摩师可以是你的员工,也可以是独立承包人。这要根据你们之间的合同内容而定 (详见前面介绍的"雇佣方面的考虑"章节)。如果是独立承包人的关系,这位按摩师就要自己去收款,然后按一定比例支付给你,或支付固定数额。如果是你的员工,按摩师应该在收款后,全数交给你。然后由你支付他工资。无论是哪一种情况,你都需要签署书面的协议,讲明收款的流程。协议中应讲明各方的营业收入比例,各方应收到款项的时间,及延迟付款的惩罚。协议的其他内容也应该是书面的形式。在合同中,你可能还需要制定非竞争条款。这样,为你工作的按摩师就不会在工作期间"偷走"你的客人,过几个月后自己开业。如果你在草拟合同时需要帮助,可以尝试使用称为"家庭律师"的电脑软件。你可能也需要咨询律师。特别是当你遇到非常情况时。

现如今,通过口头协议和(或)君子协定来开展业务是完全不可行的。书面合同对双方都可以提供法律保护。

会计

会计的作用是做财务记录,"计算钱"。你要及时、有条理地将你的存款、收入和支出进行记录。纳税是强制的行为,也是每个公民的义务。当然,你的纳税额不必超出法律的规定。要知道纳税额应该是多少,你就要记录收入和支出。基本的纳税是每年一次,对多数人来讲通常是在4月份。作为自我雇佣的人或雇用员工的企业,你每个季度要交一个预估数、每月交营业税、收入税和其他的税项。如果你不及时记账,就很难弄清楚应该付多少税。在第5章中我们讨论过几种记账方法,可以选择其中一种。

会计也可以让你了解你的业务运作情况。你是赚钱还是赔钱?你今年的业务是否比去年好?如果你不记录现金流动的情况,就无法知道这些问题的答案。如果你的个人、企业客户或保险公司有应付款,你要准确地知道他们到底欠你多少钱, 他们支付了多少, 还欠多少。否则,你会亏很多钱。如果你不及时、准确地记账,很快你会发现你陷入了财务困境,或欠罚款,或欠国税局、债权人的钱。这也是诚实和专业的一部分。

作为自我雇佣者,几乎你的所有与业务相关的花费都可以作为业务支出,并从你的收入中扣除。这可以省去你很多的税款。有许多法律许可的使纳税额最小化的方法,并给你的业务带来很大的益处。如果你没有准确记账的话, 将不可能享受到这样的优惠政策。更糟糕的情况是,如果你被审计时,无法提供证明你的收入和支出的证据,你可能会被罚款,并被控告税务欺诈。你应该不想和美国国税局惹上麻烦。

我们建议你找公司税务专家,每年为你搞清楚税务,并帮助你准备文件。如果你自己不能每天记账,雇一个会计或使用第三方服务机构为你做。每个月交给你一次最新的记录,最好是每周一次。

维持业务发展

当你成功地将业务开展起来后,你会面临其他的挑战:如何保持业务不断发展。下面我们提供一些持续发展业务的建议,包括找到导师、建立专业性、留住客户和找推介人的方法等。

导师

同在其他生活领域一样,向更有经验的人请教关于如何开展坐式按摩业务的经验是聪明的作法。如果你是新手,尽量去找到一位成功的按摩师前辈,请他同意做你的导师。可以是正式的导师,也可以是更随意的指导关系。多数成功的按摩师都有职业安全感,他们会很乐于帮助那些刚刚起步的人。如果不能做更多的指导安排,可以和他做一次按摩预约。在按摩过程中尽量去吸收他思维中的精华。你也会需要按摩。让更有经验的按摩师为你按摩时,你也会学习到很多经验。

《思考带来财富》是一本有关激励的经典之作。其作者拿破仑·希尔将这样一批导师称为“大师脑库”(The Master Mind group)。在你需要指导意见时,要去找那些获得过成功且心态积极向上的人。你会惊奇地发现有那么多人愿意帮助你。不需要你签订正式协议,也不需要付费。不要胆怯,要大胆地表达你的感激之情。

另一个信息来源是小企业发展公司。这个公司是美国小企业协会的分支机构。其服务免费,享受税务资助。这个机构可以帮助小型企业制定业务发展计划和管理方案。这样的机构会对你很有帮助。

专业精神

“在按摩行业,最大的问题是业余人士太多。”

Kun Duncan广告商

无论你是兼职雇员,还是一个大企业的老板,你的主要工作目标之一都应该是具有专业精神。专业精神可以表现在你的外表、时间观念、独立性、行为及你具有关心和你共同工作的以及你为之服务的人的天性。专业精神还包括:技能、能力及他人所期待的任何训练有素的人所应具有的品质。

专业精神的一个侧面是可接近性。你的客人或潜在客人应该能够很方便、很及时地找到你。特别是对于新客户而言,从他打给你的第一个预约电话起,你们的“客人与按摩师”之间的关系就已经开始了。如果你从一开始就让客人很难找到你,或者不及时回电话,你很可能会失去这个客人。他们会想:“再重新找一个吧。”然后去尝试广告里面推荐的其他人,或者尝试桌子上另一张名片上的电话,或是打电话让朋友推荐。因此,易接近性是很关键的。

下面我们提供一些这个方面的方法和建议:

- 使用移动电话
- 使用传呼机
- 应答服务(真人声音的应答效果永远是最佳的)
- 正常的营业时间
- 下班后和上班前的联络方法
- 将按摩诊所的电话转移到家里或移动电话上
- 电话应答服务或通过传呼台找你
- 及时回复所有的电话和留言
- 网站(要简单、使用方便、网页设计专业、清晰地介绍你的服务项目及给客人带来的利益)
- 邮箱(邮箱地址要简单、易记,并与你的业务有关联)
- 及时回复邮件

专业精神的另一个方面是准时。准时到达,并做好开始前的准备。如果预约的时间是9点,你不能9点才出家门。而是在9点时,你已经到达预约的地方,并已准备完毕。不要9点才到,然后还去洗漱间,开始化妆,摆好按摩椅,最后到9点25分才准备完毕。即使是9点05分也是不专业的。当然,到达太早也不好。提前5分钟到是最好的,比迟到5分钟要好。记住,迟到是自私的表现,表明你不尊重别人的时间。

被推介

我们前面提到,最有效、最廉价的传播方式是口头相传。尽管有些客人在接受按摩后,会向他的朋友和家人进行介绍,但是多数人不会这么做。有些人会认为,你已经够忙了,不能接待更多的客人。而多数客人会愿意帮助你宣传,只是需要你请求人家这样做。下面我们介绍几点如何让你现在的客人向别人推荐你的方法:

- 为客人提供非常优异的服务。显示你的专业知识。

● 要不断地学习。这样你和你的客人才不会因为长时间做同样的程序而厌倦。

● 让客人了解你为他们使用的是什么技法，了解一些解剖学的知识，及关于姿势方面的知识。你要成为客人的健康咨询中心。

● 表示你确实关心客人的健康。

● 要提出你的请求！让对你的服务满意的客人做推介是很简单的，不过是让他们告诉朋友，然后，他们的朋友和你联络。告诉他们你仍有空余时间，希望能再帮助更多的人。向他们保证，无论他们什么时间预约，你都会为他们安排。有些人不愿意做推荐，担心你太忙，应接不暇。

● 要回馈他们。每次客人给你介绍了一个新客人后，要在客人下一次来按摩时，给予一次价格优惠。每介绍三个新客人，给一次免费服务。最起码，在每次介绍了新客人后，要给老客人发一张感谢卡。要真诚地感谢他们。要让他们真正地感觉到你对他们帮助你吸引新客人的做法很感激。

由其他按摩师推荐客人

你也可以通过由其他按摩师推荐客人来扩大业务量。如果你的按摩服务只是在诊所里进行，或者你希望扩大服务范围，去从事更特别的具体情况的治疗性按摩，如：不适症状、受伤及其他情况，你则可能需要去找你所在地区的其他保健服务人员。虽然你并不完全必要具备保健领域的工作背景，例如：护理的资格，但是如果具备会很有帮助。越来越多的医生开始对按摩采取接受的态度。使他们可以向其病人推荐你的服务的途径是使他们对你的技术和知识、你的专业性和可靠性有好的印象。同时要向他们提出推荐你的要求。

当你需要其他的保健人士推荐你时，可以先发一封邮件，或给他寄去有关你的按摩服务的信息。等上几天，从而使他们有充分的时间阅读你的资料。然后再打电话，进行预约。看是否有机会为他们做介绍和展示。不要贸然去访问。他们都很忙，只有预约才能够和你见面。你要提前预约，这样才不会打乱他们一天的日程。此外，要记住，对秘书和办公室经理要客气。因为，他们是能够帮助你预约到医生的关键人物。

记录再次来访的客人

“按摩师的行为方式是客人挑选按摩师时的重要参考因素。特别是当他们再次来按摩时。你要和客人建立和谐的关系。如果你具有专业性、仪表整洁，同时操作的方式令人感觉舒适，客人才会再次来访。”

Lynda Solien-Wolfe

除了由他人推荐获得更多的客人外，你也要尽一切努力，通过进行再次的预约来留住现有的客人。可以采取的方法有：在每次为客人进行按摩时，都向客人介绍他们的身体状况，及如何通过按摩来改善。

向客人解释你操作的是什么程序和技法，为什么要这样做，及这样的操作对他有何作用。通常需要多次的按摩，特别是当每次按摩的时间很短时，才能解决造成客人不适的根源。要将这个情况解释给客人听。当然，向客人进行建议时，要从客人的需要出发，而不是从你需要更多的业务量的角度出发。不要这么说：“琼斯先生，我希望你能在较长的一段时间里每周

案例学习

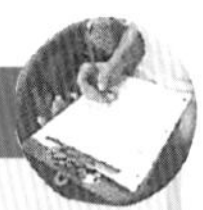

做雇员还是做老板

现在你的坐式按摩服务已经开业。业务量在缓慢增长，但是你还能撑得住。要做到在推广业务和吸引更多预约的同时，还要保持正常的生活节奏是很困难的。目前，你每周进行8个小时的按摩，每小时60美元（每分钟1美元）。业务在朝着你制订得目标发展，你觉得，你的目标是可以达到的。

某天，一个业务很成功的按摩院的老板打电话给你，希望雇你为他工作。他想把你的公司接管过去，你还继续为原来的客人服务。他会负责所有的日程安排工作，处理所有其他与业务相关的事宜。你只要每天来上班就行了。你要负责自己的交通、按摩设备、按摩用品和工作服的清洗。他会卖给你这些物品。他告诉你，你要做好一周工作30~40个小时的准备。当然，他不提供最低和最高工作小时的保证。每小时按摩他付你25美元。你要和他签订一年的工作合同和3年不与其竞争的合同。

1.每项内容的利弊是什么？

2.如果只考虑利润的话，短期来讲，哪种方法赚取的利润更多？

3.长期来讲，每项内容对你意味着什么？

4.你是要做雇员还是做独立承包人？如果按照合同的条款，你作为独立承包人是否符合法律条款？你怎样才能了解这是否合法？

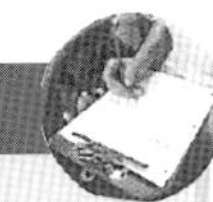

案例学习

开办新的按摩业务

你现在准备推出现场按摩服务。你希望发展的客户所属行业为：律师、会计师和保险代理人。

1. 接触到你的目标客户的途径是什么(提示：他们应该属于哪些行业协会？)

2. 你怎样才能在你所在的地区找到律师、会计师和保险代理人？

3. 在你所处的市场，怎样才能找到免费的或便宜的广告方式？

来按摩两次。你每周二和周四来，好吗？"你要这样说："琼斯先生，为了使你的情况更有效地改善，我建议你至少在未来的三周里，每周来按摩两次。然后，我们观察一下效果，再决定接下来应该采取的治疗频率。我周四会回到诊所。您还是在周四的同一时间来，怎么样？"

在工作时，要记住自己的日程表，或将日程表放在随手可及的地方。你要想尽一切办法在客人从按摩椅上起来时，做好下一次的预约。在客人本次治疗完毕前的最后几分钟，用上面介绍的方法进行预约，就会达到让客人在本次治疗时，预约好下一次来访时间的目的。当本次治疗完成后，在登记簿上进行记录，并给客人一张你的卡片。这样做会很有效。

通过通讯期刊、明信片、生日贺卡、节日贺卡或电子邮件和客人保持联系。对于很久没有来访的老客人，你可以通过提供多次按摩享受优惠的方式、公司聚会优惠或下次再来时打折的方式吸引他们回来。

总结

即使你学到了所有的按摩技法，而如果你不能成功地计划、建立和维持你的业务，你也无法给客人带来帮助。对按摩事业的规划首先取决于如何确定你的愿望、制定你的业务远景和使命。写下你的目标和时间表。这样才能使你有步骤地实现你的愿望。

当你制定好计划后，你要确定最理想的雇佣方式(被雇佣还是自我雇佣)和公司体制(如果是自我雇佣的话)，从而实现你的计划。你可以选择做独立所有者、一般性业务伙伴、C类或S类公司或有限责任公司。每一种形式都有其利弊。我们在前面的章节中已进行过讨论。

如果你选择自己创业，你需要推广你的业务，以吸引客人。第一步是针对你的目标市场进行推广。然后，你可以通过一系列的促销活动和广告来吸引目标客人。促销及广告包括：发名片、建立网络、做公开演示、演讲、介绍按摩操作、参与你所在社区的活动、建立网页、通过电子邮件发期刊、召开新闻发布会、发放印刷品、在报纸、杂志和电台电视上登付费广告。记住，最有效的推广方式是广泛接触不同的人，并向他们推荐自己。

在建立业务的过程中，还有一些具体的事宜需要打理，如：取得州、县及市政府要求的营业执照，财务体系要合法且有效，并包括制定收费标准、签订合同及处理所有的财务事宜。

最后，你必须通过专业的业务发展、不断地培训、找到导师、建立专业精神、不断预约留住客人及定期地沟通来维持业务的发展。对有机会通过按摩这种方式为他人服务应心存感激。要尊重客人，要以你希望他人对待你的方式来善待你的客人。

参考文献

1. www.irs.gov
2. Allen CW, Hill CS, Kennedy D. *Inc. & Grow Rich!* Reno, NV: Sage International Inc.; 2000.
3. Field T, Ironson G, Scafidi F, et al. Massage Therapy reduces anxiety and enhances EEG pattern of alertness and math computations. *Int J Neurosci* 1996;86:197-205.

附件A
客人登记表

此附件中包含的表格如下：

1. 客人健康状况记录表[征得Thompson DL先生的同意后影印。摘自《手部治疗：按摩师的沟通、记录及保险指南》(第二版)一书。由LWW出版社出版。]

2. SOAP图表，附有指南。[征得Thompson DL先生的同意后影印。摘自《手部治疗：按摩师的沟通、记录及保险指南》(第二版)一书。由LWW出版社出版。]

3. SOAP图表，空白表格。[征得Thompson DL先生的同意后影印。摘自《手部治疗：按摩师的沟通、记录及保险指南》(第二版)一书。由LWW出版社出版。]

4. SOAP图表，完整样表。[征得Thompson DL先生的同意后影印。摘自《手部治疗：按摩师的沟通、记录及保险指南》(第二版)一书。由LWW出版社出版。]

5. 坐式按摩HxTxCx图表。[征得Thompson DL先生的同意后影印。摘自《手部治疗：按摩师的沟通、记录及保险指南》(第二版)一书。由LWW出版社出版。]

健康信息表(图表A-1)使用方法：在你为客人做SOAP表格时，记录客人的信息。在客人接受第一次按摩之前，由客人本人填写。客人可以在来到按摩地点时填写，或者你可以寄给客人。然后，客人在来按摩时带给你。

3份SOAP图表包括：一份帮助你快速完整地填写表格的指南(图表A-2)；一份是几乎空白的图表(图A-3)；及另一份填写完整的样表，供你参考(图表A-4)。

最后还有一份HxTxCx图表。你在从事坐式按摩时，多数时候会用到这个表格。你可以让客人在每次来按摩时都填写一份新的表格，或者将表格存放在你那里作为客人信息档案。用档案的背面用于记录客人以后来访时进行记录。对于定期来按摩的客人，你可以将样表的背面复印到加页的正反两面。

健康信息表

按摩师姓名______

客人姓名______ 日期______

受伤日期______ 保险号______

A. 患者信息

地址______

城市______ 州______ 邮编______

电话号码:家______

工作单位______ 移动电话______

生日______

公司名称______

职业______

紧急情况联系人______

电话:家______

工作单位______ 移动电话______

主要保健医师信息

姓名______

地址______

城市/州/邮编______

电话______ 传真______

我同意我的按摩师与我的保健医师了解我本人的身体状况和治疗方案。

评语______

签字______ 日期______

B. 目前身体状况信息

列出身体状况及潜在问题。在相对应处画勾。

主要问题______

□轻度 □中度 □重度

□症状持续 □症状间断

□活动时症状加重 □活动时症状减轻

□病情加重 □病情好转 □无变化

已接受的治疗______

次要问题______

□轻度 □中度 □重度

□症状持续 □症状间断

□活动时症状加重 □活动时症状减轻

□病情加重 □病情好转 □无变化

已接受的治疗______

其他问题______

□轻度 □中度 □重度

□症状持续 □症状间断

□活动时症状加重 □活动时症状减轻

□病情加重 □病情好转 □无变化

已接受的治疗______

其他问题______

过去是否接受过按摩治疗?

□是 □否 频率______

列出你的保健师目前所观察到的所有症状

______

列出你目前服用的药物(包括止痛药和中药)

______

列出过去3个月中服用过的所有药物

______

列出每日的活动

工作______

家务______

社交/娱乐______

圈出受症状影响的日常活动

□以上所有活动

勾出其他受影响的活动:□睡眠

□洗衣服 □穿衣 □健身

你使用何种方法减缓压力?______

减缓疼痛?______

你接受按摩的目的是什么?______

C. 病史

列出病史并解释。包括发病日期和接受治疗的日期

手术______

意外事故______

重大疾病______

图 A-1 健康信息表

健康信息表(2)

列出所有当前和以往的症状。请解释。

综合情况

当前 以往 评述

☐ ☐头痛 ____
☐ ☐疼痛 ____
☐ ☐睡眠障碍 ____
☐ ☐疲劳 ____
☐ ☐感染 ____
☐ ☐发热 ____
☐ ☐鼻窦 ____
☐ ☐其他 ____

皮肤情况

当前 以往 评述

☐ ☐皮疹 ____
☐ ☐足癣、疣 ____
☐ ☐其他 ____

过敏

当前 以往 评述

☐ ☐熏香/油类/肤霜 ____
☐ ☐清洗剂 ____
☐ ☐其他 ____

肌肉和关节

当前 以往 评述

☐ ☐类风湿性关节炎 ____
☐ ☐骨关节炎 ____
☐ ☐骨质疏松症 ____
☐ ☐脊柱侧凸 ____
☐ ☐骨折 ____
☐ ☐脊柱疾患 ____
☐ ☐椎间盘疾患 ____
☐ ☐狼疮 ____
☐ ☐颞下颌关节痛 ____
☐ ☐痉挛、痛性痉挛 ____
☐ ☐扭伤、劳损 ____
☐ ☐肌腱炎、滑囊炎 ____
☐ ☐关节硬化或疼痛 ____
☐ ☐肌肉无力或疼痛 ____
☐ ☐颈、肩、臂疼痛 ____
☐ ☐下腰、髋、腿疼痛 ____
☐ ☐其他 ____

神经系统

当前 以往 评述

☐ ☐头外伤、脑震荡 ____
☐ ☐头昏、耳鸣 ____
☐ ☐记忆丧失
精神错乱 ____
麻木
麻刺感 ____
☐ ☐坐骨神经痛、闪痛 ____
☐ ☐慢性疼痛 ____
☐ ☐抑郁 ____
☐ ☐其他 ____

呼吸、循环系统

当前 以往 评述

☐ ☐心脏病 ____
☐ ☐凝血 ____
☐ ☐中风 ____
☐ ☐淋巴腺肿大 ____
☐ ☐高(低)血压 ____
☐ ☐心率不齐 ____
☐ ☐循环功能不良 ____
☐ ☐踝水肿 ____
☐ ☐静脉曲张 ____
☐ ☐胸痛、气短 ____
☐ ☐哮喘 ____

消化、排泄系统

当前 以往 评述

☐ ☐肠道功能障碍 ____
☐ ☐胀气 ____
☐ ☐膀胱、肾功能障碍 ____
☐ ☐腹痛 ____
☐ ☐其他 ____

内分泌系统

当前 以往 评述

☐ ☐甲状腺功能障碍 ____
☐ ☐糖尿病 ____

生殖系统

当前 以往 评述

☐ ☐妊娠 ____
☐ ☐痛经 ____
☐ ☐纤维性囊肿 ____

癌症/肿瘤

当前 以往 评述

☐ ☐良性 ____
☐ ☐恶性 ____

生活习惯

当前 以往 评述

☐ ☐吸烟 ____
☐ ☐饮酒 ____
☐ ☐吸毒 ____
☐ ☐咖啡/苏打水 ____

保健合同

我承诺作为自己的健康保健团队的一员,我会全力参与。我会根据按摩师及保健团队其他成员提供的信息,及我个人以往的经验,对我的治疗计划做出合理的选择。我同意参与我亲自选择的个人保健计划。我还承诺,任何时候当感觉个人的健康受到威胁或被迫做出妥协选择时,我都会通知我的按摩师。我期待我的按摩师为我提供安全、有效的治疗。

保健许可

我本人主动选择按摩治疗。我同意接受这样的治疗。对于我本人已知的健康状况,已经如实报告。如果发生任何变化,会随时通知我的按摩师。

签字____________ 日期______

家长或监护人签字____________ 日期______

(如果病人年幼)

图 A–1(续)

按摩师姓名 SOAP图表

客人姓名________________ 日期________

受伤日期________ 保险号________ 当前所使用药物________

S 本日治疗重点

症状:部位/严重程度/发生率/发作持续时间/

每日主要活动:恶化/缓解

O 诊断发现:目测/触诊/测试结果

方式:外用/局部

对治疗的反应(见△)

A 首要解决的功能性障碍

目标:长期/短期

P 后续治疗/发生率

家庭作业/自我保健

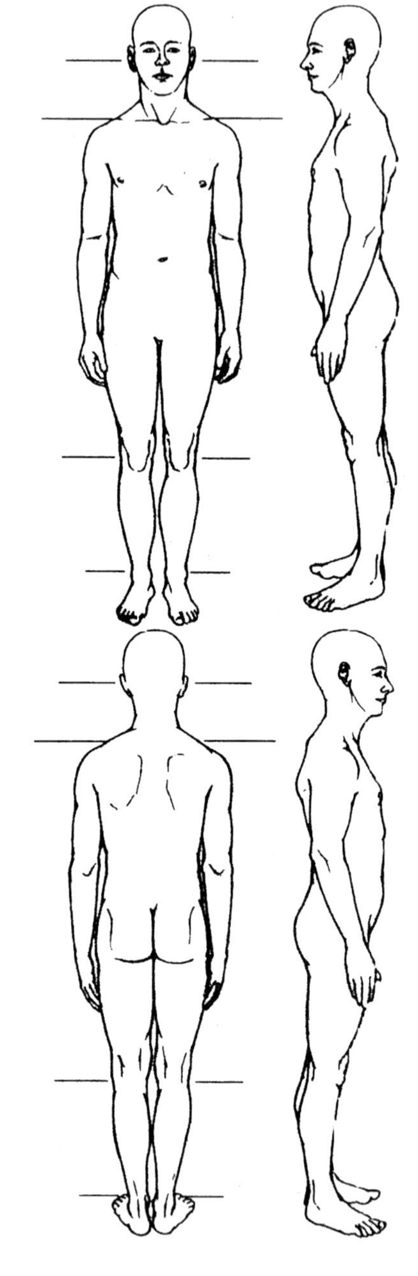

按摩师签字________________ 日期________

图例: ⓔ TP　• TeP　○ Ⓟ　⚹ Infl　≡ HT　≈ SP
╳ Adh　≷ Numb　◯ rot　／ elev　⤚ Short　⟷ Long

表 A-2 SOAP 图表及使用指南

SOAP图表

按摩师姓名________________

客人姓名________________ 日期________

受伤日期________ 保险号________ 当前所使用药物________

S

O

A

P

按摩师签字________________ 日期________

S

O

A

P

按摩师签字________________ 日期________

图例: TP TeP Ⓟ Infl HT SP Adh Numb rot elev Short Long

表 A–3 空白 SOAP 图表

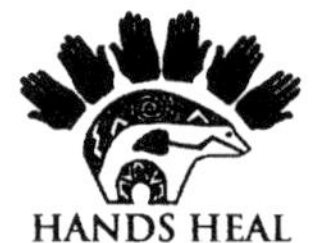

John Olson, LMP, GCFP
345 Moon River Rd. Ste. 6
Minnehaha, MN 55987
TEL 612 555 9889

SOAP图表

客人姓名 Darnel G.Washington 日期 2-11-02

受伤日期 1-6-01 保险号 123-45-6789 当前所使用药物 ∅

S 本日治疗重点 ↓ stiff back

症状:部位/严重程度/发生率/发作持续时间/

Stiff T L cons, 4 da-bridge marathon 2-7-02
△WNL

每日主要活动:恶化/缓解

A:carrying GD↑ 10 min, sit or garden ↑ 2 hrs
R:es, stretch, rest

O 诊断发现:目测/触诊/测试结果

M weak c̄ sit △ L
mvm't T vs hip
rib mob M ↓ BRL ↓ △ N
△L

方式:外用/局部

97140 F1 ribs T
60 min CST-C, T, L hac c̄ vnrvinding

对治疗的反应(见△)

A 首要解决的功能性障碍

has not regained prior functional status since
MVA 1-6-01 (see ADLS)

目标:长期/短期

all goals have been reached within the limits
of current health condition

P 后续治疗/发生率

con't ATM classes 1x/mth, ↑ prn
released from care, vef. to P HCP

家庭作业/自我保健

BR ex ribroll ex c̄ ↑ sit
rest + ex ā stiff

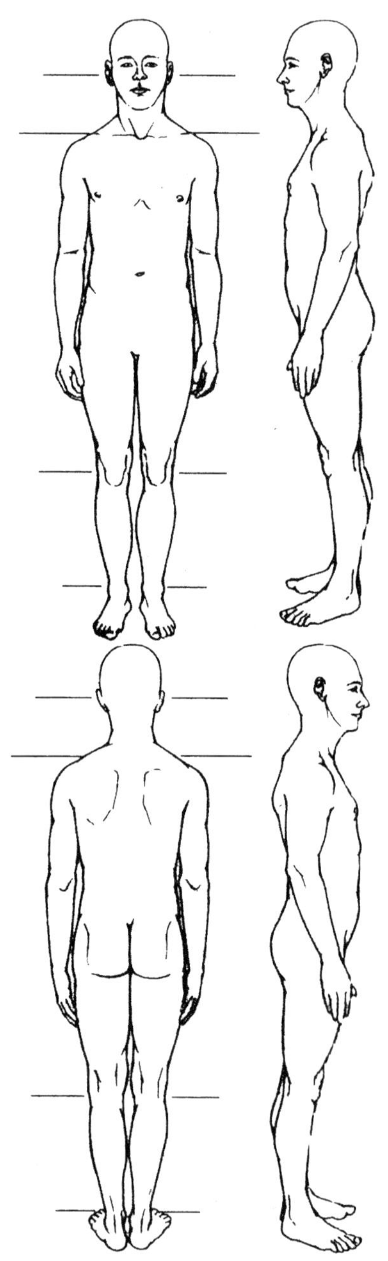

按摩师签字 JO LMP, GCFP 日期

图例:

@ TP	• TeP	○ Ⓟ	✳ Infl	≡ HT	≈ SP
✕ Adh	≪ Numb	⟳ rot	╱ elev	⟼ Short	⟷ Long

图 4-4 已填好的 SOAP 图表

按摩师姓名　　坐式按摩 HxTxCx 图表

姓名________________________________ 日期__________

电话________________________ 地点________________________

1.您近期是否有如下感觉，如果有，请解释。

疼痛、酸痛　□否　□是__________　僵硬　□否　□是__________

麻木或刺痛　□否　□是__________　肿胀　□否　□是__________

过敏　□否　□是______________________________

2.列出当前或过去3年中的疾病，受伤程度及健康方面的问题（如：关节炎、糖尿病、车祸、怀孕）

____

3.列出目前服用的药物及止痛药。

____

4.我已提供已知的所有医疗信息，我知道按摩不能代替医疗诊断和治疗，我同意接受按摩治疗。

签字________________________________ 日期__________

____

TX：______________________________

____

C：______________________________

____

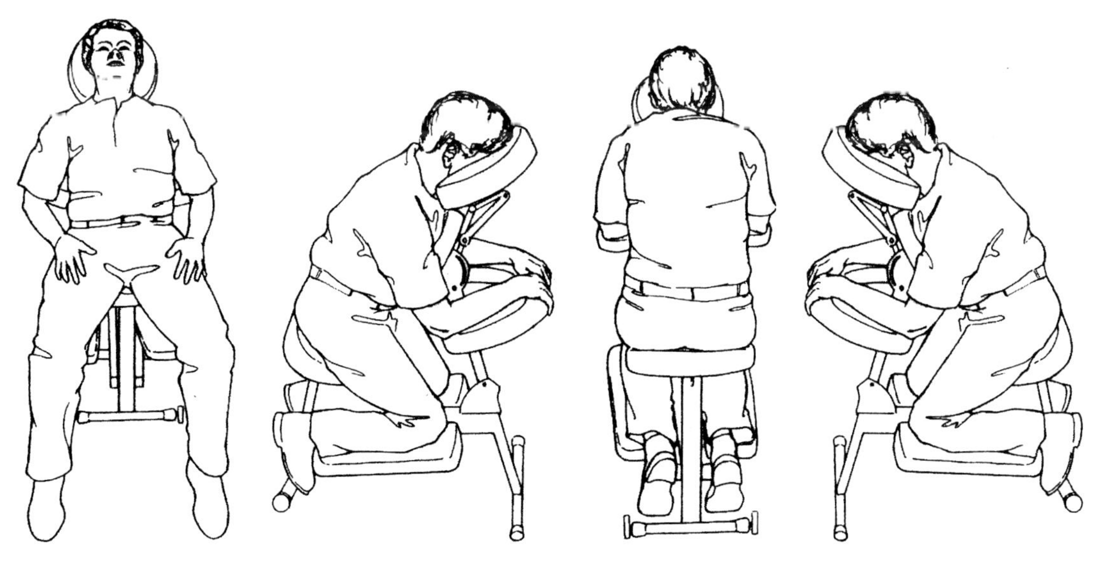

签字______________

图表 A-5　HxTxCx 图表

坐式按摩 HxTxCx 续 2

姓名 ________ 当前使用的药物 ________

Tx: ________

C: ________

日期 ________ 签字 ________

Tx: ________

C: ________

日期 ________ 签字 ________

Tx: ________

C: ________

日期 ________ 签字 ________

Tx: ________

C: ________

日期 ________ 签字 ________

图表 A–5 （续）

附件B 不同类型的牵扯性疼痛

由Ben Benjamin和Judith DeLany提供

牵扯痛指受伤的部位和感觉疼痛的部位不在同一处。在评估客人受伤和疼痛的症状时，了解牵扯痛是很关键的。如果缺乏这样的知识，从业者会很困惑，或治疗的部位不正确。有三种牵扯性疼痛很容易相互混淆。受伤的皮区软组织牵扯痛，如：肌肉、韧带、肌腱、囊和关节；直接作用于神经的压力带来的放射性疼痛；及触发点牵扯痛。让我们对各类牵扯性疼痛逐一讨论。

牵扯性疼痛的整形外科医学模型

我们已勾勒出牵扯性疼痛的位置。这类疼痛通常会沿着一定的路线传导。其传导的路径称为皮区。牵扯性痛传导路线与胚胎学组织的形成相关。例如：当某人心绞痛时，他会感觉左臂痛，而并不一定是感觉胸痛。这个现象的原因是心脏和左臂的各种软组织是由相同的胚胎物质组成的。对于此类牵扯痛可以通过4个原理来理解，基本上是从受伤的部位向颈、肩、背和胯放射。

牵扯痛的4个整形外科医学模型原理的解释如下：

远端牵扯

软组织受伤造成的牵扯痛通常是在其远端的部位感觉到。即疼痛的感觉在身体的外围。例如：疼痛所牵扯到的部位会从颈或肩，直到手腕。而不会是从肘或手腕传导到颈。

不会穿越身体的中线

牵扯痛的第二个原理是：疼痛的感觉不会穿越身体的中线。如果客人的疼痛来自右肩，感觉上是传到了左肩。而其实会是右肩本身由于左肩的受伤会被过度使用，从而使左肩也受伤。

疼痛的牵扯距离

牵扯痛的第三个原则是：痛感的牵扯距离与受伤的严重程度成正比。严重的肩部受伤会一直牵扯到手腕，而中度的受伤只牵扯到三角肌的底部。

沿皮区牵扯

牵扯痛的牵扯路线的规律与胚胎形成路径相同，也称为皮区。例如：如果由于肩部的受伤影响了旋肌套肌腱，痛感会牵扯到臂部颈-5皮区所分布的部位。而类似的牵扯痛可能是由于肩部颈-5结构受伤而导致的，如黏液囊受伤。这是因为，肩部不同部位的伤痛都会牵扯到同一个皮区部位或同一个牵扯痛的路径。而肩部其他部位的伤痛则会牵扯到不同的皮区部位。

放射性疼痛

如果神经由于椎间盘脱出椎间孔而受到压迫，就可能发生放射性疼痛。会沿此神经的路径感受到疼痛，从而使受这些部位的神经控制的肌肉功能减弱。

例如，如果肩部的受伤影响到了某个部位的肌腱，牵扯痛会发生在臂部。肩部其他结构的损伤，如：关节囊或黏液囊，也会导致类似的牵扯痛。因为，肩部不同部位的伤痛会牵扯到同一部位的皮区或同一个牵扯痛路径。而肩部其他部位的伤痛则会牵扯到不同的皮区。例如：由于肩锁关节的伤痛会牵扯到胸部。此关节的皮区分布情况不同，其包括了同侧的胸和肩胛骨部位。

触发点牵扯痛的模式

有关触发点的理论多种多样。肌筋膜炎触发点是发生在肌肉上的极度应激过高点，同时在肌筋膜炎组织上有一个很敏感的肌肉结。这个点，摸上去时会感觉痛、酸、出现活动障碍，并还会在相应部位出现其他症状。这个相应部位通常与触发点不在同一位置。牵扯痛和酸痛感出现的方式非常符合我们画出的典型传导路径。与其他类型的牵扯痛不同，触发点导致的牵扯痛有时会穿过中线。这类牵扯痛并不依照皮区的路径传导。而且与神经根压迫、椎骨关节突关节和内脏的牵扯痛症状相似。

触发点牵扯痛的相应部位通常在触发点的外围，有时在触发点的中心部位。仅在很少的情况下(27%)位于所牵扯的部位内。也就是说，按摩师治疗感觉疼痛的部位，而疼痛属于触发点痛，则“治疗部位错误”的可能性为75%。成功治疗触发点痛的按摩师应治疗的部位通常远离实际感觉疼痛的部位。

如果按压上去，客人有压迫、针扎等感觉时，说明这个触发点处于发作状态。如果触摸时，客人的感觉与平时不同，则说明你发现了潜伏的触发点。确定触发点存在的其他症状为：局部的镇痛反应；相应部位感觉变异；疼痛使达到最大的动作幅度受到限制；肌电图(EMG)有自发的电活动；肌肉收缩时感觉疼痛；肌肉测试时显示虚弱；存在触发点的部位肌肉的肌力降低；存在触发点的部位皮肤粗糙、在触摸这个部位时，肌肉会“跳”。

触发点的治疗方法与对触发点的类型的判断相关。要判断：是中心触发点还是附属部位触发点？是定位性触发点还是放射性触发点？触发点处于发作期还是潜伏期？在作出正确的判断后，治疗的手段可以包括：触发点压力释放、肌肉能量技法、定位释放、喷雾或拉伸技法、针疗、注射，或采用一些其他经临床证明有效的治疗手段。

参考文献

1. Cyriax J. *Textbook of Orthopedic Medicine*, Volume 1. London: Bailliere Tindall; 1984.
2. Yates J. *A Physician' s Guide to Therapeutic Massage: Its Physiological Effects and Their Application to Treatment*. Vancouver, BC, Canada: Massage Therapists' Association of British Columbia, 1990.
3. Chaitow L, DeLany J. *Clinical Application of Neuromuscular Techniques*. Volume 1: The Upper Body. Edinburgh: Churchill Livingstone; 2000.
4. Chaitow L, DeLany J. *Clinical Application of Neuromuscular Techniques*. Volume 2: The Lower Body. Edinburgh: Churchill Livingstone; 2002.
5. Lewit K. *Manipulative Therapy in Rehabilitation of the Locomotor System*. Butterworth: London; 1985.
6. Simons D, Travell J, Simons L. *Myofascial Pain and Dysfunction: The Trigger Point Manual*. Volume 1: Upper Half of Body, 2nd ed. Baltimore: Williams and Wilkins; 1999.
7. Travell J, Simons D. *Myofascial Pain and Dysfunction: The Trigger Point Manual*. Volume 2: The Lower Extremities. Baltimore: Williams and Wilkins; 1992.

附件C 疼痛

多数去寻找按摩师帮助的人的目的是缓解疼痛。什么是疼痛？疼痛是由于物理刺激而导致的心理感受。疼痛也是情绪化的，是一种感觉。

在《疼痛生理学》一书中发表的"疼痛生理学基本概念"一文中，对疼痛进行了最佳阐述。这本书由美国医疗按摩协会撰写，并在他们的网站(www.americanmedicalmassage.com)上发表。本书的观点基于由"国际疼痛研究协会"提出的系统的疼痛论述。你可以参阅此书。

疼痛分为四种：

1. 神经性疼痛
2. 化学疼痛
3. 情绪性疼痛
4. 肌筋膜疼痛

神经性疼痛通常是由于神经压迫、神经牵制疾病或疾病的恶化而产生。疾病及疾病恶化所导致的疼痛的例子有神经病变或多发硬化症。而神经压迫或牵制是由于骨及软骨所受到的压力而带来的疼痛。此类疼痛通常沿受压迫的神经分布的部位发生。真性坐骨神经痛是这类疼痛的典型例子。此类情况是由于凸出的腰间盘压迫了神经根而导致的。肌肉痉挛、滑膜或伤口组织愈合处的过度拉伸或变形也会导致神经压迫。真性坐骨神经痛也是这类疼痛的典型例子：通常是梨状肌在通过这个部位的肌肉时牵制住了神经，造成臀肌肌肉痉挛，而带来疼痛。

化学性疼痛通常是由于发炎的部位或受伤的细胞分解出的蛋白酶而导致的疼痛。受伤或不正常的组织释放出的化学物质降低了痛阈，并对神经进行刺激。大脑则将这样的现象反应为疼痛[1]的感觉。其释放的化学物质包括：

1. 缓激肽
2. 组胺
3. 各种前列腺素
4. P物质

情绪性疼痛很真实，且难以描述，因为每个人的情绪性疼痛不同。由于此类疼痛与人的心情有关，有时也称为心理性疼痛[1]。

肌筋膜疼痛也称为软组织疼痛或肉体疼痛。主要是由于肌肉痉挛或软组织拉伤而产生。肌筋膜疼痛有两种主要形式：肌肉缺血及触发点疼痛。按摩对这两种疼痛都很有效。

组织缺血是由血液供应缺乏而导致的。触摸缺血的肌肉时、或需要这个部位的肌肉进行工作(收缩)或朝某个方向移动时，会感觉疼痛。缺血的肌肉会快速地疲劳。如果是在小面积内组织缺血，则称为"酸痛点"，缩写为TeP。

出现触发点的症状通常表现为局部酸痛，也会导致客人感觉某个部位痛，而不是触发点的实际部位疼痛。这就是牵扯痛。触发点的牵扯痛与许多种疼痛类似：坐骨神经痛、头痛、腱炎痛及腕管综合征痛。触发点缩写为TrP。(关于触发点的详细介绍，请参阅附件B)。

以上这些因素可以总结为两类主要的疼痛：机械性疼痛和非机械性疼痛。按摩师对机械性疼痛的治疗很有效。机械性疼痛会由于某个姿势或动作而减轻或加剧。如果是这种情况，则说明可以采用软组织治疗的手段。

非机械性疼痛通常会反复出现。并没有一些特别的情况可以使其得到缓解或恶化。特别要使用脊椎的动作并不与此类疼痛相关。通常，按摩治疗不能对非机械性疼痛有帮助。这就更加说明这类疼痛是来自于内脏或是病理性的。内脏疼痛通常与食道、肾脏、胆囊、肠道、其他器官和腺体、肿瘤和癌症有关。这些部位的问题都会导致非机械性疼痛，如后腰疼痛。出现非机械性疼痛时，建议客人去看医生。如果有疑问，请转诊。

参考文献

1.International Association for the Study of Pain website. www.iasp-pain.org. Accessed January 27,2004.

附件D 发炎

发炎来自于拉丁语，是“点火”的意思。其定义是组织对受伤的状况有反应。发炎的典型症状是：

- 疼痛(痛感)
- 发热(有颜色)
- 发红(皮肤发红)
- 肿胀(肿瘤)

有时也会发生功能丧失。很早以前，归类为发炎的症状为：充血、郁积、血液及小血管壁的变化及各种的内部渗出物。急性发炎指的是发炎在发作期内。

在英文中，如果身体的某个部位一词后面加上“-itis”，意思为这个部位发炎。肌腱炎的意思是肌腱发炎。黏液囊炎的意思是黏液囊发炎。关节的炎症意味着关节炎。当出现炎症时，就会发生上述的症状。对于发炎的部位不可进行按摩。当然，可以在发炎部位的上、下或周围进行按摩，以减轻肿胀现象并减轻肌肉痉挛。这样做通常会减轻客人的痛苦并帮助客人更快地恢复。

遗憾的是，几乎任何一种软组织疼痛都会被诊断为发炎。肌腱炎是最常见的一种。通常发生在关节周围，是关节附件的肌腱发炎而造成的肌腱炎通常除感觉疼痛外，没有其他的症状。这个症状就表明是肌腱炎，通常的表现为胶原质退变、基质增加及发炎的细胞缺少，并有新的血管形成[1]。由于进行这样的诊断需要进行组织病理学检测，另一个更准确的称谓是“肌腱病”，意为不含有病理学意义的肌腱过度使用而造成的疼痛。这个定义用于描述没有发炎现象的疼痛。Kahn等(2000)发现按摩对腱炎的治疗很有效[1]。因此，如果病人已被诊断为某个部位发炎，要查看是否有如下发炎的症状——肿胀、发红及发热。如果以上情况均未出现，也可能炎症已经消失(既往曾有过这样的诊断)，或这些症状就从未出现过。在这种情况下，先在发炎部位的周围进行按摩，然后再直接在发炎部位按摩。开始时力度要轻，不要由于力度过大引起客人的不适。(对于操作的姿势，参阅第9章。)

发炎的过程是身体如何自我愈合的过程。有时，由于身体在尽力地自我愈合，从而导致病人心理上感到极大地不适。病人在心理上寻找缓解的途径。使不适得到缓解的途径有两个：压制对发炎的反应或促使发炎的过程快速结束。用消炎药物可以压制发炎。而这些药物对肝、肾都有严重的副作用，如破坏消化系统，伤害胃等，数不胜数。对发炎进行反应是免疫系统所具有的功能。对任何阶段的发炎进行压制时，也同时压制了免疫系统的功能。短期使用这个方法是可以接受的，而长期使用则很危险。

帮助身体自然恢复的另一个方法可以是辅助身体完成损伤的修复。在修复完成后，发炎也就结束了。用冰块来减轻发炎带来的不适是一个很自然的手段。还有很多在药店可以买到的安全、有效的药物和草药，可以帮助我们安全地渡过身体发炎的阶段。有些草药酊剂，如：白色柳树根，是天然的消炎药。按摩也有帮助。不要直接按摩急性受伤和发炎的组织。可以按摩发炎部位的上面、下面或周围。让这个部位的肌肉放松，特别是直接与受伤相关的部位。如果客人是二头肌肌腱发炎，可以按摩二头肌的肌腹。只是不要直接按摩受伤的部位即可。在这种情况下，按摩可以缓解肌腱的紧张(帮助这个部位的血液流通)，帮助消除肿胀、减轻受伤带来的肌肉痉挛。这样便可减轻受伤部位周围的组织因为缺血带来的疼痛。按摩也可以使受伤的客人感到镇静，帮助减轻压力和焦虑。在这种情况下，按摩并不是直接治疗炎症，而是治疗发炎带来的肌肉痉挛和缺血。如果发炎的现象减轻或消失，就是好的征兆。通过减轻肌肉痉挛引起的缺血、消除触发点及恢复动作能力可以得到意想不到的效果。

参考文献

1.Kahn KM, Cook JL, Taunton JE, Bonar F. Overuse tendinosis, not tendinitis. Phys Sports Med 2000;28(6):31-32

关键词总汇

第1章

人体力学：有效实施按摩时保持正确的身体姿势、动作和关节排列，从而将按摩师的压力和损伤降到最低。对于人体结构学的正确使用可以减少按摩师的受伤机会，并提高被按摩者接受触力的质量。也称作生物力学

范例：一件事物的模式或模型。特别是形成方法论或理论体系的基础。

副交感神经系统反应：自律神经的副交感神经系统所发出的反应。自律神经系统保存身体的能量并使身体保持平静。通常与交感神经系统作用相反。

交感神经系统反应：自律神经的交感神经系统所发出的反应。自律神经系统消耗身体能量，使身体处于对于应急情况的预备反应状态。是对感知压力或威胁的"抵抗或逃脱"。

痉挛：一组或多组肌群的非自主性收缩。痉挛无法通过自主放松而停止。痉挛可以加剧紧张感，造成不适，并影响行动；有时会抽筋，导致疼痛及突发性行动失控或行动异常。

肌肉持续收缩：肌肉组织部分地持续收缩的 种状态。由于收缩的肌肉会保持收缩的形状、警觉，并随时准备着对刺激物作出反应，这种状态会带来正常的、持续的紧张。过渡收缩会导致不适、限制行动的范围，并消耗体能。

第2章

软垫装置：支撑接受坐式按摩客人的胸部和面部的软支撑物

台面装置：面部支架，固定在床或桌子边上，在坐式按摩过程中支撑面部；可能有也可能没有胸部支撑架。

按摩椅：这是一把有特殊设计的椅子。在坐式按摩过程中支撑客人的整个身体，同时又可以使按摩师接触到客人身体的多数部位。

胸垫：按摩椅上的附属部件，为胸部和腹部较大的妇女提供舒适的支撑

旅行袋：一个织物箱，用于在旅行和存放时保护按摩设备

第3章

抗菌：预防感染

微生物：任何一种微小的生物体。包括显微镜和超显微镜观察到的生物体(如：.螺旋菌、细菌、立克次体、病毒)

OSHA：美国劳工部职业安全与健康协会，负责建立和推行企业安全和健康标准

病原体：任何病毒、微生物，或其他导致疾病的物质

卫生设施：采取特定的措施推广健康，预防疾病；创建和发展有利于健康的环境

卫生处理：通过消毒和杀菌来达到彻底的清洁

灭菌：摧毁某件物品内或与此物品相关的所有微生物

第4章

绝对禁忌证：任何方式的按摩对客人都会造成危害的疾病或情况

禁忌证：出现的特殊症状和情况，导致放弃使用某种治疗方式，或通常由于有风险而不建议执行这种方法

危害点：在相对较小的、某个具体的部位，按摩可能会引起伤害

机械性疼痛：与某些动作或某个具体部位相关的疼痛

非机械性疼痛：相对来讲持续的疼痛，并不主要是由于行动或某个姿势而导致

部分禁忌证:在某种条件或情况下按摩可以实施，但是在某一具体部位不可以，或是不可以使用某种技法。也称作局部禁忌证。

转诊：将某人转诊给某人的做法。这里特指送客人去咨询医生。

第5章

前面:身体的正面或朝向正面。如:肋骨在心脏的前面

评估:基于对客人的客观和主观所见进行的评价

向心收缩:在收缩过程中,肌肉变短。如:二头肌收缩

冠状平面:将身体分为前、后两个部分的垂直平面,贯穿脚踝、髋部、膝盖,肩部关节和耳

诊断:对导致病人不适的疾病或损伤的判断

离心收缩:在收缩过程中,肌肉变长。如:缓慢减肥

水平面:在解剖姿势时,与地面平行贯穿身体的那个平面。这个平面将身体分为上下两半或两个部分。也称为横断面。

局部缺血:由于血管的功能性收缩而导致身体部分缺血或组织缺血。缺血的组织在进行触诊时,感觉很柔软,并容易疲劳。

正中矢状平面:将身体分为左右两部分的垂直平面。也称为中央平面。

背面:身体的背面或朝向背面。如:肩胛骨在肋骨的背面。

姿势变形:当人垂直站立或以解剖姿势放松时,他的正中矢状平面、冠状平面和水平面不协调。如:头部前倾,肩部高低不同,肩或双臂向内旋。

牵扯性疼痛:疼痛感觉的部位和引起疼痛原因的部位不一致,如:肩部疼痛引起的上肢疼痛

软组织:人体内除骨骼、软骨和内脏外的连接组织;在按摩的概念中,通常指:皮肤、筋膜、肌肉、肌腱、韧带,有时也包括骨膜。

触发点:在软组织中的非正常生理点或一个独立的小部位。当进行触诊或压迫时,局部柔软,并导致牵扯性疼痛,或在其较远的部位会有感觉。有时以缩写TrP代表。

第6章

人体力学:姿势、动作及关节的排列的正确运用,以有效地进行按摩,使按摩师受到的压力和损伤降到最低;也称为生物力学。对人体力学的正确使用可以减少按摩师的受伤机会,并提高对客人的按摩效果。

生物力学:关于人体受力(内力与外力)的科学。在按摩领域,它所涉及的是按摩师在进行按摩时肌肉和关节的受力。

腕管综合征:最常见的神经压迫综合征。这是由于重复性的活动导致腕管发炎肿胀或过度肥大,从而使正中神经受压迫。其症状包括疼痛、发麻、灼热、刺痛及/或麻木,有时会伴随手掌中部分布的感觉缺失或废用(沿掌侧拇指及前三个手指)。通常在夜间变严重。

压缩力:导致关节两侧向内挤压的动作。

伸肌:能够使一个或多个关节伸展的一块或一组肌肉群。伸展的功能可以使四肢或身体伸得更直,或者使近处的部位和远处的关节之间的距离增加。伸肌和屈肌的作用相反。

屈肌:使一个或一组关节弯曲的一块或一组肌肉群。弯曲是指一个关节的弯曲或者是脊椎向前弯。屈肌和伸肌的作用相反。

张力亢进:肌肉过度强直的状态(肌张力过高),这样会带来不适,限制动作的幅度,并浪费身体的能量。

等长收缩:肌肉伸缩时没有带动身体任何部位的相应动作参与;肌力未改变肌肉的长度。

外侧上髁炎:前臂伸肌肌腱的损伤,位于肱部外侧上髁的附着处。通常称为“网球肘”。

内上髁炎:前臂屈肌肌腱的损伤,位于肱部内上髁的附着处。通常称为“高尔夫球肘”。在年轻的棒球运动员中普遍称为“小同盟肘”。

肌肉功能紊乱:肌肉的非正常状态,通常会导致局部不适及限制肌肉的拉长。但有时也会是问题触发点或出现牵涉性疼痛。张力亢进及其导致的肌肉缺血是最常见的肌肉功能紊乱现象。肌肉抽筋、挛缩或肌肉不受支配是常见的严重肌肉功能紊乱。

神经压缩:骨或软骨组织给神经带来的压力,导致神经功能减弱,通常会带来疼痛。由于神经穿过肌肉,因此当肌肉痉挛时,神经也会受到肌肉的压迫。通常称为神经压迫

神经病:是神经的一种疾病或紊乱。有时是神经变性影响到神经系统。

跖屈:脚踝部位的延伸,直达到脚和脚趾。

重复性拉伤:身体由于受到直接的压力、震动或长时间进行重复的动作而导致的肌腱、肌肉、关节和神经的损伤。也叫做累积性损伤。

剪切力:由于外力和拉伤导致关节受到压迫,此外力从关节轴上滑过去,而不是在轴上或轴的周围。这种非正常的动作或压力,再加上强大的外力会对关节囊造成破坏性的伤害。

半脱位:关节非全部的或部分的错位。关节的表

面处于连接状态，但是连接的情况或位置不理想或不正确。通常需要按摩师通过强大的推力进行手工矫正。

肌腱炎：肌腱、腱囊或腱鞘发言。

胸廓出口综合征：从颈部到腋窝之间任何部位的臂丛血管及神经受压迫。最常见的是在第一根肋骨和锁骨之间，或是在胸小肌下方，会导致不适，功能受限。也经常会肿胀。

第7章

乙酰胆碱：在人体许多中通常会存在一种化学物质，其作用为扩张血管及通过突触连接传导对神经系统的刺激。

兴奋性按摩：一种怡神的、有刺激性的按摩。通常速度较快。

组胺：毛细血管强力扩张剂

充血：组织血液过剩或循环增加，增加氧气和营养的输送，促进体内废物的清除

刺激物：能够使感受器或组织产生功能性或刺激性反应的制剂、动作或外力均为刺激物。

血管舒张：血管的扩展或开放

第8章

疏松结缔组织：松散的、不规则排列的结缔组织。它的组成物质有：胶原和弹力纤维，以蛋白多糖为基础的物质，及其结缔组织细胞，包括纤维原细胞、巨噬细胞、肥大细胞，有时还包括脂肪细胞、浆细胞、白细胞和色素细胞。

ATP（三磷腺苷）：人体的化学物质，为细胞能量的基本来源。

关节：骨的连接点，有不同的活动能力，位于两块或多块骨骼之间。关节分为三种，每种又有不同的类型。有关详细内容请参阅解剖学课本。

抑制：来自神经系统的信号，命令肌肉应该放松。

神经支配：来自神经系统的信号，命令肌肉收缩。

韧带：连接两块或两块以上骨骼的筋膜的特殊形态，可以将关节连在一起。韧带损伤称为“扭伤”。

正常动作范围：指动作的总量，通常以“度”为衡量单位。健康的关节应该在活动时不感觉疼痛和损伤。

相互作用：共有的事物或轮流进行的事情。在这一应用方法中，相对的肌肉之间的神经学沟通发出的信号一侧肌肉是收缩（运动感觉）的信号；而在对侧的肌肉发出的是放松（抑制）的信号。

肌腱：将有收缩功能的那部分肌肉连接到附着部位（通常是骨骼）的筋膜的特殊形态。肌腱损伤（或肌肉损伤）称为“拉伤”。

第9章

放松程序：类似于一般性的、非具体的治疗的按摩技法程序。这个方法能使客人放松并镇静，但是并不是针对具体的不适、症状或损伤。放松程序的设计目的是带来与局部放松相反的全体副交感神经系统的反应。

第10章

椎板沟：在每一个椎骨（除C-1部位外）的棘突和横突之间形成的槽状或沟状的空间部位。在这个部位有深浅分布的椎旁肌肉。

部队颈：当颈椎失去自然的弯弓，及椎骨变直的时候，通常角度向前，就会形成颈部变直，头前倾的姿势。

治疗性程序：以减轻局部软组织不适为目的，通过检查和治疗来完成的按摩程序。

鞭梓损伤（突发扭伤）：这是一个不太准确的词，用来描述头和颈部由于过度伸展和弯曲导致的颈部加速度、减速度的损伤。就像汽车突然停止或坠落，此种损伤包括骨折、关节脱位、扭伤、劳损，甚至于震伤。

第11章

上髁：长骨关节旁的突出部分或“指节”（在此指臂肘）。每内侧和外侧均有。

西伯登（Herberden）结：位于手指关节末端，豌豆大小的小硬结。开始时会在此部位感觉痛。但是，会逐渐感觉不到疼痛。通常终生都不会感觉疼痛。

动力链：帮助我们完成某个特定动作的一系列的结构。对手部而言，动力链包括前臂、肘、肱骨、肩关节、锁骨、肋骨和颈。

正中神经：前臂部位的主要神经。此神经经过腕管，支配拇指和前三个手指。手腕部位这部分神经的问题称为腕管综合征。

第12章

心绞痛：收缩性疼痛、刺痛、麻木及从胸部向手臂的放射性疼痛。通常是由于心肌缺血造成（心脏病）。当然，也会由于肩带的触发点引起“假性绞痛”。通常发生的部位是胸大、小肌、前锯肌及锁骨下肌。

黏液囊：与滑膜和液体连在一起的囊。通常形成于产生摩擦的部位，如：肌腱或肌肉与骨骼摩擦的部位。

黏液囊炎：通常是由于与肌腱的摩擦而产生的压力过大或使用过度而形成的黏液囊发炎。

窝：骨骼或某部位水平面下的窝或凹进的部分。

关节窝：肩胛骨上凹进的部位。此处与肱骨头相连，形成肩关节。

盂肱关节：肩关节

结节：骨骼上轻轻隆起的部分或骨骼上的结。是肌肉在骨骼上附着的位置。

第13章

应收账款：某人或某公司得到你(或你的公司)的帮助或服务而应支付的费用。这些钱是你应该收到的。通常账期在10~30天。

法人：永久性的、独立的法人单位，受州政府法律的管理。州政府法律同时也保护股东的个人权益。可以匿名，并享受税务优惠。允许通过股票交易转让股东权益。

C类法人：多数企业或国际性公司所使用的主要的企业架构。

一般性合作伙伴：由一些个人性质的合伙人组成的企业法人单位。在发生破产时，对个人不进行破产保护。当合伙契约无力偿还债务时，个人或合伙人对债务及责任负有全部的责任。但合伙人抽离、死亡或破产时，合伙契约关系也随之终止。

独立承包商：与其他公司签署承包服务协议(通常为书面协议)的个人或公司，通常涉及提供人力资源的服务。但并不是客户的雇佣员工。

联合的及独立的债务：意为：契约关系中的每个合伙人都对合伙债务负有部分的或全部的责任。通常根据每个人的支付能力而确定。因此，债权人(们)会找到资产最多的那一位合伙人，直到所有债务都已偿还，或所有合伙人都破产为止。

有限权益公司(LLC)：一种较为新兴的企业法人机构。它通过转移合伙人的收入，与企业的有限权益相结合。在某些州，LLC类型的企业可适用于S类法人。这样对个人股东或少数股东有利。LLC可以是专业公司的另一种形式。

市场营销：用某种方式向潜在客户推广产品或服务，从而激发他们的购买欲望。

使命宣言：企业目标及功能的宣讲。

个人服务性企业：也称为“专业型公司”。是由IRS(美国国税局)指定的C类法人。其公司由一些领域的专业人士组成：如保健、兽医服务、法律、工程设计、建筑、财会、艺术或咨询。对此类企业均征收35%的所得税。这并不是一种理想的法人单位。其另一种方式可以是S类法人或LLC。

S类法人：使用美国国税局2553表申请C类法人的企业也可以向美国国税局申请成为S类法人。S类法人便成为转移给为数不多的股东的企业。S类企业也可以成为个人专业性服务公司(如按摩师)的另一种法人形式。

股东：拥有企业股份的人。是企业拥有者的基本单位。股东可以指定并执行公司的运作方式。通常每一股的所有权可以使拥有者具有一票的投票权。一个公司的所有股份可以是某一个人拥有，或多数人共同拥有。股份可以自由买卖。

唯一所有权：这是一种简单的公司形式。在这样的公司结构中，即使你的公司有公司名称，你个人的资产和权益与你公司的资产和权益是相同的。除非你建立一个正式的组织架构，否则，因为你拥有唯一的所有权，你属于自我雇佣。

企业愿景：根据你个人的愿望而为企业设定的未来目标的宣言。